T0212995

Psychosomatische Grundversorgung

K. Fritzsche
W. Geigges
D. Richter
M. Wirsching
(Hrsg.)

Psychosomatische Grundversorgung

2., vollständig überarbeitete und aktualisierte Auflage

Mit 95 Abbildungen

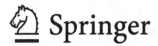 Springer

Herausgeber
Kurt Fritzsche
Universitätsklinikum Freiburg
Freiburg

Werner Geigges
Reha-Klinik Glotterbad
Glottertal

Dietmar Richter
Bad Säckingen

Michael Wirsching
Universitätsklinikum Freiburg
Freiburg

ISBN 978-3-662-47743-4   978-3-662-47744-1 (eBook)
DOI 10.1007/978-3-662-47744-1

Die Deutsche Nationalbibliothek verzeichnet diese Publikation in der Deutschen Nationalbibliografie;
detaillierte bibliografische Daten sind im Internet über http://dnb.d-nb.de abrufbar.

Zeichner:
Gisela Mehren, Freiburg (Abb. 5.2, 5.3, 7.2, 9.1, 10.2, 10.4, 12.3, 14.1, 14.2, 16.2, 17.1, 18.1, 18.2, 20.1, 22.1, 25.1,
25.2, 27.1, 28.2)
Claudia Styrsky, München (Zeichnungen in den Abb. 10.3, 12.1, 12.2, 29.6, 29.8, 30.3, 30.4)
Peter Späth, Freiburg (Abb. 5.1)
Umschlaggestaltung: deblik Berlin

Gedruckt auf säurefreiem und chlorfrei gebleichtem Papier

Springer-Verlag ist Teil der Fachverlagsgruppe Springer Science+Business Media
www.springer.com

Vorwort zur 2. Auflage

»Das Lehren mit Worten ist nicht so gut wie das Lehren mit dem Leib.«
(Alte chinesische Redewendung)

Der Anstoß zu einer Neuauflage unseres Lehrbuchs kommt nicht nur aus der Notwendigkeit neues Wissen und praktische Erfahrungen auf dem Gebiet der psychosomatischen Medizin und Psychotherapie auch für nicht »Psycho-Ärzte« aufzubereiten, sondern auch durch eine neue Generation von Ärzten in allen Fachgebieten, die inzwischen sehr aufgeschlossen für psychosomatisches Denken sind. Es sind Ärzte, die durch die Reform des Medizinstudiums schon während ihres Studiums Kurse in ärztlicher Gesprächsführung absolviert haben und die durch inhaltlich und didaktisch gut aufbereitete Praktika in psychosomatischer Medizin und Psychotherapie schon frühzeitig für ein ganzheitliches biopsychosoziales Krankheitsmodell sensibilisiert wurden. Es ist eine Generation von Ärzten entstanden, die wissen, dass das vorherrschende Krankheits- und Behandlungsmodell nur eine Möglichkeit ist, Medizin zu betreiben und die durch die Ökonomisierung der modernen naturwissenschaftlichen Medizin immer mehr desillusioniert werden. Psychosomatische Medizin als humane Medizin ist in diesem Sinne »subversiv«, da sie Theorie und Praxis einer technisierten Medizin unterläuft und Ärzten wieder einen ganzheitlichen Ansatz ärztlicher Heilkunde lehrt. Psychosomatische Medizin in diesem Sinne ist nicht nur ein Spezialfach, sondern fester Bestandteil jedes ärztlichen Fachgebietes. Wir freuen uns, dass das Interesse an einer psychosomatischen Medizin weiter wächst und stellen uns gerne den inhaltlichen, methodischen und didaktischen Problemen, die bei der Konzeptualisierung unserer Kurse zur Psychosomatischen Grundversorgung und bei der Neuauflage dieses Lehrbuchs gefordert sind.

Wozu psychosomatische Grundversorgung?

Nach aktuellen Untersuchungen entwickelt zwischen 25–30 % der Bevölkerung mindestens einmal jährlich eine psychische Störung nach den Kriterien von ICD-10. Das Lebenszeitrisiko liegt bei mehr als 50 %. Am häufigsten treten Angststörungen, Depressionen und somatoforme Störungen auf. Die Mehrheit dieser psychischen Störungen manifestiert sich in der Kindheit und Adoleszenz. Hier werden Weichen für eine lebenslange Leidensgeschichte gestellt. Immer noch werden psychische Störungen nicht frühzeitig erkannt und v. a. nicht adäquat behandelt. Unbehandelt nehmen psychische Störungen einen chronischen Verlauf mit enormem Leiden für die Patienten und nicht selten auch erheblichen Auswirkungen auf deren soziales Umfeld. Dies ist mit enormen Kosten für das Gesundheitswesen verbunden.

Durch die Einführung der Psychosomatischen Grundversorgung und der Weiterbildung Psychotherapie-fachgebunden hat Deutschland weltweit das beste Versorgungssystem ambulanter und stationärer psychosomatischer Medizin und Psychotherapie.

Curriculum Psychosomatische Grundversorgung

In Freiburg im Breisgau finden seit 1991 kontinuierlich Kurse zur Qualifikation in Psychosomatischer Grundversorgung statt. Mehrere tausend Ärztinnen und Ärzte, vom Berufseinsteiger bis zum langjährig erfahrenen Arzt, gaben uns über die Jahre die Rückmeldung durch die Kurse in ihrem persönlichen Umgang mit Patienten viel gelernt zu haben. Sowohl die Patientenzufriedenheit als auch die eigene Zufriedenheit mit der täglichen Arbeit hätten sich verbessert.

Das Lehrbuch

Die in über 20 Jahren erworbenen Erfahrungen bei der inhaltlichen, didaktischen und methodischen Gestaltung der Fort- und Weiterbildungen in Psychosomatischer Grundversorgung fließen in dieses Buch ein. Der Untertitel »Lehrbuch« ist irreführend, denn psychosomatische Medizin lernt man nicht aus Büchern. Man lernt sie durch tägliche Erfahrungen mit Patienten, durch gute Lehrer, Supervision, Balintgruppen und am häufigsten durch eigene Fehler und Scheitern.

Dieses Buch wurde geschrieben für neugierige Ärzte, die Kenntnisse und Fertigkeiten in psychosomatischer Medizin erwerben und weiterentwickeln möchten. Die Hauptfrage ist daher: Wie lerne ich psychosomatische Grundversorgung?

Das Buch gliedert sich nach den 3 Zielen der psychosomatischen Grundversorgung:
1. Erkennen psychischer und psychosomatischer Probleme und Störungen,
2. Begrenzte eigene Beratungs- und Behandlungsangebote,
3. Rechtzeitige und gezielte Weitervermittlung in Fachpsychotherapie, sofern erforderlich.

Die Autoren gehen zunächst davon aus, was passiert, wenn ein Patient und ein Arzt zum ersten Mal in der Praxis oder im Krankenhaus aufeinandertreffen. Wir haben versucht, diesen Prozess, der oft nur 5–10 min dauert, in Zeitlupe detailliert anzuschauen, sowohl aus Sicht des Arztes als auch aus Sicht des Patienten. Jeder einzelne Schritt wird genau nachvollzogen und auch theoretisch begründet.

Der Hauptteil des Buches stellt grundlegende Denk- und Vorgehensweisen bei den häufigsten Krankheitsbildern, Störungen und Problemen vor.

Uns ist bewusst, dass der Arzt in Klinik und Praxis nach einem 80-stündigen Kurs in Psychosomatischer Grundversorgung und begrenztem Zeitbudget nur wenige Elemente sofort in seinem Arbeitsbereich anwenden wird. Am Anfang bleibt es vielleicht zunächst bei einem Patienten pro Woche, wo der Arzt eine ausführliche biopsychosoziale Anamnese erhebt und erste Interventionen zur Reduktion von Angst und Depressivität anwendet oder den Patienten für eine Fachpsychotherapie motiviert.

Möglichkeiten und Grenzen der Umsetzung einer integrierten psychosomatischen Versorgung und Modelle der Kooperation und Integration von Psychosomatik in Praxis und Krankenhaus werden vorgestellt. Ein wichtiges Anliegen des Buches ist die Vermittlung einer achtsamen Haltung gegenüber dem Patienten, unseren ärztlichen Kollegen gegenüber und besonders auch gegenüber sich selbst.

Am Schluss des Buches finden sich daher Überlegungen zur eigenen Psychohygiene und Burnout-Prophylaxe. Dazu gehört auch die Teilnahme an einer Balintgruppe.

Wir möchten darauf hinweisen, dass wir aus Gründen der besseren Lesbarkeit in diesem Buch überwiegend das generische Maskulinum verwenden. Dieses impliziert natürlich immer auch die weibliche Form. Sofern die Geschlechtszugehörigkeit von Bedeutung ist, wird sie selbstverständlich sprachlich differenziert.

Das Buch verdankt sein theoretisches Fundament **Thure von Uexküll**. In jahrzehntelanger Arbeit hat er ein Modell der psychosomatischen Medizin entwickelt, welches alle klinischen Fächer umfasst und die Spaltung der Medizin in körperliche und seelische Krankheiten überwindet.

Der Arbeitskreis Psychosomatische Medizin und Psychotherapie Südbaden e. V. ist seit seiner Gründung 1991 dieser Idee einer nicht dualistischen Medizin verpflichtet. Der Grundgedanke ist, dass psychosomatische Medizin ein integraler Bestandteil der Medizin ist. Es braucht psychosomatisch denkende und handelnde Ärzte in allen Fachgebieten der Medizin.

Kurt Fritzsche (für die Autorinnen und Autoren)
Freiburg, im Juli 2015

Vorwort zur 1. Auflage

Eine psychosomatische Haltung in der Medizin lässt sich nicht aus Büchern lernen. Deshalb ist der Untertitel »Lehrbuch« etwas irreführend. Vielmehr sind es tägliche Erfahrungen mit Patienten, gute Lehrer, Supervision, Balintgruppen und nicht zuletzt eigene Fehler und Scheitern, die uns Psychosomatik lehren. So ist auch dieses Buch aus der Praxis entstanden, aus der täglichen Arbeit der Autoren und den über 10-jährigen Erfahrungen in Fort- und Weiterbildungen im Rahmen der psychosomatischen Grundversorgung.

Sein theoretisches Fundament verdankt das Buch Thure von Uexküll. In jahrzehntelanger Arbeit hat er ein Modell der psychosomatischen Medizin entwickelt, welches alle klinischen Fächer umfasst und die Spaltung der Medizin in körperliche und seelische Krankheiten überwindet. Wir sind uns bewusst, dass es eine ärztliche Praxis ohne Theorie nicht gibt. Oft ist uns die theoretische Fundierung unserer ärztlichen Entscheidungen allerdings gar nicht präsent. Das dargestellte Modell einer Psychosomatik als integrierte Medizin stellt eine »Landkarte« zur Verfügung, um praktisches Handeln besser zu verstehen.

Möchten Sie sich informieren über Gesprächsführung, Diagnostik und Therapie von Angststörungen, die Begleitung von Krebspatienten und die Betreuung von Patienten mit chronischen Schmerzen, dann raten wir Ihnen, in dem jeweiligen Kapitel direkt nachzuschlagen. Den theoretischen Grundlagen können Sie sich auch erst im zweiten Anlauf nähern. Für die therapeutische Arbeit haben wir 4 Prinzipien dargestellt, die in jedem Behandlungsprozess wirksam sind. Diese Wirkfaktoren finden sich in unterschiedlicher Gewichtung bei allen Krankheitsbildern und Problembereichen wieder. Sie werden ergänzt durch spezifische Kenntnisse und Fertigkeiten beim Erkennen und Behandeln dieser Störungen.

Dieses Buch wurde geschrieben für neugierige Ärzte, die Kenntnisse und Fertigkeiten in psychosomatischer Medizin erwerben und weiterentwickeln möchten. Die Hauptfrage ist daher: Wie lerne ich psychosomatische Grundversorgung? Psychosomatische Medizin ist ein Querschnittsfach mit einem kaum zu überschauenden Wissen. In einem Kurs und in diesem Lehrbuch ist es nicht möglich, alle Krankheitsbilder zu behandeln. Deswegen werden grundlegende Denk- und Vorgehensweisen an exemplarischen Krankheitsbildern erläutert.

Das Buch gliedert sich nach den drei Zielen der psychosomatischen Grundversorgung:
1. Erkennen psychischer und psychosomatischer Probleme und Störungen,
2. begrenzte eigene Beratungs- und Behandlungsangebote,
3. rechtzeitige und gezielte Weitervermittlung in Fachpsychotherapie, sofern erforderlich.

Die Autoren beschreiben zunächst, was geschieht, wenn ein Patient und ein Arzt zum ersten Mal in der Praxis oder im Krankenhaus aufeinander treffen. Wir haben versucht, diesen Prozess, der oft nur 5–10 min dauert, sozusagen in Zeitlupe, sowohl aus Sicht des Arztes als auch aus Sicht des Patienten detailliert anzuschauen, um jeden Schritt genau nachzuvollziehen und auch theoretisch zu begründen.

Der Hauptteil des Buches stellt Behandlungsansätze und ihre Anwendung bei den häufigsten Krankheitsbildern, Störungen und Problemen vor. Uns ist bewusst, dass der Arzt in Klinik und Praxis nach einem 80-stündigen Kurs in psychosomatischer Grundversorgung und begrenztem Zeitbudget nur ausgewählte Elemente sofort in seinem Arbeitsbereich anwenden wird. Am Anfang bleibt es vielleicht erstmal bei einem Patienten pro Woche, wo der Arzt spürt, dass er ihn umfassender versteht und in der Lage ist, eine ausführliche biopsychosoziale Anamnese zu erheben und erste Interventionen zur Reduktion von Angst und Depressivität, zur Schmerzverarbeitung oder zur Motivation für eine Fachpsychotherapie auszuprobieren.

Möglichkeiten und Grenzen der Umsetzung einer integrierten psychosomatischen Versorgung und Modelle der Kooperation und Integration von Psychosomatik in Praxis und Krankenhaus werden vorgestellt. Am Schluss des Buches finden sich Überlegungen zur Psychohygiene der Helfer, im Sinne einer Burnout-Prophylaxe. Einer dieser hilfreichen Schritte, die Teilnahme an Balintgruppen, wird in einem eigenen Kapitel dargestellt.

Die Fallbeispiele zur Illustrierung eines Problems stammen aus der eigenen Praxis der Autoren, wurden von Teilnehmern der Kurse vorgetragen oder sind aus bereits veröffentlichten Büchern zur psychosomatischen Medizin entnommen, wenn sie uns besonders anschaulich erschienen.

Die in diesem Werk verwandten Personen- und Berufsbezeichnungen sind, auch wenn sie nur in einer Form auftreten, gleichwertig auf beide Geschlechter bezogen.

Wichtigstes Anliegen des Buches ist die Vermittlung einer ärztlichen Haltung gegenüber dem Patienten, unseren ärztlichen Kollegen und uns selbst. Sie lässt sich mit der folgenden Anekdote beschreiben: Ein seit 17 Jahren niedergelassener Chirurg mit Qualifikation und Erfahrung in psychosomatischer Grundversorgung antwortete auf die Frage nach seinem schönsten Erlebnis mit Patienten spontan: »Mein schönstes Erlebnis war, als eine Patientin zu mir sagte: Herr Doktor, bei Ihnen vergesse ich immer, dass Sie Arzt sind«.

Kurt Fritzsche (für die Autorinnen und Autoren)
Freiburg, im Juli 2003

Danksagung

Wir bedanken uns bei den tausenden ärztlichen Kolleginnen und Kollegen, die bisher unsere Kurse besucht haben und die viele wichtige Anregungen zu diesem Buch beigetragen haben. Bedanken möchten wir uns bei den Patienten in der Klinik und in der Haus- und Facharztpraxis, die sich über das Verständnis freuen, das ihnen entgegen gebracht wird, und die uns immer wieder bestärken auf dem Weg zu einer integrierten psychosomatischen Medizin fortzufahren.

Wir danken den Patienten der Klinik für Psychosomatische Medizin und Psychotherapie am Universitätsklinikum Freiburg, der Werner-Schwidder-Klinik in Bad Krozingen, der Rehaklinik Glotterbad, der Celenus-Klinik Freiburg und den Patienten aus den Praxen der Dozenten, dass sie sich für ein Patienten-Live-Gespräch im Rahmen unserer Kurse zur Verfügung gestellt und offen und eindrucksvoll über ihre Beschwerden, ihre Lebensgeschichte und ihre Behandlung berichtet haben.

Wir danken auch den Dozenten des Arbeitskreises Psychosomatische Grundversorgung Südbaden e. V., die nicht als Autoren an der Entstehung der 2. Auflage dieses Lehrbuchs mitgewirkt haben, aber bei unseren Arbeitstreffen durch Diskussionsbeiträge und Arbeitsmaterialien wichtige Impulse zur Verbesserung unseres Curriculums gegeben haben: Bettina Engemann, Manfred Sauer, Christoph Schaefer, Bettina Seiberling, Georg Schmitt, Axel Schweickhardt und dem leider verstorbenen Freund und Kollegen Georg Napp.

Wir danken Almut Zeeck für die kritische Durchsicht des Kapitels über Anorexia nervosa und Bulimie.

Unser besonderer Dank gilt Thure von Uexküll, der mit seinem Modell einer Psychosomatik als integrierte Medizin unsere Arbeit sehr geprägt hat. Danken möchten wir auch Michael Wirsching, dem Ärztlichen Direktor der Klinik für Psychosomatik und Psychotherapeutische Medizin am Universitätsklinikum Freiburg, der Anfang der 90er Jahre mit großem Engagement und Unterstützung von KV Südbaden und Bezirksärztekammer Südbaden die ersten Kurse in Psychosomatischer Grundversorgung initiiert hat.

Wir danken vor allem Frau Kunz und Frau Krivickaite, die in geduldiger und mühevoller Kleinarbeit mit Unterstützung von Frau Schulz vom Springer-Verlag und der Lektorin, Frau Leubner-Metzger, für die Fertigstellung des Manuskripts gesorgt haben.

Kurt Fritzsche (für die Autorinnen und Autoren)

Die Mitherausgeber dieses umfangreich neu gestalteten Lehrbuchs *Psychosomatische Grundversorgung* danken in besonderer Weise Herrn Prof. Dr. med. Kurt Fritzsche für seine zahlreichen Initiativen und Anregungen zur Gestaltung dieser 2. Auflage. Seine unermüdliche, stets »liebevoll antreibende« Art bei der redaktionellen Gestaltung der einzelnen Kapitel hat dieses Buch in der jetzt vorliegenden Form entstehen lassen.

Werner Geigges, Dietmar Richter und Michael Wirsching

Inhaltsverzeichnis

II   Der Erstkontakt:
Erkennen psychosozialer Belastungen und Therapieplanung

Kurt Fritzsche, Uwe H. Ross

Kurt Fritzsche, Daniela Wetzel-Richter

IV Als Arzt genormt und geformt – Wie erhalte ich die Freude an meinem Beruf?

Autorenverzeichnis

Prof. Dr. med. Gerhild Becker
Universitätsklinikum Freiburg
Klinik für Palliativmedizin
Robert-Koch-Straße 3
79106 Freiburg
gerhild.becker@uniklinik-freiburg.de

Dr. phil. Dipl.-Psych. Christina Burbaum
Universität Freiburg
Institut für Psychologie
Abt. Rehabilitationspsychologie und
Psychotherapie
Engelberger Str. 41
79085 Freiburg
burbaum@psychologie.uni-freiburg.de

Dr. med. Dr. phil. Martin Dornberg
Alemannenstr. 78a
79117 Freiburg
Martin.dornberg@rkk-sjk.de
Dornberg.Freiburg@t-online.de

Prof. Dr. med. Kurt Fritzsche
Universitätsklinikum Freiburg
Zentrum für Psychische Erkrankungen
Klinik für Psychosomatische Medizin und
Psychotherapie
Hauptstr. 8
79104 Freiburg
kurt.fritzsche@uniklinik-freiburg.de

Dr. Ulrich Garwers
Rehaklinik Glotterbad
Gehrenstr. 10
79286 Glottertal
u.garwers@rehaklinik-glotterbad.de

Dr. med. Werner Geigges
Rehaklinik Glotterbad
Gehrenstr. 10
79286 Glottertal
w.geigges@rehaklinik-glotterbad.de

Dr. med. Blandine Niklaus
Celenus Psychosomatische Fachklinik
Freiburg GmbH
An den Heilquellen 2
79111 Freiburg
blandineniklaus@t-online.de

Dr. med. Dietrich Noelle
Ziegeleiweg 2
79312 Emmendingen
noelle.dietrich@t-online.de

Dr. Margrit Ott
Universitätsklinikum Freiburg
Zentrum für Geriatrie und Gerontologie (ZGGF)
Lehener Str. 88
79106 Freiburg
margrit.ott@uniklinik-freiburg.de

Dr. Martin Poppelreuter
Rehaklinik Glotterbad
Gehrenstr. 10
79286 Glottertal
m.poppelreuter@rehaklinik-glotterbad.de

Prof. Dr. med. Dietmar Richter
Obere Flüh 4
79713 Bad Säckingen
info@prof-richter.de

Dr. med. Peter Rochlitz
Celenus Psychosomatische Fachklinik
Freiburg GmbH
An den Heilquellen 2
79111 Freiburg
P.Rochlitz@fachklinik-freiburg.de

PD Dr. med. Uwe H. Ross
Luisenstr. 6
79098 Freiburg
dr-ross@web.de

Dr. med. Peter Schröder
Tennenbacherstr. 42
79106 Freiburg
peter.schroeder@klinikum.uni-freiburg.de

Dr. med. Daniela Wetzel-Richter
Klinik für Psychosomatische Medizin und
Psychotherapie
Kliniken des Landkreises Lörrach GmbH
Spitalstraße 25
79539 Lörrach
praxis@wetzel-richter.de

Prof. Dr. med. Michael Wirsching
Universitätsklinikum Freiburg
Zentrum für Psychische Erkrankungen
Klinik für Psychosomatische Medizin und
Psychotherapie
Hauptstr. 8
79104 Freiburg
michael.wirsching@uniklinik-freiburg.de

Was ist psychosomatische Grundversorgung?

Was ist psychosomatische Medizin?

Werner Geigges, Kurt Fritzsche

K. Fritzsche et al. (Hrsg.), *Psychosomatische Grundversorgung*,
DOI 10.1007/978-3-662-47744-1_1, © Springer-Verlag Berlin Heidelberg 2016

1

1.1   Definition

Psychosomatische Medizin hatte immer die »Mission«, eine ganzheitliche Heilkunde zu werden, d. h. nicht von zwei unterschiedlichen und voneinander unabhängigen Konzepten von Körper und Seele auszugehen. In seinem wegweisenden Kapitel in der Zeitschrift *Science* mit dem Titel »The need for a new medical model: A challenge for biomedicine« (Engel 1977) hat Engel diese Mission als Forderung nach einer biopsychosozialen Medizin formuliert, die somatische, psychische und soziale Probleme des Kranken nicht nur additiv als Angelegenheit verschiedener Disziplinen versteht, sondern »integriert«, als einander ergänzende Aspekte eines kranken Menschen.

In ◘ Abb. 1.1 wird das biopsychosoziale System mit seinen Dimensionen dargestellt. Wie bei einem Teleskop kommen unterschiedliche Teile des Gesamtsystems scharf ins Blickfeld, während andere verblassen, je nachdem welcher Perspektive und welchen Methoden der Untersucher folgt. Dies bedeutet nicht, dass eines der Teilsysteme weniger wichtig als die anderen ist oder oberflächlichere Aspekte als die anderen erfasst. Entscheidend sind vielmehr die Wechselwirkungen, die sich auf und zwischen den verschiedenen Ebenen des Ganzen abspielen.

Thure von Uexküll (1908–2004), einer der Begründer der psychosomatischen Medizin in Deutschland, definierte deshalb psychosomatische Medizin als »Medizin für neugierige Ärzte«, die nicht mit Teildiagnosen zufrieden sind, sondern wissen, dass eine rationale Therapie »Gesamtdiagnosen« erfordert, aus denen hervorgeht, was und mit welchem Gewicht somatische, psychische und soziale Faktoren zu dem Krankheitsbild eines Patienten beitragen.

Psychosomatische Medizin wird heute als interdisziplinäres, umfassendes Bezugssystem zum ganzheitlichen Verständnis von Krankheit und Kranksein verstanden, mit drei Perspektiven: einer mehrdimensionalen biografisch/biopsychosozialen Verständnisperspektive, einer ganzheitlichen Heilungsperspektive und einer Bewältigungsperspektive (Herrmann-Lingen 2012). Dabei sind drei Blickrichtungen zu unterscheiden: 1. Der gemeinsame Blick zurück auf das Ganze, etwa in der biopsychosozialen Anamnese. 2. Der gemeinsame Blick auf das gegenwärtige Ganze, z. B. das Symptom und seine Bedeutung im Affekt- und Beziehungskontext und 3. Der ganzheitliche Blick voraus, als die gemeinsame Arbeit mit dem Patienten an der Frage, was wie anders bzw. besser werden kann, was nicht mehr so wird, wie es war und wie das Leben dennoch damit weitergehen kann.

Psychosomatische Medizin ist zum einen ein Grundlagenfach mit integrativen Aufgaben und zum anderen eine Spezialdisziplin. Drei differenzielle Versorgungsebenen sind zu unterscheiden: die psychosomatische Grundversorgung, die fachgebundene Psychotherapie des somatisch tätigen Arz-

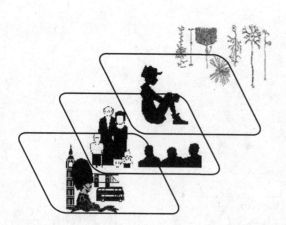
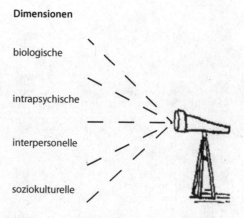

◘ **Abb. 1.1** Das biopsychosoziale Modell

tes und die Gebietsbezeichnung Psychosomatische Medizin und Psychotherapie.

1.2 Das theoretische Modell der psychosomatischen Medizin und seine philosophischen Grundlagen

Thure von Uexküll sah im einseitig naturwissenschaftlich orientierten Menschenbild der modernen Medizin die geistige Voraussetzung für die zunehmende Industrialisierung und Ökonomisierung der modernen Medizin: »Psychosomatische Medizin beginnt mit der Entdeckung, dass die Krise der Medizin eine Krise ihrer Philosophie ist, die dem Arzt einseitige Modelle und Konzepte für seine Empirie vorschreibt.« Um die moderne Medizin als integrativen Arbeitsbereich zu begreifen, bedarf es eines Menschenbildes, welches den Mensch als biopsychosoziales Wesen im Netzwerk seiner persönlichen und beruflichen Beziehungen begreift.

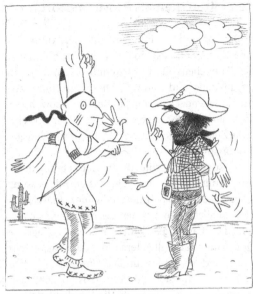

ALLES KLAR

◘ **Abb. 1.2** Cartoon: Ein Cowboy und Indianer treffen sich in der Prärie. (Zeichnung: Gisela Mehren)

1.2.1 Konstruktivismus – Wir erschaffen uns unsere Wirklichkeit selbst

Das Gehirn bildet Regelhaftigkeiten der Umgebung landkartenartig in kortikalen Repräsentanzen ab, die sich jedoch durch neue Erfahrungen ständig verändern, die sogenannte Plastizität des Gehirns: Beim gleichen Stimulus für bestimmte Wahrnehmungsrezeptoren werden unterschiedliche Hirnareale aktiviert. Welche Hirnareale in einem bestimmten Augenblick reagieren, hängt entscheidend vom emotionalen Zustand der Person ab.

Deshalb sind wissenschaftliche Modelle auch keine unabhängig vom Bewusstsein existierend verstandenen Wahrheiten, sondern Konstruktionspläne zur Beschreibung von Lebenswirklichkeiten. So sind im naturwissenschaftlich geprägten somatischen Krankheitsmodell Symptome, Wirkungen von im Körper verborgenen biomechanischen Ursachen, die erkannt und beseitigt werden müssen. Deshalb haben Krankheitssymptome für Ärzte eine ganz andere Bedeutung als für die betroffenen Patienten und ihre Familienangehörigen. Nur wenn

wir uns für die subjektiven Wirklichkeitskonstruktionen unserer Patienten interessieren, kann es uns gelingen, eine gemeinsame Sprache zu entwickeln, in der die jeweils subjektiv erlebte Wirklichkeit zu einer gemeinsamen neuen Wirklichkeit wird.

Die unterschiedlich erlebte Wirklichkeit wird in der folgenden Geschichte »Ein Cowboy und ein Indianer treffen sich in der Prärie« (nach Jahnshoff 2002) eindrücklich dargestellt (◘ Abb. 1.2):

Der Indianer zeigt mit dem Zeigefinger auf den Cowboy. Der hebt als Antwort Zeigefinger und Mittelfinger gespreizt hoch. Der Indianer faltet die Hände vor dem Gesicht. Da schüttelt der Cowboy locker seine rechte Hand. Beide reiten davon.

Der Cowboy: »Heute habe ich eine Rothaut getroffen. Sie hat mit dem Zeigefinger gedroht, mich zu erschießen. Da habe ich dem Indianer mit der Hand bedeutet, ihn zweimal zu erschießen. Weil er mich aber um Gnade gebeten hat, habe ich ihm zu verstehen gegeben, er solle verschwinden.«

Der Indianer: »Heute habe ich ein Bleichgesicht getroffen. Auf meine Frage nach seinem Namen hat der Weiße geantwortet: ›Ziege‹. Auf meine weitere Frage: ›Bergziege?‹ kam die Antwort: ›Nein, Flussziege‹.«

1

1.2.2 Krankheit als Passungsstörung

G. Bateson (1985), ein amerikanischer Anthropologe, Biologe und Psychologe, definierte als Einheit des Überlebens die unzertrennliche Einheit von Organismus und Umwelt. Dieser grundlegende Aspekt lebender Systeme gilt demnach sowohl für die biologische Systemebene, also z. B. für eine einzelne Zelle, wie auch für den biopsychosozialen Gesamtorganismus.

Gesundheit bedeutet demnach das permanente Ringen um eine jeweils neu herzustellende Passung zwischen dem Organismus und seiner Umwelt und dies auf allen Systemebenen des menschlichen Organismus. **Passung** bedeutet daher eine gelingende Organismus-Umwelt-Interaktion: der Organismus konstruiert aus einer neutralen Umgebung eine zu seinen Bedürfnissen und Verhaltensmöglichkeiten passende Umwelt (**individuelle Wirklichkeit**). Es handelt sich also bei dieser Organismus-Umwelt-Interaktion um einen basalen Kommunikationsprozess. Gesundheit ist in diesem Passungsmodell die Fähigkeit, lebensnotwendige Ressourcen der Umgebung als passende Gegenleistung für die eigenen vitalen Bedürfnisse und Verhaltensmöglichkeiten zu nutzen. Das bedeutet, jeder Organismus besitzt eine Passungskompetenz, d. h. spezielle kommunikative Fähigkeiten, und ist prinzipiell angewiesen auf passende Gegenleistungen seiner Umgebung. Krankheit bedeutet in diesem Modell einen **Passungsverlust** im Zusammenwirken von Organismus und Umwelt. Im Passungsmodell der psychosomatischen Medizin sind Symptome Zeichen für Passungsstörungen in der Organismus-Umwelt-Beziehung.

Fallbeispiel

Eine 52-jährige Patientin kommt in Begleitung ihres Ehemanns in die ambulante psychosomatische Sprechstunde. Die Patientin kann praktisch nur noch im eigenen Haus und da nur noch auf dem Balkon leben. Der Ehemann muss sie nachmittags auf einen Höhenzug in der Nähe fahren, weil sie nur noch gesunde Höhenluft ertragen kann. Diagnostisch handelt es sich um eine sogenannte Umweltkrankheit (Sick-Building-Syndrom), eine Diagnose, die immer häufiger gestellt wird. Wie für eine somatoforme Störung charakteristisch, findet sich bei geringen körperlichen Funktionsstörungen ein Maximum an Einschränkung auf der Ebene der Aktivitäten und der Partizipation. Bezogen auf unser Modell sehen wir hierin ein typisches Beispiel für einen Menschen, dem es nicht mehr gelingt, hilfreiche Umwelten zu konstruieren.

Die Passungsdynamik ist ein permanenter und unerwartet neu auftretender Prozess. Das heißt, Passung liegt eigentlich immer nur in sehr kurzen Momenten vor, wo wir vielleicht das Gefühl haben von einem umfassenden Wohlsein, von Glück oder dem Eindruck »es stimmt«. Aber Passung geht permanent verloren. So lange dieses Ringen um Passung kontrollierbar bleibt, wird dadurch sowohl auf der biologischen wie psychosozialen Ebene Wachstum angeregt. Passungsstörungen können so zum Motor der psychischen Entwicklung werden; zum Antrieb, die eigentlichen Möglichkeiten über den jeweils erreichten Stand hinaus zu entwickeln und das eigene Potenzial so gut wie möglich auszuschöpfen. In unserem therapeutischen Handeln geht es also immer wieder um Hilfe zur **Passungsarbeit**, d. h. um kommunikative Abstimmungsprozesse mit dem Patienten. Dabei soll ein spezieller Beziehungsraum mit dem Patienten zusammen gestaltet werden, wodurch hilfreiche Umweltaspekte aufgebaut und Selbstorganisation und Selbstheilung wieder aktiviert werden können.

1.2.3 Selbstregulation lebender Systeme (Exkurs)

Nach dem biopsychosozialen Systemmodell gliedert sich der Organismus in zahlreiche **Subsysteme**, die durch permanente Auf- und Abwärtseffekte rekursiv miteinander verbunden sind. Mit der Integration von Teilen zu einem Ganzen – einem System – entstehen sprunghaft neue Eigenschaften, die es auf der Ebene der Teile (hier Subsystem) nicht gibt und die sich auch nicht auf deren Eigenschaften zurückführen lassen. In der Sprache der Systemtheorie sprechen wir von **Emergenz**, d. h. der spontanen Herausbildung von Phänomenen oder Strukturen. Mit dem Zusammenschluss einfacherer Subsysteme zu immer komplexeren Systemen entstehen immer wieder neue Eigenschaften. Lebende Systeme sind in diesem Sinne hoch komplexe Systeme, die nicht hierarchisch organisiert sind, sondern durch **Selbstregulation bzw. Autopoiese** (Varela 1981) sich selbst durch Rückkopplungsschleifen hemmen oder fördern. Sie bringen daher Oszillation und Rhythmik (Anspannung/Entspannung – ergotrope/trophotrope Reaktion) und neue **Muster** hervor, als auch Ordnung und plötzlichen Wechsel. Zwischen den unterschiedlichen Systemebenen erfolgen strukturelle Kopplungen: Autonome Übersetzungsprozesse, die durch die eigenen Struktur des Systems bzw. Subsystems determiniert sind. Als Missing Link erweist sich hier der Begriff des Zeichens (von Uexküll u. Wesiack 2011). Zeichen bestehen aus drei Elementen: dem Zeichen, einer bezeichneten Sache und dem Interpretanten. Die Funktion eines Interpretanten ist, Bedeutung zu erteilen. Wir sprechen deshalb auch von Bedeutungskopplungen: Zeichen, die im Körper Nachrichten über die Bedeutung einer Organreaktion für andere Organe übertragen, werden mit Zeichen zusammengekoppelt, die den Organismus über die Bedeutung von Vorgängen in seiner Umgebung informieren.

Im klinischen Kontext sind Symptome daher Zeichen, die auf etwas hinweisen, das für den Patienten und dessen Organismus eine Bedeutung hat, die der Arzt verstehen muss, um seinen Behandlungsauftrag zu erfassen.

Nach unseren heutigen Vorstellungen vermitteln auf der Integrationsebene **Zelle** Zeichen des genetischen Codes den Informationsaustausch zwischen Zellelementen. Gene sind Kommunikatoren und Kooperatoren (Bauer 2008). Auf der Ebene des **Organismus** sind es Hormone und Nervenaktionsströme, die den Informationsaustausch zwischen unterschiedlichen Organen ermöglichen. Auf einer noch komplexeren Ebene vermitteln psychische Prozesse die Verbindung zwischen Organismus und Umgebung.

Die Frage, wie zwischen diesen Zeichensystemen oder »Sprachen« Übersetzungen stattfinden, hat durch die Arbeit von Pawlow ein empirisches Fundament gefunden (zit. nach Adler u. von Uexküll 1987). Als die Versuchshunde, an denen Pawlow die Wirkung von Geschmacks-, Geruchs- und Berührungsreizen auf die Speichel- und Magendrüsen untersuchte, eines Tages völlig unerwartet auf akustische Sensationen hin Speichel- und Magensaft zu

sezernieren begannen, war dem Folgendes vorausgegangen: Die Hunde hatten Geräusche aus dem Nebenraum, in dem der Labordiener mit der Zubereitung des Futters beschäftigt war (Geräusche, die für die Hunde bis zu diesem Tag neutrale Geräusche [»akustisches Rauschen«] waren), als Zeichen für Vorgänge von Bedeutung in ihrer Umgebung kodiert und gleichzeitig in nervale Zeichen für die Aktivierung der Drüsen übersetzt. Es war ein Übersetzung bzw. »Bedeutungskoppelung« zwischen psychischen und somatischen Zeichen zustande gekommen (von Uexküll u. Wesiack 1998).

Solche Übersetzungen bzw. Bedeutungskoppelungen bewirken zweierlei:

- Sie erteilen einem zuvor neutralen, d. h. für den Organismus nicht existenten Ausschnitt der Umgebung eine Bedeutung als psychisch erlebte Zeichen für die Steuerung des Verhaltens und erweitern damit die subjektive Umwelt.
- Sie schaffen eine Verbindung zwischen einem psychischen Erlebnis und bestimmten Organen im Inneren des Körpers. Dieser Zusammenhang eröffnet die Möglichkeit für die Auf- und Abwärtseffekte zwischen den verschiedenen Integrationsebenen eines hierarchisch gegliederten lebenden Systems.

1.3 Das biopsychosoziale Modell von Krankheit am Beispiel der koronaren Herzkrankheit

Im pragmatischen Realitätskonzept der modernen Kardiologie ist das Herz ein muskuläres Hohlorgan mit mechanisch wirkenden Klappen, versorgt durch das Röhrensystem der Blutgefäße. Auf einer tiefer liegenden Systemebene wird das Herz verstanden als ein Verbund spezifischer Zellen und noch darunter der Gene und weiterer intrazellulärer Moleküle, auf der höheren Systemebene wird das Herz als Pumpe im Dienste des Gesamtorganismus gesehen und immer mehr in seiner Kontrolle durch physiologische Regelkreise wahrgenommen. Auf der Basis dieses Konstrukts konnte in der Kardiologie die Krankenhaussterblichkeit am akuten Herzinfarkt zwischen den Jahren 1978 und 2008 von rund 30 % auf etwa 8 % reduziert werden (Jneid et

1

al. 2008). Zahlreiche Befunde aus der Psychokardiologie der letzten Jahre legen nahe, dass die Erkrankung des »Pumpenherzens« auch auf seine seelische Dimension einwirken und umgekehrt: bei den häufigen Herzerkrankungen werden regelhaft in 10–50 % auffällige Angst- und Depressionssymptome bis hin zu depressiven Episoden und Panikstörungen gefunden (Herrmann-Lingen u. Buss 2002). Seelische Belastungen und Erkrankungen können ihrerseits den Verlauf organischer Herzkrankheiten maßgeblich beeinflussen. Bei depressiven Koronarpatienten ist die mittelfristige Mortalität um gut das Doppelte erhöht (Barth et al. 2004) (s. auch ▶ Kap. 14 »Koronare Herzerkrankung«).

Neben der somatischen und psychischen Dimension gilt es, die soziale bzw. die Dimension interpersoneller Beziehungen einzubeziehen. So haben z. B. das Vorhandensein und die Qualität einer Ehebeziehung Auswirkungen auf das Ausmaß einer subklinischen Atherosklerose bei Frauen. Umgekehrt hat eine organische Herzerkrankung auch Auswirkungen auf interpersonelle Beziehungen und die Gesundheit der Beziehungspartner: Beispielsweise findet sich immer wieder bei Partnerinnen von Herzpatienten eine hohe psychische Belastung, die teilweise über derjenigen des Patienten selbst liegt (Einsle et al. 2006). Auch berufliche Belastungsfaktoren, wie z. B. berufliche Gratifikationskrisen, können als soziale Risikofaktoren für die koronare Herzkrankheit gelten (Sigrist 2004).

Das dreidimensionale systemische Bezugssystem mit somatischen, psychischen und sozialen Aspekten von Gesundheit und Krankheit bedarf der Ergänzung durch eine historische bzw. biographische Dimension (Hermann-Lingen 2012): Auch frühe biographische Erfahrungen können noch im mittleren bis höheren Erwachsenenalter nachteilige Konsequenzen sowohl für die psychische als auch körperliche Gesundheit entwickeln. In einer Auswertung der Adverse Childhood Experience (ACE) Studie (Dong et al. 2004) konnte bei mittelalten Amerikanern mit anamnestischer Angabe belastender Kindheitserinnerungen, wie emotionaler oder sexueller Missbrauch, häusliche Gewalt oder körperliche Misshandlung, gezeigt werden, dass das relative Risiko für das Vorliegen einer Koronarerkrankung etwa 40–70 % erhöht war. Dabei nahm mit steigender Anzahl der Belastungserlebnisse

auch das koronare Risiko zu und betrug in der am höchsten belasteten Gruppe gut das Dreifache des Risikos der Kontrollgruppe ohne belastete Kindheitserfahrung.

◘ Abb. 1.3 stellt das biopsychosoziale Modell zur Entstehung der koronaren Herzerkrankung dar, aufgegliedert nach der biologischen, psychischen und sozialen Ebene (Hermann-Lingen 2000).

1.4   Wissenschaftliche Grundlagen

Ein einheitliches Modell für die Wechselwirkung zwischen Körper, psychischen Prozessen und Umwelt existiert nicht. Meist werden Teilaspekte beschrieben, die von unterschiedlichen Theorien aufgenommen werden. Im integrierten Modell, dem dieses Lehrbuch folgt, werden Erkenntnisse der Psychoanalyse, der Verhaltensmedizin, der Neurobiologie, Psychoneuroimmunologie und der Systemtheorie zusammengefasst. Dabei geht es nicht nur um die Frage wie Krankheiten entstehen, sondern auch um die Fragen, wie eine erfolgreiche körperliche und psychische Passung zwischen Organismus und Umwelt stattfindet und wie Gesundheit erhalten bleibt.

1.4.1   Psychobiologie

Die Psychobiologie beschreibt die Zusammenhänge zwischen Psyche, Immunsystem, Endokrinum und Nervensystem, z. B. bei Stimmungszuständen wie Angst, Freude, Trauer, beim Sexualverhalten, beim Schmerzempfinden, bei Stressreaktionen oder bei psychischen und psychosomatischen Erkrankungen wie Depression und Essstörungen. Die Psychobiologie ist eine interdisziplinäre Fachrichtung, die biologische und psychologische Teildisziplinen verbindet. Dazu zählen unter anderem die Evolutionsbiologie, die Psychoneuroimmunologie, die Verhaltensforschung, die Genetik, die Molekularbiologie, die Biochemie und die Neurobiologie.

Neurobiologische Aspekte von Geist und Körper

Auf der Basis des Modells der Selbstorganisation lebender Systeme (Autopoiese) muss das Gehirn als

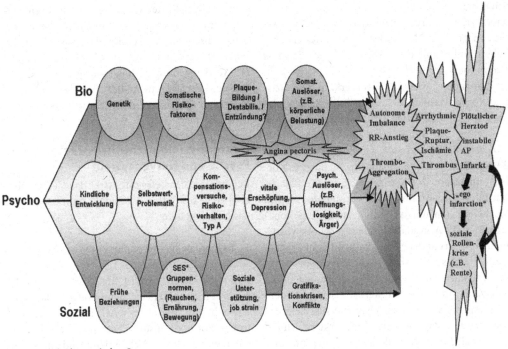

* SES = sozioökonomischer Status

◘ **Abb. 1.3** Das biopsychosoziale Modell zur Entstehung der koronaren Herzerkrankung. *SES*: sozioökonomischer Status
(hoch, mittel, niedrig). (Aus Hermann-Lingen 2000; mit freundlicher Genehmigung)

ein sich selbst organisierendes dynamisches Organ
betrachtet werden, das sich insbesondere durch
neuronale Plastizität ausweist: der Fähigkeit, sich
mit seiner Tätigkeit zu verändern. Alle Leistungen
des Gehirns beruhen auf synaptischer Signalüber-
tragung. Unser Gehirn hat ca. 1010 Neuronen und
jedes Neuron ca. 10.000 Synapsen. Dadurch ergeben sich unendliche Möglichkeiten von Verbindungen zwischen den einzelnen Neuronen und zwar
immer dann, wenn zwei Neuronen oder neuronale
Netzwerke gleichzeitig tätig werden: Synchronisa-
tion bewirkt Interaktion, auf diesem Prinzip beruhen viele unbewusste Lernvorgänge des Menschen.
Ein weiteres Prinzip synaptischer Verbindungen
besteht in der Abhängigkeit ihrer Stabilität von der
Häufigkeit ihrer Benutzung. Dieser Prozess der Kop-
pelung von Synapsen wird durch modulatorische
Systeme verstärkt oder gehemmt. Z. B. wird bei Be-
lohnungserwartung das Dopamin-System als för-
derndes modulatorisches System aktiviert, deshalb
sind Gedächtnisleistungen stimmungsabhängig.

Wesentliches Funktionsprinzip des Gehirns ist somit die Vernetzung und zwar von den einzelnen
Zellen zu Netzwerken und zwischen den Netzwerken. Die neuronalen Netzwerke sind durch Rückkopplungsschleifen miteinander verbunden, welche
entweder aktivierende oder hemmende Wirkung
haben. Netzwerke unterschiedlicher Funktionen
verknüpfen sich in Konvergenzzonen. Eine solche
Konvergenzzone innerhalb der Großhirnrinde
ist z. B. der anteriore zinguläre Kortex (ACC), der
Signale aus den Schmerzrezeptoren des Körpers mit
Signaleingängen emotionaler Systeme verbindet
und für die emotionale Einfärbung der Schmerzwahrnehmung sorgt. So konnten Eisenberger et al.
(2003) experimentell zeigen, dass die Erfahrung,
sozial ausgeschlossen zu werden (im Rahmen
eines Computerspiels), in analoger Weise wie bei
somatisch ausgelösten Schmerzempfindungen mit
einer neuronalen Aktivierung des ACC-Systems
einhergeht, als Ausdruck des aversiven emotionalen
Schmerzerlebens (s. auch ▶ Kap. 10 »Chronische

1

Schmerzstörung«). Der Versuch macht deutlich, dass soziale Erfahrungen maßgeblichen Einfluss auf die synaptischen Netzwerkstrukturen des Gehirns haben und damit das Gehirn auch als **soziales Organ** charakterisieren.

Ein anderes wichtiges Netzwerk, in dem Geist und Körper verbunden sind, stellt die Schaltkreise der Amygdala dar. Hier wird der Einfluss und die Bewertung der Emotionen auf Wahrnehmung, Langzeit- und Kurzzeitgedächtnis und damit auf Bewusstheit, Kognition, Handeln und unseren Körper organisiert: das Kerngebiet der Amygdala ist zentraler Organisator von Vermeidungs- und Fluchtverhalten und das bestuntersuchte emotionale System. Die Amygdala speichert z. B. unbewusste, mit Angst verbundene frühkindliche Erfahrungen. Dadurch, dass alle sensorische Inputs über das Zwischenhirn, speziell über den Thalamus an die Amygdala und ihre Netzwerke, geleitet werden, bevor sie die sensomotorischen, akustischen oder visuellen Rindengebiete erreichen, erklärt sich die emotionale Einfärbung aller sensorischer Informationen. Die Netzwerke der Amygdala können auch als emotionales Erfahrungsgedächtnis gesehen werden, das von allen sensorischen Inputs von innen und außen wie ein Filter durchlaufen werden muss, bevor diese den Kortex erreichen und bewusstseinsfähig werden. Die Amygdala und ihre Netzwerke sind als Konvergenzzone mit anderen Konvergenzzonen strukturell gekoppelt. In diesen Zonen laufen Informationen aus verschiedenen Systemen zusammen und werden hier integriert. Diese Zonen verbinden parallele Netzwerke aus dem Körperinnern mit emotionalen und kognitiven Systemen (Ledoux 2006).

Die Amygdala und ihre Netzwerke kontrollieren über den Hirnstamm und den Hypothalamus sowohl das vegetative Nervensystem als auch das hormonelle System. Gleichzeitig empfängt das Gehirn auch aus dem Körperinneren ständig Informationen über den Zustand seiner Systeme, von den Eingeweiden, den Muskeln, dem Herz usw. Die Rindenbereiche des zingulären Kortex und des insulären Kortex sind ebenfalls Konvergenzzonen, in denen Informationen aus dem Körperinneren mit Informationen der emotionalen aber auch der sensorischen Systeme, welche Information über die Außenwelt bringen, verbunden werden. Zingulärer

und insulärer Kortex sind somit Schaltstellen zwischen Innen und Außen und möglicherweise neurobiologische Grundlage für das, was wir in der Psychosomatik als Körperselbst bezeichnen. Gefühle, Wertvorstellungen, biografische Erfahrungen, soziales Umfeld können über diese Konvergenzzonen somit Einfluss auf das vegetative und hormonelle System nehmen.

Neurophysiologische Stressreaktionen – Psyche und Nervensystem

Bei emotionaler Belastung wirkt das Gehirn über zwei Wege sowohl auf das Endokrinum als auch auf das Immunsystem:

1. Hypothalamus-Hypophysen-Nebennierenrinden-Achse (HPA-Achse)

Der Hypothalamus setzt CRH (Corticotropin Releasing Hormon) frei, ein Neurohormon, das in der Hypophyse die Bildung von ACTH (adrenokortikotropes Hormon) anstößt. Dies wiederum bewirkt die Freisetzung des Nebennierenrindenhormons Kortisols, welches die Bildung der Interleukine 1, 2 und 12 durch die Immunzellen hemmt. Die Beziehung zwischen Gehirn und Immunsystem ist wechselseitig: einerseits wirken die Immunzellen mit ihren Interleukinen über den afferenten Nervus vagus auf das Gehirn (Bottom-up), andererseits reagiert das Gehirn auf diesen Reiz durch das Immunsystem mit einer Reaktion der Hypothalamus-Hypophysen-Nebennierenrinden-Achse (Top-down-Regulation). Durch diesen Feedback-Mechanismus kann eine überschießende Immunreaktion gezügelt bzw. eine unerwünschte Entzündung eingedämmt oder sogar beendet werden. Versagt der Mechanismus, etwa wenn von der Nebennierenrinde zu wenig Kortisol ins Blut abgegeben wird, entfaltet sich die Immunreaktion ungebremst, sie schießt über; deshalb werden Autoimmunerkrankungen mit Kortison behandelt.

2. Vegetatives autonomes Nervensystem

Viel schneller als über das Stresshormon Kortisol kann das Nervensystem über efferente Bahnen des Sympatikus und des Nervus vagus mit dem Neurotransmitter Acetylcholin Immunzellen hemmen. Die Drosselung der Entzündungsprozesse durch den Vagus wird als cholinerger antiinflammatorischer Reflex bezeichnet. Dies erklärt, warum Hypnose, Meditation oder auch Akupunktur, die gezielt Vagusfasern aktivieren, eine entspannende gesundheitsfördernde Wirkung haben.

Die im Rahmen der neurophysiologischen Stressreaktionen ausgeschütteten Hormone Kortisol, Adrenalin und Noradrenalin entfalten ihre Wirkung nicht nur an den peripheren Organen, indem sie Energieressourcen bereitstellen für **Kampf oder Flucht**, sondern bewirken im Gehirn Störungen des Informationsflusses und Blockaden von Schaltkreisen bis hin zur Entfaltung neurotoxischer Wirkungen. Diese Blockaden der Verbindung zentraler neuronaler Netzwerke können funktionell oder reversibel sein, sie können jedoch auch zur Degeneration ganzer Areale durch morphologische Schädigung der Zellen führen. Insbesondere wenn Stress chronifiziert (z. B. frühkindliche traumatische und Verlusterlebnisse) und über die beschriebene Stressachse dauerhaft Kortisol ausgeschüttet wird. Diese Degeneration von Neuronen durch dauerhafte Kortisolerhöhung konnte in Form einer Hippocampus-Schrumpfung nachgewiesen werden. Hierdurch entfällt die Vorwärtshemmung des Hypothalamus, sodass Stressreaktionen dann ungebremst gebahnt werden und damit eine lebenslange Empfindlichkeit für äußere und innere Belastungen entsteht. Diese potenziell schädigende Wirkung von chronischem Stress entfaltet sich verstärkt in frühen Lebensphasen, während sich die Gehirnstrukturen entwickeln und verschalten. Dies erklärt experimentelle Befunde, die zeigen konnten, dass bei Ratten und anderen Tieren bei früher Trennung vom Muttertier im späteren Leben vielfältige physiologische Störungen in unterschiedlichen Körpersystemen auftreten: erhöhter Puls, Regulationsstörungen von Schlaf und Körpertemperatur sowie Immunschwäche und Tod an viralen Infekten (Lupien et al., 2009).

Psyche – Gene – Umwelt

Die Regulation der Genaktivität unterliegt in weitem Umfang psychosozialen Einflüssen. Genetische Reaktionsmuster können durch Erlebnisse und Erfahrungen gebildet werden. Organismus, Gene und Umwelt bilden eine Einheit. Der frühere Gegensatz Gene oder Umwelt hat sich aufgelöst in ein wechselseitiges Beeinflussungsverhältnis. Die Regulation der Genaktivität und damit die Produktion von Proteinen ist die entscheidende Regelgröße für Herz und Kreislaufsystem, Hormon-, Immun- und Nervensystem. Die Regulation der Genaktivität erfolgt für jedes Gen getrennt durch regulatorische Sequenzen, die dem Gen vorgeschaltet sind. Sogenannte Transkriptionsfaktoren binden an diese regulatorischen Sequenzen, wodurch die Aktivität des Gens und des nachgeschalteten Gens reguliert wird.

Die Aktivierung der Gene über Transkriptionsfaktoren hängt somit von Signalen ab, die das Gen von außerhalb erreichen. Diese Signale können aus der Zelle selbst, aus dem Gesamtorganismus oder aus der Umwelt kommen. Auch im Gehirn unterliegt die Regulation zahlreicher Gene einem permanenten Einfluss von Signalen aus der Außenwelt, die die Nervenzellennetzwerke der großen Hirnrinde modulieren. Das limbische System verbindet diese Informationen mit emotionalen und kognitiven Erfahrungen, bewertet sie und wandelt sie in biologische Signale um (Bedeutungskopplung von Zeichensystemen). Seelisches Erleben wird so in biologische Signale übersetzt, wobei im Rahmen der so angestoßenen Signalketten unter anderem auch Transkriptionsfaktoren aktiviert und Gene reguliert werden. Gefahrensituationen beispielsweise verwandelt das Gehirn in spezifische biologische Signale, die Gene in den Alarmsystemen des Hirnstammes und des Hypothalamus aktivieren und so Angstreaktionen hervorrufen. Die Aktivierung sogenannter Stressgene hat Auswirkung auf das Herz-Kreislauf-System und das Immunsystem und kann bei fortdauerndem Stress direkte schädigende Wirkungen auf Nervenzellen im Hippocampus ausüben.

1.5   Was macht uns krank, was hält uns gesund?

Gesundheit und Krankheit bilden keine entgegengesetzten Pole, sondern bewegen sich auf einem Kontinuum. Gesundheit ist dabei kein passiver Zustand oder schicksalhafte Gegebenheit, sondern muss ständig aktiv hergestellt werden (Passungsarbeit). Belastungen und permanente Bewältigungsanfor-

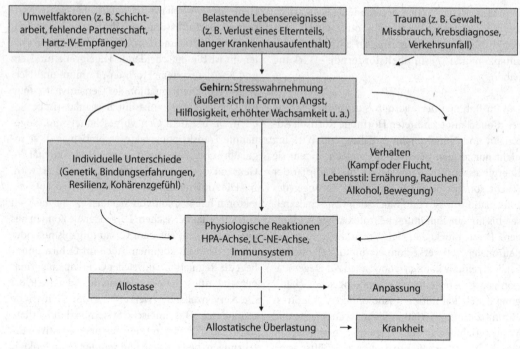

Abb. 1.4 Stressreaktion und allostatische Überlastung. (Mod. nach McEwen 1998)

derungen stellen dem Organismus Passungskompe-tenzen, ein salutogenetisches Potenzial zur Verfü-gung. Dieses salutogenetische Potenzial ergibt sich aus einem komplexen Wechselspiel zwischen Le-bensgeschichte des Patienten, seinen Bindungs-erfahrungen und der daraus entstehenden Stress-vulnerabilität, seiner aktuellen Lebenssituation, seiner subjektiven Bewertung der Krankheitssymp-tome, der zur Verfügung stehenden Bewältigungs-strategien und der sozialen Unterstützung in sei-nem sozialen Kontext.

1.5.1 Stressmodell

Unter **Stress** versteht man den Zustand einer be-drohten biologischen Homöostase bzw. Allostase, der sowohl durch körperliche Schädigungen als auch durch psychosoziale Belastungen herbeige-führt werden kann. Unter Stressantwort oder Stressreaktion versteht man das Bemühen des Kör-pers, die biologische **Homöostase** bzw. Allostase durch Veränderungs- und Anpassungsprozesse auf

neuronaler und endokriner Ebene sowie im Verhal-ten wiederherzustellen. Wenn der Stress vorüber ist, werden die Anpassungsvorgänge wieder abgeschal-tet. Homöostase bezeichnet die Aufrechterhaltung eines Gleichgewichts in einem engen Rahmen, z. B. Sauerstoff im Blut, pH-Wert, Körpertemperatur.

Allostase bezeichnet die Aufrechterhaltung ei-nes Gleichgewichtes innerhalb breiterer Grenzen, wie z. B. die Fähigkeit, bestimmte extreme Belastun-gen wie längeren Schlafentzug, Isolation, Hunger oder extreme Temperaturschwankungen zu bewäl-tigen (McEwen 1998).

Die Stressbewältigungsprogramme des Körpers sind genetisch determiniert und können durch frühkindliche traumatische Erfahrungen und Ver-lusterlebnisse gestört werden.

Die Hypophysen-Nebennieren-Achse (HPA-Achse) und die Locus-coeruleus-Norepinephrin (LC-NE-Achse) sind die zentralen Säulen des **Stressverarbeitungssystems,** wie in ◘ Abb. 1.4 dar-gestellt.

Stress und Krankheit

Es gilt inzwischen als gesichert, dass psychische Stressbelastung den Ausbruch und den Verlauf vieler Krankheiten beeinflusst, u. a. weil sie die Immunlage verändert. Der negative Stress auf Atemwegsinfekte wurde belegt, ebenso wie der Einfluss von Stress auf multiple Sklerose, Asthma bronchiale, rheumatoide Arthritis und Allergien.

Ein Tag oder Wochen anhaltender Stress führt zu permanent erhöhter Aktivität auf der LC-NE-Achse und der HPA-Achse und zunächst zu funktionellen, im weiteren Verlauf auch strukturellen Schädigungen im Gehirn, Herz-Kreislauf-System und Immunsystem. Eine entscheidende Rolle dabei spielt der Hippocampus. Eine dauernde Überlastung dieser Region führt zur Dysregulation der HPA-Achse und zu kognitiven Einschränkungen. Auch depressive Erkrankungen können durch eine Fehlanpassung an den chronischen Stress entstehen. Während es in der akuten Stressphase zu einer vermehrten Freisetzung von Kortisol kommt, kann chronischer Stress zu einem Hypokortisolismus führen. Eine hypokortisole Stoffwechsellage begünstigt eine gesteigerte Aktivierung des sympathischen Nervensystems und eine vermehrte Freisetzung proinflammatorischer Zytokine. Diese Effekte können direkt die Progredienz einer koronaren Herzkrankheit erklären und damit den starken Zusammenhang von chronischem Stress, Depression und kardiovaskulärem Risiko verdeutlichen (Lupien et al. 2009).

Eine Extremvariante von akutem Stress, häufig auch von chronischem Stress, der definitionsgemäß die individuellen Belastungsressourcen überfordert, im Sinne eines Passungsverlusts, stellen Traumatisierungen dar (s. auch ▶ Kap. 19 »Akute und posttraumatische Belastungsstörung«). Fischer u. Riedesser (1998) definierten **Trauma** im Sinne einer Variante allgemeinen Krankseins als: »Passungsverlust der Organismus-Umwelt-Beziehung, im Sinne eines vitalen Diskrepanzerlebens zwischen bedrohlichen Situationsfaktoren und den individuellen Bewältigungsmöglichkeiten, das mit Gefühlen von Hilflosigkeit und schutzloser Preisgabe einhergeht und so eine dauerhafte Erschütterung von Selbst- und Weltverständnis bewirkt.«

Was uns geschieht in solchen traumatischen Situationen, ist nicht mehr einzuordnen in unsere Umwelt-Landkarte, sodass keine hilfreichen Verständnismöglichkeiten und Handlungsmöglichkeiten mehr generierbar sind und sich stattdessen Ohnmacht, Hilflosigkeit und dissoziative Fragmentierung einstellen. Neben der Extrembelastung, als einem wesentlichen Verursachungsfaktor, finden sich bei einer posttraumatischen Belastungsstörung per Definition Intrusionen (aufdrängende schmerzliche Erinnerungen an das Trauma, Wiedererleben, »flash backs«, belastende Albträume), Vermeidungssymptome und Numbing-Symptome (emotionale Taubheit) in Form von Gedanken- und Gefühlsvermeidung in Bezug auf das erlebte Trauma, ferner Situations- und Aktivitätsvermeidung, emotionale Erstarrungs- und Taubheitszustände, ein eingeschränkter Affektspielraum sowie ein chronischer Hyperarousal (Übererregung in Form von Schlafstörung, Konzentrations- und Gedächtnisschwierigkeiten, Schreckhaftigkeit und Erregbarkeit). Für die psychosomatischen Zusammenhänge bedeutsam ist, dass sich Symptome einer posttraumatischen Belastungsstörung (PTBS) auch gehäuft bei Patienten nach Herzinfarkt, nach Mitteilung einer Krebsdiagnose bzw. HIV-Diagnose oder auch nach Verbrennungen finden. Nach Herzinfarkten oder der Entladung eines internen Defibrillators wird die Prävalenz von Symptomen einer PTBS mit 10–15 % angegeben.

1.5.2 Antistresssysteme des menschlichen Organismus

Salutogenese und Resilienz

Bei der Erforschung der Gesundheitsentstehung (Salutogenese) suchte Antonovsky (1987) nach Bedingungen, die dazu führen, dass es Menschen gelingt, in schwierigen Lebenssituationen (z. B. nach dem Tod einer nahen Bezugsperson, einem Unfall oder einer psychischen Krise) körperlich und psychisch gesund zu bleiben oder wieder gesund zu werden. Zentral für das Salutogenese-Modell ist ein Sense of Coherence (Kohärenzerleben) als grundlegende lebenserhaltende Ressource, die der Mensch im Rahmen seines Lebens bei der Bewältigung von Problemen entwickelt. Der Sense of Coherence umfasst:

- die Fähigkeit belastende Ereignisse als verstehbar zu erleben (»comprehensibility«),

1

- diese beeinflussen zu können (»manageability«) und
- die Fähigkeit solchen Belastungen Bedeutung und Sinn zu verleihen (»meaningfulness«).

In der ärztlichen Praxis können wir dieses Salutogenese-System bei Patienten fördern oder auch hemmen. **Ressourcenaktivierung** knüpft an die positiven Eigenarten, die Fähigkeiten und die Motivation des Patienten in der Gestaltung seines Lebens und seiner zwischenmenschlichen Beziehungen an.

In der empirischen Psychotherapieforschung (Grawe 2004) fand sich bei nichterfolgreichen Sitzungen über den zeitlichen Verlauf einer Sitzung regelhaft ein Muster mit einer hohen Problemaktivierung und nur einer sehr geringen Ressourcenaktivierung. Bei den erfolgreichen Therapiesitzungen hielten sich dagegen Problem- und Ressourcenaktivierung die Waage. Die Therapeuten stellten am Ende der als erfolgreich erlebten Sitzungen typischerweise eine Verbindung mit dem Ressourcenpotenzial der Patienten her.

Im Zusammenhang mit dem Salutogenese-Konzept spielen die ebenfalls positiv aufgefassten Begriffe wie Schutz- bzw. protektive Faktoren, Resilienz, Ressourcen und posttraumatische Reifung eine wichtige Rolle.

Mit **Resilienz** ist psychische Widerstandskraft gemeint, die Fähigkeit, aus widrigen Lebensumständen gestärkt und mit größeren Ressourcen ausgestattet herauszukommen. Als Voraussetzung zur Entwicklung dieser salutogenen Passungskompetenz finden sich in der Resilienz-Forschung unter anderem folgende Aspekte:

- stabile emotionale Beziehungen zu einem Erwachsenen in der Kindheit,
- Verfügbarkeit sozialer Unterstützung,
- soziale Modelle für eine konstruktive Problemlösung (ältere Geschwister, Lehrer usw.),
- frühe Konfrontation mit Leistungsanforderungen,
- Verantwortungsübernahme,
- intellektuelle Begabung zur Bewältigung von Traumata,
- günstige Voraussetzung hinsichtlich des Temperaments (Lösel u. Bender 1994).

Das Bindungssystem

Das Bedürfnis nach **emotionaler Bindung** ist angeboren. Das Ziel ist die Herstellung emotionaler Nähe und Sicherheit, vor allem wenn das Kind sich müde, krank, unsicher oder verlassen fühlt. Für Bindungserfahrungen entscheidend sind die ersten 3 Lebensjahre.

Bindungsverhalten

Trifft der Säugling oder das Kleinkind auf eine Mutter oder andere Hauptbezugspersonen, die mit Mimik und Gestik **feinfühlig**, d. h. schnell und angemessen auf die Reaktionen des Kindes antworten, so kommt es zur Ausschüttung von Oxytocin, welche dem Säugling soziale Interaktionen und die damit verbundenen Gefühle als angenehm erleben lässt. Ein **sicheres Bindungsverhalten** wird auf diese Weise gefördert. Das Gehirn, vor allem die Amygdala, der Hippocampus und der präfrontale Kortex werden vor Schädigungen als Folge überschießender Glukokortikoidausschüttungen in Stresssituationen geschützt. Eine sichere Bindung trägt zu einer Erhöhung der Stressschwelle und zu einer Dämpfung der Stressantwort bei.

Reagiert die Mutter dagegen zurückweisend auf die Bindungsbedürfnisse des Kindes, so resultiert ein sehr **unsicher-vermeidender** Bindungsstil beim Kind. Sind die mütterlichen Antworten auf die kindlichen Signale sehr widersprüchlich und wenig vorhersagbar, dann entwickelt das Kind eine sogenannte **unsicher-ambivalente** Bindung.

Negative Bindungserfahrung und erhöhte Stressvulnerabilität

Eine Mutter, die nach der Geburt ihres Kindes eine schwere Depression erleidet, kann auf das Bindungsbedürfnis des Kindes oft nicht adäquat reagieren und sich in die Bedürfnisse ihres Kindes nicht ausreichend einfühlen. Das Fehlen einer solchen **Feinfühligkeit** führt in der Folge zu Störungen bei der Entwicklung des Stressverarbeitungssystems. Die Aktivierung der HPA-Achse durch verstärkte CRH-Ausschüttung oder fehlende Hemmung führt zur Erhöhung von Kortisol und dadurch bedingter Schädigung des Hippocampus. Kinder, die körperlich oder psychisch stark traumatisiert wurden, entwickeln eine Hyperreagibilität von HPA- und LC-NE-Achse.

Tierexperimentell konnte gezeigt werden, dass ein positives Bindungsverhalten (taktile mütterliche Stimulation des Nachwuchs) innerhalb der ersten Lebenswochen direkt intrazelluläre Signalwege verändert: Die Modifikation der DNA mit Methylierung an der Zelloberfläche führte zu einer veränderten Genexpression des Glukokortikoid-Rezeptor-Gens (GRG) im Hippocampus und damit zu einer veränderten Stressreaktion auf der HPA-Achse und letztlich zu erhöhter Stresstoleranz und weniger Furchtreaktion, nachweisbar bis ins Erwachsenenalter (Weaver et al 2004).

■ **Langzeitfolgen**

Psychosoziale Belastungen in der Kindheit können auf diesem Wege zu einer Dysfunktion des Stressverarbeitungssystems mit erhöhter Stressvulnerabilität in Konfliktsituationen führen. Zur Bewältigung der Stressbelastung werden Alkohol, Drogen, aggressives Verhalten und sozialer Rückzug eingesetzt. Die damit verbundenen Risikoverhaltensweisen wie Rauchen, Bewegungsmangel, Fehlernährung, wenig Schlaf, häufiger Partnerschafts- und Arbeitsplatzwechsel führen im Langzeitverlauf gehäuft zu körperlichen und seelischen Krankheiten. Langzeitstudien zeigten, dass die Wahrscheinlichkeit im Erwachsenenalter eine psychische oder psychosomatische Erkrankung zu entwickeln, durch das Einwirken psychosozialer Belastungen in der Kindheit um das 5- bis 20-fache erhöht wird.

Ob ein Mensch erkrankt, hängt von den Wechselwirkungen zwischen Belastungsfaktoren und Schutzfaktoren ab, s. unten stehende Übersicht (Egle et al. 1997, 2002).

> **Schutzfaktoren für spätere Stressvulnerabilität**
> - Dauerhafte gute Beziehung zu mindestens einer primären Bezugsperson
> - Sicheres Bindungsverhalten
> - Großfamilie, kompensatorische Elternbeziehungen
> - Entlastung der Mutter (v. a. wenn alleinerziehend)
> - Gutes Ersatzmilieu nach frühem Mutterverlust

> - Überdurchschnittliche Intelligenz
> - Robustes, aktives und kontaktfreudiges Temperament
> - Internale Kontrollüberzeugungen, »self-efficacy«
> - Soziale Förderung (z. B. Jugendgruppen, Schule, Kirche)
> - Verlässlich unterstützende Bezugsperson(en) im Erwachsenenalter
> - Lebenszeitlich spätere Familiengründung (i. S. von Verantwortungsübernahme)
> - Geschlecht: Mädchen weniger vulnerabel

Die aufgeführten Schutzfaktoren können die negativen Erfahrungen in der Entwicklung eines Kindes auffangen und zur Stärkung der psychischen Widerstandskraft (Resilienz) führen. Da die neuronale Verknüpfung im Gehirn unmittelbar mit der Erziehung und Sozialisation zusammenhängt, die das Kind in den ersten 3 Lebensjahren erlebt, können auf diese Weise auch Defizite in der Gehirnentwicklung ausgeglichen werden.

Tierexperimentell konnten Cao et al. (2012) nachweisen, dass ein reichhaltiges Angebot an salutogener, motorischer und sensorischer Stimulation (Ressourcenaktivierung oder »environmental enrichment«) im ZNS u. a. zur Veränderung der Wachstumshormonexpression, Stimulation der Neurogenese sowie zur längeren Lebensdauer von Nervenzellen führt. Damit wird der Verlauf neurologischer Erkrankungen beeinflusst; ferner führte dies in Experimenten mit Melanom- und Kolonkarzinomzellen zu einer deutlichen Tumorsuppression.

Bewältigungs-/Ressourcen-Coping

Coping ist ein aktiver, nicht immer bewusster Prozess der Auseinandersetzung des Patienten mit seiner Krankheit. Er umfasst alle kognitiven, emotionalen und verhaltensorientierten Aktivitäten eines kranken Menschen, die dazu dienen, bereits bestehende oder erwartete krankheitsbedingte Anforderungen, Belastungen und Probleme zu überwinden, zu lindern oder zu tolerieren. Das Verhalten wird eingesetzt, um Gefühle der Bedrohung, der Selbstwertbeeinträchtigung und des Kontrollverlustes in Grenzen zu halten.

Entsprechend dem konstruktivistischen Postulat, wonach Wirklichkeit z. B. auch im Sinne einer schweren Erkrankung nicht einfach vorliegt, sondern individuell und familiär konstruiert wird, wird der Ausgang einer Erkrankung oder Lebenskrise weniger durch die Art und Schwere des belastenden Ereignisses bestimmt, sondern dadurch, wie der Patient die Krankheit bewertet und welche Möglichkeiten der Krisenbewältigung ihm zur Verfügung stehen.

Drei Hauptformen der Krankheitsverarbeitung sind zu unterscheiden:

1. **Kognitive Verarbeitung**: Erklärungsversuche für die Krankheit finden, Bücher, Zeitschriften, Internet benutzen, relativierende Sätze wie »es wird schon nichts Schlimmes sein, andere haben das auch überlebt«. Gleichzeitig finden sich umgekehrt auch übertriebene Eigenbeobachtungen, maximale Aufmerksamkeit körperlichen Symptomen gegenüber.
2. **Affektive Verarbeitung**: Stimmungen, Affekte und Emotionen von der normalen Angst oder Dauerreaktion bis hin zu schweren psychopathologischen Zuständen mit Panikattacken, depressivem Rückzug mit Suizidalität und aggressivem Verhalten.
3. **Verarbeitung auf der Verhaltensebene**: Zupacken, nach vorne schauen, aktiv sich Hilfe und Unterstützung besorgen, aber gegenteilig auch Kapitulation, Vermeidung und Rückzug.

Modulierende Faktoren des individuellen Copings sind die Schwere der körperlichen Erkrankung und die damit verbundenen Beeinträchtigungen, die Persönlichkeit des Patienten (früher erworbene Krisenbewältigungsmuster), das Konzept der Kontrollüberzeugung (das eigene Verhalten hat Einfluss auf Lebensereignisse [interne Kontrolle] oder die Lebensereignisse werden vorwiegend von außen bestimmt [externe Kontrolle]) sowie die soziale Unterstützung.

Die Strategien der Krankheitsbewältigung lassen sich in bewusste und unbewusste Strategien einordnen:

- **Bewusste Strategien**: z. B. Suche nach sozialer Unterstützung, Sinnsuche, Religiosität, Informationssuche und Ablenkung.

- **Unbewusste Strategien bzw. unbewusste Abwehrmechanismen**: Die wichtigsten Abwehrmechanismen sind Verleugnung, Dissoziation, Regression, Projektion, Intellektualisierung, Rationalisierung und Verschiebung sowie Verkehrung ins Gegenteil.

Günstigen Einfluss auf das emotionale Befinden und die Lebensqualität haben eine aktive problemorientierte Krankheitsverarbeitung, eine Unterstützung durch das soziale Umfeld und das Vertrauen in die ärztliche Behandlung. Als ungünstig haben sich Resignation, Hilf- und Hoffnungslosigkeit, sozialer Rückzug und eine starke psychische Belastung, z. B. schwere Depression, erwiesen.

1.5.3 Ein integratives Modell der psychosomatischen Medizin

Die dargestellten biologischen und psychosozialen Belastungsfaktoren gesunder und kranker Menschen interagieren mit psychosozialen Schutzfaktoren im Sinne individueller und sozialer Ressourcen und dem salutogenetischen Kohärenzgefühl. Höchst individuell resultiert hieraus ein spezifisches biopsychosoziales Vulnerabilitätsprofil. Abhängig von aktuellen Beziehungsmustern, kritischen Life-events, persönlichen und sozialen Ressourcen sowie den zirkulär verbundenen neurobiologischen Mustern können somatische, psychische und psychosomatische Krankheiten entstehen (◘ Abb. 1.5).

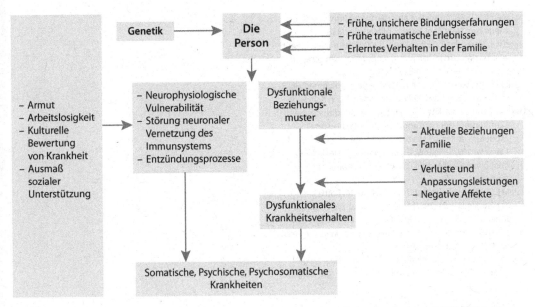

Abb. 1.5 Ein integriertes Modell der Psychosomatik. (Aus Veit 2010; mit freundlicher Genehmigung © [2010] W. Kohlhammer GmbH, Stuttgart)

Literatur

Adler R, Uexküll T von (1987) Individuelle Physiologie als Zukunftsaufgabe der Medizin. Schweiz Rundsch Med Prax 76: 1275–1280

Antonovsky A (1987) The salutogenetic perspective: toward a new view of health and illness. Advances 4: 47–55

Barth J, Schumacher M, Herrmann-Lingen C (2004) Depression as a risk factor for mortality in patients with coronary heart disease: A meta-analysis. Psychosom Med 66: 802–813

Bateson (1985). Krankheiten der Erkenntnistheorie. In: Ökologie des Geistes, S. 614–626. Suhrkamp, Frankfurt a. M.

Bauer J (2008) Das kooperative Gen. Hoffmann und Campe, Hamburg

Cao L, During MJ (2012) What ist the brain-cancer connection? Annual review of neuroscience. 35: 331–345

Dong M, Giles WH, Felitti VJ et al. (2004) Insights into causal pathways for ischemic heart disease: Adverse childhood experiences study. Circulation 110: 1761–1766

Egle, UT, Hoffmann SO, Steffens M (1997) Psychosoziale Risiko- und Schutzfaktoren in Kindheit und Jugend als Prädisposition für psychische Störungen im Erwachsenenalter. Nervenarzt 97: 683–695

Egle UT, Hardt J, Nickel R, Kappis B, Hoffmann SO (2002) (Früher Streß und Langzeitfolgen für die Gesundheit – Wissenschaftlicher Erkenntnisstand und Forschungsdesiderate Z Psychosom Med Psychother 48: 411–434

Eisenberger NJ, Liebermann MD, Williams KD (2003) Does Rejection Hurt? An fMRI Study of Social Exclusion, Science 302: 290

Einsle F, Nitschke M, Petrowski K et al. (2006) Welche psychischen Beeinträchtigungen zeigen Partner von Patienten mit Herzrhythmusstörungen? Z Psychosom Med Psychother 52: 373–391

Engel GL (1977) The need for a new medical model: A challenge for biomedicine. Science 196: 129–136

Fischer G, Riedesser P (1998) Lehrbuch der Psychotraumatologie. Ernst-Reinhard-Verlag, München Basel

Grawe K (2004) Neuropsychotherapie. Hogrefe, Göttingen

Herrmann-Lingen CH (2000) Biopsychosoziale Faktoren in Genese und Manifestation der koronaren Herzkrankheit. Z Psychosom Med Psychother 46: 315–330

Herrmann-Lingen C, Buss U (2002) Angst und Depressivität im Verlauf der koronaren Herzkrankheit. Reihe »Statuskonferenz Psychokardiologie«, Band 5. Frankfurt: VAS

Herrmann-Lingen C (2012) Was die psychosomatische Medizin im Innersten zusammenhält. Z Psychosom Med Psychother 58: 138–139

Janshoff F (2002) Kommunikation – interkulturell? ide 3, S 128

Jneid H, Fonarow GC, Cannon CP et al. (2008) Impact of time of presentation on the care and outcomes of acute myocardial infarction. Circulation 117: 2502–2509

Ledoux J (2006) Das Netz der Persönlichkeit. Wie unser Selbst entsteht. Deutscher Taschenbuch Verlag, München

Lösel F, Bender D (1994) Lebenstüchtig trotz schwieriger Kindheit. Psychische Widerstandskraft im Kindes- und Jugendalter. Psychoscope, 18 (7): 14–17

Lupien J, McEwen BS, Gunnar MR, Christine Heim C (2009) Effects of stress throughout the lifespan on the brain, behaviour and cognition. Nat Rev Neurosci 10: 434–445

1

McEwen BS (1998) Protective and demaging effects of stress mediators. New Engl Journal of Medicine 338: 171–179

Siegrist J, Starke D, Chandola T et al. (2004) the measurement of effort-reward imbalance at work: European comparisons. Soc Sci Med 58: 1483–1499

Uexküll T von, Wesiack W (1998) Theorie der Humanmedizin. 3. Aufl. Urban & Schwarzenberg, München Wien Baltimore

Uexküll T von, Wesiack W (2011) Integrierte Medizin als Gesamtkonzept der Heilkunde: ein bio-psycho-soziales Modell. In: Adler RH, Herzog W, Joraschky P, Köhle K, Langewitz W, Söllner W, Wesiack W (Hrsg.) Uexküll Psychosomatische Medizin, 7. Aufl. Urban & Fischer München

Varela F (1981) Autonomy and Autopoiesis. In: Roth G, Schwegler H (ed.) (1981) Self-organizing Systems. An Inner-disciplinary Approach. Frankfurt a. M. (Campus)

Veit I (2010) Praxis der Psychosomatischen Grundversorgung. W. Kohlhammer, Stuttgart

Weaver JGC, Cervoni N, Champague FA et al. (2004) Epigenetic programming by maternal behaviour. Nat. Neurosci 7: 847–854

Warum psychosomatische Grundversorgung?

Werner Geigges, Kurt Fritzsche

K. Fritzsche et al. (Hrsg.), *Psychosomatische Grundversorgung*,
DOI 10.1007/978-3-662-47744-1_2, © Springer-Verlag Berlin Heidelberg 2016

2

2.1   Psychische und psychosomatische Erkrankungen sind häufig

Im Schatten der großen Erfolge der naturwissenschaftlich-technischen Medizin des 20. Jahrhunderts finden sich in Studien zur Qualität medizinischer Versorgung in den letzten Jahrzehnten regelhaft eine hohe Inzidenz psychischer und psychosomatischer Erkrankungen in Haus- und Facharztpraxen und gleichzeitig erschreckende Mängel in der Diagnostik und Behandlung dieser Krankheitsbilder. Nach den Daten des Bundes-Gesundheitssurvey (Jacobi et al. 2014) lagen die 12-Monats-Prävalenzen psychischer Störungen bei Erwachsenen bei 27,7 % (33,3 % für Frauen und 22 % für Männer). Am häufigsten sind dabei die affektiven Störungen und Angststörungen, gefolgt von den somatoformen Störungen und Suchterkrankungen. Dementsprechend hoch ist auch der Anteil von Patienten mit psychischen Erkrankungen innerhalb der gesamten medizinischen Versorgungssysteme, also in der hausärztlichen Praxis, in internistischen oder allgemeinen Krankenhäusern und in der Notfallmedizin. Auch weisen Patienten mit zusätzlicher Depression in internistischen Krankenhäusern eine höhere Liegedauer auf (Friedrich et al. 2002). In einer Studie »Inanspruchnahme des Versorgungssystems bei psychischen Erkrankungen« anhand der Routinedaten von drei Ersatzkassen und Daten der Deutschen Rentenversicherung Bund hatten 33 % der Versicherten wegen einer psychischen Störung Kontakte zum Versorgungssystem (Gaebel et al. 2013). 50,4 % dieser Versicherten litten an mindestens zwei psychischen Störungen. Bei nahezu allen Versicherten mit einer psychiatrischen Index-Diagnose (98,8 %) wurde zusätzlich mindestens eine somatische Diagnose kodiert.

Ob seelische Erkrankungen zunehmen oder nur verstärkt wahrgenommen und diagnostiziert werden, lässt sich mit epidemiologischen Untersuchungen derzeit nicht eindeutig belegen. Möglicherweise werden diese Erkrankungen schneller und sicherer diagnostiziert, möglicherweise ist auch die Bereitschaft der Betroffenen gestiegen, sich in Behandlung zu begeben, d. h. das Problem der gesellschaftlichen Stigmatisierung psychisch Kranker ist evtl. kleiner geworden. Nach Hochrechnungen der Weltbank und der US amerikanischen Harvard University »Global burden of disease« (Murray u. Lopez 1996) werden depressive Erkrankungen im Jahr 2020 an zweiter Stelle aller Erkrankungen stehen, wenn man deren sozioökonomische Bedeutung für die Gesellschaft betrachtet. All dies belegt, dass psychische und psychosomatische Erkrankungen längst zu Volkskrankheiten geworden sind, die die Lebensqualität der Erkrankten und ihrer Familien nachhaltig beeinträchtigen. Zu der Anerkennung als gesellschaftliches Problem trugen entscheidend auch die ökonomischen Folgen dieser Erkrankungen bei: während die Arbeitsunfähigkeitszeiten in Deutschland insgesamt rückläufig sind, steigen Fehlzeiten aufgrund psychischer Störungen stetig an. Ebenso die Zunahme der Frühberentungen infolge psychischer Erkrankungen.

In den epidemiologischen Querschnittsuntersuchungen und Langzeitverlaufsuntersuchungen konnte zwischenzeitlich auch für mehrere der häufigsten Erkrankungen zahlreiche Wechselwirkungen zwischen psychischen und somatischen Erkrankungen nachgewiesen werden. Beispielsweise erhöhen psychische Erkrankungen das Risiko für koronare Herzkrankheit, Schlaganfall und Diabetes mellitus (Salaycik et al. 2007; Lustman et al. 2000; Abas et al. 2002). Für Personen im mittleren Alter findet sich ein um mehr als 3fach erhöhtes kardiovaskuläres Mortalitätsrisiko, wenn diese an einer schweren psychischen Erkrankung leiden (Osborn et al. 2007). Umgekehrt sind schwere körperliche Erkrankungen, z. B. Herzinfarkt oder Schlaganfall, mit einer hohen Rate sekundärer psychischer Störungen, vor allem Depression verbunden (Deuschle u. Lederbogen 2002). Das Auftreten einer schweren körperlichen Erkrankung geht häufig mit Ängsten, tiefgreifender Verunsicherung und gravierenden Folgen für die Lebensqualität einher, die das Risiko einer psychischen Störung, welche über das übliche, normale Ausmaß einer seelischen Reaktion hinausgeht, deutlich erhöhen. So ist z. B. ein Herzinfarkt ein häufig typischer Auslöser für eine erstmalig auftretende schwere depressive Episode oder eine Angsterkrankung.

Für diese hochbedeutsame Komorbidität psychischer und somatischer Erkrankungen lassen sich häufige Grundmuster darstellen (Schüßler et al. 2011):

1. Die seelische Störung ist organisch mitbedingt (somatopsychisch). Die seelische Störung ist

begründet in organischen Auswirkungen der körperlichen Erkrankung oder der Auswirkung der körperlichen Behandlung (v. a. pharmakogen auf das ZNS).

2. Seelische Störungen und ihre biologischen Auswirkungen verursachen die körperlichen Erkrankungen mit und beeinflussen deren Verlauf (psychosomatisch).

3. Gemeinsame Ursache der körperlichen Erkrankung und der seelischen Störung, z. B. bei schweren Missbrauchserfahrungen in der Kindheit, die sowohl die Wahrscheinlichkeit einer seelischen Störung als auch körperlichen Erkrankung erhöhen.

4. Seelische Störungen als Folge der körperlichen Erkrankung, im Sinne von reaktiven seelischen Anpassungsstörungen als nicht gelungene Bewältigungsfolge der körperlichen Erkrankung bzw. im Zusammenhang mit Missbrauch oder Abhängigkeit von Suchtstoffen und Medikamenten bei körperlichen Erkrankungen, um den Symptomdruck dieser Erkrankung zu lindern.

5. Wiederauslösung (Verstärkung) einer bereits früher aufgetretenen seelischen Störung durch die körperliche Erkrankung.

6. Keine anamnestische seelische Erkrankung, jedoch erhöhte psychosoziale Risikobedingungen werden durch die Auseinandersetzung mit der körperlichen Erkrankung zur manifesten seelischen Störung.

7. Multikausale Störung: zirkuläre Wechselwirkungen zwischen organischen, pharmakogenen und psychischen Faktoren. So kann ein HIV-Patient eine zentralnervöse Beteiligung im Rahmen der Grunderkrankung aufweisen, medikamentöse Nebenwirkungen zeigen und gleichzeitig eine depressive Reaktion auf die Erkrankung ausbilden.

2.2 Versorgungssituation bei Patienten mit psychischen und psychosomatischen Krankheiten

Die hohe Prävalenz psychischer, psychosomatischer und somatopsychischer Störungen in der Bevölkerung stehen große Defizite und Probleme in der Versorgung dieser Patienten gegenüber: Mehr als 84 % dieser Patienten werden ausschließlich ambulant versorgt und fast drei Viertel der aufgrund einer psychiatrischen Diagnose behandelten Versicherten ausschließlich durch Ärzte für Allgemeinmedizin und Fachärzte für somatische Medizin (Gaebel 2013). Auch im stationären Bereich wird ein relativ hoher Anteil an Patienten (27–64 %) mit psychiatrisch/psychosomatischer Hauptdiagnose durch Fachabteilungen für somatische Medizin versorgt. Bei schweren Depressionen erfolgte die initiale Versorgung überwiegend (74 %) ambulant bei einem Arzt für Allgemeinmedizin oder einem Facharzt einer Fachrichtung für somatische Medizin, 53 % dieser Patienten hatten keinen Zugang zu einem anderen Versorgungsbereich bzw. einer anderen Fachdisziplin wie etwa Fachärzte für Psychiatrie und Psychotherapie oder Fachärzte für Psychosomatische Medizin und Psychotherapie. In Anbetracht des hohen ambulanten Versorgungsanteils ist eine verstärkte sektoren- und disziplinübergreifende Kooperation sowie die Sicherstellung einer adäquaten psychosomatischen Grundversorgung im hausärztlichen Bereich sowie im übrigen Facharztbereich somatischer Fächer daher dringend erforderlich.

Diese besondere Versorgungssituation und der damit verbundene medizinische Versorgungsnotstand führten zur Aufnahme der sogenannten **psychosomatischen Grundversorgung** in die ambulante Versorgung und die Fort- und Weiterbildung (Psychotherapievereinbarung der kassenärztlichen Bundesvereinigung und der Krankenkassen 1987, Musterweiterbildungsordnung der Bundesärztekammer 1992). Psychosoziale und naturwissenschaftlich-technische Leistungen sollen in einem ausgewogenen Verhältnis stehen (Autorengruppe Psychosomatische Grundversorgung 2001).

Nach dem Curriculum der Bundesärztekammer müssen auch von primär somatisch orientierten Ärzten psychische Probleme und Erkrankungen sicher erkannt und angemessen berücksichtigt werden. Dies gilt sowohl für den Hausarzt wie für den in Klinik oder Praxis tätigen Facharzt.

Die **psychosomatische Grundversorgung** stellt einen notwendigen Baustein in einem »4-Ebenen-Modell« einer zukunftsfähigen Versorgung psychisch und psychosomatisch Kranker dar (Heuft et al. 2014):

2

1. Ebene: psychotherapeutische Kenntnisse sollten bereits im Medizinstudium erworben werden.
2. Ebene: alle ärztlichen Fachgebiete sollten Kompetenzen in der psychosomatischen Grundversorgung erwerben (obligat für Hausärzte und Gynäkologen).
3. Ebene: klarere Positionierung der fachgebundenen Psychotherapie und Angebote von Kurzzeit-Psychotherapie.
4. Ebene: differenzielle Behandlung durch Fachärzte für Psychosomatische Medizin und Psychotherapie sowie Fachärzte für Psychiatrie und Psychotherapie.

Der Begriff »**Psychosomatische Grundversorgung**« wird im Rahmen der Musterweiterbildungsordnung der Bundesärztekammer zur Bezeichnung eines in die vertragsärztliche Versorgung eingeführten Tätigkeitsbereiches verwendet. Aus systematischen Gründen werden vier Gruppen von Erkrankungen unterschieden (Autorengruppe Psychosomatische Grundversorgung 2001):

- Psychische Erkrankungen, die geläufige Krankheitsbilder (z. B. Angsterkrankungen, depressive Syndrome) umfassen.
- Funktionelle Störungen, die somatoforme Erkrankungen, also körperliche Beschwerden ohne organischen Befund darstellen.
- Psychosomatische Krankheiten, als diejenigen körperlichen Erkrankungen, bei deren Entstehung oder Verlauf psychosoziale Faktoren wesentlich beteiligt sind (wie etwa koronare Herzkrankheit, Asthma bronchiale).
- Somatopsychische Störungen, die dann vorliegen, wenn bei der Bewältigung schwerer somatischer Erkrankungen psychische Probleme auftreten (z. B. Angststörungen bei Patienten mit schweren Herzrhythmusstörungen und implantiertem automatischen Defibrillator).

Literatur

Abas M, Hotopf M, Prince M (2002) Depression and mortality in a high-risk population. II-Year follow-up of the Medical Research Council Elderly Hypertension Trial. Brit J Psychiat 181: 123–8

Autorengruppe Psychosomatische Grundversorgung (2001) In: Curriculum Psychosomatische Grundversorgung. 2. Aufl. Hrsg.: Bundesärztekammer – Arbeitsgemeinschaft der deutschen Ärztekammern

Deuschle M, Lederbogen F (2002) Depression und koronare Herzerkrankung: pathogenetische Faktoren vor dem Hintergrund des Stresskonzeptes. Fortschr Neurol Psychiatr 70: 268–75

Friedrich HC, Hartmann M, Bergmann G, Herzog W (2002) Psychische Komorbidität bei internistischen Krankenhauspatienten. Prävalenz und Einfluss auf die Liegedauer. Psychother Psych med 52: 323–328

Gaebel W, Kowitz S, Fritze J, Zielaseck J (2013) Inanspruchnahme des Versorgungssystems bei psychischen Erkrankungen, Deutsch Ärztbl 110: 799–808

Heuft G, Freyberger HJ, Schepker R (2014) 4-Ebenen-Modell einer personalisierten Medizin: Epidemiologische Bedeutung, historische Perspektive und zukunftsfähige Modelle aus Sicht von Patienten und Ärzten. Schattauer, Stuttgart

Jacobi F, Höfler M, Strehle J et al. (2014) Psychische Störungen in der Allgemeinbevölkerung. Studie zur Gesundheit Erwachsener in Deutschland und ihr Zusatzmodul Psychische Gesundheit (DEGS1-MH). Nervenarzt 85 (1): 77–87

Lustman PJ, Anderson RJ, Freeland KE et al. (2000) Depression and poor glycemic control: a meta-analytic review of the literature. Diabetes Care 23: 934–942

Murray CJL, Lopez AD (1996) The global burden of disease: a comprehensive assessment of mortality and disability from diseases, injuries and risk factors in 1990 and projected to 2020. Cambridge, MA Harvard School of Public Health on behalf of the World Health Organization and the World Bank. Global burden of disease an injury series, Vol I

Osborn DP, Levy G, Nazareth I et al. (2007) Relative risk of cardiovascular and cancer mortality in people with severe mental illness from the United Kingdom's general practice research database. Arch Gen Psych. 64: 242–249

Salaycik KJ, Kelly-Hayes M, Beiser A et al. (2007) Depressive symptoms and risk of stroke. The Framingham Study. Stroke 38:16–21

Schüßler G, Joraschky P, Söllner W (2011) Depression, Angst und Anpassungsstörung bei körperlichen Erkrankungen. In Adler RH, Herzog W, Joraschky P, Köhle K, Langewitz W, Söllner W, Wesiak W (Hrsg) Uexküll Psychosomatische Medizin 7. Aufl. Elsevier, München S 605–606

Ziele der Fort- und Weiterbildung in der psychosomatischen Grundversorgung

Werner Geigges, Kurt Fritzsche

K. Fritzsche et al. (Hrsg.), *Psychosomatische Grundversorgung*,
DOI 10.1007/978-3-662-47744-1_3, © Springer-Verlag Berlin Heidelberg 2016

3.1 Inhalte der psychosomatischen Grundversorgung

Die Einführung der psychosomatischen Grundversorgung bedeutete einen Meilenstein für ein besseres Erkennen und Behandeln psychischer und psychosomatischer Störungen in Arztpraxis und Krankenhaus.

Die psychosomatische Grundversorgung umfasst folgende Leistungen:

- Differenzialdiagnostische Abschätzung: welchen Anteil haben psychosoziale Belastungen und Probleme am Krankheitsbild?
- Grundlegende therapeutische Leistungen, vor allem Beratung und Unterstützung, ggf. auch Entspannungsverfahren.
- Die angemessene Vorbereitung (Aufklärung und Motivation) und Weitervermittlung derjenigen Patienten, die spezielle psychotherapeutische und/oder psychiatrische Hilfe brauchen.

3.2 Prozessqualität in der psychosomatischen Grundversorgung: Basisdiagnostik, Basistherapie und Kooperation

Die Bemühungen, die somatische Medizin durch eine psychosoziale Medizin zu ergänzen, drohen den herrschenden Dualismus einer Medizin für »Körper ohne Seele« und einer Psychotherapie für »Seele ohne Körper« zu verfestigen. Ohne die Überwindung dieses Dualismus läuft der in psychosomatischer Grundversorgung fort- und weitergebildete Arzt Gefahr, wegen seiner überwiegend somatischen Tätigkeit noch ein wenig Psychosomatik und Psychotherapie zu betreiben. Die psychosomatische Grundversorgung kann nicht additiv erfolgen, sondern stellt eine Herausforderung für das bisherige wissenschaftliche Modell der Medizin und das ihm zugrunde liegende Menschenbild dar.

Bereits bei der diagnostischen Abklärung begegnet uns dieses dualistische Dilemma: es gibt Diagnosen für somatische Krankheiten und Diagnosen für psychische Krankheiten. Die Diagnosen für somatische Krankheiten werden meistens nach dem mechanistischen Maschinenmodell gestellt (▶ Kap. 1). Nach diesem Modell sind Symptome Zeichen für im Körper verborgene Ursachen, die es zu finden und zu beseitigen gilt. Weil aber psychische Vorgänge in diesem Modell nicht vorkommen, dürfen Beschwerden, die auf psychischen Problemen beruhen, keine Krankheiten sein. Die psychologische Medizin wiederum hat ein eigenes Klassifikationssystem (DSM, ICD) zum Verständnis psychischer Vorgänge im Körper entwickelt. Als Konsequenz haben wir zwei unterschiedliche Denkschemata und – getrennt voneinander – eine somatische und eine psychologische Medizin. Dies bildet sich auch in der Organisation unseres Gesundheitssystems ab. Deswegen hat die psychosomatische Grundversorgung das Ziel, den Dualismus in der Medizin und in unserem Gesundheitssystem tendenziell zu überwinden, indem sie **Gesamtdiagnosen** stellt. Gesamtdiagnosen sind dabei keine Aneinanderreihung der durchschnittlich 3–6 Diagnosen am Schluss der Krankenblätter unserer Kliniken, sondern »Beziehungsdiagnosen«, die beschreiben, wie körperliche und seelische Symptome, ihr subjektives Erleben und ihre Verarbeitung sich im Kontext gegenwärtiger und vergangener Beziehungserfahrung und im aktuellen Arzt-Patient-Kontakt darstellen.

Bei jedem Krankheitsbild spielen somatische, psychische und soziale Faktoren in unterschiedlichem Gewicht eine Rolle. Die Aufgabe der **biopsychosozialen Anamnese** ist es, diese Anteile zu erkennen, zu gewichten und zueinander in Beziehung zu setzen.

Für diesen diagnostischen Erkenntnisprozess, aber auch für alle grundlegenden therapeutischen Leistungen im Rahmen der psychosomatischen Grundversorgung, ist eine ganz spezielle **kommunikative Kompetenz** notwendig.

Der aktuelle Versuch, die knappe Zeit von Ärzten in Krankenhäusern zu rationieren, über die Delegation von Anamnesen, Aufnahmegesprächen an sogenanntes ärztliches Hilfspersonal, offenbart ein tiefes Missverständnis über die grundlegenden Ziele der Arzt-Patient-Kommunikation: Oberstes Ziel von Kommunikation ist nicht das Aufnehmen von Fakten, sondern das Schaffen einer gemeinsamen Wirklichkeit zwischen Patienten und Helfern. Dieses notwendige Ringen um gemeinsame Wirklichkeitskonstruktionen erfordert einen komplizierten Abstimmungsprozess, da wir davon ausgehen müssen, dass Krankheitssymptome von Arzt und Patient initial sehr unterschiedlich interpretiert und mit unterschiedlichen Wirklichkeitskonstruktionen verbunden werden. Diese unterschiedlichen Wirklichkeitskonstruktionen führen dann auch konsekutiv zu unterschiedlichen Handlungen bei Arzt und Patient. In einer gelingenden Arzt-Patient-Beziehung entsteht durch gegenseitige permanente Abstimmungsprozesse partiell eine gemeinsame Wirklichkeit, zeichentheoretisch betrachtet, eine Code-Anpassung, ein partiell gemeinsamer Code, und am Ende so etwas wie eine Gemeinschaftshandlung. Der Alltag in der Medizin sieht eher anders aus: regelhaft beklagen Patienten bei Befragungen die kommunikativen Defizite in den therapeutischen Beziehungen in Krankenhäusern und in medizinischen Praxen. Compliance wird einseitig verstanden als Befolgung ärztlicher Weisung durch die Patienten. Häufig finden sich Muster der Arzt-Patient-Beziehung, die als »**Pseudopassung**« bezeichnen werden können: es gelingen zwar gemeinsame Wirklichkeitskonstruktionen zwischen Arzt und Patient, z. B. im Rahmen immer neuer wiederholter diagnostischer Untersuchungen bei Patienten mit somatoformen Störungen, die von diesen Patienten auch regelhaft eingefordert werden. Impulse in Richtung Autonomie, gesunder Entwicklung, Selbstorganisation und Krankheitsbewältigung bleiben aber aus, es findet sich eine typische Chronifizierungsspirale.

Eine andere, immer häufigere Form der Pseudopassung in der medizinischen Versorgungspraxis stellt das sogenannte **Kundendienst-Modell** dar: im Ringen um gemeinsame Wirklichkeit kann sich der zahlungsfähige Patient in den Angebotsregalen der Medizin bedienen.

Das Bemühen um eine gemeinsame Wirklichkeit durch komplizierte kommunikative Abstimmungsprozesse demonstrierten Christian u. Haas (1949) mit Hilfe eines einfachen Versuchs: sie ließen zwei Personen mit einer zweigriffigen Baumsäge zusammenarbeiten (■ Abb. 3.1). Die Säge war mit einem Messwerk versehen, das die Leistungen beider Partner registrierte. Gleichzeitig wurde deren subjektives Erleben fortlaufend erfragt.

Die Resultate zeigten, dass im Verlauf der Interaktion ein »Gefühl des Zusammen« (als Ausdruck einer Übereinstimmung der gegenseitigen Codes)

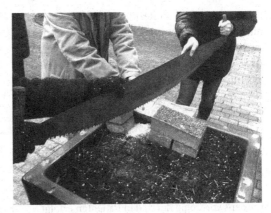

■ **Abb. 3.1** Die Baumsäge

entstand, sobald sich die Leistungen der beiden objektiv ergänzten, d. h. die Leistungen des einen die passende Gegenleistung zur »Ergänzung« der Leistungen des anderen waren:

Gerade dann, wenn beide Beteiligte sich auf dem Höhepunkt einer gekonnten Zusammenarbeit maximal selbständig erlebten, zeigte die Analyse, dass beide objektiv in strenger Gegenseitigkeit der Abläufe verbunden waren. Daraus folgt, dass bei dem gemeinsamen Tun das Erlebnis freier Selbständigkeit (Autonomie) nur dadurch gewonnen wird, dass die Gegenseitigkeit des Tuns objektiv erreicht ist.

Jegliche Kommunikation beruht auf dem Austausch von Informationen, die vom Sender nach einem bestimmten Code erzeugt werden und die der Empfänger gemäß demselben Code interpretiert. In den Augenblicken, in denen beide das »Gefühl des Zusammen« als Ausdruck einer gemeinsamen Wirklichkeit erleben, die Christian und Haas als »Bipersonalität« bezeichnen, ist die Einheit der Gemeinschaftshandlung erreicht. Sie schreibt beiden einen gemeinsamen Code vor. Beide erleben das gleiche Objekt, d. h., der Baumstamm, an dem beide sägen, wird für die beiden Partner zu dem »gleichen Baumstamm«. Kommunikation setzt Code-Angleichung voraus. Dabei ist für das kommunikative Realitätsprinzip das erfolgreiche Sich-Ergänzen der Leistungen verschiedener Menschen entscheidend. Aber Kommunikation erzeugt auch Nähe, jenes »Gefühl des Zusammen« affektiven Verstehens.

Das hohe Maß an Reziprozität solcher kommunikativer Abstimmungsprozesse, beinhaltet auch für Ärzte und Pflegende die Chance für eigene Veränderungs- und emotionale Wachstumsprozesse: »Wenn ich mich einen anderen wirklich verstehen lasse, riskiere ich, durch das Verständnis verändert zu werden« (Rogers 1973). Für Carl Rogers erweist sich bereits der Versuch, sich empathisch auf die inneren Wirklichkeitskonstruktionen eines Patienten einzulassen, als wirksam. Er macht deutlich, dass Empathie kein Zustand, sondern ein Prozess ist, in dem die Vergewisserung des Verstehens und Verstandenwerdens vorrangig durch den Patienten erfolgt.

Fallbeispiel
In einem therapeutischen Gespräch mit einer 80-jährigen depressiven Patientin gerät der Arzt kurzfristig in eine Art psychoedukatives Dozieren. Die Patientin erlebt dies offensichtlich als ein »Klemmen der zweigriffigen Baumsäge«, als Bruch des »Zusammenpassens« und sie unterbricht den Therapeuten mit den Worten: »Herr Doktor, haben Sie schon einmal eine Depression erlebt?«

Der Aufbau gemeinsamer Wirklichkeiten erweist sich als wichtiger salutogener Wirkfaktor auf vielen Ebenen medizinischen Handelns: Er erhöht die Patientenzufriedenheit, fördert eine höhere Behandlungsadhärenz, führt zu besseren medizinischen Behandlungserfolgen, aber auch zu einer Kostenreduktion (bei elektiver Chirurgie bis zu 25 % [Cochrane Review], Loh et al. 2007) und letztlich auch zu einer geringeren Stressbelastung und besseren Gesundheit von Ärzten.

3.3 Die narrative Dimension in der psychosomatischen Grundversorgung: Krankengeschichte als »Lebenserzählung«

Ein wichtiger Aspekt innerhalb des kommunikativen Realitätsprinzips in der Arzt-Patient-Beziehung ist die narrative Dimension: die Krankengeschichte als »Lebenserzählung«. Grundlegende Überzeugungsmuster von Patienten werden häufig verständlicher, wenn wir die zugrunde liegenden Lebenserzählungen berücksichtigen:

» Lebenserzählungen organisieren Ereignisse und Erfahrungen. Lebensereignisse werden zu Bestandteilen einer fortlaufenden Erzählung und sind nicht länger unzusammenhängende, voneinander isoliert erscheinende Ereignisse. Lebenserzählungen ermöglichen ein Erleben von Kontinuität und Kohärenz eines fortlaufenden und sich entwickelnden Prozesses. Indem sie Erleben organisieren, bilden sie den Rahmen und Leitfaden zur Interpretation der eigenen Erfahrungen, des eigenen Handelns. (Retzer 1995)

Die in diesen Erzählungen enthaltenen Beschreibungen (»Realitäten«) können mit denen anderer Menschen übereinstimmen, aber auch im Widerspruch zu ihnen stehen. Narrative Strukturen entstehen aus dem Zusammenwirken von Handlungen (»was«), Personen (»wer«) und Kontext (»Rahmen«, z. B. »wo und wann«). Die Bedeutung dieser einzelnen Komponenten der Erzählung wird und ist gesteuert vom impliziten Wertesystem bzw. Code des Erzählers.

Um die »Krankheit« als medizinisches Konstrukt bilden sich sprachliche Sinn-Umwelten, ein Netzwerk von Geschichten, durch die die Krankheit zum sozialen Phänomen, zur sozialen Wirklichkeit wird: »Krankheit als Metapher« (Sonntag 2003).

Die Bedeutung einer Krankheit wird so in einem interaktionellen Prozess konstruiert, in diesem Prozess hat insbesondere die Kommunikation innerhalb der Familien unserer Patienten einen großen Einfluss. Jedes einzelne Individuum, aber auch jede Familie, verfügt über geschichtlich erworbene Erfahrungen in der Bewältigung von Lebensereignissen und Lebenskrisen – eine »Familiengeschichte« analog zu der individuellen Lebensgeschichte. Um diese Familiengeschichte bzw. individuelle Lebensgeschichte ranken sich Traditionsbildungen und Familienmythen, die für den Einzelnen und die Familien eine Abwehr- und zugleich eine Schutzfunktion erfüllen (z. B. Wiedergutmachungs- oder Rettungsmythen).

Diese Geschichten, z. B. im Sinne tradierten Wissens über Ätiologie, Verlauf und Bewältigung von Krankheiten bzw. von erfolgreichen Heilungsstrategien, bilden auch eine Art Matrix für aktuelle bzw. künftige Reaktionen eines Einzelnen bzw. einer Familie auf eine schwere Erkrankung.

Vor allem aus therapeutischen Gründen ist es sehr wichtig, diese Welt der Familiengeschichten, Familienmythen und -überzeugungen zu erkunden und in die Therapieentscheidungen einzubeziehen.

Die Suche nach therapeutischer Hilfe bedeutet für Individuen wie für Familien häufig implizit auch die Suche nach Bestätigung und Fortdauer des individuellen bzw. familiären Wertesystems. Die »Krankheit« wird zum Zeichen familiär geteilter und vermittelter Bedeutungserteilungen, eingebettet in individuelle und familiäre Lebenserzählungen.

Angesichts lebensbedrohlicher und chaosstiftender Aspekte von schwerer Krankheit wird das individuelle und familiäre Kohärenzgefühl wesentlich durch Erzählungen, durch »narrative Wirklichkeiten«, gesichert.

Insbesondere im Hinblick auf das Problem der Non-Compliance zwischen Arzt und Patient kommt den individuellen bzw. familiären Lebenserzählungen eine große Bedeutung zu. Statt Konfrontation des Patienten mit seinem gesundheitlichen Missmanagement oder seiner Belehrung empfiehlt sich hier eher die Verhandlung über Lebenserzählungen des Patienten und die darin eingebettete Krankheitstheorie.

Oft genügt allein schon der Prozess, in dem der Arzt versucht, die innere Logik und Plausibilität der Krankheitstheorie und Überzeugungsmuster des Patienten zu verstehen, um ein effektiveres Gesundheitsverhalten anzustoßen.

Die Frage, warum Geschichten neben ihrer Kohärenz- und Kontinuitätsfunktionen die Chancen für ein Neuverständnis, eine Neuinterpretation beinhalten, eröffnet einen weiteren grundlegenden Aspekt: Geschichten sind Wege in unserer Vorstellungswelt, die unserer Phantasie ein »Dabei-sein« ermöglichen (»shared experience of illness«).

Zentrale Fragen, die sich aus dieser narrativen Dimension ergeben, sind daher:

- Welche individuellen und familiären Lebenserzählungen durchziehen, quasi wie ein roter Faden, die anamnestischen Schilderungen des Patienten?
- Welche Wirklichkeitskonstruktionen im Hinblick auf Ätiologie, Verlauf und Bewältigung von Krankheiten bzw. von erfolgreichen Heilungsstrategien sind in diesen Erzählungen enthalten?

- Welche Veränderungen im individuellen bzw. familiär geteilten Überzeugungsmuster bzw. in den Beziehungsdefinitionen würden sich durch alternative Wirklichkeitsbeschreibungen (neue Erzählstrukturen) erzielen lassen?

> **Ziele der Basistherapie sind:**
> - Gestaltung einer tragfähigen Arzt-Patient-Beziehung
> - Förderung der Patientenautonomie durch Wahrnehmung seiner oder in seinem Umfeld vorhandener Ressourcen
> - Lösungsorientierung durch Problemklärung, Problemlösung, Problemakzeptanz oder -bewältigung
> - Symptomlinderung oder Heilung
> - Information des Patienten (Psychoedukation)Verhinderung unnötiger Maßnahmen wie z. B. nicht indizierte Medikamenteneinnahmen, Arztkonsultationen, operative Eingriffe, stationäre Aufenthalte
> - Hilfe bei der Überwindung von Lebenskrisen wie z. B. schwere Krankheit, Verlust- oder Trennungssituation
> - Spezifische Behandlung bei verschiedenen psychischen Störungen, einschließlich Psychopharmakotherapie
> - Vorbereitung und Einleitung einer indizierten weiterführenden spezialisierten Therapie (Fachpsychotherapie, psychiatrische Behandlung, psychosoziale Beratungsstelle)
> - Kooperation mit Selbsthilfegruppen

3.4 Qualitätssicherung in der psychosomatischen Grundversorgung

Sieben wichtige Qualitätsziele in der psychosomatischen Grundversorgung wurden von der Projektgruppe »Qualitätssicherung in der der Psychosomatischen Grundversorgung« (Autorengruppe Psychosomatische Grundversorgung 1999) benannt:

1. Das Erkennen psychosozialer Befunde,
2. Die Entwicklung des psychosozialen Krankheitsverständnisses,
3. Die Behandlungszufriedenheit des Arztes/des Patienten,

4. Die Arzt-Patient-Beziehung,
5. Die Vermeidung einer Chronifizierung,
6. Die gezielte Behandlung,
7. Der kollegiale Austausch.

In einer systematischen Literaturübersicht (Fritzsche et al. 2006) fanden sich insgesamt 9 kontrollierte Studien, bei denen der Hausarzt selbst die psychosozialen Interventionen durchführte. In den meisten Studien zeigten sich die psychosozialen hausärztlichen Interventionen wirksamer als eine Routineversorgung bzw. eine Plazebobehandlung und genauso wirksam wie eine psychopharmakologische Behandlung. Insgesamt waren die erzielten klinischen Effekte meistens klein und kurzzeitig. Studien mit spezifischen Therapieansätzen bei spezifischen Störungen (z. B. spezifische Therapiemanuale für somatisierende Patienten) zeigten die beste Wirksamkeit. Bei der Erzielung von stärkeren Effekten durch psychosoziale Intervention des Hausarztes tauchen zwei grundsätzliche Probleme auf: die eingeschränkte Zeit und die konkurrierenden Aufgaben des Hausarztes in der Primärversorgung (z. B. gleichzeitige Behandlung von organischen Krankheiten, medizinische Notfälle). Aus diesen Ergebnissen lassen sich zukünftige Ziele der psychosomatischen Grundversorgung ableiten:

- Die konzeptuelle Weiterentwicklung von kurzen strukturierten psychosozialen Interventionen für die häufigsten psychosomatischen Störungen, die im Rahmen der Hausarztpraxis bei oft begrenztem Zeitrahmen und eher psychotherapiefeindlichen Organisationsstrukturen angewendet werden können.
- Die Identifizierung von Kernkomponenten, die allen psychotherapeutischen Interventionen gemeinsam sind, z. B. die Qualität der therapeutischen Beziehung, die Entwicklung eines Problemverständnisses beim Patienten, die Unterstützung des Patienten bei der Veränderung von Verhaltens- und Denkschemata und beim Umgang mit belastenden Emotionen.
Die Hauptunterschiede zwischen Hausarzt und Fachpsychotherapeut wären die Ziele der Interventionen (z. B. Psychoedukation, kurzzeitige emotionale Entlastung, Motivierung für Psychotherapie), der begrenzte Zeitrahmen

und die Professionalität, mit der diese Interventionen eingesetzt werden.

Für konkrete Fallarbeit, z. B. in Qualitätszirkeln der psychosomatischen Grundversorgung, eignet sich das Modell der reflektierten Kasuistik (Geigges 2002). Unter reflektierter Kasuistik wird die Anwendung des Metamodells einer integrierten psychosomatischen Medizin in der medizinischen Praxis verstanden. Die Praxis soll dabei von der Theorie her und die Theorie von der Praxis her transparent gemacht werden, sodass das theoretische Modell ein »lernendes Modell« bleibt. Zentrale Fragen im Sinne einer reflektierten Kasuistik sind:

- Besteht eine Passung zwischen dem Behandlungsmodell des Arztes und der Erkrankung des Patienten bezogen auf die Systemebenen? Besteht also z. B. keine Passung zwischen einem primär psychotherapeutischen Behandlungsmodell des Arztes und einem akuten Myokardinfarkt seines Patienten?
- Mit welchem Modell beschreibt der Behandelnde die Probleme des Patienten?
- Welche anderen Problembeschreibungen sind möglich?
- Welche sind der Erkrankung angemessen (pragmatische bzw. kommunikative Realitätskonstruktionen)?
- Wie sieht die Passung aus zwischen Patient und Behandler im Hinblick auf die Therapieziele und die damit einhergehenden Aufgaben (Behandlungsauftrag)?
- Gibt es eine Passung in der Sichtweise der Erkrankung zwischen Patient und Behandler? Gelingt eine kommunikative Abstimmung? Lässt sich der Aufbau einer gemeinsamen Wirklichkeit erkennen?
- Gibt es eine Passung zwischen der therapeutischen Beziehung, die vom Patienten angestrebt bzw. vom Arzt angeboten wird?
- Besteht eine Passung zwischen behandelndem Arzt und anderen »Behandlern« (z. B. Stationsteam, Hausarzt, Familie, soziale Dienste) dem Patienten gegenüber (kommunikative Teamintegration oder additives Nebeneinander)?
- Bestehen konkurrierende Aufträge und Behandlungsstrategien?

Literatur

Autorengruppe Psychosomatische Grundversorgung (1999) In: Curriculum Psychosomatische Grundversorgung. 2. Auflage 2001. Hrsg.: Bundesärztekammer – Arbeitsgemeinschaft der deutschen Ärztekammern

Christian P, Haas R (1949) Wesen und Formen der Bipersonalität. Beiträge aus der Allgemeinen Medizin. Heft 7. Klett, Stuttgart

Fritzsche K, Burghardt HM, Schweickhardt A, Wirsching M (2006) Was bewirken hausärztliche Interventionen bei Patienten mit psychischen Störungen. Z Psychosom Med Psychother 52: 4–22

Geigges W (2002) Reflektierte Kasuistik als Instrument der Forschung und Lehre einer Integrierten Medizin in Uexküll, Geigges, Plassmann (Hrsg.) Integrierte Medizin 2002, Schattauer, Stuttgart

Loh A, Simon D, Kriston L, Härter M (2007) Patientenbeteiligung bei medizinischen Entscheidungen: Effekte der Partizipativen Entscheidungsfindung aus systemischen Reviews. Dt. Ärzteblatt 104 (21)

Retzer A (1995) Sprache und Psychotherapie. Psychotherapeut 40: 210–221

Rogers CR (1973) Entwicklung der Persönlichkeit. Psychotherapie aus Sicht eines Therapeuten. Klett, Stuttgart

Sontag S (2003) Krankheit als Metapher. Fischer, Frankfurt a. M.

Der Erstkontakt: Erkennen psychosozialer Belastungen und Therapieplanung

Beziehungsgestaltung – Herstellen einer gemeinsamen Wirklichkeit

Kurt Fritzsche, Dietmar Richter, Dietrich Noelle

K. Fritzsche et al. (Hrsg.), *Psychosomatische Grundversorgung*,
DOI 10.1007/978-3-662-47744-1_4, © Springer-Verlag Berlin Heidelberg 2016

4.1   Arzt und Patient im Annäherungsprozess

Die Qualität der Arzt-Patient-Beziehung ist ein entscheidender Faktor für den Erfolg einer Behandlung. Die Qualität einer Arzt-Patient-Beziehung wird im Wesentlichen bestimmt durch das Verständnis, das der Patient erfährt und das Vertrauen, das sich dadurch gegenseitig entwickeln kann.

> » Eine vertrauensvolle, als hilfreich empfundene Beziehung zwischen Arzt und Patient ist die Grundlage jeder medizinischen Behandlung. Der Arzt kommt regelmäßig und oft als einziger mit Konflikten, Ängsten und Nöten in Kontakt, welche die Menschen aller Altersgruppen, Schichten und Nationalitäten als Folge oder Ursache körperlicher oder seelischer Leiden beschweren. (Abschlussbericht des Murrhardter Kreises, 3. Auflage 1995)

Was geschieht, wenn Arzt und Patient, also zwei Menschen mit einer jeweils individuellen Lebensgeschichte und oft ganz unterschiedlichen Erwartungen, Wünschen und Vorgaben in der Arztpraxis oder im Krankenhaus aufeinander treffen? Zunächst wissen beide noch wenig voneinander. Der Patient ist vielleicht verunsichert über seine Beschwerden und sucht Orientierungshilfe beim Arzt. Der Arzt ist ohne Anamnese und diagnostische Maßnahmen meistens nicht in der Lage, auf Anhieb zu sagen, was dem Patienten fehlt. Auch er braucht Orientierungshilfen, um sich gemeinsam mit dem Patienten der noch unerkannten Erkrankung zu nähern.

Arzt und Patient beginnen nun, sich zu verständigen, knüpfen Beziehungsfäden und versuchen eine gemeinsame Sprache zu finden. Es kommt darauf an, diesen Annäherungsprozess so zu gestalten, dass sich Wege in das unbekannte Land des Patienten und seiner Erkrankung öffnen, ohne im Dickicht der Fülle der Informationen und der losgetretenen Emotionen hängenzubleiben oder durch vorschnelle Schlüsse und Festlegungen sich selbst Wege zu verbauen.

Im Folgenden werden **Einstellungen und Techniken** beschrieben, die den Erstkontakt zwischen Arzt und Patienten erleichtern. Weitere Informationen zur Begrüßung und Beziehungsgestaltung finden sich in ▶ Kap. 6 »Die biopsychosoziale Anamnese«.

4.2   Einstellungen und Techniken, die sich bewährt haben

4.2.1   Empathie

Die von Carl R. Rogers begründete humanistische Gesprächspsychotherapie beschreibt 3 Grundhaltungen: Empathie (Einfühlungsvermögen), Kongruenz (Echtheit) und unbedingte (bedingungslose) Wertschätzung (Rogers 1983). Empathie bedeutet: »sich in den Bezugsrahmen des anderen einzufühlen als wäre es der eigene«. Empathie bedeutet demnach, zu begreifen warum jemand weint, warum jemand nicht in eine Operation einwilligt oder warum jemand lieber naturkundliche Behandlungsverfahren bevorzugt. Empathie bedeutet, dem Patienten zu zeigen, dass der Arzt an ihm interessiert ist, dass er das persönliche Erleben des Patienten und dessen Beweggründe, in einer bestimmten Art zu handeln, verstehen möchte. Dieses Interesse kommt durch Äußerungen zum Ausdruck wie: »Das möchte ich gerne näher verstehen«, »Was verbinden Sie damit?« oder »Können Sie mir erklären, woher Ihre Meinung kommt?«

4.2.2   Echtheit

Echtheit bedeutet, eine professionelle Haltung zu finden, die der eigenen Persönlichkeit gerecht wird. Diese Haltung beantwortet Fragen wie: »Darf ich mit dem Patienten weinen, wenn mich deren Schicksal traurig macht?«, »Darf ich meine Sorgen zeigen, wenn ich einem Patienten doch eigentlich die Entscheidung für eine Behandlung überlassen will?« oder »Wie gehe ich mit Abscheu um, die ich bei bestimmten Verhaltensweisen von Patienten empfinde?«.

Wer echt ist, muss solche Reaktionen nicht zwangsläufig verstecken. Der Arzt ist allerdings in der Pflicht, die eigenen Regungen nicht zur Entscheidungsgrundlage bei behandlungsrelevanten Fragen werden zu lassen. Der Arzt hat die Verantwortung für den Gesprächsverlauf und für den Behandlungsprozess. Er kehrt auf die sachliche Behandlungsebene zurück. Durch das Erleben, dass es sich auch beim Arzt um einen Menschen handelt, wird eine andere und offenere Form der Beziehungsgestaltung möglich. Für viele Ärzte ist es obendrein eine Erleichterung, zu merken, dass Professionalität und Menschlichkeit sich nicht ausschließen.

4.2.3 Bedingungslose Wertschätzung

Die bedingungslose Wertschätzung ist eine Haltung, die ihre Begründung darin erfährt, dass es vielen Menschen peinlich ist, wenn sie Schwächen ansprechen. Es bedeutet, dem anderen zu signalisieren, dass er als Person auch dann noch geschätzt und ernst genommen wird, wenn er in einigen Bereichen den eigenen Ansprüchen oder denen anderer nicht genügt. Bedingungslose Wertschätzung bedeutet dabei nicht, die Meinung des Patienten zu teilen oder gutzuheißen. Es bedeutet lediglich, zu respektieren, dass es Gründe für die Meinung oder das Verhalten gibt. Hinter einer ausländerfeindlichen Meinung kann die eigene Angst stehen, den Arbeitsplatz zu verlieren, hinter einer Selbstaufgabe kann ein schweres Schicksal stehen.

4.2.4 Innehalten, Geduld haben, abwarten

Innehalten bedeutet, nach der ersten Schilderung der Beschwerden durch den Patienten zunächst 3 sec zu schweigen. Dies ist besonders schwierig für Ärzte, die gewohnt sind, schnell zu diagnostizieren und zu behandeln. Eine schnelle Lösung wird es bei psychosozialen Problemen in der Regel nicht geben. Das Abwarten ist aber alles andere als Untätigkeit. Es ist eine Konzentration auf den Patienten und auf die eigenen Gefühle und Gedanken. In diesem Zustand kann sich der Patient mehr und mehr entfalten und den Arzt auf zunächst nicht sichtbare Wege hinweisen.

Fallbeispiel

Ein Patient mit koronarer Herzkrankheit und Bluthochdruck kommt zum Hausarzt, weil er sich nicht wohlfühlt. Er selbst meint, dass es mit seinem Herzen zusammenhängt und bittet den Arzt um eine Blutdruckmessung und Laboruntersuchung. Der Hausarzt hört sich zunächst die Beschwerden des Patienten und

seine Sorgen darüber an. Anstatt aber nun zu Blutabnahme und Blutdruckmessung zu schreiten, hält er einen Moment inne und fragt: »Gibt es sonst noch etwas?« Es entsteht eine kurze Pause. Danach berichtet der Patient mit bedrückter Stimme, dass er sich große Sorgen um seine Ehefrau mache, die schon seit 2 Wochen wegen eines schweren Hüftleidens im Krankenhaus liege. Ohne diese Frage und das Abwarten hätte sich dieser neue Weg zum Verständnis der Beschwerden des Patienten nicht eröffnet und Diagnostik und Therapie wären auf der körperlichen Ebene stehengeblieben. In seinem kurzen Innehalten spürte der Arzt, dass der Patient im Gegensatz zu sonst bedrückter und zurückgezogener wirkte. Seine Körperhaltung war leicht gebeugt und seine Stimme belegt. Der Arzt spürte bei sich selbst eine Traurigkeit und hatte das Gefühl, dass etwas nicht in Ordnung war.

4.2.5 Die Kunst des Zuhörens

Zuhören ist ein aktiver Prozess, der vom Arzt Offenheit, zugewandtes Interesse und eine ungeteilte Aufmerksamkeit voraussetzt. Es ist ein »Hören mit dem dritten Ohr«, ein Zuhören durch »alle Poren der Haut« (◘ Abb. 4.1).

Es ist vergleichbar mit den zwei verschiedenen Ohren der Fledermäuse. Mit einem Ohr hören sie ihr eigenes lautes Schnattern. Im Ohr befindet sich jedoch noch ein weiteres Hörorgan, mit dem sie das leise Echo, das von der Wand zurückkommt, gegen die sie nicht prallen wollen, hören. Dieses Echolotverfahren können auch wir Menschen entwickeln und trainieren. Zuhören und gleichzeitig beobachten gehört zusammen: Wie ist der Patient gekleidet, wie ist seine Körperhaltung, sein Gesichtsausdruck? Wie sind seine Gesten, seine Stimme und seine Art des Sprechens, wie reguliert er Nähe und Distanz? Zuhören meint ferner, nicht vorschnelle Schlüsse aus den Äußerungen des Patienten zu ziehen, die Symptome und Beschwerden nicht sofort in ein diagnostisches System einzuordnen. Eine Gesprächsführung im Sinne eines Verhörs macht den Patienten eher stumm und passiv.

Zuhören kann dabei schon in Minuten oder gar Sekunden wirksam werden. Es geht hierbei nicht um die real zur Verfügung stehende Zeit, sondern um die Haltung gegenüber dem Patienten.

4

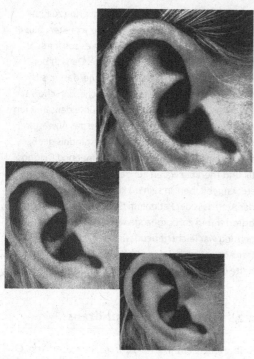

◻ **Abb. 4.1** Hören mit dem dritten Ohr

ein aktiver Prozess, der genaues Hinhören und gutes Beobachten braucht.

4.2.6 Fragen

Üblicherweise beginnt der Arzt bei der Anamneseerhebung zunächst mit allgemeinen Fragen und benutzt die Antworten des Patienten, um eine zuvor gestellte Hypothese über die Ursache der Beschwerden zu überprüfen. Damit betritt er eine Art Einbahnstraße, in der der Patient wenig Spielraum hat. Balint sagt dazu lapidar: »Wer Fragen stellt, erhält Antworten, aber sonst nicht viel« (Balint 1965). Das meint nicht, dass keine Fragen gestellt werden sollen. Aber die Fragen sollten sich aus den Mitteilungen des Patienten ergeben und auf die Klärung dieser Mitteilungen zielen. Fragen sollen den Patienten anregen, selbst weitere wichtige Beobachtungen und Gedanken zu seinen Beschwerden zu äußern. Die Fragen sollen aber immer so gestellt werden, dass sie das Gespräch zwischen Arzt und Patient nicht einengen. Der Arzt sollte deshalb seine Neugierde zügeln und nicht versuchen, gegen den Widerstand des Patienten in ihn einzudringen. Neugierde ist wichtig, aber sie sollte aus einer Haltung der Loyalität und einem Respekt vor dem anderen Menschen erfolgen.

Bei jeder Anamnese bleiben offene Fragen und »weiße Flecken« zurück. Diese »weißen Flecken« sind ebenfalls aufschlussreich um den Patienten zu verstehen. »Auch was fehlt, muss ausdrücklich festgehalten und bewertet werden« (Balint 1965).

Ein Arzt-Patient-Gespräch

Patientin: »Also wissen Sie, wenn es mir schlecht geht, kann ich meist nicht mit einem anderen darüber sprechen«.
Arzt: »Warum denn nicht?«
Patientin: »Aus Angst, der andere könnte mir helfen wollen.«
Arzt: »Was wünschen Sie sich denn stattdessen?«
Patientin: »Ich wünsche mir als den anderen jemanden, bei dem ich sicher sein kann, dass er mir unendlich lange zuhört, nämlich solange, bis ich durch mein Sprechen selbst darauf komme, was mir fehlt und was ich zu tun habe.« (Dörner 2002)

Die Einstimmung des Arztes auf den Patienten nannte Balint »tuning-in«. Wenn der Arzt bei sich selbst entdeckt, dass er seinen Patienten zuhören kann und auch das kaum Gesagte noch erfasst, wird die Folge sein, dass er beginnt sich selbst in derselben Weise zuzuhören und sich als diagnostisches Instrument zu entdecken. Eine solche Einstellungsänderung braucht Zeit. Zuhören erfordert vom Arzt zunächst sich selbst zurückzunehmen. Zuhören ist

Fallbeispiel

Im Rahmen der psychosozialen Anamnese fällt auf, dass der Patient sehr ausführlich über die Beziehung zu seinen Eltern und die schwierige Situation an seinem Arbeitsplatz spricht, weiter seine beiden Söhne erwähnt, aber die Ehefrau in den Schilderungen nicht vorkommt. Auch auf wiederholtes Nachfragen hin kann sich der Arzt kein konkreteres Bild von der Frau und der Partnerbeziehung des Patienten machen. Später zeigte sich, dass dieses »Nichtvorkommen« der Ehefrau in der Anamnese ein Zeichen der Entfremdung zwischen den Partnern war.

Fallbeispiel

Ein junger Patient mit immer wieder auftretenden krampfartigen Oberbauchschmerzen ohne ausreichenden Organbefund erzählt ausführlich von seiner Mutter, erwähnt aber den Vater mit keinem Wort. Der Arzt macht sich dazu eine kurze Notiz und erfährt in einem späteren Gespräch, dass die Eltern sich schon kurz nach der Geburt getrennt haben und der Patient bis heute noch keinen Kontakt zu seinem Vater, den er nur aus Erzählungen kennt, aufgenommen hat.

Näheres zur Fragetechnik findet sich im ► Kap. 5 über Gesprächsführung.

4.2.7 Die Person des Arztes als diagnostisches Instrument und als Medikament

» Sehr bald enthüllte die Diskussion – gewiss nicht zum ersten Mal in der Geschichte der Medizin –, dass das bei weitem am häufigsten verwendete Medikament in der Allgemeinarztpraxis der Arzt selbst ist. Nicht nur auf den Tropfen in der Flasche oder die Pillen in der Schachtel kommt es an, sondern auch darauf, wie der Arzt sie seinem Patienten gibt – eigentlich auf die ganze Atmosphäre, in der ein Medikament verordnet und genommen wird. (Balint 1955)

In einer Übersichtsarbeit zu Kontextfaktoren des Behandlungsergebnisses hatten Ärzte, die emotionales Einfühlungsvermögen mit sicherem Auftreten und verständlicher Information verbanden, bessere Therapieergebnisse im Vergleich zu eher unbeteiligt, unpersönlich, formal und vage auftretenden Kollegen (Di Blasi et al. 2001).

Sowie der Arzt bei der Untersuchung des Herzens sein Stethoskop und bei der Untersuchung des Abdomens den Ultraschall benutzt, so können seine eigenen gefühlsmäßigen Reaktionen ihm in dem Gespräch mit dem Patienten etwas über diesen Patienten mitteilen, was keine andere diagnostische Methode in Erfahrung bringen kann. Sein eigenes Befinden, seine Gedanken, seine Phantasien sind wie der Klang eines Resonanzkörpers, der durch das Gespräch in Schwingungen versetzt wird.

Gefühle, mit denen der Arzt auf den Patienten reagiert, beeinflussen sein Verhalten zum Patienten. Es ist unmöglich, ein neutraler Beobachter zu sein: **Die eigene Subjektivität prägt die Gesprächsführung.** Wenn der Arzt den Patienten sympathisch findet, wird er anders reagieren, als wenn er sich von ihm genervt und attackiert fühlt. Der Arzt wird auf ausschweifende Schilderungen eines Patienten anders reagieren als auf subtile erotische Reize einer weiblichen Patientin. Er wird Angebote seiner Patienten aufgreifen, verwerfen oder übersehen. Er wird Fragen stellen oder sich zurückhalten. Er wird sich durch den Patienten inspiriert oder gelähmt fühlen. Er wird feststellen, dass ihm das Verhalten oder das Problem des Patienten unklar bleibt, oder dass er im Kontakt mit dem Patienten nervös, unsicher oder gelangweilt reagiert. Das heißt, der Arzt wird die Erfahrung machen, dass sein Verhalten anfällig ist für Eindrücke, die der Patient in ihm auslöst.

Fallbeispiel

Eine ältere Patientin in schlechtem Ernährungs- und Allgemeinzustand wird wegen einer Pneumokokkensepsis auf der Intensivstation beatmet. Sie entwickelt eine Angststörung und weigert sich, sich von der Beatmung entwöhnen zu lassen. Der diensthabende Anästhesist fühlt sich in der Nachtschicht hilflos und ohnmächtig und stellt mit dem Affekt »die werde ich zwingen zu atmen« das Beatmungsgerät ab. Darauf gerät die Patientin in Panik, wird zyanotisch und muss schnell wieder intensiv beatmet werden. Die zuvor schon erzielten kleinen Fortschritte bei der Entwöhnung wurden damit wieder zunichte gemacht.

4.3 Formen der Arzt-Patient-Beziehung

Im Kern ist und bleibt die Beziehung zwischen Arzt und Patient aufgrund eines grundlegenden Informations- und Kompetenzunterschiedes asymmetrisch. Die Asymmetrie verstärkt sich wegen rasanter Weiterentwicklungen in der Medizin. Sie verringert sich durch neue Informationsquellen (Internet) und bei Patienten mit hohem Bildungsniveau. Das erfordert vom Arzt eine hohe Flexibilität und ein

4

◼ Tab. 4.1 Vor- und Nachteile des paternalistischen Modells

Vorteile	Nachteile
Befunderhebung bleibt kurz und durch geschlossene Fragen kalkulierbar Irritationen durch zusätzliche Informationen werden vermieden	Durch Fokussierung auf die somatischen Zusammenhänge der Hauptsymptomatik werden zusätzliche Diagnosen oder weitere für die Behandlung wichtige Informationen oftmals übersehen
Bei eindeutiger Diagnose kann in vergleichsweise kurzer Zeit dem Patienten die optimale Behandlung zukommen	Mangelnde Compliance der Patienten und dadurch schlechtere Behandlungsergebnisse
Geeignet bei Patienten, die einen paternalistischen Arzt erwarten und großes Vertrauen mitbringen	Manche Patienten bauen erst dann Vertrauen auf, wenn sie sich persönlich und nicht nur als kranken Körper wahrgenommen und beachtet fühlen

ausgesprochen gutes Gespür für den individuellen Patienten.

◼ Tab. 4.1 legt die Vor- und Nachteile des paternalistischen Modells dar.

4.3.1 Das paternalistische Modell

Das paternalistische Modell entspringt dem hippokratischen Denken. Demnach ist der Arzt kraft seiner (väterlichen) Autorität in der Lage über den als unmündig erachteten Patienten hinweg, zum Besten des Patienten zu entscheiden und zu handeln. Hier weiß der Arzt als medizinischer Experte, was für den Patienten richtig ist. Er missachtet die Autonomie des Patienten, aus der Überzeugung, dass dies zu dessen Wohle geschieht. Der Patient bleibt passiv.

Für das Gespräch zwischen Arzt und Patient bedeutet dies, dass der Arzt die Themen festlegt, über die gesprochen wird. Das Gespräch dient dazu, diagnostische Kriterien abzufragen, die nicht durch die Untersuchung direkt beobachtet werden können. Im Zentrum steht der somatische Befund. Häufig werden die Beschwerden mit geschlossenen oder standardisierten Fragen eingekreist. Bei der Behandlung kann sich der Arzt im Rahmen dieses Modells optimal am wissenschaftlichen Standard orientieren. Er bringt sein Expertenwissen ein und die Behandlungsvorschläge orientieren sich an der Fachexpertise. Die aus dem Befund abgeleitete Behandlung wird dem Patienten mehr oder weniger nur mitgeteilt. Die Mitarbeit des Patienten im Sinne der Einhaltung ärztlicher Anweisungen wird vorausgesetzt.

4.3.2 Das Dienstleistungs- oder Konsumentenmodell

Die ärztliche Versorgung wird zur Dienstleistung. Daraus wurde die Forderung abgeleitet, den Arzt als Dienstleister und den Patienten als Kunden zu sehen. Der Arzt ist in diesem Modell Experte, die Entscheidungskompetenz bleibt beim Patienten. Die Rolle des Arztes beschränkt sich darauf, dem Patienten die nötigen Informationen zu geben und die vom Patienten getroffenen Entscheidungen auszuführen. Da die Haftung für die Behandlung beim Arzt bleibt, sind die Regeln der ärztlichen Kunst einzuhalten. Nicht alles was der »Kunde Patient« begehrt, darf oder muss der Arzt ausführen.

Im Arzt-Patient-Gespräch steht die Zufriedenheit des Patienten im Mittelpunkt. Die Grundhaltung des Patienten ist die des Misstrauens, die der Arzt durch freundliche und kompetente Beratung zu überwinden sucht. Der Arzt befriedigt damit auch die Bedürfnisse des Patienten nach Entscheidungsfreiheit, Selbständigkeit, Informiertheit und respektvoller Zuwendung. Der Patient hat das Recht, Forderungen zu stellen; der Arzt hingegen sollte auch dann noch freundlich bleiben, wenn der Patient diese übertrieben vorträgt.

Vor- und Nachteile des Dienstleistungsmodells sind in ◼ Tab. 4.2 zusammengestellt.

☒ Tab. 4.2 Vor- und Nachteile des Dienstleistungsmodells

Vorteile	Nachteile
Zufriedenheit des Patienten wird berücksichtigt Patient kann auch über Dinge sprechen, die vermeintlich nicht zur Erkrankung gehören	Starke Orientierung an Zufriedenheit des Patienten birgt Gefahr, dass Behandlungen durchgeführt werden, die nicht indiziert sind
Arzt befriedigt in stärkerem Maße soziale Bedürfnisse	Arzt muss den Patienten oft gegen seinen Willen mit unliebsamen, aber notwendigen Entscheidungen konfrontieren
Complianceprobleme werden seltener, Patient übernimmt von vornherein Verantwortung für seine Behandlung	Der enttäuschte, unzufriedene oder verärgerte Patient wendet sich womöglich an einen anderen Arzt, der ihm seine Wünsche erfüllt, auch wenn es dafür keine vernünftigen Gründe gibt
Besonders Menschen mit starkem Bedürfnis nach Autonomie sind mit dieser Beziehungsgestaltung zufrieden	Viele Patienten wollen ihren Arzt nicht als technischen Experten sehen, sie erwarten eine emotionale Anteilnahme

4.3.3 Das partnerschaftliche Modell

Das partnerschaftliche Modell geht von der kooperativen Leistung zweier gleichberechtigter Partner aus. Nur wenn beide zusammenarbeiten und sich ergänzen, kann die Behandlung zum Erfolg führen. Der Patient wird als mündiger Mensch respektiert, der seine Lebensentscheidungen eigenverantwortlich trifft (Autonomieprinzip). Der Arzt ist der Experte. Seine Aufgabe ist, den Patienten so aufzuklären, dass dieser zur begründeten Entscheidung befähigt wird. Der Patient kann, darf und soll in diesem Modell eigene Fragen und Standpunkte in das Gespräch mit seinem Arzt einbringen. Beide bemühen sich gemeinsam, die bestmögliche Lösung zu finden (»shared decision making«, s. nachfolgende Übersicht). Der Patient hat das Recht, jede Behandlung abzulehnen, wenn er dies im vollen Bewusstsein der Konsequenzen tut. Der Arzt muss dies akzeptieren. In diesem Aushandlungsprozess sind Arzt und Patient gemeinsam für alle Entscheidungen verantwortlich. Dies gilt auch, wenn einer oder beide sich etwas anderes vorgestellt oder für wünschenswert gehalten hätten.

☒ Tab. 4.3 weist auf die Vor- und Nachteile des partnerschaftlichen Modells hin.

☒ Tab. 4.3 Vor- und Nachteile des partnerschaftlichen Modells

Vorteile	Nachteile
Patient übernimmt Verantwortung, Complianceprobleme werden so umgangen Arzt wird entlastet, da er in schwierigen ethischen Fragen nicht die Entscheidung übernehmen muss	Schwierige Aufgabe für den Arzt, den Patienten so aufzuklären, dass er die Eigenverantwortung auch tragen kann
Spätere Behandlung verkürzt sich durch aufgebautes Vertrauen	Partnerschaftliches Vorgehen benötigt viel Zeit zur Anamnese Unvergüteter Mehraufwand erfordert Idealismus aufseiten des Arztes
Besonders sinnvoll bei einer längeren Begleitung von Patienten	

»Shared decision making«

Ziel ist eine gemeinsam getragene Entscheidung zweier prinzipiell gleichberechtigter Partner. Um dies zu erreichen, müssen beide Seiten bereit sein, eine gemeinsame Entscheidung zu suchen, relevante Informationen zu teilen und willens sein, eine Entscheidung zu treffen und zu akzeptieren.

Für die Patienten ist dabei wichtig, folgende Informationen zu erhalten:

- Grundlegende Informationen zur Erkrankung
- Informationen, um eine Vorstellung über die Prognose zu erhalten
- Informationen, um Abläufe von Untersuchungen und Behandlungen zu verstehen
- Informationen, um die Konsequenzen von Untersuchungen und Behandlungen einschätzen zu können
- Möglichkeiten der Unterstützung
- Möglichkeiten zur Vermeidung von Komplikationen

Der Arzt kann sich die Entscheidung des Patienten in dessen Worten erklären lassen. Zur Unterstützung können Graphiken eingesetzt werden, die sowohl der anschaulichen Information als auch der Verdeutlichung von Risiken dienen.

Es ist die Entscheidung eines jeden Arztes, welche Anteile der beschriebenen Modelle er in sein professionelles Selbstverständnis aufnimmt. Das partnerschaftliche Modell erfordert vom Arzt hohe Flexibilität und die Fähigkeit zuzuhören. Die Entscheidung für den schwierigeren Weg, dem Patienten flexibel zu begegnen, wird langfristig mit dankbareren Patienten und einer erhöhten Arbeitszufriedenheit entlohnt.

Literatur

Zitierte Literatur

Balint M (1955) The doctor, his patient and the illness. The Lancet CCLXVIII, Vol. I, 683 - 688 (bisher nicht auf Deutsch erschienen), zitiert nach C. Nedelmann, H. Ferstl (Hrsg) (1989) Die Methode der Balintgruppe. Klett-Cotta, Stuttgart, S 94

Balint M (1965) The doctor's therapeutic function. The Lancet I, 1177–1180

Deutsche Übersetzung in: C. Nedelmann, H. Ferstl (Hrsg) (1989) Die Methode der Balintgruppe. Klett-Cotta, Stuttgart, S 134

Di Blasi Z, Harkness E, Ernst E, Georgiou A, Kleijnen J (2001) Influence of context effects on health outcomes: a systematic review. The Lancet 357: S 757–762

Dörner K (2002) Der gute Arzt. Lehrbuch der ärztlichen Grundhaltung. Schattauer, Stuttgart, S 44–51

Robert-Bosch-Stiftung (Hrsg) (1995) Das Arztbild der Zukunft. Analysen zukünftiger Anforderungen an den Arzt. Konsequenzen für die Ausbildung und Wege zu ihrer Reform. Abschlussbericht des Arbeitskreises Medizinerausbildung der Robert-Bosch-Stiftung – Murrhardter Kreis. Beiträge zur Gesundheitsökonomie 26, Bleicher, Gerlingen

Rogers CR (1983) Therapeut und Klient. Fischer, Frankfurt

Weiterführende Literatur

Geisler LS (2008) Arzt und Patient – Begegnungen im Gespräch, 5. Aufl. pmi, Frankfurt a. M.

Härter M, Loh A, Spies C (Hrsg.) (2005) Gemeinsam entscheiden – erfolgreich behandeln. Deutscher Ärzte-Verlag, Köln

Gesprächsführung – Vom Verhören zum Zuhören

Kurt Fritzsche, Dietmar Richter, Christina Burbaum

K. Fritzsche et al. (Hrsg.), *Psychosomatische Grundversorgung*,
DOI 10.1007/978-3-662-47744-1_5, © Springer-Verlag Berlin Heidelberg 2016

5.1 Bedeutung des ärztlichen Gespräches für Diagnostik und Therapie

> Worte waren ursprünglich Zauber und das Wort hat noch heute viel von seiner alten Zauberkraft bewahrt. Durch Worte kann ein Mensch den anderen selig machen oder zur Verzweiflung treiben, durch Worte überträgt der Lehrer sein Wissen auf die Schüler, durch Worte reißt der Redner die Versammlung der Zuhörer mit sich fort und bestimmt ihre Urteile und Entscheidungen. Worte rufen Affekte hervor und sind das allgemeine Mittel zur Beeinflussung der Menschen untereinander. Wir werden also die Verwendung der Worte in der Psychotherapie nicht geringschätzen und werden zufrieden sein, wenn wir Zuhörer der Worte sein können, die zwischen dem Analytiker und seinem Patienten gewechselt werden. (Freud 1917)

Trotz einer immer weiter expandierenden Vielfalt technischer Untersuchungsmethoden bleibt das ärztliche Anamnesegespräch zusammen mit der körperlichen Untersuchung das wichtigste diagnostische Instrument. Allein nach dem Anamnesegespräch können 70 %, zusammen mit der körperlichen Untersuchung 90 % aller Diagnosen richtig gestellt werden. Die Kooperation des Patienten und damit der Erfolg oder Misserfolg einer ärztlichen Behandlung hängen in hohem Maße von der Qualität der Arzt-Patient-Kommunikation ab.

5.2 Häufige Mängel und Fehler im Arzt-Patient-Gespräch

Häufige Fehler und Mängel im Arzt-Patient-Gespräch zeigt die folgende Aufstellung (Buddeberg et al. 2004):
- Unterbrechen von Schilderungen des Patienten, durchschnittlich nach 18 sec (Beckmann u. Frankel 1984; Geisler 2008).
- Mangelnde Strukturierung des Gespräches.
- Einengung des Patienten durch Suggestivfragen und geschlossene Fragen.
- Nichteingehen auf emotionale Äußerungen.

- Unklare und missverständliche Erklärungen zu Untersuchungsbefunden, Krankheitsdiagnosen und therapeutischen Empfehlungen.
- Vertikale Kommunikation: Der Arzt in der Funktion als Lehrer – Festhalten an schulmedizinischem Wissen.
- Zu rasche Psychologisierung des Problems bei fehlendem psychosomatischem Krankheitsverständnis des Patienten.

5.3 Patientenzentrierte und arztzentrierte Gesprächsführung

Für ein gelingendes und zufriedenstellendes Arzt-Patient-Gespräch ist es als Arzt notwendig, verschiedene Formen und Phasen der Gesprächsführung zu kennen und anwenden zu können. Es werden patientenzentrierte und arztzentrierte Gesprächsphasen und -stile unterschieden: in patientenzentrierten Gesprächsphasen wird die Führung dem Patienten übergeben und dieser kann seine Beschwerden, Anliegen, Sorgen oder Fragen entfalten und der Arzt hat dabei »nur« die Rolle inne, ihn darin zu unterstützen und zuzuhören. Vor allem für die Erhebung einer biopsychosozialen Anamnese (▶ Kap. 6) ist zu Beginn eine patientenzentrierte Gesprächsführung wichtig; ebenso in Gesprächssituationen, in denen ein Patient sehr belastet ist oder psychosoziale Themen und Probleme angesprochen werden. Umgekehrt ermöglicht eine patientenzentrierte Gesprächsführung dem Patienten überhaupt erst, Belastungen oder psychosomatische Aspekte einer Erkrankung anzusprechen.

Andererseits ist es wichtig, dass der Arzt zur Erfragung von Details der Symptomatik und/oder der Biographie des Patienten oder auch zu einer erforderlichen Strukturierung des Gespräches, wieder die Führung übernimmt. Dies macht er mit Hilfe einer arztzentrierten Gesprächsführung. Entsprechend dem Thema eines Gespräches (Anamnese, Visitengespräch, Aufklärungsgespräch, Paar- und Familiengespräch) oder dem Setting (Arztzimmer, Patientenzimmer, Notaufnahme, Hausbesuch) kann einmal eine mehr arztzentriert, ein andermal eine mehr patientenzentrierte Gesprächsführung erforderlich sein. Beide Partner, Arzt und Patient, sollten am Gesprächsablauf derart partizipieren,

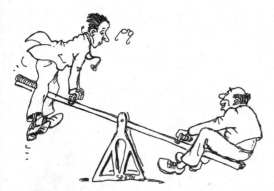

□ Abb. 5.1 Cartoon: Schaukel. (Zeichnung: Peter Späth)

5.3.1 Die patientenzentrierte Gesprächsführung

» Zuhören bedeutet, sich in die Welt des anderen Menschen hineinzuversetzen, zu ermöglichen, auf ausgesprochene und – noch wichtiger – unausgesprochene Botschaften zu reagieren. Zuhören bedeutet auch, sich seiner eigenen Gefühle, Bilder, Phantasien und Assoziationen gewahr zu werden (Strupp 1996).

dass vergleichbar mit einem gemeinsamen Tanz, mal der Patient, mal der Arzt die Führung innehat.

Man kann sich auch das Bild einer Schaukel vorstellen. Am einen Ende sitzt der Arzt, am anderen Ende der Patient auf der Schaukel. Beide haben die Möglichkeit, die Schaukel in ihrer Bewegung und Dynamik zu beeinflussen (□ Abb. 5.1). Der Patient hat zum Beispiel durch Schweigen oder Passivität im Gesprächsablauf die Möglichkeit, den Arzt quasi auf der Schaukel »verhungern zu lassen«. Andererseits kann der Arzt durch eine beispielsweise überaktive Gesprächsführung dem Patienten einen unangenehmen Gesprächsrhythmus (Schaukelbewegung) aufzwingen.

□ Tab. 5.1 zeigt eine Gegenüberstellung von patientenzentrierten und arztzentrierten Gesprächsführungstechniken.

Das **aktive Zuhören** ist Teil der Gesprächspsychotherapie nach Rogers (Rogers 1983; Tausch u. Tausch 1990). Rogers nennt 3 Grundhaltungen des Therapeuten/Arztes, die dem Patienten helfen zu wachsen, zu heilen oder sich zu entfalten: Eine unbedingte Wertschätzung oder Akzeptanz des Patienten, ein empathisches, einfühlendes Verständnis für seine Probleme und eine »Echtheit des Arztes« im Sprechen und Verhalten (s. ▶ Kap. 4 »Beziehungsgestaltung – Herstellen einer gemeinsamen Wirklichkeit«). Diese Haltungen aus der humanistischen Psychotherapie sind für das ärztliche Gespräch von hoher Relevanz, da sie in der Arzt-Patient-Beziehung einen Raum entstehen lassen, in dem der Patient sich und seine Beschwerden ausdrücken kann und sich verstanden fühlt. Die so verwirklichte Arzt-Patient-Beziehung ist in sich selbst dann heilend wirksam und unterstützt den Patienten in der Krankheitsbewältigung.

□ Tab. 5.1 Techniken der patienten- und der arztzentrierten Gesprächsführung

Patientenzentriert Gesprächsführung übergeben	Arztzentriert Gesprächsführung übernehmen
Ausreden lassen	Transparenz Unterbrechen
Offene Fragen stellen	Geschlossene Fragen stellen
Warten, Pausen Zur Weiterrede ermutigen	Zeitrahmen benennen
Echoing Paraphrasieren: Aufgreifen der Worte des Patienten	Eigene Themen einbringen Übergänge in der Gesprächsführung ankündigen Auf evtl. Störungen vorbereiten
Zusammenfassen in eigenen Worten Spiegeln von Emotionen	Metakommunikation Gesprächsende ankündigen Vereinbarungen treffen

Die Haltungen spiegeln sich in der konkreten Gesprächsführung des Arztes wider und werden im Sinne von »Techniken« des aktiven Zuhörens beschrieben. Die Techniken erlauben es dem Arzt, den Ball immer wieder an den Patienten zurückzuspielen, ihm genügend Raum zur Verfügung zu stellen, damit er seine eigene Position einbringen kann.

- **Ausreden lassen**

Lässt der Arzt den Patienten vor allem zu Beginn der Anamneseerhebung ausreden, halten die meisten Patienten das Kooperationsprinzip durchaus ein. Sie fassen sich kurz und berichten die für sie relevanten Dinge. In einer Untersuchung in einem Schweizer Krankenhaus betrug die durchschnittliche Redezeit 92 sec.; 78 % der Patienten schlossen ihre Berichte innerhalb von 2 min ab (Langewitz 2002). In der Untersuchung wurden die Ärzte aufgefordert, ihre Patienten nicht zu unterbrechen. Lediglich 7 von 335 Patienten sprachen länger als 5 min.

Das Ausredendürfen wird von den Patienten positiv erlebt. Zudem kommen in einer zusammenhängenden Erzählung die Beschwerden und Symptome des Patienten vollständiger zur Sprache und für den Patienten scheinbar nebensächliche Aspekte können für die Diagnostik relevant sein. Dieses Wissen des Patienten ist häufig nur schwer mit arztzentrierter Gesprächsführung abfragbar.

- **Offene Fragen stellen**

Als offene Fragen werden solche Fragen bezeichnet, die nicht nur mit Ja, Nein (geschlossene Fragen) oder einem einzigen Wort (halboffene Fragen, Alternativfragen) beantwortet werden können. Offene Fragen laden dazu ein, umfassend alles Relevante zum befragten Themenkomplex zu berichten.

Mit Hilfe von offenen Fragen gibt der Arzt dem Patienten Raum, er zeigt Interesse an Informationen, die über den reinen Sachverhalt hinausgehen. Je reflektierter, strukturierter und kommunikativer ein Patient ist, desto mehr Fragen können offen gestellt werden. Fehlen dem Patienten hingegen die Worte, kann es durchaus sinnvoll sein, ihm über geschlossene Fragen zu helfen (z. B. Adjektivlisten zur Erhebung der Schmerzqualität). Nach der offenen Frage sollten keine weiteren Fragen angefügt oder Erklärungen gegeben werden, sonst verliert

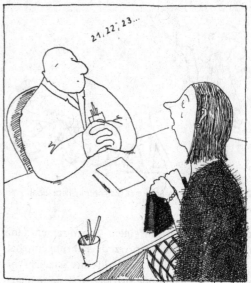

AKTIVES ZUHÖREN IST IN SCHWIERIGEN UND EMOTIONALEN SITUATIONEN BESONDERS HILFREICH.

◨ **Abb. 5.2** Cartoon: Pausen. (Zeichnung: Gisela Mehren)

die offene Frage ihren zur Erzählung auffordernden Charakter.

- **Pausen machen**

Bei Gesprächspausen entsteht beim Arzt oft das Gefühl der Verlegenheit, als wisse er nicht weiter. Gemeinsam mit dem hohen Zeitdruck erschwert dies den Einsatz dieser Technik. Eine kurze Pause von etwa 3 sec hat sich aber als sehr wirksames Mittel erwiesen (◨ Abb. 5.2). In kurzen Phasen des Schweigens fallen dem Patienten Dinge ein, die er vergessen hat. Die bewusst eingesetzte Pause signalisiert dem Patient weiter zu erzählen, wenn es noch etwas zu ergänzen gibt. Häufig kommen dann Inhalte zur Sprache, bei denen der Patient bislang gezögert hat, sie zu erzählen. Entgegen der Befürchtung, Pausen könnten den Arzt inkompetent erscheinen lassen, wirken Pausen eher entlastend auf Patienten. Sie erleben es als angenehm kurz nachdenken zu können, erleben den Arzt als zugewandt, ruhig und sicher.

A: »Sie hatten vorhin kurz Probleme in der Partnerschaft angedeutet, möchten Sie dazu noch mehr erzählen?«

P: »Mhm, ja. Es ist halt so, dass mein Mann sehr viel geschäftlich auf Reisen ist und wenn er mal zu

Hause sein könnte, trifft er sich mit Freunden. Da bin ich halt meist alleine für die Kinder zuständig, schmeiße den Haushalt und Arbeiten tu ich ja auch noch, auch wenn es nur Teilzeit ist. Irgendwie bin ich da schon unzufrieden, ja.«

A: »Mhm …« (3 sec Pause)

P: »Um ehrlich zu sein, eigentlich bin ich sogar richtig sauer. Ich bekomme keinerlei Anerkennung für meine Arbeit, es wird halt einfach vorausgesetzt, dass das schon alles passt. Wenn es mir schlecht geht, dann interessiert es keinen, die Erika wird die Zähne schon zusammen beißen, so halt wie immer. Teilweise fühle ich mich wirklich wie ein Häufchen Elend, dabei war ich früher das blühende Leben.«

A: »Das blühende Leben. …« (3 sec Pause)

P: »Wissen Sie, es sollte mich auch nicht wundern, wenn sich mein Mann nicht nur mit Freunden trifft. So knackig wie früher bin ich nicht mehr, da bin ich halt gerade noch gut genug für den Haushalt und die Kinder. Nein, eine Unterstützung ist das wirklich nicht.«

- **Ermutigung zur Weiterrede**

Nonverbale Zeichen wie leichtes Kopfnicken bei zögerlichem Sprechen ermutigen den Patienten indirekt weiterzureden. Der Blickkontakt signalisiert Aufmerksamkeit und Interesse, eine zugewandte Körperhaltung unterstreicht die Präsenz des Arztes. Durch den Blickkontakt können Sie auch erkennen, ob ein Patient einen Sprecherwechsel wünscht oder noch über eine Frage oder ein Thema nachdenkt. Ein Sprecherwechsel wird zumeist über Blickkontakt eingeleitet, während das Nachdenken über persönliche Themen zumeist durch einen Blick nach unten begleitet wird.

Verbale Möglichkeiten den Gesprächsfluss des Patienten zu fördern, sind kurze Äußerungen wie »mhm«, »O. K.« oder »ah ja«.

- **Echoing**

Echoing ist eine weitere Möglichkeit, zur Weiterrede zu ermutigen. Hier werden einzelne Wörter aufgegriffen, die wörtlich wiederholt werden. Die Funktion ist ganz ähnlich wie ein einfaches »mhm«, allerdings lenkt es die Aufmerksamkeit stärker. Es fehlt aber jede Interpretation der Inhalte, da hier bewusst nicht nach anderen Worten gesucht wird.

P: »Neben den Bauchschmerzen fehlt mir zurzeit auch der Antrieb. Ich fühle mich ständig müde.«

A: »Ständig müde.«

P: »Ja, ich meine, ich trinke kaum Alkohol und gehe meist früh ins Bett, schlafe aber sehr unruhig und fühle mich meist den ganzen Tag wie gerädert. Wobei es morgens am schlimmsten ist, wenn ich aufstehen will.«

Als Technik angewandt, wirkt das Echoing für den Arzt selbst manchmal künstlich. Vom Gegenüber wird dies jedoch meist nicht bemerkt, sondern er fühlt sich ermutigt weiterzureden.

- **Paraphrasieren**

Der Arzt übernimmt die Perspektive des Patienten und fokussiert mit der Paraphrase auf den Teil der Patientenaussage mit dem größten Bedeutungsgehalt. Der Arzt begleitet damit den Patienten verbal. Bei guten Paraphrasen ergeben sich oft neue Blickwinkel für den Patienten, da er sich verstanden fühlt und zudem für einen kurzen Moment die Möglichkeit bekommt, sein eigenes Erleben besser zu verstehen.

P: »Könnten wir den nächsten Zyklus der Chemotherapie nicht verschieben?«

A: »Sie möchten gern eine längere Pause haben?«

P: »Ja. Wissen Sie, die Sache ist die, meine Schwester wohnt in den USA und kommt in zwei Wochen zu Besuch. Ich kann sie ja zurzeit nicht besuchen und die Medikamente machen mich so müde. Na ja, das wäre schon doof, wenn sie da ist.«

A: »Ah ja, Sie möchten nicht eingeschränkt sein, wenn ihre Schwester da ist?«

P: »Ja genau. Eigentlich möchte ich gar nicht, dass sie so sehr mitbekommt, dass ich krank bin. Ich mein, sie weiß es natürlich, aber sie soll es halt nicht so mitbekommen.«

A: »Mhm, Sie wollen nicht, dass Ihre Schwester Sie krank erlebt.«

P: »Ja, ich will kein Mitleid oder sonst was von ihr. Wissen Sie, ich bin die Ältere und ich war immer eher für sie da.«

Während die erste Paraphrase noch auf die Behandlung fokussiert, geht der Arzt in den folgenden auf die Belastungen und persönlichen Hintergründe der Patientin ein. Dadurch reflektiert die Patientin die Hintergründe ihrer Ablehnung.

■ **Zusammenfassen des Gesagten**

Während der Arzt bei der Paraphrase nur die wichtigsten Teile aus der unmittelbar zuvor erhaltenen Botschaft aufgreift, bezieht sich das Zusammenfassen auf einen längeren Gesprächsabschnitt. Der Arzt gibt mit eigenen Worten wieder, was er verstanden hat. Der Patient kann Informationen ergänzen, die er vergessen hat.

A: »Ich möchte noch einmal zusammenfassen, was Sie gesagt haben: Herzklopfen, Atemnot, Engegefühl in der Brust und Schwindel traten auf, nachdem Ihre Prüfung vorbei war.«

P: »Dabei fällt mir ein, dass das Herzklopfen und der Schwindel nach dem Kaffeetrinken anfingen, als ich wieder allein war.«

Der Arzt kann die Mitwirkung des Patienten noch verstärken, indem er nach der Zusammenfassung sich durch folgende Frage rückversichert: »Habe ich das richtig verstanden?«

Zusammenfassungen sind zudem geeignete Mittel, um zwischen zwei Gesprächsphasen überzuleiten oder das Ende des Termins anzukündigen, indem die wichtigsten Inhalte des Gesprächs zusammengefasst werden.

■ **Spiegeln von Emotionen**

Das Spiegeln von Emotionen ist der Paraphrase sehr ähnlich. Allerdings bezieht sich das Spiegeln vor allem auf emotionale Inhalte. Manchmal werden diese Emotionen direkt angesprochen, oftmals liegt dem Aufgreifen der Emotion aber eine Beobachtung der Körperreaktion, z. B. Ballen der Fäuste, Abwenden des Blickes, zugrunde oder es bezieht sich auf das, was zwischen den Zeilen gesagt wurde.

Das Aufgreifen emotionaler Äußerungen des Patienten soll im Sinne eines Vorschlags erfolgen, der den Patienten nicht einengt, sondern der von ihm abgelehnt oder korrigiert werden kann.

P: »Ich habe Angst, es könnte sich um einen bösartigen Tumor handeln.«

A: »Sie sind ängstlich und machen sich Sorgen, was bei der Untersuchung herauskommt.«

P: »Meine Mutter ist vor drei Wochen tödlich verunglückt.« (weint)

A: »Es tut sehr weh, an dieses Ereignis zu denken.«

Nach einer intensiven und heftigen emotionalen Äußerung ist es besonders wichtig, dass der Arzt nicht sofort beruhigt und beschwichtigt oder das Thema wechselt, sondern innehält und abwartet. Dies stellt zunächst eine erhebliche Belastungsprobe dar. Für den Patienten ist es in so einem Fall entscheidend, das verstehende Interesse und die ruhige Anteilnahme des Arztes zu spüren. Er erfährt dadurch, dass solche heftigen Emotionen auch ausgehalten werden können und nicht durch sofortige Abwehrmanöver beantwortet werden müssen. Die Anteilnahme kann durch kleine Gesten, wie das Reichen eines Taschentuches, wenn der Patient weint, unterstützt werden. Am Bett einer schwerkranken Patientin kann der Arzt z. B. ihre Hand halten.

5.3.2 Strukturierung des Gespräches – die arztzentrierte Gesprächsführung

Der Arzt ist für den zeitlichen und organisatorischen Rahmen des Gespräches verantwortlich. Er muss für die Diagnostik bestimmte Themen und Details fokussieren und dafür das Gespräch lenken und steuern. Und er muss den Patienten über bestimmte Aspekte aufklären und gut strukturiert informieren.

■ **Transparenz**

Transparenz stellt das grundlegende Instrument zur Strukturierung und Wahrung des zeitlichen Rahmens dar. Die nachfolgende Übersicht enthält einige Tipps, wie Transparenz hergestellt werden kann.

Tipps zum Herstellen von Transparenz
Transparenz zum Inhalt:
- Informieren Sie über die Behandlungsschritte, die Sie für diesen Termin vorgesehen haben
- Geben Sie die notwendigen fachlichen Informationen
- Teilen Sie dem Patienten mit, warum Sie etwas machen
- Transparenz zum Rahmen:
- Weisen Sie auf mögliche Störungen hin
- Informieren Sie über den Zeitrahmen des Gesprächs

Transparenz zu Gesprächsphasen:
- Machen Sie deutlich, ob Sie von Ihrem Patienten längere Ausführungen oder kurze Antworten erwarten
- Signalisieren Sie Übergänge zwischen patientenzentriertem und arztzentriertem Gespräch an
- Kündigen Sie das Gesprächsende rechtzeitig an

Das *Übernehmen der Gesprächsführung* kann notwendig werden bei begrenzter Zeit und bei Patienten, die sich in weitschweifigen Äußerungen verlieren. Dazu sind »invasive Gesprächstechniken« wie das Unterbrechen erforderlich.

- **Unterbrechen**

Das **Unterbrechen** hat vier Elemente:
1. Direktes Unterbrechen: Zunächst wird durch einen intensiven Blickkontakt, ein aktives Ansprechen des Patienten mit seinem Namen und sogar durch das Berühren des Patienten am Unter- oder Oberarm die Aufmerksamkeit auf den Arzt gelenkt.
2. Zusammenfassung: Der Arzt signalisiert, dass er verstanden hat, dass es dem Patienten um ein anderes Thema geht, auch wenn dieses jetzt nicht weiter fortgesetzt werden kann.
3. Gesprächsziel: Der Arzt wiederholt, welches Ziel das Gespräch hat, evtl. auch die Konsequenz, wenn die Struktur nicht eingehalten wird.
4. Einverständnis holen: Zum Schluss erfragt der Arzt, ob der Patient mit diesem Vorgehen einverstanden ist. Das ermöglicht ihm, bei weiteren Unterbrechungen auf die Vereinbarung zu verweisen.

Beispiel
Arzt: »Frau Maier (Element 1), ich höre, es ist Ihnen sehr wichtig, sehr detailliert über alle Ihre Beschwerden zu berichten (Element 2). Mir wäre es aber wichtig, dass Sie mir auf meine Fragen möglichst kurz antworten, da die Zeit sonst nicht reicht, alle notwendigen Fragen zu stellen (Element 3). Sind Sie damit einverstanden, dass wir so weiter machen (Element 4)?«

Das 1. Element ist sehr wichtig, es ist praktisch ein »Aufwecker«. In Situationen, in denen Patienten ohne Punkt und Komma reden, haben sie den Kontakt zu ihrem Gesprächspartner verloren. Diesen Kontakt muss der Arzt erst wieder herstellen, er muss den Patienten in gewisser Weise aus dem Monolog reißen und deutlich machen, dass er auch da ist. Das 2. Element macht die Unterbrechung sozial verträglich. Indem der Arzt signalisiert, dass er den Patienten versteht, bleibt er zugewandt und bringt dem Patienten Wertschätzung gegenüber. Beim 3. Element profitiert der Arzt von der bislang geleisteten Transparenz. Hat er zuvor schon auf Inhalte und Ziele des Gesprächs hingewiesen, dann ist es nun leicht, daran zu erinnern. Das 4. Element ist besonders mit Blick nach vorne ungemein wichtig. Wenn einmal eine Abmachung getroffen wurde, so kann in der Folge immer wieder darauf zurückgekommen werden: »Frau Maier, jetzt sind wir wieder sehr ins Detail gegangen, darf ich Sie an unsere Abmachung erinnern?«.

- **Die metakommunikative Äußerung**

Die metakommunikative Äußerung ist eine Äußerung über die Art und Weise der Kommunikation. Sie greift auf, über was geredet wird (Inhalt) oder wie über etwas geredet wird (Prozess). Sie kann sich auf verbale und nonverbale Informationen beziehen.

Ziel jeder metakommunikativen Äußerung ist die Reflexion über die Art und Weise des Gesprächs, um darüber zu einer Korrektur zu gelangen. Da solche Äußerungen im Alltag meist nur in sehr problematischen Situationen angewendet werden (»Wie redest du mit mir?«, »Ich bitte um einen anderen Ton!«), ist es besonders wichtig, die Äußerung wertneutral zu halten und als Ich-Aussage zu formulieren: »Ich erlebe das Gespräch als sehr angespannt«. Es darf kein Vorwurf in der Stimme mitschwingen, sonst kommt es schnell zu einer Belastung der Beziehung. Dieser Anspruch erfordert aber häufig eine deutliche Distanz von den eigenen Gefühlen, da der Anlass zur metakommunikativen Äußerung meist mit Ärger, Ungeduld oder Ablehnung verbunden ist.

Die metakommunikative Äußerung kann sehr gut zur Strukturierung des Gesprächs eingesetzt werden. Wird zusätzlich das Gesprächsziel erwähnt

(»Ich möchte gerne wieder zu einem sachlichen Austausch kommen, um die Aufklärung über die Operation abzuschließen.«), verstärkt sich deren Wirkung als Regulativ.

Metakommunikative Äußerung zum Thema

Die Metakommunikation über die Inhalte ist die einfachste Form. Hier wird hervorgehoben, welche Inhalte besonders im Vordergrund stehen oder welche Inhalte kaum angesprochen werden dürfen.

A: »Mir fällt auf, dass wir immer sehr schnell von dem Thema ›Operation‹ abschweifen, obwohl ich erwartet hatte, dass sie im Mittelpunkt unseres Gesprächs steht.« (Metakommunikation mit Erwähnung des Gesprächsziels)

P: »Mhm, ja, das ist schon richtig. Ich werde auch ziemlich nervös, wenn ich nur daran denke.«

A: »Sollen wir das Gespräch auf morgen früh verschieben?« (Geschlossene Frage)

P: »Nein, irgendwann müssen wir es ja führen.«

A: »Gut, wenn Sie aber merken, dass es Ihnen zu viel wird, dann sagen Sie mir das bitte. Wir hätten morgen früh auch noch Gelegenheit, das Gespräch zu beenden.« (Transparenz zum Rahmen)

Diese Form der Äußerung ist besonders gut für ausufernde Patienten geeignet. In diesem Fall sollte auf keinen Fall hinterfragt werden, warum das Gesprächsverhalten gezeigt wird, da das erneut ausufern würde. Bei diesen Patienten ist es wichtig eine Struktur anzubieten und einzuhalten.

A: »Mir ist aufgefallen, dass Sie über die Erkrankung Ihrer Tante sehr ausführlich berichten.« (Metakommunikation)

P: »Ach so, ja. Das ist eigentlich nicht so wichtig, oder?«

A: »Sehen Sie, es gibt sicherlich sehr viele wichtige Themen, aber unsere Zeit ist begrenzt und ich würde sie gerne nutzen, um zu erfahren, wie es Ihnen geht. Sind Sie damit einverstanden?« (Transparenz, Metakommunikation)

Dient die metakommunikative Äußerung hauptsächlich der Strukturierung, so empfiehlt sich wie bei der Unterbrechung, sich am Ende ein Einverständnis für die Struktur geben zu lassen.

Der Vorteil der metakommunikativen Äußerung bei Vielrednern ist der Überraschungseffekt. Fast immer kommt es kurz zu einer Irritation, da der Wechsel der Gesprächsebene unvermutet

kommt. Die erste Reaktion ist daher meist eine recht kurze Antwort. Diese Pause im Redeschwall kann sehr gut genutzt werden, die Struktur deutlich zu machen. Bei Wiederholung dieser Technik verwandelt sich die Überraschung oft in eine humorvolle Reaktion, die das anstrengende Unterbrechen des Patienten deutlich erleichtert.

A: »Jetzt sind wir wieder bei den Erkrankungen anderer gelandet.« (Metakommunikation)

P: (lacht) »Sie haben recht, ich bin wirklich etwas durcheinander. Was war noch mal Ihre Frage?«

Metakommunikative Äußerung zu Positionen

Vertreten Patienten andere Positionen als ihr Arzt, werden diese nicht immer direkt geäußert, sondern zeigen sich in der nonverbalen Kommunikation. Da es sich hier auch um Inhalte handelt, ist diese Form weniger problematisch. Im Gegenteil, Patienten sind oft dankbar, wenn der Arzt ihre Zurückhaltung erkennt und ernst nimmt.

A: »Ich habe den Eindruck, Sie reagieren sehr zögerlich auf den Vorschlag, Antibiotika zu nehmen.« (Metakommunikation)

P: »Ja, das ist wahr, dass Sie das gemerkt haben. Ich bin da schon zurückhaltend, weil ich gerade erst eine Kur gemacht habe, um meine Darmflora zu regenerieren und jetzt soll das alles wieder für die Katz sein?«

A: »Ah ja, verstehe, Sie haben den Eindruck, Sie schaden sich damit mehr als dass Sie sich helfen.« (Metakommunikation)

Diese Form der Äußerung erfordert sehr viel Feingefühl, da die Wahrnehmung stimmen muss. Auf diese Art ins Gespräch gebrachte Haltungen sind oft sehr wichtig für den Behandlungsverlauf, sie erlauben in kurzer Zeit das Problem zu adressieren.

5.4   Umgang mit negativen Emotionen (Angst, Ärger, Wut)

Der Umgang mit aufgebrachten oder aufgewühlten Patienten stellt im ärztlichen Alltag eine besondere Herausforderung dar. Im Folgenden sollen zwei Modelle vorgestellt werden, die über die bereits vorgestellte patientenzentrierte Gesprächsführung hinaus helfen können, solche emotional aufgeladenen Situationen zu verstehen und zu entlasten.

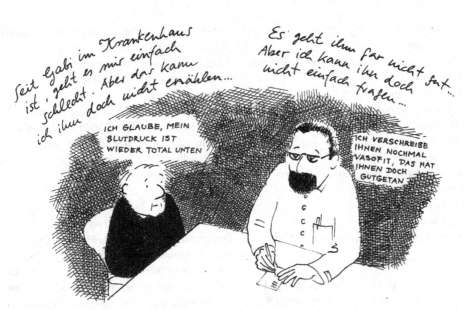

☑ **Abb. 5.3** Cartoon: Umgang mit Gefühlen und Gedanken. (Zeichung: Gisela Mehren)

5.4.1 Mit welchem Ohr hört der Arzt?

Wenn es zu Missverständnissen oder Kommunikationsproblemen im Alltag kommt, liegt dies häufig daran, dass die beiden Gesprächspartner auf verschiedenen Ebenen hören und agieren: z. B. glaubt der eine, lediglich einen Sachverhalt zu klären, während der andere dies als Beziehungsaussage auffasst. Durch die medizinische Ausbildung ist der Arzt gewohnt, immer die Sachebene zu hören und auf ihr zu antworten. Er erklärt dem Patienten z. B., warum eine Untersuchung oder eine Operation verschoben werden musste, er gibt ausführliche Informationen zu den erhobenen Befunden, ohne die emotionale Botschaft, die in Fragen und Äußerungen des Patienten enthalten ist, zu hören und auf seine eigenen Emotionen zu achten. Beispielhaft soll dies an der Behandlung einer Blutdruckdysregulation veranschaulicht werden (☑ Abb. 5.3).

Mit jeder Nachricht werden jedoch vielfältige Informationen übermittelt, die sich in vier Ebenen unterteilen lassen (Schulz von Thun 2010, ☑ Abb. 5.4):

1. **Der Sachinhalt:** Das ist die Ebene, die im ärztlichen Berufsalltag dominiert.
2. **Der Appell:** Der Sprecher will erreichen, dass der andere etwas tut.

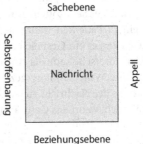

☑ **Abb. 5.4** Die vier Ebenen einer Nachricht

3. **Der Beziehungsinhalt:** Dieser sagt aus, was der Sprecher vom anderen denkt und in welcher Beziehung er zu ihm steht.
4. **Die Selbstoffenbarung:** Damit gibt der Sprecher einen Hinweis darauf, wie er sich fühlt.

Beispiel aus dem Alltag

Sie fahren mit dem Auto auf eine Kreuzung mit einer Ampelanlage zu. Ihre Beifahrerin sagt: »Achtung, es wird rot.«

Der Sachinhalt. Selbst die kurze Nachricht beinhaltet mehr als den Sachinhalt, dass die Ampel von grün auf rot umgesprungen ist.

Der Appell. Der Appell könnte lauten: »Pass auf!«

»Konzentriere Dich!«

»Bremse rechtzeitig!«

Der Beziehungsinhalt. Die Aussage zum Beziehungsinhalt kann sein:

»Ich fahre besser Auto als Du.«

»Du bist zu blöd zum Autofahren.«

»Jedes Mal übersiehst Du das Signal und ich muss Dir das erst mitteilen.«

»Du bist ein schlechter Autofahrer.«

Die Selbstoffenbarung. Die Selbstoffenbarung, die dahinter steht, könnte lauten:

»Ich habe Angst vor einem Unfall.«

»Ich bin genervt.«

»Ich habe es eilig. Zu blöd, dass die Ampel jetzt rot ist.«

Je nachdem, welche Ebene der Nachricht man hört (bildlich gesprochen, mit welchem der vier Ohren man hört) wird auch die Reaktion des Hörers ganz unterschiedlich ausfallen.

Indem der Arzt es lernt, die unterschwelligen Aspekte, Appelle oder Selbstoffenbarungen im Gespräch mit einem Patienten wahrzunehmen und anzusprechen, kann er ein Gespräch entlasten und klären. Auf der Hörerseite kann der Arzt das Modell nutzen, um seine Wahrnehmung gezielt auf eine bestimmte Ebene der Nachricht zu lenken. Das ist besonders hilfreich, wenn das Gespräch emotional getönt ist bei nur vordergründiger Sachlichkeit. Da Patienten psychosoziale Inhalte meist nur vorsichtig erwähnen, ist es besonders wichtig gut zuzuhören.

Beispiel aus einem Arzt-Patient-Gespräch:

P: »Ich konnte die letzten beiden Tage nicht zur Arbeit und würde mich gerne mal richtig auskurieren. Sie werden mich doch krankschreiben, oder?«

A: »Ich möchte Sie zunächst noch einmal untersuchen, aber so wie Sie es schildern, werde ich Sie diese Woche wohl krankschreiben können.«

Mit dieser Antwort hört und antwortet der Arzt vor allem auf der Sachebene. Auf der Beziehungsebene merkt er, dass der Patient ihn unter Druck setzt und erkennt daran, dass der Patient selbst unter starkem Druck steht. Seine alternative Antwort könnte daher lauten:

A: »Sie stehen ganz schön unter Druck.«

P: »Ja, das ist richtig. Mir sind in letzter Zeit einige Fehler unterlaufen bei der Arbeit und ich mache mir Sorgen um meinen Arbeitsplatz, die Auftragslage ist schlecht zurzeit. Da ich zudem schlecht schlafen kann, habe ich Angst noch mehr Fehler zu machen, da ist es besser ich bleibe zu Hause.«

Durch den Ebenenwechsel ermöglicht der Arzt dem Patienten über seine beruflichen Belastungen zu sprechen. Es kommen Schlafstörungen zur Sprache, eine mögliche Depressivität des Patienten kann nun abgeklärt werden.

Fallbeispiel

Ein 50-jähriger Patient wird von seinem Hausarzt wegen Verdacht auf eine ernste Magenerkrankung stationär eingewiesen. Die schon am ersten Tag vorgesehene Gastroskopie musste zweimal verschoben werden. Am dritten Tag beschwert sich der Patient bei der Visite: »Ich bin nun schon den dritten Tag hier und es ist immer noch nichts passiert. Wann werde ich denn nun operiert? Mir reicht's jetzt, ich möchte den Chefarzt sprechen.«

Der Arzt beginnt sich zu rechtfertigen. Er erklärt dem Patienten, dass eine Kollegin in der Endoskopie erkrankt sei. Er erwähnt, dass ein Notfall dazwischen kam und dass er alleine auf Station ist.

Alle diese Erklärungen bewirken bei dem Patienten nur eine Verstärkung seines Ärgers, worauf der Stationsarzt ebenfalls genervt und ungeduldig reagiert. Ein Arzt, der empathisch auf den Patienten reagieren will, fragt sich im Stillen zunächst: Was empfindet mein Gesprächspartner? Was ist ihm im Moment wichtig? Was beschäftigt ihn am meisten? Eine Möglichkeit, in Worte zu fassen was gefühlsmäßig mitschwingt wäre: »Ich sehe, Sie sind ziemlich verärgert, dass die Gastroskopie noch nicht stattgefunden hat und Sie weiter in dieser Ungewissheit bleiben müssen. Ihr Hausarzt hat Sie ja eingewiesen, damit wir so schnell wie möglich herausfinden, was hinter Ihren Beschwerden steckt.« Das Ansprechen der vermuteten Selbstoffenbarung des Patienten bedeutet für die Patienten und damit für den weiteren Gesprächsverlauf eine Entlastung.

◼ Abb. 5.5 veranschaulicht die vier Botschaften, die in dem oben beschriebenen Fallbeispiel stecken.

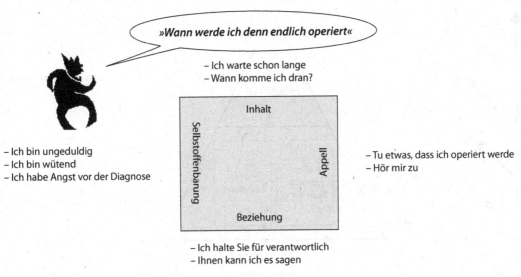

■ Abb. 5.5 Wann werde ich endlich operiert

5.4.2 Umgang mit aggressiven Patienten – ein Deeskalationsmodell

Das CALM-Modell (Schweickhardt u. Fritzsche 2009) dient als Stufenmodell zur Deeskalation von konfliktträchtigen Gesprächen. Gewöhnlich sollten die Stufen von unten nach oben der Reihe nach durchlaufen werden. Die unteren beiden Stufen (Contact, Appoint) bewahren oder vertiefen die Beziehung, die oberen beiden Stufen (Look ahead, Make an agreement) stellen Vereinbarungen dar, die als Kompromiss den letzten gemeinsamen Nenner zwischen Arzt und Patient darstellen. Nur sehr selten gelangt man an die Spitze der Pyramide, wenn die Stufen gekonnt umgesetzt werden. Meist reicht bereits die erste Stufe, um in eine konstruktive Arbeitsbeziehung zurückzukehren. In einigen Fällen kann es passieren, dass die unteren Stufen dem Eskalationsniveau nicht mehr entsprechen und gleich auf Stufe 3 oder 4 eingestiegen wird. Dies obliegt der Abwägung des Arztes. Die ersten beiden Stufen sind nur zu verwirklichen, wenn das Verhalten des Patienten gewisse Grenzen des Arztes respektiert.

■ Abb. 5.6 stellte das CALM-Modell mit seinen 4 Stufen dar:

■ Stufe 1: Contact

Die Aufgabe der Stufe 1 ist es, trotz der Aggression oder der Abwertungen des Patienten mit diesem in Kontakt zu bleiben. Dabei kommt es wesentlich darauf an, sich nicht durch die Aggressionen anstecken zu lassen, sondern ruhig und sachlich zu bleiben. Gleich einer Welle muss die erste Aggression aufbranden und auslaufen, auf keinen Fall sollte man sich gegen sie stellen. Hilfreich kann es sein, zu akzeptieren, dass sich der Patient in einer schwierigen Situation befindet, sonst würde er sich nicht unangemessen verhalten. Möglicherweise kommen herbe Vorwürfe, die unberechtigt sind. Der Blick sollte im ersten Augenblick auf die Situation des Patienten gerichtet werden, von Rechtfertigungen ist abzusehen. Besonders wichtig für das erste Aufbranden lassen ist die Körpersprache. Eine entspannte Körperhaltung und Mimik, möglicherweise sogar freundlicher Körperkontakt können die Situation entspannen. Anschließend können mögliche Fehler eingestanden werden. Es sollte hervorgehoben werden, dass die Schwierigkeiten des Patienten erkannt und berücksichtigt werden. Die Zusammenhänge, wie es zu der für den Patienten unerfreulichen Situation gekommen ist, sollten erklärt werden, soweit dies möglich ist. In den meisten Fällen reichen diese Maßnahmen bereits aus, um die Situation zu entspannen. Wenn dies nicht der Fall ist, kommt der 2. Schritt.

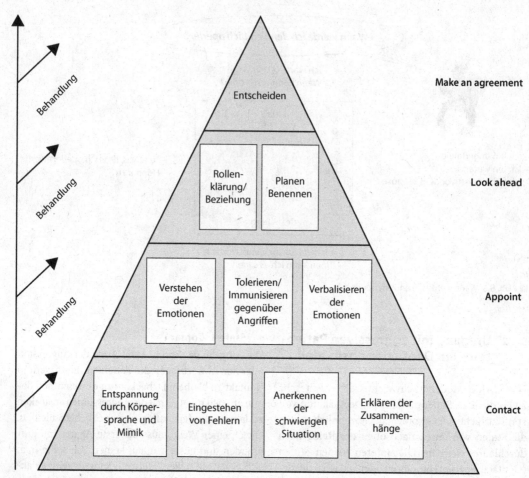

◨ **Abb. 5.6** CALM-Modell

- **Stufe 2: Appoint**

In dieser 2. Phase geht es darum, die gezeigte Emotion direkt zu benennen. Der Ärger, die Wut, die Enttäuschung wird direkt angesprochen. Zunächst reicht es, diese in wenigen Worten zu benennen (»Sie sind wütend«). Häufig führt das direkte Ansprechen der Emotion zunächst zu einer kurzen Steigerung derselben, darauf sollte man gefasst sein und »auf Durchzug schalten«. Es kommt dann sehr schnell zu einer deutlichen Abnahme der Emotionalität. Dies ist der Zeitpunkt, im Rahmen des 4-Ohren-Modells sich auf die Selbstoffenbarung des Patienten zu konzentrieren und die hinter der Aggression liegenden Emotionen mithilfe patientenzentrierter Gesprächsführungstechniken anzusprechen. Meist liegen hinter den offenen Emotio-

nen Beweggründe wie Ängste oder Sorgen. Werden diese aufgegriffen, so kann sich die Qualität des Gesprächs schlagartig ändern. Aus unverständlicher Wut wird angemessene Betroffenheit, hinter inadäquaten Forderungen kommen Ängste zum Vorschein. In seltenen Fällen lassen sich Patienten nicht auf diese Ebene ein, dann muss nach dem gemeinsamen Nenner für eine weitere Zusammenarbeit gesucht werden.

- **Stufe 3: Look ahead**

Hat sich der Patient immer noch nicht beruhigt, so wird mit der nächsten Stufe die professionelle Beziehung zwischen Arzt und Patient verdeutlicht. Die Beziehung hat ein Ziel und dieses sollte wieder ins Auge gefasst werden. Es gilt zu klären, wie beide gemeinsam weitermachen können. Wichtig in dieser Phase ist es, dem Patienten das gemeinsame Ziel zu verdeutlichen und ihm ein Angebot zu machen, das ungeachtet der Verärgerung aufrechterhalten bleibt. Es werden aber die Grenzen aufgezeigt und die Spielregeln benannt, nach der die Zusammenarbeit zu erfolgen hat. Es ist besonders wichtig, dass dies ohne Groll geschieht.

- **Stufe 4: Make a decision**

In dieser Phase wird ein »Vertrag angeboten«. Dem Patienten wird damit die Verantwortung für die weitere Behandlung gegeben, er hat sich zu entscheiden. Wenn diese Stufe erreicht wird, ist die Eskalation weit fortgeschritten, es ist nicht leicht für den Patienten zu realisieren und zu akzeptieren, dass der Arzt nun nicht weiter inhaltlich auf die vorgebrachten Vorwürfe oder Forderungen eingeht, sondern eine Entscheidung erwartet. Daher kann es hilfreich sein, dem Patienten Zeit anzubieten, ihm vorzuschlagen, zunächst einen Spaziergang zu machen oder eine Nacht darüber zu schlafen.

- **Haltung**

Es erfordert einige Übung, eine andere Haltung einzunehmen und – wie oben beschrieben – sich nicht gegen die Aggression zu stellen, sondern sie gewissermaßen auslaufen zu lassen. Am ehesten gelingt dies, wenn man sich das 4-Ohren-Modell vergegenwärtigt und bewusst versucht auf die Selbstoffenbarung zu achten. Für Aggressionen gibt es einen Grund und dieser ist meist verständlich. Aus Gegenangriff oder Rechtfertigung wird dann schnell Verständnis.

Literatur

Zitierte Literatur

Beckmann HB, Frankel RM (1984) The effect of physician behavior on the collection of data. Ann Intern Med 101: 692–696

Buddeberg C, Laederach K, Buddeberg-Fischer B (2004) Das ärztliche Gespräch – die ärztliche Untersuchung. In: Buddeberg C, Willi J (Hrsg) Psychosoziale Medizin. Springer, Heidelberg

Freud S (1917) Vorlesungen zur Einführung in die Psychoanalyse. Gesammelte Werke XI, 4. Aufl. 1966. Fischer, Frankfurt a. M. S 9–10

Geisler L (2008) Arzt und Patient – Begegnung im Gespräch. pmi, Frankfurt a. M.

Langewitz W, Denz M, Keller A et al. (2002) Spontaneous talking time at start of consultation in outpatient clinic: cohort study. Brit Med J, 325: 682–683

Rogers CR (1983) Therapeut und Klient. Fischer, Frankfurt

Schulz von Thun F (2010) Miteinander Reden. Störungen und Klärungen. Allgemeine Psychologie der Kommunikation. Rowohlt, Hamburg

Schweickhardt A, Fritzsche K (2009) Kursbuch ärztliche Kommunikation. Grundlagen und Fallbeispiele aus Klinik und Praxis, 2. Erw. Aufl. Deutscher Ärzteverlag, Köln

Strupp HH (1996) Nachhaltige Lektionen aus der psychotherapeutischen Praxis und Forschung. Psychother 41: 84–87

Tausch R, Tausch AM (1990) Gesprächspsychotherapie. Hogrefe, Göttingen

Weiterführende Literatur

Schweickhardt A, Fritzsche K (2009) Kursbuch ärztliche Kommunikation. Grundlagen und Fallbeispiele aus Klinik und Praxis, 2. Erw. Aufl. Deutscher Ärzteverlag, Köln

Die biopsychosoziale Anamnese

Kurt Fritzsche, Christina Burbaum

K. Fritzsche et al. (Hrsg.), *Psychosomatische Grundversorgung*,
DOI 10.1007/978-3-662-47744-1_6, © Springer-Verlag Berlin Heidelberg 2016

Die unten stehende Übersicht zeigt die verschiedenen Phasen der biopsychosozialen Anamnese. In der Folge werden die einzelnen Phasen genauer dargestellt. Die hier vorstellte Reihenfolge der Phasen hat sich bewährt und kann in der Gesprächsführung eine Orientierung bieten. Im konkreten Gespräch werden jedoch individuelle Schwerpunkte gesetzt oder es kann punktuell zu einer anderen Reihenfolge kommen.

> **Phasen der Anamnese**
> Begrüßung und Beziehungsgestaltung
> Setting und Sitzordnung
> Patientenzentrierte Phase der Befunderhebung (aktuelle Beschwerden)
> Arztzentrierte Phase der Befunderhebung
> Körperliche Untersuchung
> Aktuelle Lebenssituation und psychosoziale Anamnese
> Gesamtdiagnose
> Behandlungsplanung
> Abschluss
> Dokumentation

6.1 Begrüßung und Beziehungsgestaltung

Mit der Begrüßung kommt zum Ausdruck, wie zugewandt der Arzt dem Patienten ist und wie viel Interesse er zeigt. Begrüßt er den Patienten mit Handschlag und Namen, schaut er ihm in die Augen, wirkt er einladend und herzlich oder versteckt er sich hinter einer Akte, dem Computerbildschirm, wirkt unnahbar oder liest den Namen von der Karteikarte ab? Für den Arzt ist der Patientenkontakt professionelle Routine, für den Patienten verbinden sich vielfältige Hoffnungen und Befürchtungen mit dem Termin. Ein kurzer Small Talk erleichtert den ersten Kontakt. Ein, zwei Sätze über die Familie, das Wetter, den Herweg überbrücken das Gefühl von Fremdheit.

Zur Begrüßung gehört auch, dass der Arzt sich und seine Funktion kurz vorstellt.

6.2 Setting und Sitzordnung

Mit der Wahl der Sitzordnung können Arzt und Patient Nähe und Distanz in der Beziehung regulieren. Ein frontales Gegenübersitzen ist eher ungünstig. Beide sollten die Möglichkeit haben, gelegentlich mit dem Blick ihrem Gesprächspartner auszuweichen. Dies geschieht z. B. durch ein leichtes »Überkreuz-Sitzen«, bei dem die Stühle schräg zueinander angeordnet sind. Es gibt auch die Möglichkeit, dem Patienten zwei Stühle anzubieten, z. B. hinter dem Schreibtisch oder neben dem Schreibtisch, so dass er selbst Nähe und Distanz bestimmen kann. Diese Vorbereitungen und scheinbaren Formalien kosten nur wenig Zeit, sind aber sehr wichtig.

Bei einem bettlägerigen Patienten im Krankenhaus bemüht sich der Arzt, den Patienten so zu lagern, dass dieser ohne Atembeschwerden sprechen kann. Er achtet darauf, dass er sich etwa auf gleicher Ebene mit dem Patienten befindet und dieser ihn gut sehen und hören kann. Sehr bewährt hat sich das Anbringen eines Schildes »Bitte nicht stören« an der Außentür des Zimmers. Zur einleitenden Erklärung gehört, wie viel Zeit für das Gespräch voraussichtlich zur Verfügung steht, damit der Patient sich auf diesen Rahmen einstellen kann.

> **Begrüßung und Setting (Köhle 2005)**
> Begrüßung und Vorstellung
> Der Arzt begrüßt den Patienten, stellt sich vor und erklärt ihm seine Rolle und Funktion. Dieser erste Schritt erscheint so selbstverständlich, dass er häufig vergessen wird.
> — Blickkontakt aufnehmen
> — Begrüßung
> — Mit Namen ansprechen, Hand geben
> — Sich mit Namen vorstellen
> — Funktion erklären
>
> Für eine ungestörte, ruhige Gesprächsatmosphäre sorgen
> — Evtl. Schild »Bitte nicht stören«
> — Wenn möglich, Mitpatienten raus bitten oder Gespräch in Behandlungszimmer führen
> — Fernseher oder Radio ausschalten

- Arzthelferinnen anweisen, nur in dringenden Fällen zu stören

Für angenehme Gesprächsatmosphäre sorgen
Der Arzt erkundigt sich, wie sich der Patient im Moment fühlt. Er bemüht sich, es dem Patienten so bequem wie möglich zu machen.
- Gespräch im Sitzen führen (Stuhl am Krankenbett, Patient nur zur körperlichen Untersuchung hinlegen)
- Evtl. Bett hochstellen
- Nähe/Distanz abstimmen
- Körperhaltung des Patienten beachten
- Small Talk zum »warm werden« führen

Gesprächsinhalt und Rahmen abstecken
- Gesprächsziele verdeutlichen
- Zeitrahmen mitteilen
- Auf evtl. Störungen durch Piepser, Kollegen oder Pflegepersonal hinweisen
- Unterbrechungen ankündigen (z. B. für gleichzeitige Versorgung anderer Patienten im Nebenraum)

6.3   Patientenzentrierte Phase der Befunderhebung (aktuelle Beschwerden)

Ausgangspunkt ist immer das aktuelle Anliegen des Patienten, in der Regel sind dies die aktuellen körperlichen Beschwerden. Das Gespräch wird immer mit einer offenen Frage eröffnet: »Was führt Sie heute her zu mir?«, »Was kann ich für Sie tun?«, »Was für Beschwerden haben Sie?«

Durch eine offene Frage kann der Patient selbst wählen, worüber er zunächst sprechen will. Dabei gibt diese »initiale Botschaft« schon wichtige Hinweise auf das zugrundeliegende Problem. Nach der Gesprächseröffnung nimmt der Arzt sich zurück und lässt dem Patienten Raum zur Schilderung seines Anliegens und seiner Beschwerden. Er gibt ihm durch verbale (z. B. Zusammenfassen der Beschwerden) und nonverbale Signale (Pausen, Kopfnicken) die Möglichkeit, seine Beschwerden möglichst umfassend zu schildern. (s. Techniken der

patientenzentrierten Gesprächsführung in ► Kap. 5). Der Arzt registriert diese initialen Schilderungen des Patienten, ohne sie sofort zu interpretieren. Er sollte in dieser Phase nicht unterbrechen, es sei denn für Verständnisfragen.

6.4   Arztzentrierte Phase der Befunderhebung

In der arztzentrierten Phase der Anamnese stellt der Arzt gezielt geschlossene Fragen, um möglichst schnell die Information zu erfragen, die er zur Stellung einer Diagnose benötigt. Die vielfach zusätzlich eingesetzten Anamnesebögen helfen alle notwendigen Fragen zu stellen und signalisieren dem Patienten den geänderten Gesprächsstil. Zusätzlich sollte der Arzt den Wechsel der Gesprächsführung transparent machen und kurz metakommunikativ einführen (s. ► Abschn. 5.3.2 zur Metakommunikation). Dies kann er beispielsweise tun, indem er das bis dahin Gehörte zusammenfasst und dann ankündigt, dass er nun einige Nachfragen zu den Beschwerden stellen möchte.

Der Arzt beginnt mit einer gezielten, eher offenen Frage, um dann immer präziser nachzufragen:
- »Was meinen Sie eigentlich mit ‚schlecht fühlen'?«
- »Müssen Sie erbrechen?«
- »Haben Sie Gewicht verloren?«

Weitere gezielte Fragen zu Schmerzen können sein:
- »Wo sind die Schmerzen genau und wohin strahlen sie aus?«
- »Wie erleben Sie die Schmerzen, z. B. dumpf, brennend oder stechend?«
- »Wie stark erleben Sie die Schmerzen auf einer Skala von 0–10, wobei 0 keinen Schmerzen entspricht und 10 stärksten Schmerzen?«
- »Wie weit sind Sie durch die Schmerzen in Ihrem Alltag beeinträchtigt?«
- »Haben Sie zusätzlich noch andere Beschwerden?«
- »Wann genau haben die Schmerzen begonnen, wie war der weitere Verlauf?«
- »In welcher Situation treten die Schmerzen verstärkt auf? Durch welche Maßnahmen können Sie die Schmerzen lindern?«

Fallbeispiel

Ein 35-jähriger Patient, Herr K., kommt wegen krampfartig stechender Oberbauchbeschwerden in die Sprechstunde. Bei der weiteren Schilderung mit einigem Nachfragen ergibt sich folgender Befund: Die Beschwerden treten unabhängig von den Mahlzeiten auf. Er schildert, dass er noch vor dem Klingeln des Weckers aufwache, häufig unruhig sei und Übelkeit bis Brechreiz verspüre. Er versuche, kleine leichte Mahlzeiten zu sich zu nehmen, was aber aufgrund seines unregelmäßigen Schichtdienstes und der Arbeit am Serviceschalter bei der Deutschen Bundesbahn häufig nicht möglich sei. Er habe zudem sehr schnell ein Gefühl der Übersättigung. Dazu kommen Aufstoßen, Blähungen und unregelmäßiger Stuhlgang.

Der Arzt hört sich zunächst die Beschwerden an (Phase 3), stellt evtl. einige klärende Fragen (Phase 4) und leitet dann zur aktuellen Lebenssituation und zur psychosozialen Anamnese (Phase 6) des Patienten über.

6.5   Körperliche Untersuchung

Die körperliche Untersuchung ist integraler Bestandteil der Diagnostik. Sie gibt dem Patienten das Gefühl, mit seinen körperlichen Beschwerden angenommen zu werden und intensiviert die Arzt-Patient-Beziehung. Sie liefert wertvolle Informationen sowohl auf der Sach-, als auch auf der Beziehungsebene.

Auch bei der körperlichen Untersuchung laufen zwischen Arzt und Patient verbale und nonverbale Austauschprozesse ab. Das Berühren bei der körperlichen Untersuchung ist eine Körpergrenzen überschreitende, oft intime und eindringende Annäherung an einen Fremden. Zum Beispiel bei der Untersuchung des Abdomens ist das Maß an notwendiger Entspannung abhängig von der Feinfühligkeit des Untersuchers und dem Vertrauen, das der Untersuchte in der Situation entwickelt. Gefühle von Unlust, Angst, Scham oder Schmerz können beim Patienten auftauchen. Der gute Beziehungsaufbau in den bisherigen Phasen der Anamnese, kann den Verlauf der körperlichen Untersuchung daher entscheidend beeinflussen.

Praxistipp

Die Wahrnehmung und Rückmeldung körperlicher Reaktionen an den Patienten können dabei helfen, dass der Patient sich entspannt, Vertrauen gewinnt und sich vom Arzt verstanden fühlt:

- »Ich merke, dass sich Ihr Bauch verkrampft. Ist Ihnen die Berührung unangenehm?«
- »Die Schmerzen in der rechten Schulter, wenn Sie den Arm heben, scheinen für Sie unerträglich zu sein.«

6.6   Psychosoziale Anamnese und aktuelle Lebenssituation

Die psychosoziale Anamnese umfasst die biographische Anamnese, die Lebensumstände und die Krankheitsbewältigung sowie das subjektive Krankheitsverständnis. Die **biographische Anamnese** hat dabei das Ziel, die psychische, soziale und medizinische Vorgeschichte eines Patienten herauszuarbeiten, um einen Gesamtblick auf dessen persönliche Entwicklung zu erhalten. Im Vergleich zur allgemeinen klinischen Anamnese stehen mehr die Person des Patienten und sein **subjektives Erleben**, seine **Krankheits- und Behandlungsvorstellungen** im Mittelpunkt. Bereits im patientenzentrierten Teil der Anamnese erhaltene Informationen werden gegebenenfalls vertieft.

Zu diesem Teil der Anamnese bleibt im Rahmen eines Erstgespräches in Klinik oder Praxis allerdings meist zu wenig Zeit. Aber auch in einer zunächst auf die körperliche Symptomatik ausgerichteten Anamnese können schon Daten zur Lebensgeschichte, z. B. schwere Krankheiten oder Krankenhausaufenthalte in der Kindheit oder Belastungen durch Krankheit oder Tod eines Elternteils zur Sprache kommen. Weitere Einzelheiten können – wenn notwendig – in Folgegesprächen erarbeitet werden.

Mit einer offenen Frage leitet der Arzt zur Lebenssituation und Biographie des Patienten über:

- »Ich habe noch gar kein Bild davon, wie Sie sonst leben, was Sie beruflich machen und ob Sie eine Familie haben?« oder

➡ »Um Sie besser kennen zu lernen, möchte ich Ihnen noch gerne einige Fragen zu Ihrer Arbeits- und Lebenssituation stellen.«

Weitere Themen können in Folgegesprächen sukzessiv erarbeitet werden. Der Arzt fragt nach der Beziehung zu den Eltern und Geschwistern und anderen wichtigen Bezugspersonen, wie Lebenspartnern und Kindern. Die Fragen können z. B. lauten: »Was für ein Mensch ist/war Ihre Mutter/Ihr Vater?« »Wie ist/war die Beziehung zu Ihren Eltern/zu Ihren Geschwistern?« »Was sagen/wie reagieren Ihr Lebenspartner und die Kinder auf Ihre jetzige Erkrankung?«

Fortsetzung Fallbeispiel

Auch bei Herrn K. ergibt die erweiterte biopsychosoziale Anamnese wichtige Informationen zum Verständnis der Beschwerden. Er berichtet, er könne sich schlecht konzentrieren, vergesse wichtige Termine, sei schnell hektisch und reagiere nervös, was sich zunehmend auch in Unsicherheit im Kontakt mit »schwierigen Kunden« äußere. Am Wochenende und im Urlaub falle es ihm schwer, Abstand von den Problemen des Arbeitstages zu gewinnen.

Ähnliche Beschwerden seien bereits vor einem Jahr aufgetreten, als er noch in A. wohnte und auf einen anderen Bahnhof versetzt worden sei. Er sei damals gastroskopiert und wegen immer wieder auftretender Durchfälle koloskopiert worden, wobei ein leichter Reizzustand der Magen- und Darmschleimhaut nachgewiesen wurde. Jetzt seien von seinem Vorgesetzten erneut Rationalisierungsmaßnahmen angekündigt worden. Er fürchte wieder eine Versetzung oder den Verlust seines Arbeitsplatzes. Das Klima unter den Kollegen sei schlecht, einer misstraue dem anderen. Wenn er seinen Beruf nicht gerne ausüben würde, hätte er sich schon längst um eine andere Arbeitsstelle gekümmert.

Während der gesamten Schilderung des Patienten achtet der Arzt auf sein eigenes Befinden. Ist er vom Patienten fasziniert, kann er ruhig und entspannt zuhören, interessiert ihn der Patient, oder ist er angespannt, gereizt oder gelangweilt? Parallel dazu entstehen Hypothesen zum Zusammenhang zwischen aktuellen Beschwerden und der Lebens- und Beziehungsgeschichte des Patienten.

In diesem Beispiel verspürt der Arzt bei sich beschützende Impulse gegenüber dem Patienten. Er möchte ihn trösten und ihm Mut machen. Gleichzeitig bemerkt er ein anklammerndes Verhalten des Patienten, das ihn zurückschrecken lässt.

Inhalte der biopsychosozialen Anamnese

- Aktuelle Beschwerden, Gründe für Aufsuchen der Arztpraxis oder stationäre Aufnahme
- Genauer Zeitpunkt des Beschwerdebeginns, auslösende, symptomverstärkende und aufrechterhaltende Bedingungen
- Aktuelle Lebenssituation (Familie, Partnerschaft, Beruf)
- Eigen- und Familienanamnese in Bezug auf frühere Erkrankungen
- Lebensgeschichtlicher Rückblick: Kindheit, Beziehung zu Eltern, berufliche Entwicklung, Schwellensituationen
- Zusammenhänge zwischen Lebensgeschichte und aktuellen Beschwerden
- Subjektives Krankheitsverständnis des Patienten
- Einschätzung der körperlichen und sozialen Ressourcen
- Bild von der Persönlichkeit des Patienten
- Evtl. Verleugnung psychosozialer Konflikte und Krankheitsängste
- Erste Therapieüberlegungen

In einem abschließenden Schritt wird versucht, die aktuellen Beschwerden auf dem Hintergrund der Lebensgeschichte des Patienten zu verstehen.

Fortsetzung Fallbeispiel

Herr K. berichtet weiter, dass sein Vater, welcher bei der Deutschen Bundesbahn als Lokomotivführer gearbeitet habe, früh, im Alter von 53 Jahren, an Herzinfarkt verstorben sei. Zur Mutter bestehe ein sehr enges abhängiges Verhältnis. Umzug und andere Trennungssituationen hätten schon als Kind bei ihm zu Bauchschmerzen geführt. Als Jugendlicher habe er immer versucht es allen recht zu machen, nicht aufzufallen und durch gute Leistungen Anerkennung zu erwerben. Er lebe seit 5 Jahren mit einer 30-jährigen Frau zusammen, könne sich aber nicht entscheiden, diese Frau zu heiraten und gemeinsame Kinder zu haben.

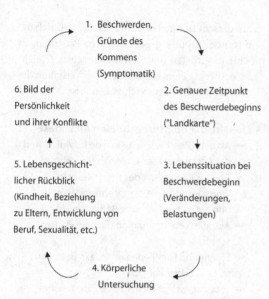

1. Beschwerden, Gründe des Kommens (Symptomatik)

2. Genauer Zeitpunkt des Beschwerdebeginns ("Landkarte")

3. Lebenssituation bei Beschwerdebeginn (Veränderungen, Belastungen)

4. Körperliche Untersuchung

5. Lebensgeschichtlicher Rückblick (Kindheit, Beziehung zu Eltern, Entwicklung von Beruf, Sexualität, etc.)

6. Bild der Persönlichkeit und ihrer Konflikte

◻ Abb. 6.1 Biopsychosoziale Anamnese. (Mod. nach Bräutigam et al. 1997; mit freundlicher Genehmigung des Thieme-Verlags)

Jetzt ist mosaikartig ein umfassendes Bild des Patienten entstanden, das es ermöglicht, eine **Gesamtdiagnose** zu stellen, die die Beschwerden auf dem Hintergrund der aktuellen und vergangenen Lebenssituation verständlich machen (◻ Abb. 6.1).

6.6.1   Einfühlungsvermögen für körperliche Beschwerden (Exkurs)

Je besser der Arzt wirklich versteht, welche existentiellen Botschaften und Verletzungen der Patient mit seinen Beschwerden ausdrückt, desto genauer wird seine Diagnose sein. Der Weg dorthin führt über die sogenannte körperliche Empathie (Rudebeck 1998), ein Einfühlungsvermögen für das, was ein anderer Mensch körperlich wahrnimmt, wie er seine Krankheitssymptome erlebt und wie er darauf reagiert.

Der berühmte Neurologe Oliver Sacks behandelte hirngeschädigte Menschen. Um mit den Symptomen seiner Patienten vertraut zu werden, imitierte er sie häufig. Er zappelte wie ein vom Tourette-Syndrom Befallener, er fiel in sich zusammen wie ein Autist oder zitterte wie ein Parkinson-Kranker.

Dieses körperliche Einfühlungsvermögen ist ein diagnostischer und therapeutischer Prozess zu-

gleich. Wird der Arzt offen für seine eigene subjektive Anatomie, entwickelt er im Laufe seiner Berufslaufbahn einen Resonanzraum, eine »Körperresonanz« für verschiedenste Symptome seiner Patienten. Rollenspiele, in denen der Arzt selber einen Patienten spielt, zeigen, dass solche Fähigkeiten schnell erlernt werden können. Die Teilnehmer sind meistens sehr überrascht, wie anders es sich anfühlt, in der Patientenrolle zu sein und entwickeln auf diese Weise ein neues Verständnis für die Beschwerden der Patienten. Diese spezifische Empathie bedeutet eine neue Qualität in der Arzt-Patient-Kommunikation. Sie ergänzt den bisher vom Patienten gewonnenen Eindruck durch folgende Aspekte: Was ist die initiale körperliche Botschaft des Patienten? Wie ist die Körperhaltung? Wie gibt er mir die Hand? Wie betritt er das Untersuchungszimmer?

Auch die körperliche Untersuchung ist Kommunikation. Die Art und Weise, wie der Arzt den Patienten anpackt, wie zart oder fest er ihn drückt, wie lange er die Hand auf Bauch oder Rücken liegen lässt, kann Antipathie oder Zuwendung bedeuten und hat entscheidenden Einfluss auf das Selbstwertgefühl des Patienten. Auch wenn Arzt und Patient zunächst noch nicht verstehen, woher die Beschwerden kommen und was sie aussagen, ist durch die körperliche Empathie des Arztes eine gemeinsame Wirklichkeit entstanden, die einen Austausch über Ursachen und Behandlung erst möglich macht.

6.7   Gesamtdiagnose

Eine Gesamtdiagnose (▶ Kap. 1 »Was ist psychosomatische Medizin?«) soll die Fragen beantworten: Was hat bei diesem Krankheitsbild einen somatischen, was einen psychischen und was einen sozialen Bezug und welches Gewicht hat jeder dieser Anteile? Durch die biopsychosoziale Anamnese hat der Arzt diese Anteile erkannt, kann sie nun gewichten und zueinander in Beziehung setzen (◻ Abb. 6.2).

Der Arzt sollte sich darüber klar sein, welche Systemebene (Organe, psychisches Befinden, soziale Probleme) er fokussiert und warum er gerade diese Ebene auswählt. Es ist zwar möglich, Aspekte verschiedener Systemebenen simultan wahrzunehmen, es ist aber sehr schwierig und auch häufig

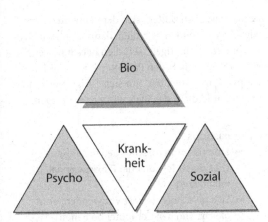

❏ **Abb. 6.2** Das biopsychosoziale Modell: Körperliche, seelische und soziale Einflussfaktoren wirken bei jeder Krankheit in unterschiedlicher Gewichtung zusammen

nicht notwendig, die Aufmerksamkeit auf alle Ebenen gleichermaßen zu verteilen. In der hochtechnisierten Akutmedizin ist die Entscheidung für den organbezogenen Fokus oft notwendig. Psychische und soziale Ebenen treten zunächst zurück, sollten im weiteren Verlauf aber unbedingt berücksichtigt werden.

Metaphorisch ausgedrückt bedeutet, eine Diagnose zu stellen, einem unsichtbaren Vorgang einen Namen zu geben, ihn zu einer benennbaren Krankheit zu machen, die behandelbar ist. Anders ausgedrückt: Krankheiten sind so etwas wie unheimliche Dramen. Der Arzt kann die Beschwerden des Kranken wie die Worte eines Schauspielers nehmen und versuchen, daraus den Namen des Stückes und die Spielregeln zu erkennen. Erst wenn der Arzt diese Zusammenhänge verstanden hat, sollte er sich in das »Drama« einschalten. Eine Diagnose stellen ist also die »Suche« nach dem richtigen Namen für ein unbekanntes Drama.

Eine Gesamtdiagnose wird nicht vom Arzt alleine gestellt. Vielmehr sollte sich die Anamnese so entwickeln, dass der Patient im Erzählen ein besseres Verständnis seiner selbst entwickeln kann und ihm Zusammenhänge deutlich werden. Deutungen des Arztes sollten im Sinne eines Vorschlages dem Patienten klar aber auch behutsam angeboten werden. Dann sollte genug Raum und Zeit bleiben, dass der Patient seine eigene Resonanz auf die Gesamtdiagnose noch spüren und äußern kann.

Häufig kann es mehrere Sitzungen dauern, bis Arzt und Patient gemeinsam das »Drama« verstehen und eine Gesamtdiagnose gestellt werden kann. Auf jeden Fall ist es am Ende der ersten Anamnesestunde sinnvoll, gemeinsam mit dem Patienten eine Art Zwischenfazit zu formulieren (Beispiele s. ▶ Kap. 1 »Was ist psychosomatische Medizin?« und ▶ Kap. 3 »Ziele der Fort- und Weiterbildung in der psychosomatischen Grundversorgung«).

6.8   Behandlungsplanung

Das Ziel der Behandlungsplanung ist, mit dem Patienten gemeinsam eine Behandlungsstrategie zu finden, die auch vom Patienten mitgetragen wird. Dazu gehört auch die Auftragsklärung. Wozu kommt der Patient? Gibt es versteckte Aufträge? Ist der Patient wirklich motiviert z. B. etwas an seiner Lebensführung zu ändern? Oder erwartet er, dass der Arzt ihn leitet und versorgt?

A: »Es gibt verschiedene Behandlungsansätze, die denkbar sind. Wenn Sie möchten, informiere ich Sie darüber und wir entscheiden anschließend gemeinsam, was für Sie das Beste ist. Wenn Sie möchten, kann ich die Entscheidung aber auch aus meiner Sicht für Sie treffen.«

Die Antwort könnte lauten:

P: »Sie sind doch der Experte, entscheiden Sie das.«

Oder:

P: »Ja, das wäre mir schon lieb, erstmal zu hören, was es für Alternativen gibt.«

6.9   Abschluss

Die Abschlussphase dient dem Resümee. Dazu nutzt der Arzt erneut das Mittel der Zusammenfassung, mit der die Thematik des Gesprächs und die wichtigsten Punkte aufgegriffen werden.

Fortsetzung Fallbeispiel

Arzt zu Herrn K.: »Wir haben heute ausführlich über Ihre Bauchschmerzen und die damit zusammenhängenden Probleme gesprochen. Wir haben vereinbart Blut abzunehmen, eine Ultraschalluntersuchung des Bauches, eine Gastroskopie und ein Belastungs-EKG durchzuführen. Wir haben auch über Ihre Arbeitsplatzprobleme gesprochen. Um darauf nochmal einzugehen, möchte ich Ihnen gerne einen Termin in den nächsten Tagen vorschlagen. Bei der Gelegenheit werden wir dann auch die Ergebnisse der zwischenzeitlich erfolgten Untersuchungen besprechen. Gibt es noch Fragen, die wir jetzt vergessen haben?« Herr K. war offen gegenüber einer psychosomatischen Sichtweise und hat in seinem subjektiven Krankheitsverständnis schon selbst solche Zusammenhänge vermutet. Nach 2 unterstützenden Gesprächen, die das Selbstvertrauen und das Durchsetzungsvermögen des Patienten gegenüber seinem Vorgesetzten und Arbeitskollegen förderten, kam es zu einer Besserung der Beschwerden. Bei erneutem Auftreten der Magen- und Darmbeschwerden wurde die Vorstellung bei einem Psychotherapeuten vereinbart.

Versucht der Patient unmittelbar vor Ende des Gespräches noch ein weiteres wichtiges Thema zur Sprache zu bringen, so kann der Arzt das Gespräch auf folgende Weise beenden: »Wir haben nur noch wenige Minuten Zeit. Das Thema ist sehr wichtig. Ich schlage vor, dass wir uns dafür noch einmal ausführlich Zeit nehmen und nicht jetzt versuchen, auf die Schnelle eine Lösung zu finden.«

Auf diese Weise gelingt es, den Gesprächsrahmen einzuhalten und sogenannte »**Türschwellen-Gespräche**« zu vermeiden, die in aller Regel für beide Beteiligten nur unangenehm sind. Weitere Einzelheiten zur Gesprächsführung finden sich in ▶ Kap. 5.

6.10   Dokumentation

Schriftliche Aufzeichnungen während des Erstgesprächs können die Aufmerksamkeit gegenüber dem Patienten beeinträchtigen. Ist der Arzt noch nicht so erfahren, ein Gespräch anschließend kurz niederzuschreiben, oder ist er es gewohnt aufzuschreiben, dann wird er ohne Notizen nicht auskommen. Wichtig ist aber, den Patienten darüber vorher zu informieren und sein Einverständnis einzuholen. Es sollten dann aber nur markante Daten und wichtige persönliche Formulierungen des Patienten in Stichworten festgehalten werden. Auf jeden

Fall ist darauf zu achten, sich dem Patienten immer wieder zuzuwenden, vor allem dann, wenn wichtige Erlebnisse mit heftigen Gefühlen berichtet werden. Es ist auch möglich, den Patienten kurz zu bitten, im Gespräch innezuhalten, um sich einige Notizen zu machen und dann das Blatt wieder wegzulegen.

> **Praxistipps**
> — Störende Unterbrechungen des Gespräches durch Telefon oder Praxispersonal minimieren
> — Sich dem Patienten aktiv zuwenden, nicht gleichzeitig den Computer bedienen
> — In den ersten 3 min sich selbst zurücknehmen und offene Fragen stellen
> — Vor Abschluss des Gespräches gezielte Fragen zur Verständnissicherung stellen
> — Am Ende den Inhalt kurz zusammenfassen
> — Gesprächsnotizen nach Möglichkeit erst nach dem Gesprächsende machen
> — Gesprächsende und Vereinbarung über das weitere Vorgehen rechtzeitig ankündigen

Literatur

Zitierte Literatur

Bräutigam B, Christian P, von Rad M (1997) Psychosomatische Medizin: Ein kurzgefasstes Lehrbuch. Thieme, Stuttgart

Köhle K (2005) Ärztliche Gesprächsführung und Mitteilung schwerwiegender Diagnosen. AG Medizindidaktik. Institut und Poliklinik für Psychosomatik und Psychotherapie Universität Köln

Rudebeck C (1998) The doctor, the patient and the body. Proceedings of the eleventh international Balint Congress 1998. Edited by John Salinsky. Limited Edition Press, Southport

Weiterführende Literatur

Adler RH, Hemmler W (1992) Praxis und Theorie der Anamnese. 3. Aufl. Fischer, Stuttgart

Das Paar- und Familiengespräch

Werner Geigges, Dietrich Noelle, Michael Wirsching

K. Fritzsche et al. (Hrsg.), *Psychosomatische Grundversorgung*,
DOI 10.1007/978-3-662-47744-1_7, © Springer-Verlag Berlin Heidelberg 2016

Fallbeispiel

Die 33-jährige Frau A. ist verheiratet mit dem 36-jäh-
rigen Herrn A. und Mutter einer Tochter (9 Jahre) und
eines Sohnes (11 Jahre). Frau A. erhält die Diagnose
eines Morbus Hodgkin, Stufe CS IV. Zu Beginn der Erkrankung hält die Familie eng zusammen. Der Mann
sagt alle Freizeitaktivitäten ab, engagiert sich sehr für
seine Kinder und besucht seine Frau regelmäßig
während der stationären Aufenthalte. Das familiäre
Gefüge wird vor allem durch die Betonung komple-
mentärer Beziehungsformen stabilisiert: Zeichen der
Schwäche bei Frau A. führen zu ausgesprochener
Stärkedemonstration bei Herrn A., der offenbar ganz
problemlos mit seiner neuen Aufgabe als Haupterzie-
hungsperson zurechtkommt. Zeigt sich Frau A. ent-
mutigt, verhalten sich v. a. die Kinder betont optimis-
tisch und versorgen ihre Mutter z. B. mit frohstim-
menden Kinderzeichnungen. Negative Gefühle werden zugunsten von Harmonie und Stabilität reguliert,
Konflikte abgeschwächt oder verborgen. Zehn Monate nach der Krebsdiagnose zeigen sich deutliche
Veränderungen des familiären Interaktionsmusters:
Der 11-jährige Sohn wird zunehmend aggressiv und
erlebt einen Leistungseinbruch. Der Arzt lädt die Familie zu einem Familiengespräch ein.

7.1   Theoretischer Teil

7.1.1   Konzept des Lebenszyklus

Das Konzept des Lebenszyklus (McGoldrick u. Gerson 1990) geht davon aus, dass Familien im Laufe
ihres Lebens verschiedene Phasen durchlaufen, wie
z. B. Paarbildung, Elternschaft, Altwerden usw.
(□ Abb. 7.1). Jede dieser Phasen stellt wie jede andere Veränderung des Familiengleichgewichts, eine
potentielle Bedrohung für die bisherige Organisa-
tionsform der Familie dar. Neue Mitglieder kommen hinzu, sei es durch Geburt, Adoption, Freundschaften oder Ehen, andere verlassen die Familie
durch Trennung, Scheidung oder Tod. Die Phasen,
durch die Familien gehen, sind nicht willkürlich,
sondern lassen sich in Stadien einteilen, die charakteristische Erscheinungsformen mit für sie typischen Problemen aufweisen. Ein erfolgreiches Absolvieren dieser Stadien des Lebenszyklus ist eine
notwendige Voraussetzung für Wachstum und Weiterentwicklung in Familien. Die Fähigkeit, solche
Veränderungen gemeinsam durchzustehen, ist wesentlich davon bestimmt, wie erfolgreich die voran-
gegangen Phasen bewältigt wurden. Manchmal
entwickelt ein Familienmitglied gerade dann, wenn
ein Familie große Mühe hat, sich an veränderte Bedingungen anzupassen, Symptome und sucht Hilfe

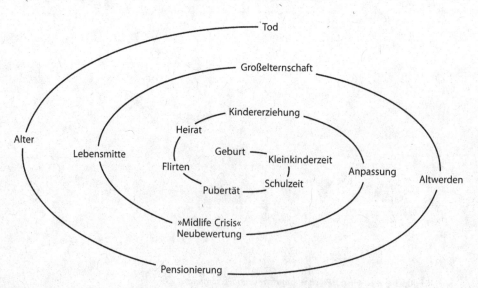

□ **Abb. 7.1** Das Konzept des Lebenszyklus. (Aus McGoldrick u. Gerson 1990; mit freundlicher Genehmigung)

bei Ärzten bzw. Beratungsstellen. Es ist daher stets hilfreich, sich in solchen Situation zu überlegen, in welchem Übergangsstadium sich die Familie zu diesem Zeitpunkt befindet.

Das junge Paar

Wenn etwa bei einem jung vermählten Paar, das gerade mit dem Aufbau eines neuen familiären Systems und gleichzeitig mit der Ablösung von den jeweiligen Herkunftsfamilien beschäftigt ist, eine schwere Erkrankung, wie etwa eine Krebserkrankung diagnostiziert wird, ist die Beziehung häufig sehr bedroht. Der betroffene Partner kann in die Abhängigkeit und Intimität seiner Herkunftsfamilie zurückfallen; die Herkunftsfamilie regelt dann häufig anstehende Entscheidungen ohne den neuen Lebenspartner adäquat einzubeziehen.

Familien mit Kindern in der Adoleszenz

Die Hauptaufgabe dieser Entwicklungsphase ist die allmähliche und doch definitive Ablösung der Kinder, die sich mehr und mehr ihrer »Peergruppe« zuwenden und auf der Suche nach eigener Identität und eigenen Lebenszielen sind. In einer solchen Situation führt eine schwere Erkrankung eines Familienangehörigen leicht zu Abbruch bzw. Aufschub dieser Ablösungsdynamik. Regressionstendenzen und ein schwerer Abhängigkeits-Autonomiekonflikt können die Folge sein, Individuationsbemühungen werden oft schuldhaft verarbeitet, die sogenannte Ausbruchsschuld. Erkrankt ein Elternteil an einer schweren Erkrankung werden heranwachsende Kinder häufig mit entsprechenden Elternfunktionen betreut und damit wieder stark an die Familie gebunden. Dies hemmt ihren Ablösungsprozess, selbst wenn sie sich diesem Aufgabentransfer verweigern und sich zurückziehen, da erfolgreiche Individuation stets »bezogene Individuation« bedeutet: »Wir können uns nur mit – und müssen uns gleichzeitig gegen – unsere wichtigen Bezugspersonen individuieren« (Stierlin et al 1983).

Im Alter

In der Phase des Alterns hängt das partnerschaftliche Miteinander der Eltern und das Miteinander mit den erwachsenen Kindern wesentlich davon ab wie die Adoleszenzphase und deren Wirren durchlaufen wurden. Das Getrenntsein-Können bei gleichzeitigem Gefühl der Zusammengehörigkeit scheint für diese Phase sehr wesentlich. Enkelkinder übernehmen später häufig die Funktion, die Generationen wieder näher zusammenzubringen. In der Arbeit mit schwer erkrankten älteren Patienten wird die Beziehung zu den Enkelkindern sehr häufig als eine der wesentlichsten Bewältigungsressourcen sichtbar, eng verbunden mit dem Gefühl »noch gebraucht zu werden«.

Familie als Ressource und Unterstützungssystem

Ehepartner oder Lebensgefährten haben einen größeren Einfluss auf gesundheitsrelevante Lebensgewohnheiten als irgendeine Person, einschließlich des behandelnden Arztes. Vor allem der Zwang zur Kosteneinsparung im Gesundheitssystem führt zur Wiederentdeckung des familiären Unterstützungssystems als wichtige Ressource. In zahlreichen Untersuchungen (Black et al. 1990) konnte gezeigt werden, dass familienorientierte Programme z. B. zur Änderung des Essverhaltens oder zur Reduzierung kardiopulmonaler Risikofaktoren erfolgreicher und kostengünstiger sind, als Programme, die sich auf den einzelnen Patienten beziehen. Diabetes- und asthmakranke Kinder profitieren besonders von familientherapeutischen Interventionen im Hinblick auf Blutzuckerspiegel, geringere Anfallshäufigkeit, Medikamentenreduktion und Krankheitstage (Campbell u. Patterson 1995).

Familie als belastetes System

Der Wandel von akuten zu chronischen Krankheitsbildern mit der Notwendigkeit, chronisch kranke Patienten sowohl zu Hause als auch im Krankenhaus zu versorgen, setzt Familien zunehmenden Belastungen aus. Die medizinischen Fortschritte ließen eine Vielzahl neuer Probleme für Familien entstehen: z. B. in der Transplantationsmedizin, insbesondere bei Lebensspendern zwischen biologisch oder sozial eng verwandten Menschen oder in der Reproduktionsmedizin.

Neben psychischen Erkrankungen greifen auch schwere körperliche Erkrankungen eines Elternteils auf vielfache Weise in die Beziehung zwischen Eltern und Kind ein und können die psychosoziale Entwicklung nachhaltig schädigen. Analog zu Schätzungen in den USA kann davon ausgegangen werden, dass auch in Deutschland 5–15 % aller Kinder und Jugendlichen einer solchen gravierenden Belastung einmal, mehrfach oder chronisch ausgeliefert sind. Trotz der zahlenmäßigen Relevanz ist diese Problematik in unserem Versorgungssystem bislang weder klinisch noch wissenschaftlich, noch im Hinblick auf präventive Konzepte ausreichend berücksichtigt. Insbesondere bei Krebserkrankungen eines Elternteils oder bei neurologischen Erkrankungen, wie z. B. multiple Sklerose und Epilepsie, finden sich bei den Kindern in bis zu 50 % maladaptive Bewältigungsmuster (Riedesser 1999).

Im Falle einer Erkrankung können folgende Stressoren in Familien und Beziehungen auftreten:
- Verschiebung der Balance zwischen Geben und Nehmen;
- ungelöste chronische Konflikte, die nicht mehr länger zu umgehen oder unterdrücken sind unter der Last der körperlichen Krankheit;
- Gefühl der Entfremdung durch körperliche und mentale Überlastung beider Partner;
- erhöhte Hilflosigkeit, Aggression, Gefühle von Abscheu und der damit verbundenen Schuld des Patienten und/oder Betreuers.

7.2   Praktischer Teil

7.2.1   Das Familiengespräch im medizinischen Kontext

McDaniel et al. (1997) empfiehlt folgende therapeutische Strategien für Paar- bzw. Familiengespräche im medizinischen Kontext:

Medizinische Dimension der Krankheit erkennen und anerkennen

Anders als in der Paar- und Familientherapie, geht es bei Paar- und Familiengesprächen im medizinischen Kontext um Familien, die mit einer Krankheit nicht oder nur unzureichend zurechtkommen. Im Mittelpunkt stehen die Erkrankung und ihre Auswirkungen auf die Familienmitglieder. Am Anfang bedarf es meistens der Erläuterung der Krankheit, ihrer Prognose und des wahrscheinlichen Krankheitsverlaufs als aktiver Beitrag des Arztes der Familie gegenüber. Der therapeutische Fokus liegt im Unterstützen von Kompetenzen und Ressourcen zur Krankheitsverarbeitung. Der Auftrag zum Gespräch ist primär durch die Krankheit bestimmt.

Krankheitsgeschichte erfragen

Um die »Krankheit« als medizinisches Konstrukt bildet sich ein Netzwerk von Geschichten, durch die Krankheit zum sozialen Phänomen, zur »geteilten« familiären Wirklichkeit wird. Wie das autobiografische Narrativ ist auch das familiäre Narrativ, als Sammlung von Geschichten über familiäre Erfahrungen in der Bewältigung von Lebensereignissen und Lebenskrisen ein Realitätskonstrukt, das über Generationen hinweg die Reaktionen von Familien auf bedrohliche Krankheiten prägt. Wichtige Fragen in Familiengesprächen sind daher:
- Welche familiären Lebenserzählungen durchziehen wie ein »roter Faden« die Schilderungen der Familienmitglieder?
- Welche Wirklichkeitskonstruktionen im Hinblick auf Ätiologie, Verlauf und Bewältigung von Krankheiten bzw. von erfolgreichen Heilungsstrategien sind in diesen Erzählungen erhalten?

Orientierung am Anliegen der Familie

Hier geht es vor allem darum, die Bewältigungsmuster einer Familie, auch wenn sie von außen betrachtet eher dysfunktional erscheinen, nicht von vornherein zu kritisieren und zu disqualifizieren, sondern sie als in der aktuellen Situation suboptimale Lösungsversuche zu würdigen und den Beitrag der Einzelnen im Hinblick auf das Weiterfunktionieren der Gesamtfamilie zu anerkennen. Es dient dem Abbau von Schuldzuweisungen und Schuldgefühlen und bewirkt eine unmittelbare emotionale Entlastung. Häufig kommt es z. B. vor, dass Familienmitglieder bei lebensbedrohlichen Erkrankungen ihre eigenen Lebensaufgaben ganz zurückstellen und sich gänzlich in den Dienst des erkrankten Familienmitglieds stellen, andere wiederum suchen die Distanz und werden in der Familie selbst oft als undankbar verurteilt und tendenziell ausgestoßen. Aus einer systemischen Perspektive kann es gelingen, beide Aspekte als wichtige Aufgaben innerhalb des familiären Systems in der Krise zu beschreiben und damit tendenziell auch wieder miteinander zu versöhnen.

Förderung offener Kommunikation und gegenseitiger Unterstützung

Hier geht es vor allem darum, der Familie in der Verarbeitung von Informationen bei Prognose, Krankheitsverlauf und Behandlungsplan Zeit zu lassen und Gelegenheit zu erneuten Gesprächen anzubieten, auch sie zu kritischen Fragen und Einwänden zu ermuntern.

Besonders wichtig ist es, alle Familienmitglieder als Betroffene anzuerkennen und sie dabei zu unterstützen, möglichst alle Gefühle der Betroffenheit zuzulassen. Diese emotionalen Reaktionen induzieren bei Familienangehörigen häufig Ängste: Aus der Rolle zu fallen, psychiatrisch auffällig zu erscheinen, sozial ausgegrenzt zu werden. Die Scham, diese emotionale Reaktion sozial nicht kommunizieren zu können, ist meist spürbar und führt dazu, dass Gedanken und Gefühle sowohl den behandelnden Ärzten wie den eigenen Angehörigen gegenüber zurückgehalten werden. Emotionale Reaktionen lösen unter den Familienmitgliedern häufig starke Unsicherheit und Hilflosigkeit aus. Hier kann therapeutische Unterstützung ansetzen: Sie kann helfen, den Prozesscharakter der emotionalen Reaktion und deren Bedeutung für eine erfolgreiche Bewältigung zu vermitteln und die emotionale Labilität des Kranken bzw. anderer Familienmitglieder als positiven Bewältigungsaspekt umzudeuten. Der akzeptierende Umgang mit direkt oder indirekt geäußerten Gefühlen hilft letztlich den einzelnen Betroffenen, aus ihrer individuellen Wirklichkeit wieder in die soziale Wirklichkeit der Familie bzw. der Umgebung zurückzukehren. Alle konfrontierenden Äußerungen sind möglichst zu vermeiden, der Schwerpunkt liegt auf der Betonung und dem Bejahen der Stärken und Eigenheiten einer Familie.

Um dem Gefühl vieler betroffener Familien alleingelassen zu sein entgegenzuwirken, sollten erste Familiengespräche auch psychoedukative Beratung und Unterstützung anbieten: Information über die Krankheit und mögliche Bewältigungsstrategien, Geschichten darüber, wie andere Familien Antworten auf die Herausforderung schwerer Krankheit suchen. Daneben ist es hilfreich, den Kontakt zu anderen Familien zu fördern, bzw. Informationen über regionale Selbsthilfegruppen für Patienten und Familien mit speziellen Krankheiten weiterzugeben.

Der Arzt als Moderator

Wenn der Arzt sich im Paar- oder Familiengespräch als Moderator versteht, ohne der Versuchung zu erliegen, dem Paar oder der Familie Ratschläge zu erteilen, kann es gelingen, einen offenen Austausch innerhalb der Beziehungen zu fördern und dem Paar oder der Familie zu vermitteln, dass sie selbst durch ihre veränderten Handlungsmuster den positiven Therapieverlauf fördern und unterstützen können.

7.2.2 Phasen des Familiengesprächs

Phase 1: Warm werden (Joining)

Joining (d. h. sich an das Paar oder die Familie anzukoppeln) heißt, mit jedem einzelnen Familienmitglied eine Verbindung aufzunehmen, es wissen zu lassen, dass man Wert darauf legt, auch seine Meinung kennenzulernen.

Eine ganze Familie bzw. ein Paar in die Praxis oder in die Klinik einzuladen, ist ein sehr viel offiziellerer Akt als die einzelnen Familienmitglieder bei einem Hausbesuch bzw. bei Angehörigenbesuchen in der Klinik zu sehen. Der Unterschied besteht vor allem darin, dass die Initiative zu solchen Paar- oder Familiengesprächen in der Regel vom Arzt ausgeht und es deswegen an ihm liegt, das Gespräch zu eröffnen und die Situation zu erklären, seine Vorstellungen und Anliegen offen zu legen:

Eine bewährte Formulierung um eine Familie zum Gespräch einzuladen:

A: »Bei einer ernsten Erkrankung und wenn es um die Behandlung geht, sollten sich alle Beteiligten an einen Tisch setzen. Wir würden gerne auch Ihren Angehörigen anbieten, ihre Meinungen und Fragen hier einzubringen. Deshalb schlage ich ein gemeinsames Gespräch vor.«

▪ **Kommentar:**

Mit diesen einleitenden Sätzen wird als Anlass für das gemeinsame Gespräch bereits am Anfang die gemeinsame Unterstützung und Hilfe für den Patienten ganz in den Vordergrund gerückt, um schon früh Ängste der Familienangehörigen (»Was hat er wohl dem Arzt erzählt?« »Sind wir jetzt womöglich Schuld am Ausbruch der Krankheit?« usw.) abzubauen.

Als nächster Schritt empfiehlt sich das Setting, d. h. den Gesprächskontext zu erläutern und die Dauer des Gespräches. Wichtig ist, der Familie bzw. dem Paar die Verantwortung zu geben, selbst zu bestimmen, über welche Themen gesprochen werden soll, bzw. welche ausgespart werden sollen.

Wichtigste Voraussetzung für ein gutes Gespräch ist es dann, mit jedem einzelnen Mitglied einen guten Kontakt aufzubauen. Dies ist besonders wichtig, da der Arzt nicht allen Personen in gleicher Weise vertraut ist und einige den Eindruck haben könnten, er stünde mehr oder weniger auf der Seite des Patienten.

A: »Ich kenne Sie, Frau A., und Sie, Herrn A., schon seit vielen Jahren, Ihre Kinder dagegen nur flüchtig. Wer mag mir die Familie etwas näher vorstellen und mir noch mal ihre Namen und ihr Alter nennen. Vielleicht kann ja jeder einige kurze Worte über die Person, die neben ihm sitzt sagen, wo er/sie wohnt und was sie beruflich machen und wer im Moment zusammenwohnt?«

Sind Kinder mit im Gespräch so hat sich bewährt, kurz persönlichen Kontakt auch mit ihnen aufzunehmen, um von Anfang an ein Zeichen der Gleichwertigkeit aller Familienmitglieder zu setzen, damit sich vor allem kleinere Kinder nicht von vornherein langweilen und evtl. das weitere Gespräch stören. Dafür ist es auch wichtig, eine kleine Spielecke im Zimmer zu haben, bzw. die Eltern zu bitten den Kindern ein Spielzeug bzw. Malsachen zu geben, damit die Kinder im Gesprächsverlauf sich immer wieder auch selbst beschäftigen können. Wenn wir uns direkt mit Fragen an die Kinder richten, so hat sich bewährt, zuvor die Eltern um Erlaubnis zu einem Gespräch mit ihren Kindern zu bitten und ihnen ein »Vetorecht« im Umgang mit schwierigen Themen einzuräumen, d. h. ihnen auch eine Mitverantwortung für den Verlauf des Gesprächs und den Umgang mit ihren Kindern zu übertragen. In Familiengesprächen passiert leicht, dass Themen berührt werden, die die Eltern nicht in Gegenwart ihrer Kinder besprechen wollen.

Phase 2: Kontext und Auftragsklärung

Im Vorfeld und zu Beginn des Familiengespräches sollten folgende Punkte angesprochen und geklärt werden:

- Institutioneller Kontext:
- Vor allem im klinischen Kontext ist es wichtig, dass die für den diagnostischen und therapeutischen Prozess verantwortlichen Ärzte in das gemeinsame Familiengespräch direkt einbezogen werden, da ansonsten die große Gefahr besteht, dass die Familie sich im Laufe einer stationären Behandlungsphase mit ganz unterschiedlichen professionellen Sichtweisen der Krankheit und ihrer Konsequenzen auseinandersetzen muss und dadurch zusätzlich belastet wird.
- Auftragsklärung – die Familie und ihre unterschiedlichen Behandler:
- Hier ist zu klären, welche anderen Ärzte, Psychotherapeuten bzw. Beratungsstellen, Heilpraktiker usw. in die gesundheitlichen Probleme der Gesamtfamilie involviert sind und wie diese anderen Behandler über die aktuelle Krise der Familie denken, bzw. urteilen.
- Erwartungen an das Paar- bzw. Familiengespräch:
  - »Anna, was denkst Du weshalb Ihr alle heute in meiner Praxis zusammengekommen seid?«
  - »Wie hat Vater Dir erklärt, weshalb ihr heute hier zu mir kommen sollt?«
  - »Wer in der Familie war eher skeptisch der Idee eines gemeinsamen Familiengesprächs gegenüber?«
  - »Wer in der Familie teilte diese Ansicht am ehesten?«
  - »Paul, wie hat Vater es geschafft, dass Ihr euch alle zusammen heute die Zeit nahmt, um hier in meiner Praxis dieses gemeinsame Gespräch zu führen?«

Durch solche Fragen werden Familien zu einer direkten Kommunikation miteinander während des Gespräches angeregt. Die dadurch angestoßenen Familieninteraktionen bieten in diagnostischer Hinsicht die Möglichkeit, genau zu beobachten, wie die Familienmitglieder miteinander reden, wer wen unterstützt, bzw. abwertet, wie die familiäre Hierarchie sich darstellt und wer welche Rollen in der Familie einnimmt (Abb. 7.2).

Wichtig ist, dass alle Mitglieder in der Anfangsphase des Gesprächs die Möglichkeit haben, ihre

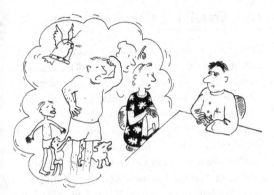

◘ **Abb. 7.2** Cartoon: Und wie steht es bei Ihnen zuhause? (Zeichnung: Gisela Mehren)

Wünsche und Erwartungen, aber auch Ängste und Befürchtungen dem gemeinsamen Familiengespräch gegenüber ausdrücken zu können.

Phase 3:
Die Krankheit und ihre Auswirkungen

Die 3. Phase des Familiengespräches hat die Krankheit und ihre Auswirkungen aus verschiedenen Perspektiven zum Thema. Die folgenden Punkte sollten angesprochen werden:

- Die Krankheit:
  - Was ist anders geworden in der Familie seit dem Ausbruch der Erkrankung?
  - Was wurde von der Familie und von den einzelnen Familienmitgliedern bereits alles versucht, um dem kranken Familienmitglied zu helfen?
  - Was hat am besten geholfen?
  - Was versteht die Familie unter der Krankheitsdiagnose?
  - Welches Verständnis der Therapiemaßnahmen und deren Nebenwirkungen ist vorhanden?
  - Welche Überzeugung in Hinsicht auf die Prognose und Heilbarkeit herrschen vor?
- Die Bedrohung für die familiären Beziehungen und die Zukunftspläne:
  - Wie werden innerhalb der Familie Rollen, Beziehungen und Kommunikationsmuster definiert?
  - Nach welchen Mustern werden innerhalb der Familie Entscheidungen herbeigeführt, aktuell und vor der Erkrankung?

- Welches sind die Ziele und Pläne einer Familie und wie wirkt sich die Erkrankung darauf aus?
- Wie sieht jedes einzelnes Familienmitglied die Veränderungen, die durch die Erkrankung angestoßen wurden?
- Verfügbare Ressourcen:
  - Welche finanziellen Ressourcen sind verfügbar, wenn ein Einkommen ausbleiben sollte?
  - Welche Ressourcen stehen zur Verfügung: Verwandte, Freunde, Selbsthilfegruppen usw.?
- Frühere Erfahrungen mit ähnlichen Situationen?
  - Welche Bewältigungsstrategien benutzte die Familie in früheren Krisen?
  - Wie sieht die Krankheitsanamnese der Familie aus und wie sehen die darin erworbenen Erfahrungen aus?

Phase 4: Behandlungsplanung

Durch das Joining, die Kontextklärung und die im Laufe des Gespräches immer genauere Fassung der gesundheitlichen Probleme und der damit verbundenen Beziehungswirklichkeiten bildet sich allmählich eine Vorstellung über die Richtung möglicher Veränderungen aus.

A: »Wir haben jetzt von Ihnen allen gehört, wie Sie über die Krankheit von Frau A. denken und welche Auswirkungen dies für die Gesamtfamilie und für die Einzelnen von Ihnen hat. Was wäre ein gutes abschließendes Ergebnis unseres Familiengespräches für die gesamte Familie bzw. für jeden von Ihnen? Gibt es konkrete Veränderungsideen und wie könnten die Wege dahin aussehen, so dass Sie alle davon profitieren könnten?«

Phase 5: Gesprächsabschluss

Familientherapeuten legen nach ca. 60–90 min eines Familiengespräches eine Pause von ca. 10 min ein, um die erhaltene Information noch einmal zu ordnen, die eigenen Hypothesen zu überprüfen, die Allparteilichkeit zu reflektieren und einen Abschlusskommentar zu entwickeln. Durch die Gesprächspause und die Ankündigung, danach nur kurz zusammenfassend die Sicht der Therapeuten mitzuteilen und Vereinbarungen zu treffen für den weiteren Verlauf der Behandlung, wird eine besondere Aufmerksamkeit auf Seiten des Paares bzw. der Familie erzeugt. Auch der Patient hat nochmals die Möglichkeit sich über das laufende Gespräch auszutauschen. In begrenztem Umfang ist dies auch im medizinischen Kontext möglich.

Die Abschlussintervention besteht aus mehreren Elementen:

Am Anfang steht in der Regel eine positive Konnotation, das heißt jede Person wird in positiver und wertschätzender Weise in ihrem Verhältnis zur Familie und zum vorgetragenen Problem gewürdigt und die Leistung der Familie als Ganzes, Lösungen für einen Problemkreislauf zu finden, anerkannt. Die primär problematischen Verhaltensweisen sollen in einen sinnvollen Zusammenhang zur Entwicklung der Familie gebracht werden, im Sinne suboptimaler Lösungsversuche. Ziel ist die Verflüssigung starrer Verhaltensmuster und einseitig Pathologie-orientierter Sichtweisen.

Positive Konnotation am Beispiel der Familie A.:

Die Veränderungen in der Paarbeziehung werden positiv konnotiert als notwendige Veränderungs- und Anpassungsprozesse i. S. einer jetzt dynamischeren Beziehungsregulation, die nach der initialen, fast symbiotischen Nähe auch neue Distanzierungsmöglichkeiten erfordert. Der verstärkte berufliche Einsatz und die Wiederaufnahme von Vereinsaktivitäten durch Herrn A. sowie das Engagement von Frau A. für andere betroffene Krebspatienten im Rahmen einer Selbsthilfegruppe werden so umgedeutet. Die intensive Suche nach symbiotischer Nähe zur Mutter beim 11-jährigen Sohn wird ebenfalls positiv konnotiert, als Versuch die Mutter zu unterstützen und ihre unausgesprochenen Ängste mit seinem Verhalten auszudrücken.

Das Ende des Gesprächs beinhaltet auch Unterstützung und Rat:

- Informationen über lokale Selbsthilfegruppen für Patienten und Familien,
- Informationen darüber, wie andere Familien eine schwere Erkrankung gemeistert haben,
- Herstellung des Kontakts zu solchen Familien.

7.2.3 Erstellung eines Genogramms

Genogramme sind grafische Darstellungen einer über mehrere Generationen reichenden Familienkonstellation. Sie zeigen Positionen in der Geschwisterreihe, Todesfälle, Krankheiten, Symptome, Lebensereignisse usw. in übersichtlicher Form. Sie werden im Rahmen eines Anamnesegesprächs mit Einzelpersonen bzw. Familien erstellt.

Der Vorschlag, ein Genogramm zu zeichnen, kann vom Arzt auf folgende Weise eingeführt werden: »Wir haben uns jetzt ausführlich über Ihr Problem unterhalten, ich würde mir jetzt gerne noch ein Bild darüber machen, welche Krankheiten in Ihrer Familie vorgekommen sind und welche Menschen zu Ihrer Familie gehören. Während Sie erzählen, zeichne ich diese Informationen gerne gemeinsam mit Ihnen auf, nach Art eines Familienstammbaums, sodass ich mich dann auch später wieder daran erinnern kann, wer wer ist.«

Durch vorsichtige Kommentare zu den Ereignissen bieten sich zahlreiche Möglichkeiten, in ein vertiefendes Gespräch mit dem Patienten einzusteigen, z. B.:

- »In Ihrer Familie befinden sich viele Menschen mit chronischen Kopf- und Bauchschmerzen, wie denken Sie darüber?«
- »Sie waren damals 6 Jahre alt, als Ihr Vater starb ... erinnern Sie sich noch an diese Zeit?«
- »Ist Ihnen aufgefallen, dass bestimmte Ereignisse gleichzeitig eintraten, z. B. Ihre Mutter starb, als Ihre Tochter zur Welt kam?«
- »Verwundert es Sie, dass die männlichen Familienmitglieder in Ihrer Familie immer sehr früh starben?«
- »Ihre Großmutter hat ihre Krebskrankheit überlebt, was wissen Sie über ihre Art mit der Krankheit umzugehen? Was hat ihr damals geholfen?«

Die Erstellung eines Genogramms (s. ◘ Abb. 7.3) erfolgt in drei Schritten:
1. Alle Familienmitglieder und ihre Beziehungen werden aufgezeichnet. Dabei wird mit den Kindern oder dem Paar als Kernfamilie angefangen. Dann werden die Großeltern hinzugefügt. Insgesamt sollen nach Möglichkeit 3 Generationen miteinbezogen werden.

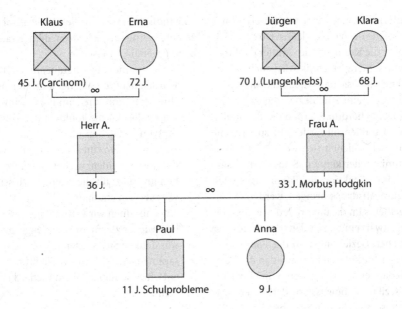

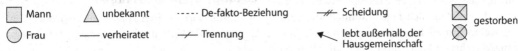

Die gebäuchlichsten Symbole und ihre Bedeutung

| ⬜ Mann | △ unbekannt | ---- De-fakto-Beziehung | ⚯ Scheidung | ⊠ gestorben |
| ⬤ Frau | — verheiratet | ⚯ Trennung | ◄ lebt außerhalb der Hausgemeinschaft | ⊗ |

☐ **Abb. 7.3** Genogramm der Beispielsfamilie von Frau A.

2. Im zweiten Schritt werden Angaben zur Familiengeschichte hinzugefügt: Alter, Geschlecht, Heirat, Scheidung, Fehlgeburten, Tod und ernsthafte Krankheiten sowie kritische Familienereignisse.
3. Jetzt werden die hauptsächlich vorkommenden Beziehungen unter den Familienmitgliedern nochmals besonders hervorgehoben.

7.2.4 Techniken der Gesprächsführung

Eine aktive strukturierende Gesprächsführung ist die Voraussetzung für einen förderlichen Umgang mit der Problemsituation der Familie. Dabei gilt es, eine gute Balance zu finden, zwischen der natürlichen Selbstinszenierung der Familie, deren spontanem Kommunikationsverhalten und dem sehr strukturierten zirkulären Vorgehen. Für diese aktive und strukturierende Gesprächsführung sind in Paar- und Familiengesprächen unterschiedliche Fragetechniken sehr sinnvoll. Fragen zu stellen,

dient nicht nur der Informationsgewinnung, es eröffnet auch neue Denkweisen und Perspektiven in der Familie.

Direkte Fragen

Direkte Fragen beziehen sich auf Fakten, Ursachen sowie Verhaltens- und Erlebnisweisen, die dem Einzelnen gut zugänglich sind. Beispiele:
— Wann traten die ersten Symptome auf?
— Wem sind diese Symptome zuerst aufgefallen?
— Wie reagieren Ihre Angehörigen auf Ihre Krankheit?
— Mit wem sprechen Sie über Ihre Beschwerden? Mit wem eher nicht?
— Wer hat wohl am meisten Angst vor der Erkrankung?

Indirekte oder zirkuläre Fragen

Wenn wir in einer Paarbeziehung bzw. in einer Familie jedes Mitglied nach der eigenen Meinung zu einer Krankheit bzw. einem Problem und dessen Auswirkungen befragen, erhalten wir häufiger interessantere Informationen, wenn wir auf eher indirekte Weise fragen: »Anna, was glaubst Du denn, wie Dein Vater über die Krankheit der Mutter denkt?«

Diese indirekte Fragetechnik wird auch als zirkulär bezeichnet, weil sie dazu dient, die Sichtweise einer dritten Person über die Beziehung zweier anderer zu erfragen. Hierdurch lernen die Behandler, aber auch die Familienmitglieder auf spielerische Weise die unterschiedlichen Sichtweisen der einzelnen Familienmitglieder kennen. Selbst wenn diese Angehörigen ihre Reaktion im Familiengespräch selbst nicht zum Ausdruck bringen, werden sie anschließend gemeinsam darüber reden, wie die Einzelnen in Gegenwart eines Fremden (des Arztes) die unterschiedlichen Beziehungen in der Familie beschrieben. Solche zirkulären Fragen laden dazu ein, sich in die Gedankenwelt der anderen hineinzuversetzen und Beziehung bewusst zu definieren. Dadurch erhalten solche Gespräche neben ihrem diagnostischen Wert auch eine therapeutische Bedeutung, da sie Menschen helfen können, die Dinge unterschiedlich zu sehen, unausgesprochene Meinungsverschiedenheiten und Konflikte offenzulegen und durch neue Wirklichkeitsdefinitionen erste Schritte zu Lösungen einzuleiten.

Klassifikationsfragen

Durch Klassifikationsfragen werden Unterschiede in Sichtweisen und Beziehungen greifbarer. Beispiele:

- Wer teilt die Meinung von Paul zur Krankheit seiner Mutter am ehesten?
- Wer am wenigsten?

Prozentfragen beleuchten quantitative Unterschiede und lassen Gewichtungen erkennen:

- Zu wieviel Prozent halten Sie Ihre Beschwerden für den Ausdruck der körperlichen Erkrankung, zu wieviel Prozent für den Ausdruck Ihrer derzeitigen beruflichen und familiären Probleme?

Hypothetische Fragen

Hypothetische Fragen ermöglichen es, kreative neue Möglichkeiten einzuführen und wirken daher der Angst vor Veränderung entgegen. Die in den Fragen spielerisch angesprochenen neuen Wege müssen dabei in keiner Weise realistisch, ja nicht einmal realisierbar sein, dennoch verstärken sie auf eine indirekte Weise die Selbstwirksamkeit der einzelnen Familienmitgliedern dem Krankheitsproblem gegenüber. Beispiele:

- Angenommen die Migräneanfälle Ihrer Frau würden deutlich seltener auftreten, was würde Ihre Frau (und Ihre Familie) gewinnen, was würde dies für die konkrete Beziehungsgestaltung im Alltag bedeuten?
- Angenommen, eines Ihrer Kinder würde sich dafür entscheiden, wieder zu Hause einzuziehen und ganz für die Eltern da zu sein, wer wäre das am ehesten?
- Angenommen wir würden uns in 5 Jahren hier wieder zu einem Familiengespräch treffen, was denken Sie, werden die Eltern noch zusammenleben? Wird Eva sich für ihren Freund entschieden haben? Wird Richard noch zu Hause leben?

Lösungsorientierte Fragen

Mit lösungsorientierten Fragen wird der Blick von der Krankheit weg auf symptomfreie Zeiten ermöglicht.

- Wie oft (wie lange, wann) ist die Symptomatik nicht aufgetreten? Was haben Sie und andere in diesen Zeiten anders gemacht?

Ungünstige Gesprächstechniken in Paar- und Familiengesprächen

Manche aus ärztlicher Alltagskommunikation sehr vertraute Äußerungen, Ratschläge und Kommunikationsstrategien fördern eher weniger den offenen Austausch innerhalb einer Familie. Weitere Anregungen für eine hilfreiche Gesprächstechnik sind:

- Konfrontierende Äußerungen sind möglichst zu vermeiden. Der Schwerpunkt liegt auf der Betonung und dem Bejahen der Stärken und Eigenheiten in der Familie.
- Dem Paar oder der Familie keine Ratschläge erteilen, sondern sich als Moderator verstehen. Nur so kann es gelingen, einen offenen Austausch innerhalb der Familienbeziehung zu fördern und dem Paar oder der Familie zu vermitteln, dass sie selbst durch veränderte Handlungsmuster den positiven Therapieverlauf fördern und unterstützen können.
- Im medizinischen Kontext sollte von »Familiengespräch« gesprochen werden und nicht

von »Familientherapie«, da letzteres bei Familienangehörigen häufig missverstanden wird, im Sinne von »Jetzt ist nicht unsere Tochter krank, sondern offensichtlich wir als ganze Familie und möglicherweise sind wir sogar schuld an ihrer Krankheit!« Solche Einstellung fördern hohe Abwehrhaltungen von Familien gegenüber Gesprächsangeboten.

— Zu wenig aktive und strukturierende Gesprächsführung. Anders als im Einzelkontakt mit Patienten entwickeln Paare oder Familien im gemeinsamen Gespräch sehr rasch kommunikative Muster, wie sie sich im Beziehungsalltag ausgebildet haben. Übernimmt nicht der Arzt relativ rasch aktiv die Gesprächsführung, besteht die Gefahr, dass sich im gemeinsamen Paar- und Familiengespräch alte Muster reinszenieren, sich bestimmte Koalitionen schnell ausbilden und sich einzelne Familienmitglieder innerlich aus dem Gespräch »abmelden«.

Literatur

Black DR, Gleser LJ, Kooyers KJ (1990) A meta-analytic evaluation of couples. Weight-loss programms. Health Psychol 9: 330

Campbell TL, Patterson JM (1995) The effectiveness of family interventions in the treatment of physical illness. Journal of Marital and Family Therapy 4: 545–583

McDaniel S, Hepworth J, Doherty WJ (1997) Familientherapie in der Medizin. Carl-Auer Systeme Verlag

McGoldrick M, Gerson R (1990) Genogramme in der Familienberatung. Klett-Cotta, Stuttgart

Riedesser P, Schulte-Markwort M (1999) Kinder körperlich kranker Eltern. Dtsch Arztebl 38: 1908–1912

Stierlin H, Wirsching M, Haas B et al. (1983) Familienmedizin mit Krebskranken. Familiendynamik 1: 48–68

Was wirkt? – Allgemeine Wirkfaktoren ärztlicher Interventionen

Kurt Fritzsche, Daniela Wetzel-Richter

K. Fritzsche et al. (Hrsg.), *Psychosomatische Grundversorgung*,
DOI 10.1007/978-3-662-47744-1_8, © Springer-Verlag Berlin Heidelberg 2016

8.1   Psychosoziale Grundbedürfnisse

Nach Grawe (1998) ist die **Sicherung der Konsistenz** eine wichtige Grundlage des »psychischen Funktionierens«. Eine Konsistenz der psychischen Prozesse stellt sich ein, wenn die psychosozialen Grundbedürfnisse befriedigt sind. Folgende **psychosozialen Grundbedürfnisse** werden von verschiedenen Autoren für die Aufrechterhaltung von seelischer Gesundheit für wichtig gehalten (Rudolf 2007; Lichtenberg et al. 2000; Plante u. Sherman 2001; Grawe 2000b; WHO 2011):

- das Bedürfnis nach körperlicher Nähe und emotionaler Offenheit,
- das Bedürfnis nach Bindung,
- das Bedürfnis nach Autonomie und Kontrolle,
- das Bedürfnis nach Anerkennung und Selbstwert,
- das Bedürfnis nach psychosexueller und beruflicher Identität,
- das Bedürfnis nach körperlichem Wohlbehagen und Lust,
- das Bedürfnis nach Sinn und Spiritualität.

Aus dieser Sichtweise hat jeder Mensch das Bedürfnis, in Beziehungen anderen nahe und emotional offen zu sein – beim Anderen geborgen zu sein – autonom zu sein – liebenswert zu sein – sich zugehörig zu fühlen – sich wohl zu fühlen und ein sinnvolles Leben zu führen (Stauss 2011). Die mangelnde Befriedigung von psychosozialen Grundbedürfnissen ist die Hauptursache von seelischen Störungen. Ein Mensch mit seelischen Störungen ist in seinen psychosozialen Grundbedürfnissen verletzt. Ziel ärztlicher Interventionen ist die Konsistenz des psychischen Geschehens wiederherzustellen und/oder zu erhöhen (Grawe 2000b), indem der Arzt dem Patienten hilft, die durch Krankheit und Behandlungssituation verletzten Grundbedürfnisse zumindest teilweise wieder zu befriedigen. Dies erfordert einen achtsamen Umgang in der Beziehungsgestaltung.

Fallbeispiel – vor dem Herzinfarkt

Herr K., 54-jährig, hat bis zum Auftreten eines Hinterwandinfarktes und der Diagnose einer koronaren Dreigefäßerkrankung ein subjektiv zufriedenstellendes Leben geführt. Er hat sich in den letzten 15 Jahren ein gutes Renommee als selbstständiger Unternehmensberater aufgebaut, ist viel gefragt, hat ein sehr gutes Einkommen und kann frei über die Annahme oder Ablehnung von Arbeitsaufträgen entscheiden. Geprägt durch den Vater, der sich vom einfachen Angestellten zum Leiter einer Sparkasse in einer mittelgroßen Stadt hochgearbeitet hat, ist er ebenfalls sehr ehrgeizig, arbeitet viel und achtet wenig auf gesunde Ernährung, sportliche Aktivität und Entspannung. Herr K. ist seit 28 Jahren verheiratet und hat zwei Söhne im Alter von 25 und 23 Jahren. Durch die Betreuung von Kunden in der gesamten Bundesrepublik, ist er in der Woche meistens unterwegs und nur am Wochenende zu Hause. Das Verhältnis zur Ehefrau und zu den Kindern schildert er als gut und unproblematisch. Die Familie scheint ihm aber nicht besonders wichtig, auch ist keine tiefere emotionale Beziehung zur Ehefrau oder zu den Söhnen spürbar. Im Mittelpunkt steht seine berufliche Tätigkeit, die er weitgehend alleine ausübt. Er bekommt viel Bestätigung durch seine Kunden und ist hochgradig positiv mit seinem Beruf identifiziert. Ernsthafte körperliche Krankheiten sind bisher nicht aufgetreten. Zeitweise klagt er über Magendruck und Völlegefühl sowie Rückenschmerzen. Die Frage nach dem Lebenssinn oder tiefergehende spirituelle Themen haben ihn bis jetzt nicht beschäftigt. Die Grafik zur Erfüllung seiner psychosozialen Grundbedürfnisse zeigt, dass bis auf das Bedürfnis nach emotionaler Nähe und Bindung alle Grundbedürfnisse befriedigt waren. Das steht in Übereinstimmung mit seinem subjektiven körperlichen und seelischen Wohlbefinden bis zum Zeitpunkt seines Herzinfarktes (◻ Abb. 8.1).

Fallbeispiel – nach dem Herzinfarkt

Schon Wochen vor dem Herzinfarkt berichtet Herr K. über bisher nicht gekannte Phasen von Müdigkeit und Erschöpfung mit vermehrtem Schlafbedürfnis. Er habe aber dennoch seine Arbeitsleistung voll aufrechterhalten. Die Diagnose eines Herzinfarktes und einer koronaren Dreigefäßerkrankung trifft ihn aus heiterem Himmel. Nach Behandlung in der Akutklinik und anschließender Rehabilitation in einer Herz-Kreislauf-Klinik haben sich das psychische Befinden und das Auftreten von Herrn K. sehr verändert. Der Hausarzt berichtet: »Seit dem Aufenthalt in der Herz-Kreislauf-Klinik ist Herr K. bisher drei Mal in meiner Praxis gewesen. Jedes Mal gibt es schon Reibereien und Streit mit den Arzthelferinnen, bevor er ins

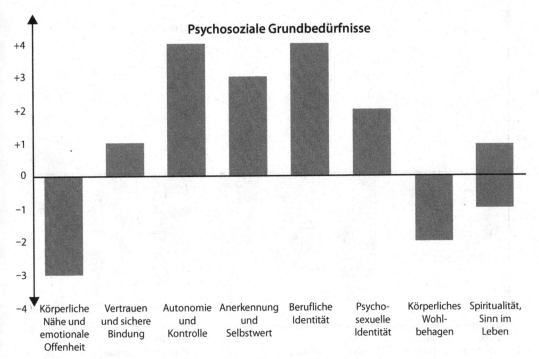

Psychosoziale Grundbedürfnisse

□ **Abb. 8.1** Gesamtbilanz der psychosozialen Grundbedürfnisse am Beispiel von Herrn K.: vor Herzinfarkt

Sprechzimmer kommt. Er wirkt ungeduldig, schnell aufbrausend, möchte mir vorschreiben, was ich zu tun habe und stellt alle Befunde und vorgeschlagene Therapiemaßnahmen infrage.«
Ein Blick auf die aktuelle Befriedigung seiner psychosozialen Grundbedürfnisse nach erlittenem Herzinfarkt erklärt sein Verhalten: In der Herz-Kreislauf-Klinik ist ihm nahegelegt worden, seine bisherige Tätigkeit nicht mehr auszuüben und stattdessen in ein Angestelltenverhältnis zu wechseln. Sein Selbstwertgefühl ist durch den Verlust der beruflichen Autonomie stark geschwächt, seine berufliche Identität infrage gestellt. Das körperliche Wohlbefinden hat sich wegen weiterhin bestehender Angina pectoris Beschwerden auf mittlerer Belastungsstufe und einer möglichen Indikation für eine Bypass-Operation deutlich reduziert. Die Unzufriedenheit mit seiner Lebenssituation macht es ihm auch nicht möglich, emotionale Ressourcen in den familiären Beziehungen zu nutzen. Der Herzinfarkt hat somit zum Verlust von Autonomie und Selbstwert geführt, was durch andere Grundbedürfnisse derzeit nicht zu kompensieren ist. Der Patient wirkt depressiv und weist ein erhöhtes Suizidrisiko auf (□ Abb. 8.2).

Wie kann der Arzt den Patienten in dieser Situation bei der Befriedigung seiner psychosozialen Bedürfnisse unterstützen?

Fortsetzung Fallbeispiel – nach dem Herzinfarkt
Der Hausarzt versteht das ungeduldige, aufbrausende und kontrollierende Verhalten von Herrn K., als dessen Versuch Reste seiner Autonomiebedürfnisse zu befriedigen. Dies gibt dem Patienten zumindest kurzfristig ein Gefühl von Kontrolle und Stabilität. Weiter lässt der Hausarzt sich durch das vordergründig lärmende Verhalten nicht provozieren, spiegelt dem Patienten seinen Ärger und seine Enttäuschung und zeigt Verständnis für seine schwierige Lebenssituation. Er vereinbart mit dem Patienten regelmäßige Termine in 14-tägigen Abständen, sodass sich eine stabile, vertrauensvolle, und auch emotionale Beziehung aufbauen kann.
Herr K. fühlt sich von seinem Hausarzt verstanden. Er öffnet sich mit seinen negativen Gefühlen sowohl dem Hausarzt als auch der Ehefrau gegenüber und gewinnt wieder mehr Selbstvertrauen. Das aggressive und fordernde Verhalten lässt nach, berufliche Alternativen tun sich auf. Der Patient ist sogar kurz-

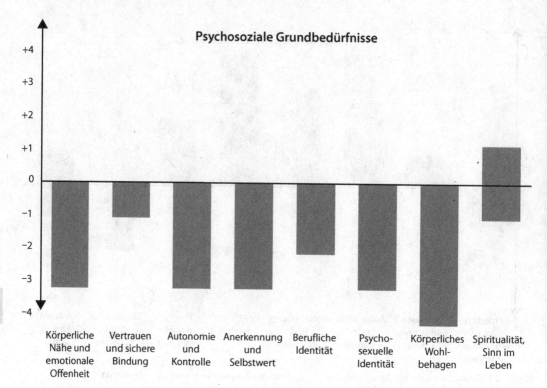

Psychosoziale Grundbedürfnisse

◻ **Abb. 8.2** Gesamtbilanz der psychosozialen Grundbedürfnisse am Beispiel von Herrn K.: nach Herzinfarkt

fristig bereit, psychotherapeutische Hilfe bei einem Psychologen unter dem Stichwort »Coaching« in Anspruch zu nehmen. Die Befriedigung seiner psychosozialen Grundbedürfnisse wie emotionale Nähe, Zunahme der Autonomie bei der zukünftigen Berufsgestaltung, Anerkennung durch Hausarzt und Ehefrau und die sich abzeichnende neue berufliche Identität führen langsam zu einer Verbesserung des seelischen und körperlichen Befindens des Patienten.

8.2   Allgemeine Wirkfaktoren

Wir haben 4 allgemeine therapeutische Prinzipien, die als Wirkfaktoren in der Psychotherapie gesichert sind, zur Grundlage der therapeutischen Interventionen in der psychosomatischen Grundversorgung weiterentwickelt. Sie können von jedem Arzt auch ohne fachpsychotherapeutische Kenntnisse und Fertigkeiten angewandt werden (s. auch ▶ Kap. 1 »Was ist psychosomatische Medizin?«).

Bei den 4 allgemeinen Wirkfaktoren handelt es sich um:

1. Eine gute Arzt-Patient-Beziehung (▶ Kap. 4),
2. Aktive Unterstützung bei der Problem- und Krankheitsbewältigung,
3. Salutogenese und Ressourcenaktivierung,
4. Gesundheitsförderung durch Lebensstiländerung,

Im Folgenden werden diese 4 Wirkfaktoren näher erläutert.

8.2.1   Eine gute Arzt-Patient-Beziehung

Die Qualität der Beziehung zwischen Arzt und Patient trägt signifikant zu einem besseren oder schlechteren Therapieergebnis bei (Lambert 2013). Für den Therapieerfolg sind nicht die Therapieschule und eine lange Berufserfahrung entscheidend, sondern zwischenmenschliche Fertigkeiten wie z. B. empathische, warmherzige und unterstützende Qualitäten in der Begegnung. Das Einfühlungsvermögen in die Welt und Sichtweise eines Patienten ist ein zentraler Wirkfaktor (Norcross u.

Lambert 2011). Ebenso wirksam sind die Wertschätzung des Patienten und die Aufrichtigkeit und Echtheit des Arztes (Norcross u. Lambertz 2011; Rogers 1983; s. auch ► Kap. 4 zur Beziehungsgestaltung).

Gute Ärzte scheinen über gute interpersonelle Fertigkeiten, gerade im Umgang mit schwierigen Patienten, zu verfügen (Miller et al. 2013). Sie fokussieren auf den Patienten, orientieren sich an Rückmeldungen des Patienten und anderen Bezugspersonen, unterstützen den Patienten aktiv, verfügen über professionellen Selbstzweifel und versuchen ihre therapeutischen Fertigkeiten fortlaufend zu verbessern.

Haltung der respektvollen Neugierde

Die nicht wertende und neutrale Haltung des Arztes gegenüber den Konflikten und Lebenseinstellungen des Patienten wird ergänzt durch eine Haltung respektvoller Neugier. Die Neugier fördert beim Patienten den Prozess der Selbstreflektion und erzeugt neue zusätzliche Beschreibungen und Gedanken zu seinen Beschwerden. Jedes Symptom und jede Krankheit hat eine Eigengesetzlichkeit, die wir zunächst nicht kennen und auch nicht bewerten können. Ein Arzt, der schon nach kurzer Schilderung des Patienten zu wissen glaubt, was diesem fehlt, wird schwerlich für neue Erfahrungen offen sein können. Wenn der Arzt sich jedoch zugesteht, dass er zunächst noch wenig über seinen Patienten weiß, wird es für ihn leichter sein, vorgefassten Denk- und Verhaltensmustern nicht zu verfallen. Die respektvolle Neugierde nutzt die Situation des Nichtwissens dazu, Offenheit im Gespräch zwischen Arzt und Patient zu erzeugen. Das kann bei Arzt und Patient weitere Assoziationen, neue Ideen und andere Perspektiven auslösen. Eine solche Haltung verhindert, dass sich der Dialog zwischen Arzt und Patient vorschnell verengt und wichtige Informationen nicht zur Sprache kommen.

Die Haltung respektvoller Neugierde bedeutet ein Innehalten und eine Reflektion des eigenen Denken und Handelns. Es erfordert die Fähigkeit des Perspektivenwechsels, um Probleme des Patienten vielleicht von einer ganz anderen Seite zu sehen.

Gleichzeitig muss der Arzt aber lernen, sich selbst in respektvoller Neugierde zu beobachten und sich selbst zuzuhören. Sich selbst respektvoll zu

begegnen, bedeutet für den Arzt, darauf zu achten, welche Gedanken, Gefühle und auch Bewertungen in ihm selbst entstehen, während er zuhört. Wenn der Arzt – schon während der Patient spricht – anfängt, innerlich zu argumentieren, eine Entgegnung vorzubereiten oder Behandlungspläne auszuarbeiten, dann wird es kaum möglich sein, den Patienten freizugeben und sich selbst zurückzunehmen.

Eine solche Haltung befreit von dem Druck, alles richtig machen zu müssen und alles schon zu wissen, wenn der Patient das Arztzimmer betritt. Der Arzt darf auch Fehler machen. Er sollte jedoch bereit sein, darüber nachzudenken und damit den Prozess der Bewusstmachung auch beim Patienten unterstützen.

Passung und Bindung

Zwischen den Erfahrungen eines Menschen mit seinen Eltern und anderen frühen Bezugspersonen und seiner späteren Fähigkeit, emotionale Beziehungen einzugehen, besteht ein enger Zusammenhang. Diese ersten wichtigen Bindungserfahrungen von Nähe und Distanz sind prototypisch für unsere späteren Beziehungen als Erwachsene. Es lassen sich 3 Bindungstypen abgrenzen:

- sicher-gebundene Menschen mit einem positiven Selbst- und Fremdbild,
- unsicher-abweisende, vermeidend gebundene Menschen mit einem negativen Fremdbild,
- unsicher-ängstliche, verwickelt/ambivalent gebundene Menschen mit einem negativen Selbst- und ambivalenten Fremdbild.

Ein **sicher gebundener** Patient ist auch in der Arzt-Patient-Beziehung offen und kooperativ. Er kann die angebotene Hilfe und Beratung annehmen, stellt Fragen und arbeitet aktiv mit. Der Arzt empfindet den Patienten insgesamt als unkompliziert und nicht besonders belastend.

Patienten mit **unsicher-vermeidendem** Bindungsstil tendieren eher zur Bagatellisierung und Verleugnung ihrer Beschwerden. Sie vermeiden Arztbesuche. Der Arzt hat teilweise das Gefühl, abgelehnt oder geprüft zu werden, fühlt sich misstrauisch beobachtet und spürt manchmal eine offene oder unterschwellige Aggression. Wenn der Arzt sich zurückzieht, fühlt sich der Patient, in seinem Misstrauen und seiner Erwartung alleingelassen zu werden, bestätigt. Bei Patienten mit vermeidendem Bindungsstil besteht auf Seiten des Arztes eher ein Gefühl der Distanz, Vorsicht und Misstrauen.

Bei **unsicher-verwickeltem/ambivalentem und hoch ängstlichem** Bindungsverhalten steht ängstliches und hilfesuchendes Verhalten im Vordergrund. In den Arzt und dessen Behandlung werden hohe Hoffnungen und Erwartungen gesetzt. Der Arzt fühlt sich aufgrund des Verhaltens des Patienten geschmeichelt und wird verführt, mehr Verantwortung zu übernehmen. Die Kommunikation ist asymmetrisch auf Seiten des Arztes. Oft wird auch von Seiten des Arztes die notwendige Distanz nicht eingehalten. Im Gegensatz zum sicher-gebundenen Patienten wird der Arzt eine höhere Belastung, Erschöpfung und Ermüdung wahrnehmen, teilweise auch Gefühle von Ärger und Wut spüren. Die initiale Idealisierung des Arztes kann in Enttäuschung und Entwertung umschlagen bis zum Beziehungsabbruch. Unsichere Bindungsmuster findet man häufig bei somatoformen Störungen (Scheidt u. Waller 2002).

Über eine gelungene Passung und damit über die Qualität der Arzt-Patient-Beziehung entscheidet auch, welches Bindungsmuster beim Arzt durch den Patienten aktiviert wird. Eine empathische, von Wertschätzung, Offenheit und Echtheit getragene Haltung hilft Patienten mit unsicherem Bindungsverhalten, Vertrauen zu entwickeln, die Situation auch selbst kontrollieren zu können, angstfrei zu kommunizieren und eigenen Fähigkeiten wieder zu vertrauen.

■ **Feinfühligkeit in der Passungsarbeit**

Ein Beispiel für eine Passungsarbeit im Säuglings- und Kleinkindalter ist das aus der Bindungsforschung (Bowlby 1975) stammende Konzept der »Feinfühligkeit« (Ainsworth et al. 1978; Grossman u. Grossman 1991). Feinfühligkeit in diesem Sinne bedeutet die Fähigkeit des Arztes, verbale und nonverbale Äußerungen des Patienten frühzeitig wahrzunehmen, zu interpretieren und prompt und angemessen darauf zu reagieren. Je empathischer und feinfühliger sich der Arzt in die Situation des Patienten einfühlen kann, desto besser wird sich der Patient verstanden fühlen. Er spürt, dass die Beziehung zum Arzt für ihn eine sichere Basis darstellt, die ihn in der Entwicklung von eigenen Lösungsansätzen unterstützt. Er macht eine korrigierende Erfahrung in Bezug auf emotionales Verständnis, Wertschätzung und Respektierung seiner Autonomie. Wichtige psychosoziale Grundbedürfnisse werden erfüllt. Neue Aspekte im Umgang mit seiner Krankheit werden sichtbar.

8.2.2 Aktive Unterstützung zur Problem- und Krankheitsbewältigung

Unterstützung bei der Problembewältigung und Ressourcenaktivierung gehören zu den Grundlagen der supportiven Psychotherapie. Der Arzt unterstützt den Patienten auf der Basis seines reichen therapeutischen Erfahrungsschatzes bei der Lösung von Problemen und bei der Krankheitsbewältigung. In psychischen Krisensituationen und bei lebensbedrohlichen Erkrankungen wie Krebserkrankung, chronische Lungenerkrankung, Verkehrsunfall mit Polytrauma oder vor und nach Organtransplantation leiden Patienten unter starken Ängsten und depressiver Symptomatik. Es besteht ein vermindertes Selbstwertgefühl, eine leichte Kränkbarkeit, das Gefühl ausgeliefert zu sein und einen starken Verlust erlitten zu haben. Die Introspektionsfähigkeit ist eingeschränkt. Gefühle der Hilf- und Hoffnungslosigkeit aktivieren unbewusst Abwehrmechanismen wie Spaltung und Verleugnung, um die Situation zu ertragen. Der Ausdruck adäquater Gefühle wie Wut, Ärger und Enttäuschung ist gehemmt. Durch aktives Zuhören (▶ Kap. 5) fokussiert der Arzt auf die Wahrnehmung von verbal und nonverbal ausgedrückten Emotionen. Er begleitet den Patienten mit Entspannungsübungen und Imaginationen. Die Spiegelung des emotionalen Befindens durch den Arzt führt zur Stabilisierung des emotionalen Befindens des Patienten und zur Aktivierung von zunächst nicht wahrgenommenen psychischen und körperlichen Ressourcen, die für die Krankheitsbewältigung benutzt werden können (Fritzsche 2005).

Diese vorübergehende Funktion eines »Hilf-Ichs« soll aber nicht die Haltung der Hilflosigkeit bei Patienten unterstützen. Aktive Unterstützung bewegt sich in einer Balance zwischen situativ notwendiger emotionaler und praktischer Unterstützung (z. B. Information, Beratung, Krankschreibung) und Respekt für die Autonomie des Patienten. Die Interventionen sind daher immer auch eine Hilfe zur Selbsthilfe. Bei einseitiger Aktivität des Arztes kommt es zur Pseudopassung und z. B. zu Verlust der Autonomie. Wir gehen davon aus, dass jeder Mensch prinzipiell die Fähigkeit hat, eine Umgebung passend für die eigenen Bedürfnisse zu gestalten. Auch der kranke Mensch braucht die Erfahrung, dass er sich selbst und die Umgebung aktiv mit Unterstützung des Arztes beeinflussen kann. Deshalb ist das Ziel jedes therapeutischen Prozesses, auch diese »Selbstwirksamkeit« wiederherzustellen und zu fördern (Bandura 1977).

8.2.3 Salutogenese und Ressourcenaktivierung

Der Begriff »Pathogenese« geht von der Vorstellung aus, dass Gesundheit ein Besitz ist, der verloren geht und wiedergewonnen werden kann. Gesundheit ist kein »Kapital«, das man aufzehren kann. Gesundheit wird jeden Augenblick neu erzeugt. In dem Konzept der **Salutogenese** von Antonovsky (1987, 1993) wird gefragt, wie es Menschen schaffen, in schwierigen Lebenssituationen (Tod einer nahen Bezugsperson, Unfall, psychische Krise) körperlich und psychisch gesund zu bleiben oder wieder gesund zu werden. Das Kohärenzerleben, das Antonovsky als eine grundlegende lebenserhaltende Ressource ansieht, umfasst die Fähigkeit, auch belastende Ereignisse als verstehbar zu erleben, sie beeinflussen zu können und die Fähigkeit, den Dingen Bedeutung und Sinn zu verleihen (▶ Kap. 1).

Ressourcenaktivierung meint die Förderung der Eigenverantwortlichkeit und der Lösungskompetenz des Patienten für seine Probleme bzw. seine Krankheit. Ressourcenaktivierung knüpft an die positiven Möglichkeiten, Eigenarten, Fähigkeiten und Motivationen des Patienten in der Gestaltung seines Lebens und seiner zwischenmenschlichen Beziehungen an. Wenn z. B. bei der erweiterten psychosozialen Anamnese frühere oder aktuelle traumatische Ereignisse berichtet werden, kann der Arzt unmittelbar auf Ressourcen des Patienten zu sprechen kommen, die ihm in der Vergangenheit die Bewältigung solcher Ereignisse ermöglicht

haben bzw. künftig noch ermöglichen können. Im Rahmen dieses Konzeptes ist es nicht unbedingt notwendig, zu wissen wie es dazu kam, dass der Patient jetzt körperlich und seelisch dekompensiert ist. Wichtig ist es aber, einen Weg zu beschreiben, wie der Patient wieder aus dieser belastenden Situation herauskommt und welche Aufgaben Arzt und Patient dabei zu bewältigen haben. Hierbei können soziale Beziehungen, intellektuelle Tätigkeiten, Kreativität, Sport, Musik, Achtsamkeit und Entspannungsverfahren eine wichtige Rolle spielen.

8.2.4 Gesundheitsförderung durch Lebensstiländerung

Ein ungesunder Lebensstil erhöht nicht nur das Risiko für kardiovaskuläre Erkrankungen, Krebserkrankungen, Demenz und Diabetes mellitus, sondern wirkt sich auch schädlich auf Entstehung und Verlauf seelischer Erkrankungen aus (Michal et al. 2014).

Körperliche Aktivität

In der evolutionären Geschichte des Menschen ist körperliche Bewegung ein wichtiger Faktor, um gesund zu bleiben und zu überleben. »Humans are made to move« (Deslandes 2014). Körperliches Training unterstützt lebenslang die Stimulierung vom Gehirn zum Muskel und umgekehrt und hilft bei der Stressbewältigung. Psychobiologische Effekte finden sich bei den Zytokinen, bei oxidativem Stress, den Neurotrophinen und der Neurogenesis (Erikson et al. 1998). Langzeiteffekte betreffen die Normalisierung des erhöhten Kortisolspiegels und eine Zunahme von Beta-Endorphin.

Die sportlichen Aktivitäten sollten einen regelmäßigen, quasi rituellen Charakter erhalten. Neben dem Lauftraining sind folgende Ausdauersportarten geeignet: Nordic Walking, Wandern, Schwimmen, Skilanglauf und Schneeschuhwandern. Eine Pulsfrequenz von 180 minus Lebensalter gilt als optimal. Die Durchführung der Bewegungstherapie kann in Sportvereinen, Trainingscentern und Fitnessstudios erfolgen. Hier wirken auch Gruppenkontakt und Gruppenkohärenz motivationssteigernd.

■ **Wirksamkeit**

Zahlreiche Studien haben gezeigt, dass sich Patienten unter regelmäßiger körperlicher Aktivität sowohl bei den körperlichen Parametern als auch in ihren Denk- und Verhaltensweisen und in ihrem seelischen Befinden deutlich verbessern. Sport baut physiologische Stressreaktionen ab und hat nachweislich Wirkung auf das Herz-Kreislauf-System, den Stoffwechsel und die psychische Befindlichkeit (Geuter 2006, S. 261). Durch Ausdauersport wird das vegetative Nervensystem hin zum stärkeren Vagotonus moduliert. Messbar ist dies über die Herzfrequenzvariabilität (HRV). Hierdurch erklärt sich unter anderem die körperlich aber auch psychisch protektive Wirkung (Berg et al. 2009; Mück-Weymann 2005; Löllgen 1999).

Bei einem moderaten therapeutischen Lauftraining können Erfahrungen der Selbstwirksamkeit und der Selbstvergewisserung gemacht werden (Bandura 1977). Vorangegangene Erfahrungen der Unbewältigbarkeit und Aussichtslosigkeit können auf diese Weise überschrieben werden. Selbstbewusstsein und positive eigene Körperwahrnehmung nehmen zu.

Körperliche Aktivitäten wie Wandern, Fahrradfahren, Krafttraining, Yoga oder Qi Gong verbessern die Lebensqualität und die Fatigue-Symptomatik von Patienten mit verschiedenen Krebserkrankungen und haben einen deutlichen antidepressiven und milden anxiolytischen Effekt (Josefsson et al. 2014; Lucas et al. 2011). Sowohl Ausdauer- als auch Krafttraining haben hohe antidepressive Effektstärken und sind so vergleichbar mit Antidepressiva und Psychotherapie (Rimer et al. 2012). Aerobic und Krafttraining trägt zur Verbesserung der kognitiven Funktionen bei (Silveira et al. 2013). Patienten mit neurodegenerativen Erkrankungen wie Demenz profitieren von aerobischen Übungen (Deslandes 2014).

Ernährung

Hunger, Appetit, Sättigung, aber auch der olfaktorische Genuss verschiedener Speisen und Getränke sind wichtige emotionale Erlebnisse und häufig affektiv gekoppelt an entsprechende Erinnerungen. Gesundes Essen hat somit auch mit Achtsamkeit und »In-sich-Hineinhören« zu tun. Gemeinsames Essen, Essensrituale und Essensrhythmen haben einen emotional stabilisierenden Charakter und sind auch Rituale der Kommunikation. Man trifft sich »auf einen Kaffee« oder »zum Abendessen«.

Was eine gesunde Ernährung ist, wird kontrovers diskutiert. Hier der derzeitige Stand der Wissenschaft:

Jenseits aller Diäten im Internet und in Frauen- und neuerdings auch Männerzeitschriften gilt: Gemüse, Obst und Vollkornprodukte sind günstig. Bis auf tiefgefrorene frische Gemüse sind Fertigessen, vor allem »Fast Food« nicht zu empfehlen. Zucker, Fett und Fleisch sollten in geringem Umfang konsumiert werden. Menschen, die viel Fleisch und wenig Gemüse zu sich nehmen, erhöhen ihr Herzinfarkt- und Darmkrebsrisiko. Fettarme Milchprodukte, sofern sie vertragen werden, sind gesund, und wichtige Kalzium- und Eiweißlieferanten.

Eine gesunde Mischkost ist die derzeit allgemein empfohlene Ernährung. Sie enthält ein ausgewogenes Maß an Eiweiß, Kohlenhydraten und gesunden Fetten. Vorzuziehen sind pflanzliche Fette mit mehrfach ungesättigten Fettsäuren, welche aggressive Stoffwechselprodukte (Radikale) besser abpuffern können und der Arteriosklerose und anderen Erkrankungen vorbeugen. Kohlenhydrate sollten in Form von naturbelassenen Vollkornprodukten bzw. mit ausreichend Ballaststoffen konsumiert werden. Vollkornprodukte enthalten viele notwendige Mineralstoffe. Ballaststoffe regulieren u. a. den Cholesterin- und Zuckerstoffwechsel und schützen vor Karzinogenen (Watzl u. Leitzmann 2005).

Eine gute Mischung aus tierischen und pflanzlichen Eiweißen ist notwendig, um alle notwendigen Aminosäuren zur Verfügung zu haben (z. B. Milchprodukte und Hülsenfrüchte). Eiweiß trägt am meisten zur Sättigung bei und wird bei der Adipositastherapie auch so eingesetzt. Frisches Obst, Gemüse und Salate tragen zu einer guten Sättigung bei und beinhalten Zusatzstoffe, wie Vitamine und Geschmacksstoffe, welche gesundheitsfördernd sind. Das optische und geschmackliche Erleben kann durch frische Rohkost gesteigert werden. Vitamine und gesundheitsfördernde Farbstoffe befinden sich v. a. in den Schalen, welche mitgegessen werden sollten. Beeren sind für ältere Menschen gute Vitamin- und Ballaststofflieferanten, die auch noch gut schmecken. Sog. Nahrungsergänzungsmittel sind nur bei nachgewiesenen Mangelerscheinungen wirklich notwendig. Der therapeutische Einsatz von hochdosierten Vitaminprodukten sollte ärztlich überprüft und auch die Risiken einer Überdosierung aufgezeigt werden.

Eine einseitige Ernährung, wie viele Menschen es heute betreiben, ist in den wenigsten Fällen gerechtfertigt. Auch das Weglassen bestimmter Inhaltstoffe ist in den seltensten Fällen medizinisch indiziert. Viele Menschen projizieren ihre psychosomatischen Beschwerden auf Nahrungsmittelinhaltsstoffe, wie Laktose oder Gluten, und stabilisieren ihre psychische Situation über ein Krankheitsmodell, das zum Verzicht von gesunden und teils lebensnotwendigen Nahrungsmitteln abzielt. Häufig werden untaugliche Labortestungen (Immunglobulin G, IgG) herangezogen, um dies zu fixieren. Ernährungsmedizinisch ist eine einseitige Ernährung oder das Weglassen bestimmter Nahrungsmittel immer zu hinterfragen.

- **Schlußfolgerungen**
- Obwohl die Zusammenhänge zwischen gesunder Ernährung und psychischem Wohlbefinden nicht vollständig aufgeklärt sind, gibt es Hinweise, dass die Ernährung Einfluss hat auf die Plastizität des Gehirns, die Stressachse, auf die Mitochondrien, auf Entzündungsvorgänge und oxidative Prozesse (Berk et al. 2010).
- Gesund ist die Vielfalt der Nahrungsmittel.
- Essensrhythmen und adäquate Energiemengen tragen zur Gesundheit bei.
- Alle einseitigen Diäten zur Gewichtsabnahme sind höchst zweifelhaft, kosten meist Geld und führen im Endeffekt durch eine Reduktion des Grundumsatzes eher zu einer Gewichtserhöhung.
- Ernährung sollte auf die individuellen Bedürfnisse abgestimmt sein.
- Essen ist mehr als Nahrungsaufnahme. Essen ist ein Ritual und ein Gemeinschaftserlebnis. Dies gilt es wieder zu entdecken und zu pflegen.

Verbesserung der Genussfähigkeit

Genuss ist ein bewusst erlebtes Vergnügen, das mit körperlichem und geistigem Wohlbefinden einhergeht. Genusserlebnisse können die verschiedenen Sinne wie Geschmack, Riechen, Sehen, Hören, Fühlen und Tasten positiv beeinflussen. Kulinarische Genüsse sind Bestandteil der Ess- und Trinkkultur, geistige Genüsse sind beispielsweise das Hören von Musik oder das Lesen interessanter Bücher.

Musik hören oder ausüben berührt Sphären des Unterbewusstseins, die mit anderen Mitteln nicht erreichbar sind. Jedes musikalische Erleben findet im körperlichen und im emotionalen Bereich statt. Musik beruhigt Körper und Psyche, löst Erinnerungen und Assoziationen aus, regt zum Träumen an. Tanzen ist ein partnerschaftliches Erlebnis, was z. B. beim Tango Argentino zu nachweisbarer Reduktion von Stressmarkern führte und positive Partnerschaftseffekte zeigte (Quiroga Murcia et al. 2009). Die koordinative Herausforderung des Tanzens wie auch des Musizierens beugt dementiellen Entwicklungen vor. (Kattenstroh et al. 2013)

Massagen werden durch die körperliche Berührung zu einem sinnlichen Genuss. Was als Genuss empfunden wird, ist jedoch subjektiv und damit individuell unterschiedlich. Voraussetzung ist die Genussfähigkeit.

Genussfähigkeit kann auch verloren gehen. Vor allem Patienten mit Depressionen klagen über eine ausgeprägte Genussunfähigkeit. Aber auch Patienten mit chronischen Schmerzen, posttraumatischer Belastungsstörung, Essstörungen und Suchterkrankungen haben ihre Genussfähigkeit verloren. Generell wird Genuss mit der Fähigkeit zur Muße und Entspannung verknüpft. Eile, Hektik und Stress gelten als genussfeindliche Faktoren (Bergler u. Hoff 2002; Kiss-Elder 2003).

Ziele der therapeutischen Intervention sind:
- das Alltags-Tempo reduzieren und Zeit einräumen,
- neugieriges Wiederentdecken und Wiedererlangen der Genussfähigkeit,
- Aufbau und Einüben angenehmer Verhaltensweisen,
- systematisches Üben der eigenen Wahrnehmung,
- neue Erfahrungen machen,
- einen neuen Zugang zu sich selber finden.

Beispiel

Es handelt sich um eine Teilnehmerin eines Kurses zur Psychosomatischen Grundversorgung. Die 35-jährige Gynäkologin hat eine Oberarztstelle in einem Kreiskrankenhaus übernommen und fühlt sich sowohl von den Assistenzärzten als auch von ihrem Chef stark unter Druck gesetzt. Sie versucht es allen recht zu machen, häuft Überstunden an, schläft schlecht und findet kaum noch Zeit für Hobbys und entspannende Tätigkeiten.

Nach dem Kurs erreicht die Dozentin folgende Nachricht: »Gleich nach dem Kurs bin ich einen Body-shop gegangen und habe mir Seife und verschiedene Badezusätze gekauft. Am Abend habe ich mir ein Bad einlaufen lassen und mich in der Badewanne genussvoll entspannt. So etwas hat mir schon lange gefehlt. Ich freue mich, dass ich meine Genussfähigkeit wieder entdeckt habe. Vielen Dank.«

Schlafhygiene

Allgemeine schlafhygienische Maßnahmen sind:
- Regelmäßige Zeiten für das Zubettgehen und das morgendliche Aufstehen einhalten, auch am Wochenende und im Urlaub mit Verkürzung der Bettzeit auf max. 7–8 Stunden, um den zirkadianen Rhythmus aufrechtzuerhalten.
- Nicht länger als notwendig im Bett verbleiben, nicht wach im Bett herumliegen, nicht länger als in beschwerdefreien Zeiten liegen bleiben.
- Tagschlafepisoden soweit wie möglich vermeiden.
- Eine angenehme und schlaffördernde Gestaltung des Schlafzimmers. Den Wecker u. a. Uhren aus dem Blickfeld des Bettes verbannen.
- Abends nur eine leicht verdauliche Mahlzeit zu sich nehmen.
- Abends eine Alkohol- und Koffeinkarenz einhalten und den Zigarettenkonsum minimieren.
- Die Abend- und Nachtstunden so entspannt wie möglich gestalten (z. B. nicht arbeiten), die für den nächsten Tag anstehenden Tätigkeiten nicht im Schlafzimmer, sondern vor dem Zubettgehen wenn möglich in einem anderen Wohnraum durchdenken, am besten niederschreiben. Nicht ärgern, wenn Einschlafen nicht sofort möglich ist, nicht auf die Uhr sehen.
- Morgendliche Aktivierung mit begleitender Lichtexposition, regelmäßige körperliche Betätigung am Nachmittag erleichtert das Einschlafen. Dies gilt nicht für intensive, aber unregelmäßige körperliche Aktivitäten kurz vor dem Schlafengehen.

Imaginationsübungen

Imagination ist das Vermögen, bei wachem Bewusstsein mit meistens geschlossenen Augen innere Bilder wahrzunehmen. Diese inneren Bilder ähneln Traumbildern. Sie können jedoch willentlich gefördert und modifiziert werden. Imaginationsübungen werden oft mit Entspannungsmethoden kombiniert. Manche Menschen verfügen problemlos über diese Fähigkeit, andere hingegen haben große Mühe und können nur unter Anleitung diese mentalen Bilder wahrnehmen.

Imaginationsübungen dienen der Stabilisierung und Selbstberuhigung und wurden ursprünglich zur Vorbereitung auf eine Traumaexposition, vor allem bei komplexen posttraumatischen Belastungsstörungen, Borderline-Persönlichkeitsstörungen sowie dissoziativen Identitätsstörungen, verwendet (Reddemann 2001). An etwas Schönes zu denken, ist fast genauso wirksam, wie es zu erleben. Von Luise Reddemann gibt es eine Sammlung von Imaginationsübungen, die je nach Problemstellung verwendet werden können. Als Beispiel haben wir die Übung »Gepäck ablegen« ausgewählt:

- **Gepäck ablegen**

Für die Imagination schließen Sie bitte wieder die Augen. Stellen Sie sich vor, dass Sie auf einer langen Wanderung sind. Sie tragen einen schweren Rucksack. Nun kommen Sie auf eine Hochebene. Vor Ihnen breitet sich die Landschaft aus, Sie atmen frei. Weil es Ihnen hier gut gefällt, beschließen Sie, den Rucksack abzulegen. Sie finden einen Stein oder Baum und lassen Ihr Gepäck dort stehen. Weil Sie sich jetzt so leicht und frei fühlen, beginnen Sie, sich zu bewegen. Vielleicht wollen Sie auch tanzen.

Dann sehen Sie eine Lichtquelle. Helles, warmes Licht. Sie gehen darauf zu und lassen sich vollkommen von diesem Licht umströmen. Vielleicht tanzen Sie. Dann sehen Sie ein Wesen, das sich auf Sie zu bewegt. In der Hand hält es ein Geschenk, das Ihnen in Ihrer aktuellen Situation helfen kann. Sie nehmen es und wenn Sie mögen, können Sie sich bedanken. Mit dem Geschenk kehren Sie zu Ihrem Gepäck zurück.

Sie nehmen die Wanderung wieder auf und entscheiden, ob Sie einen Teil des Gepäcks zurücklassen oder alles mitnehmen. Sie gehen in der Gewissheit weiter, dass Sie jederzeit eine Pause machen und Ihr Gepäck ablegen können. Atmen Sie noch zwei bis dreimal tief durch, dann öffnen Sie langsam die Augen und kehren bewusst in den Raum zurück, in dem Sie sich befinden. Beenden Sie die Imagination.

Die Übungen müssen nicht direkt angeleitet, sie können auch über ein Gespräch eingeführt werden. Bei der Übung »Gepäck ablegen« könnte der Arzt den Patienten fragen: »Wie würde es sich anfühlen, wenn Sie einmal eine Weile weniger neue Aufträge und Verpflichtungen annehmen und stattdessen Verantwortung abgeben? Können Sie spüren, wie Sie sich dann fühlen?«

Weitere Übungen finden Sie im Internet unter www.seelenschmerz-forum.de Rubrik Therapieübungen.

Achtsamkeit

Achtsamkeit kann als eine Verbindung zweier Prozesse gefasst werden: 1. Die Bewusstseinshaltung der Präsenz, d. h. der Aufmerksamkeit im gegenwärtigen Moment, und 2. Die nicht wertende Akzeptanz: »So wie es ist, ist es in Ordnung« (Schmidt 2014).

Ziel der Achtsamkeit ist die Entwicklung folgender Fähigkeiten zu verstärken:
- Selbstzuwendung,
- Selbstwahrnehmung,
- Selbstakzeptanz und
- Selbstregulation.

Der Begriff der Achtsamkeit hat seinen Ursprung im Buddhismus. Die bekannteste Anwendung ist die achtsamkeitsbasierte Stressbewältigung (»mindfulness-based stress reduction«, MBSR) durch Jon Kabat–Zinn (2001). MBSR ist ein strukturierter 8-Wochen-Kurs, in dem verschiedene Formen der Achtsamkeitsmeditation unterrichtet werden. Er richtet sich an Menschen, die eine Bewältigungsstrategie für Stress, Schmerzen oder chronische Erkrankungen suchen. Speziell für Suchterkrankungen wurde ein Programm entwickelt, das nach erfolgreicher Suchttherapie einen Rückfall vermeiden soll, der sogenannte »mindfulness-based relapse prevention« oder MBRP-Kurs (Bowen et al. 2012).

Der Kurs »mindfulness-based cognitive therapy« (MBCT) ist ein achtsamkeitsbasiertes Verfahren, das spezifisch zur Rückfallprophylaxe bei Depressionen eingesetzt wird. Metaanalysen zeigen, dass MBSR mit mittleren Effektstärken (0.51–0.62) lindernd auf psychische Symptome wie Angst, Depressivität und Stress wirkt.

Eine einfache Achtsamkeitsübung in 3 Schritten für den Alltag:

- **Der Atemraum**
1. Halten Sie für einen Moment in Ihrem Tun inne. Schließen Sie die Augen. Spüren Sie, wie Sie in diesem Moment hier sitzen. Nehmen Sie Ihren Körper auf dem Sitz wahr, die Kleidung auf der Haut und die Geräusche, die Sie umgeben.
5. Spüren Sie, wie der nächste Einatemzug Ihren Körper weitet und wie er mit dem Ausatmen jetzt ein wenig loslässt, Atemzug für Atemzug vielleicht 5 oder auch 10 Atemzüge lang.
6. Nehmen Sie Ihren atmenden Körper in Ihrer Umgebung wahr. Öffnen Sie die Augen, spüren Sie sich in Ihrer Welt und fahren Sie dann verbunden mit Ihrem Innern und mit der Welt außen in Ihrem Tun fort.

Eine Anleitung von Nils Altner zu einer vertiefenden Achtsamkeitsübung ist z. B. über folgende Webseite verfügbar: www.achtsamkeit.com/audio.htm.

Weitere Atemübungen

Atemübungen sind sehr gut zur Entspannung und zum Stressabbau geeignet. Das Ausatmen aktiviert den Vagotonus und moduliert so die vegetative Achse. Dies wird auch im Biofeedback genutzt. (Mück-Weymann 2005). Atemübungen sind in vielen Situationen, auch während der Arbeit, anwendbar, v. a. sind sie in Situationen der Hektik und des Getriebenseins (Hamsterrad) ein hervorragendes Mittel, sich zu entspannen und neue Energie zu gewinnen. Dazu genügt eine Auszeit von wenigen Minuten.

Tiefes, gleichmäßiges Ein- und Ausatmen und die Konzentration auf den Atemvorgang sind die zentralen Elemente. Richtiges Atmen geschieht mit dem Zwerchfell. Bei der Atemübung atmen wir grundsätzlich langsam durch die Nase ein und gleichmäßig durch den leicht geöffneten Mund wieder aus. Die Ausatmung sollte doppelt so lang dauern wie die Einatmung. Nach dem Ausatmen entsteht eine natürliche Atempause, in der sich die Atemmuskeln entspannen und zur Ruhe kommen.

- **Atemübung mit Anspannung und Entspannung**

Während Sie langsam einatmen, spannen Sie so viele Muskeln wie möglich an. Halten Sie dann kurz die Luft an. Dann langsam ausatmen und alle Muskeln wieder entspannen. Durch dieses Anspannen der Muskeln wird Blut in die Gefäße gepumpt. Wenn Sie dann die Muskeln wieder lockern, werden die Gefäße erweitert und es fließt mehr Blut. Das führt zu einem Gefühl wohliger Wärme und angenehmer Schwere.

Nachdem Sie etwa 5-mal diese An- und Entspannung in Kombination mit langsamen Ein- und Ausatmen durchgeführt haben, bleiben Sie noch etwa 1 oder 2 Minuten mit geschlossenen Augen ruhig sitzen bzw. liegen. Spüren Sie die Wärme in Ihrem Körper.

Aus: www.zeitblueten.com/news/atemuebung/.

Fazit für die Praxis

Interventionen sind erst dann wirksam, wenn ein heilungsfördernder **Kontext** vorhanden ist. Dieser Kontext lässt sich folgendermaßen beschreiben:

Die Beziehung zwischen Arzt und Patient ist vertrauensvoll, warm, verständnisvoll, akzeptierend, freundlich und offen. Der Arzt zeigt Einfühlungsvermögen für die Probleme des Patienten. Der Patient entwickelt eine emotionale Bindung an den Arzt und es entsteht eine gelungene Passung zwischen der Person des Arztes, der Person des Patienten, dem Problem des Patienten und dem eingesetzten therapeutischen Verfahren.

Die Persönlichkeit des Arztes und seine soziale Kompetenz. Ärzte, die emotionales Einfühlungsvermögen mit sicherem Auftreten und verständlicher Information verbinden, haben bessere Therapieergebnisse als Ärzte, die im Vergleich dazu eher unbeteiligt, unpersönlich, formal oder vage auftreten.

Der Arzt ist von der empfohlenen Therapie überzeugt und kann sie glaubhaft vertreten. Der Patient spürt, dass der Arzt um die Besserung seiner Beschwerden bemüht ist und dass er sich mit seiner ganzen Person für ihn einsetzt. Er vertraut dem Arzt, dass die ihm empfohlene Therapie für ihn die Richtige ist. Statt Krankheit steht Gesundheit mit ihren körperlichen, seelischen und sozialen Komponenten im Mittelpunkt.

Literatur

Zitierte Literatur

Ainsworth M, Blehar M, Waters E, Walls S (1978) Patterns of Attachment: A Psychological Study of the Strange Situation. Erlbaum, Hillsdale, NJ

Antonovsky A (1987) The salutogenetic perspective: toward a new view of health and illness. Advances 4: 47–55

Antonovsky (1993) Gesundheitsforschung versus Krankheitsforschung. In: Franke A, Broda M (Hrsg) Psychosomatische Gesundheit. Versuch einer Abkehr vom Pathogenese-Konzept. DGVT, Tübingen, S 3–14

Bandura (1977) Self-Efficacy: Toward a unifying theory of behavior change. Psychol. Rev. 84191–215

Berg A, Deibert P et al. (2009) Lebensstilberatung Maßgeschneidert. Medicalsportsnetwork 5/2009

Bergler R, Hoff T (2002) Genuss und Gesundheit. Psychologische Bedeutungen von Genuss und Kultur. Kölner Universitas-Verlag, Köln

Berk M, Kapcinszki F, Andreazza AC et al. (2010) Pathways underlying neuroprogression in bipolar disorder: focus on inflammation, oxidative stress and neurotrophic factors. Neusci Biobehav Rev 35 (3): 804–817

Bowen S, Chawla N, Marlatt GA (2012) Achtsamkeitsbasierte Rückfallprävention bei Substanzabhängigkeit: Das MBRP-Programm. Beltz, Weinheim

Bowlby J (1975) Bindung. Fischer, Frankfurt a.M.

Deslandes AC (2014) Exercise and mental health: what did we learn in the last 20 years? Front. Psychiatry, http://dx.doi.org/10.3389/fpsyt.2014.00066

Erikson PS et al. (1998) Neurogenesis in the adult human hippocampus. Nat Med 4: 1313–1317

Fritzsche K (2005) Psychotherapie bei lebensbedrohlich Erkrankten. Psychotherapeut 50: 281–289

Geuter U (2006) Körperpsychotherapie – Der körperbezogene Ansatz im neueren wissenschaftlichen Diskurs der Psychotherapie, teil 2. In: Psychotherapeutenjournal 3/2006: 258–264

Grawe K (1998) Psychologische Therapie. Hogrefe, Göttingen

Grawe K (2000a) Allgemeine Psychotherapie. In: Senf W, Broda M (Hrsg) Praxis der Psychotherapie. Thieme, Stuttgart, S 314–325

Grawe K (2000b) Neuropsychotherapie. Hogrefe, Göttingen

Grossman KE, Grossman K (1991) Attachment as an organizer of emotional and behavioral responses in a longitudinal perspective. In: Parkes CM, Stevenson-Hinde J, Marris P (eds) Attachment across the life cycle. Tavistock, London

Josefsson T, Lindwall M, Archer T (2014) Physical exercise intervention in depressive disorders: metaanalysis and systematic review. Scand J Med Sci Sports 24: 259–72

Kabat-Zinn J, Kroh M (2011) Gesund durch Meditation. Das große Buch der Selbstheilung. Droemer Knaur, München

Kattenstroh JC et al. (2013) Six month of dance intervention enhances postural sensorimotor, and cognitive performance in elderly without affecting cardio-respiratory functions Front. Ag Neurosci 5:5. DOI: 10.3389/fnagi.2013.00005

Kiss-Elder K (2003) Muße. Eine kleine Schule des Genießens. Patmos, Düsseldorf

Lambert, MJ (2013) The efficacy and effectiveness of psychotherapy. In: Lambert MJ (Hrsg): Bergin and Garfield's Handbook of Psychotherapy and Behaviour Change. John Wiley & Sons, New York, S 169–218

Lichtenberg JD, Lachmann M, Fosshage JL (2000) Das Selbst und die motivationalen Systeme. Zu einer Theorie psychoanalytischer Technik. Brandes & Apsel, Frankfurt

Löllgen H (1999) Herzfrequenzvariabilität. Neue Methoden in der kardialen Funktionsdiagnostik. Dtsch Arztebl 96: A-2029–2032

Lucas M, Mekary R, Pan A et al. (2011) Relation between clinical depression risk and physical activity and time spent watching television in older women: a 10-year prospective follow-up study. Am J Epdemiol 174 (9): 1017–1027

Michal M, Subic-Wrana C, Beutel ME (2014) Psychodynamische Psychotherapie, Lebensstil und Prävention. Z Psychosom Med Psychother 60: 350–367

Miller SD, Hubble MA, Chow DL, Seidel JA (2013) The outcome of psychotherapy: Yesterday, today, and tomorrow. Psychotherapy, 50 (1): 88–97

Mück-Weymann M (2005) Depression und Herzratenvariabilität. Seelentief zwingt Herzschlag in enge Bahn. Hausarzt 3: 68–69

Norcross, JC, Lambert MJ (2011) Evidence-based therapy relationships. In: Norcross JC (Hrsg) Relationships that work, 2. Aufl. Oxford Univ Press, Oxford

Plante TH, Shermann AC (2001) Faith and Health. Psychological perspectives. Guilford Press, New York

Quiroga Murcia C, Bongard S, Kreutz G (2009) Emotional and neurohumoral responses to dancing Tango Argentino: The effects of music and partner. Music Med 1: 14

Reddemann L (2001) Imagination als heilsame Kraft; Zur Behandlung von Traumafolgen mit ressourcenorientierten Verfahren. Klett-Cotta, Stuttgart

Rimer J et al. (2012) Exercise for depression. Cochrane Database Syst Rev 7:CD004366

Rogers CR (1983) Therapeut und Klient. Fischer, Frankfurt

Rudolf G (2007) Psychotherapeutische Medizin und Psychosomatik. Thieme, Stuttgart

Scheidt CE, Waller E (2002) Somatoforme Störungen und Bindungstheorie. Psychother 47(3): 157–164

Schmidt S (2014) Was ist Achtsamkeit? Herkunft, Praxis und Konzeption. Sucht 60 (1): 13–19

Silveira H, Moraes H, Oliviera N et al. (2013) Physical exercise and clinically depressed patients: a systematic review and metaanalysis. Neuropsychobiology 67: 61–68

Stauss K (2011) Bonding Psychotherapie Grundlagen, Methoden. Kösel, München

Watzl B, Leitzmann C (2005) Bioaktive Substanzen in Lebensmitteln. Hippokrates, Stuttgart

WHO (1948, 2011) Definition Gesundheit und sexuelle Gesundheit. http://www.euro.who.int/de/health-topics/Life-stages/sexual-and-reproductive-health/news/news/2011/06/sexual-health-throughout-life/definition. Zugegriffen: 15. Mai 2015

Weiterführende Literatur

Götz ML, Rabast U (1999) Diättherapie. Thieme, Stuttgart

Huber M (2006) Der innere Garten: Ein achtsamer Weg zur persönlichen Veränderung. Junfermann, Paderborn

Markser V, Bär KL (2015) Sport- und Bewegungstherapie bei seelischen Erkrankungen. Schattauer, Stuttgart

Von Schlippe A, Schweitzer J (2002) Lehrbuch der systemischen Therapie und Beratung. Vandenhoeck & Ruprecht, Göttingen

Erkennen und Behandeln häufiger Krankheitsbilder und Problembereiche

Somatoforme Störungen

Kurt Fritzsche, Martin Dornberg, Christina Burbaum

K. Fritzsche et al. (Hrsg.), *Psychosomatische Grundversorgung*,
DOI 10.1007/978-3-662-47744-1_9, © Springer-Verlag Berlin Heidelberg 2016

Fallbeispiel

Frau S., 40-jährig, wurde bereits mehrfach wegen heftigster krampfartiger Bauchschmerzen stationär in der Inneren Abteilung eines Kreiskrankenhauses aufgenommen. Alle diagnostischen Maßnahmen blieben ohne pathologischen organischen Befund. Eine Behandlung mit Säureblockern brachte keine Besserung. Die Beschwerden traten mit einem Führungswechsel in der Firma auf. Seither herrscht dort eine unangenehme Stimmung. Selbst in leitender Position, fühlt sich die Patientin zwischen Leitung und Mitarbeitern hin- und hergerissen: »Ich bin aus dem Lot gekommen.« Neben Übelkeit, Erbrechen und krampfartigen Oberbauchschmerzen klagt die Patientin über Schlafstörungen, Konzentrationsstörungen, Appetitverlust, Unruhe, Anspannung und Angstgefühle: »Ich vertraue meinem Körper nicht mehr. Ich fühle mich elementar verunsichert.«

9.1 Theoretischer Teil

9.1.1 Kennzeichen

Kennzeichen einer somatoformen Störung sind:
- Der Patient ist durch körperliche Beschwerden belastet, für die keine hinreichenden organischen Ursachen gefunden werden.
- Der Patient ist überzeugt, dass die körperlichen Beschwerden Ausdruck einer organischen Erkrankung sind.

- Der Patient sucht Hilfe für seine Beschwerden bei primär somatisch ausgebildeten Ärzten.
- Wenn körperliche Befunde vorhanden sind, erklären sie nicht die Art und das Ausmaß der Symptome, das Leiden und die innere Beteiligung des Patienten.

9.1.2 Symptome

Somatoforme Symptome können jedes Organsystem betreffen. Die häufigsten Manifestationen zeigt ◘ Tab. 9.1.

9.1.3 Diagnostische Einteilung

Wir unterscheiden zwischen dem weiteren Begriff der Somatisierung (Ausdruck seelischer Beschwerden in körperlichen Symptomen) und dem engeren Begriff der somatoformen Störung nach ICD-10-Klassifikation, bei dem die feste Überzeugung, eine körperliche Erkrankung zu haben und ein darauf bezogenes Interaktionsverhalten hinzukommt. Nach ICD-10 haben Patienten mit sog. Somatisierungsstörungen ein dementsprechendes (somatoformes) Krankheitserleben und -verhalten und werden unter den somatoformen Störungen codiert.

Somatoforme Störungen (ICD-10: F 45)

Folgende Unterteilung hat sich in der Praxis bewährt:

◘ **Tab. 9.1** Manifestationen somatoformer Symptome

Organsystem	Häufige Symptome
Herz-Kreislauf-System	Brustschmerzen, paroxysmale Tachykardien Hypertone und hypotone Regulationsstörungen, Synkope
Oberer Gastrointestinaltrakt	Übelkeit, Globusgefühl, Meteorismus
Unterer Gastrointestinaltrakt	Schmerzen, Diarrhoe, Obstipation
Atmungssystem	Hyperventilation z. T. mit Parästhesien und Engegefühl
Bewegungsapparat	Rückenschmerzen
Urogenitalsystem	Miktionsstörungen, Menstruationsstörungen
Nervensystem	Schwindel, Krampfanfall, Lähmungen
Allgemeinsymptome	Müdigkeit, Leistungsminderung, Schlafstörungen

- **Somatoforme autonome Funktionsstörungen** der vegetativ versorgten Organsysteme wie Herz-Kreislauf-System, Magen-Darm-Trakt, Atmung- und Urogenitalsystem (s. ◘ Tab. 9.1).
- Die anhaltende somatoforme **Schmerzstörung** (ICD-10: F 45.4; ► Kap. 10 »Chronische Schmerzstörung«).
- Als schwerste Ausprägung umfasst die sog. **Somatisierungsstörung** (ICD-10: F 45.0) vielfältige, häufig wechselnde körperliche Symptome, die bereits über Jahren bestehen und mehrere Organsysteme betreffen.
- Bei der **hypochondrischen Störung** (ICD-10: F 45.2) beschäftigen sich die Patienten in übertriebener Weise und über lange Zeit mit der Möglichkeit, an einer oder mehreren schweren und fortschreitenden körperlichen Erkrankungen zu leiden. Alltägliche Körperempfindungen werden als bedrohlich und belastend fehlinterpretiert. Bei der **körperdysmorphen** Störung wird der Körper als vermeintlich missgestaltet interpretiert. Dies geht meist mit dem Wunsch nach kosmetischen Operationen einher.

Dissoziative Störungen und Konversionsstörungen (ICD-10: F 44)

Dissoziation heißt wörtlich »Spaltung des Bewusstseins«. Beispiele sind Entfremdungsgefühle wie Depersonalisation und Derealisation, Gedächtnisverlust und Fluchtverhalten, Dämmerzustände, neurologisch nicht erklärbare Lähmungen und Krampfanfälle.

Diese Phänomene kommen häufig in Zusammenhang mit schweren psychischen Traumata, besonders nach Gewalterfahrungen und sexuellem Missbrauch vor. Die verbale Verarbeitung des Ereignisses ist nicht möglich. Das traumatische Erlebnis wird abgespalten und findet als Angst, vegetativer Spannungszustand und den oben beschriebenen Symptomen seinen Ausdruck (► Kap. 19 »Akute und Posttraumatische Belastungsstörung«).

Konversionssymptome sind Funktionsstörungen der **Willkürmotorik** und des **Sensoriums**. Die Symptome betreffen Körperfunktionen und Körperregionen, die eine Bedeutung in der Kommunikation haben wie Arme und Beine, Augen und Gehör. Beispiele sind Lähmungen der Muskulatur mit Gangstörungen, Störungen der Sinnesempfindungen wie Gefühllosigkeit der Haut, plötzlicher Sehverlust, Taubheit und Ohnmacht. Ein verdrängter Konflikt wird in Körpersprache **symbolisch** ausgedrückt, um das Bewusstsein von unerträglichen Gefühlen freizuhalten.

Funktionelle Syndrome anderer medizinischer Fachgebiete (nach ICD-10)

Funktionelle Syndrome aus anderen medizinischen Fachgebieten können nach ICD-10 folgendermaßen klassifiziert werden:
- Gastroenterologie: Reizdarmsyndrom (K 59), Nicht-ulzeröse Dyspepsie (K 30)
- Rheumatologie: Fibromyalgie (M 79.0)
- Innere Medizin/Neurologie: Chronisches Erschöpfungssyndrom (G 93.3)
- Zahnmedizin: Orofaziales Schmerz-Dysfunktionssyndrom (K 07.6)
- Gynäkologie: Pelvipathie (N 94)

Weitere funktionelle Körperbeschwerden (außerhalb ICD-10)

Als weitere Begriffe, die für funktionelle Körperbeschwerden außerhalb der ICD-10 stehen können, sind zu nennen:

Umweltbezogene Körperbeschwerden, wie »Multiple Chemical Sensitivity«, »Elektrosmog« oder amalgambezogene Beschwerden, ferner die »Nahrungsmittelunverträglichkeit«, das »HWS-Schleudertrauma«, die »Chronische Borreliose« und das »Golfkriegssyndrom«.

Differenzialdiagnose

Somatoforme Symptome können auch Teil einer Angststörung oder einer Depression sein. Gefühle der Angst oder depressive Symptome werden nicht bewusst erlebt, sondern kommen nur auf körperlicher Ebene zum Ausdruck. Wir sprechen hier auch von **Affektäquivalenten**.

Ausblick auf DSM-5 und ICD-11

Es gibt verschiedene Begrifflichkeiten und Konzeptualisierungen wie »körperliche Beschwerden ohne ausreichenden Organbefund«.

Das Konzept »körperliche Beschwerden ohne ausreichenden Organbefund« fördert den Dualismus zwischen Körper und Seele. Die Beschwerden des Patienten werden entweder als organisch verursacht oder organisch nicht erklärbar angesehen. Das letztere führt oft implizit zur Annahme einer psychischen Ursache. Dieses Konzept widerspricht dem biopsychosozialen Modell, bei dem somatische, psychische und soziale Faktoren in unterschiedlicher Gewichtung zum Krankheitsgeschehen beitragen.

Die Neuauflage des diagnostischen Klassifizierungssystems für psychiatrische Störungen DSM-5 versucht diesen Dualismus zu überwinden. In einer neuen diagnostischen Kategorie mit dem Namen **Somatic Symptom Disorder** (SSD) werden körperliche Beschwerden diagnostiziert, bei denen eine dysfunktionale Krankheitswahrnehmung, ein auffälliges Krankheitsverhalten und ausgeprägte Gesundheitsängste vorherrschen.

Folgende Kriterien müssen zur Diagnose einer SSD erfüllt sein:

A. Körperliche Beschwerden: Ein oder mehrere beeinträchtigende körperliche Beschwerden.
B. Übertriebene Gedanken, Gefühle und Verhaltensweisen im Zusammenhang mit diesen Körperbeschwerden oder hiermit verbundenen Gesundheitssorgen: wenigstens eines der folgenden Kriterien muss erfüllt sein:
    1. Unangemessene und anhaltende Gedanken über die Ernsthaftigkeit der eigenen Symptome.
    2. Anhaltend hohes Angstniveau bezüglich der eigenen Gesundheit oder Symptome.
    3. Übermäßiger Zeit- und Energieaufwand für diese Symptome oder Gesundheitssorgen.
C. Dauer: Auch wenn ein Symptom nicht kontinuierlich vorhanden ist, so sollte die Dauer der Beschwerden mindestens sechs Monate betragen.

Die Diagnose Somatic Symptom Disorder ersetzt die vormaligen Diagnosen Somatisierungsstörung, undifferenzierte Somatisierungsstörung, somatoforme autonome Funktionsstörung, somatoforme Schmerzstörung und z. T. die Diagnose Hypochondrie.

▪ **Kommentar:**
Positiv ist die stärkere Betonung psychosozialer Variablen zu bewerten. Es fehlt jedoch die Beschrei-

bung der Arzt-Patient-Interaktion. Unklar ist die Anwendung dieser Kriterien auf schwere lebensbedrohliche körperliche Erkrankungen. Inwieweit sich der neue Diagnosename im Englischen und auch im Deutschen durchsetzen wird, ist noch offen. Somatic Symptom Disorder erscheint eher als Oberkategorie, denn als Einzeldiagnose.

Als praktische Konsequenz ergeben sich eine Stärkung des psychotherapeutischen Aspektes in der Diagnostik, z. B. wie erlebt der Patient seine Beschwerden, welche Gedanken, welche Gefühle, welches Verhalten gehen damit einher. Die oft schwierige Entscheidung, ob organisch ausreichend erklärt oder nicht, entfällt. Ein biopsychosoziales Modell kann auf eine größere Gruppe von Patienten mit körperlichen Beschwerden angewendet werden.

Für die Klassifikation in **ICD-11** ist der Begriff **Bodily Distress Disorder** vorgesehen. Hier stehen Symptomcluster im Vordergrund. Psychobehaviorale Kriterien sind nicht der Teil der Diagnose.

9.1.4 Häufigkeit und Verlauf

Die 12-Monats-Prävalenz somatoformer Störungen in der erwachsenen Bevölkerung beträgt 3,5 % (Jacobi et al. 2014). Bei Frauen wird deutlich häufiger eine somatoforme Störung diagnostiziert als bei Männern. Ca. 30 % der Patienten, die einen Hausarzt aufsuchen, haben körperliche Beschwerden ohne ausreichenden Organbefund.

Folgende Verlaufsformen werden unterschieden:

1. Kurzfristige, oft wenige Stunden oder Tage anhaltende Beschwerden, die bei jedem Menschen vorkommen und rasch wieder ohne weitere Maßnahmen abklingen. Hier wird keine somatoforme Störung codiert.
2. Beschwerden, die Wochen und mehrere Monate andauern, häufig in Zusammenhang mit akuten Belastungen stehen, die zum Teil spontan abklingen, z. T. aber auch einer Behandlung bedürfen, um eine Chronifizierung zu vermeiden (70–75 %).
3. Anhaltende Somatisierung über Monate und Jahre, teilweise mit wechselnder Symptomatik, die zu häufigen Arztbesuchen, diagnostischen

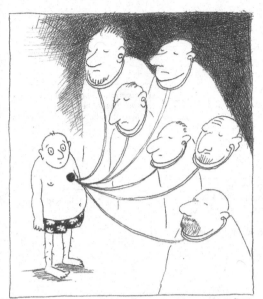

VIELE ÄRZTE - IMMER DIESELBEN
UNTERSUCHUNGEN

◘ Abb. 9.1 Cartoon: Viele Ärzte. (Zeichnung: Gisela Mehren)

mit einhergehende physiologische Erregung und der emotionale Distress lösen Angstgefühle aus, die wiederum die Körperreaktionen verstärken (◘ Abb. 9.2).

Zu den **psychosozialen** Faktoren, die eine somatoforme Störung begünstigen, zählen:

- Traumatisierungen in der Kindheit.
- Negative Bindungserfahrungen (▶ Kap. 1 und 7 Kap. 9 »Chronische Schmerzstörung«).
- Modell-Lernen an elterlichen Vorbildern, die unter ähnlichen Beschwerden litten.
- Neigung zu psychischer und körperlicher Überforderung.
- Geringes Selbstbewusstsein, Kränkbarkeit, und Verletzbarkeit.
- Verstärkung einer Krankenrolle durch vermehrte Aufmerksamkeit und Unterstützung des Umfeldes.
- Entlastung von sozialen oder familiären Anforderungen und von Verpflichtungen als Folge der Beschwerden.

und therapeutischen Eingriffen, starkem Leidensdruck, reduzierter Lebensqualität und Arbeitsunfähigkeit führt (25–30 %; ◘ Abb. 9.1).

9.1.5 Ursachen

Jeder Mensch reagiert auf psychische Belastungen mit körperlichen Symptomen, z. B. Schwitzen, Schlafstörungen, Herzklopfen, Durchfall etc. Bei somatisierenden Patienten werden die emotionalen Belastungen nicht wahrgenommen oder es besteht eine Hemmung, die Gefühle auszudrücken. Die Aufmerksamkeit richtet sich stattdessen auf die begleitenden Körpersymptome, die eine negative Bewertung und Verstärkung erfahren und nicht mehr mit dem auslösenden Gefühl in Zusammenhang gebracht werden. Das Klagen über körperliche Beschwerden ersetzt den Ausdruck unangenehmer Gefühle.

In einem **Teufelskreis** (▶ Kap. 11 »Angststörungen«, Teufelskreis der Angst) verstärken Fehlwahrnehmung und Fehlinterpretation der körperlichen Symptome als bedrohliche Krankheitszeichen die erhöhte Aufmerksamkeit auf den Körper. Die da-

9.2 Praktischer Teil

9.2.1 Erkennen

Hinweise für somatoforme Störungen können sein:

- Die Symptome folgen nicht anatomischen oder physiologischen Mustern.
- Es besteht ein großer Unterschied zwischen den objektiven Befunden (klinische Untersuchung, Labor, Bildgebung) und den subjektiven Beschwerden.
- Die Schilderung der Symptome ist diffus.
- Die Beschwerden werden einerseits unbewegt hingenommen, andererseits in dramatischen Bildern und inadäquaten Affekten geschildert.
- Der Patient wirkt klagend, fordernd, anklammernd.
- Es finden sich weitere organisch nicht ausreichend erklärbare Beschwerden in unterschiedlichen Organsystemen.
- Häufiger Arztwechsel.
- Aktuelle Belastungen, z. B. im Beruf oder in der Familie, mit ängstlicher oder depressiver Symptomatik.

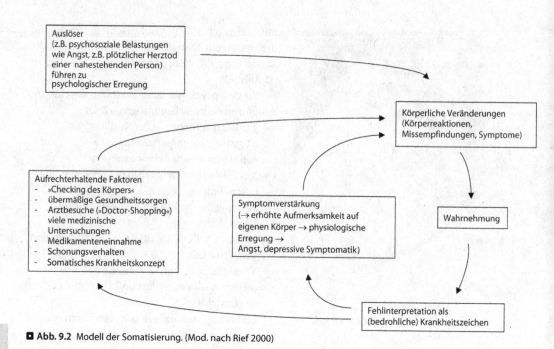

Abb. 9.2 Modell der Somatisierung. (Mod. nach Rief 2000)

Patienten mit somatoformen Störungen und ihren Ärzten ist in der Regel nicht bewusst, worauf sie mit ihren Symptomen reagieren (Lieb u. von Pein 2009, **Abb. 9.3**).

Hinweise für komplizierten Verlauf

Das Ziel ist, somatoforme Störungen frühzeitig zu erkennen und eine Chronifizierung zu verhindern. Dazu wurden in der aktuellen S3-Leitlinie sog. «yellow flags» als Hinweise für einen komplizierten Verlauf zusammengestellt (**Tab. 9.2**). Die »yellow flags« stellen zum einen positive Kriterien für das Vorliegen von somatoformen Symptomen dar, zum anderen erlauben sie eine Differenzierung des Schweregrads in leichtere und schwerere Verlaufsformen (Hausteiner-Wiehle et al. 2013; Schäfert et al. 2012).

9.2.2 Behandlung

Ziel der Behandlung im Rahmen der psychosomatischen Grundversorgung ist der Aufbau einer empathischen und vertrauensvollen Arzt-Patient-Beziehung, in der der Patient sich mit seinen Beschwerden und seiner Sicht der Erkrankung ernst

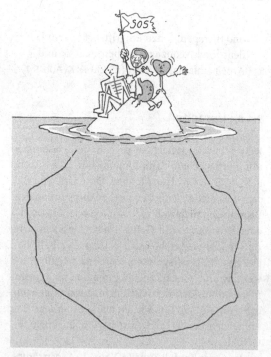

Abb. 9.3 Cartoon: »Eisberg«. (Aus Lieb u. von Pein 2009; mit freundlicher Genehmigung)

☐ **Tab. 9.2** Charakteristika leichter und schwerer Verlaufsformen somatoformer funktioneller Störungen. (Schäfert et al. 2012)

Kriterium	Leichterer, unkomplizierter Verlauf	Schwererer, komplizierter Verlauf (»yellow flags«)
Häufigkeit	ca. 50–75 %	ca. 10–30 %
Anzahl der Beschwerden	Eine oder wenige Beschwerden (Mono-/oligosymptomatischer Verlauf)	Mehrere Beschwerden (Polysymptomatischer Verlauf)
Häufigkeit/ Dauer der Beschwerden	Selten bzw. kurz (Längere beschwerdefreie Intervalle)	Häufig bzw. anhaltend (Ohne oder nur mit seltenen/kurzen beschwerdefreien Intervallen)
Krankheitswahrnehmung	Weitgehend adäquat	Dysfunktional, z. B. katastrophisierendes Denken Starke Krankheitsängste
Krankheitsverhalten	Weitgehend adäquat, z. B. angemessenes Inanspruchnahmeverhalten	Sicherheit-suchendes Verhalten (Schon- und Vermeidungsverhalten, Rückversicherung, hohes Inanspruchnahmeverhalten)
Funktionelle Beeinträchtigung	Weitgehend normale Funktionsfähigkeit »Befinden« entspricht weitgehend dem »Befund«	Deutlich reduzierte Funktionsfähigkeit; Arbeitsunfähigkeit > ca. 4 Wochen, sozialer Rückzug Körperliche Dekonditionierung, evtl. körperliche Folgeschäden
Psychosoziale (evtl. auch biographische) Belastung	Gering	Hohe Belastungen in Lebenssituation und Biographie (Traumatisierung)
Psychische Komorbidität	Keine relevante psychische Komorbidität	Schwerere psychische Komorbidität (Depression, Angst, PTBS, Sucht, Persönlichkeitsstörung)
Behandler-Patient-Beziehung	Weitgehend unkompliziert	(Von beiden) als »schwierig« erlebt, häufige Behandlungsabbrüche
Medizin-systemische Faktoren	Adäquates Behandlerverhalten	Iatrogene Faktoren (einseitig biomedizinisches Vorgehen, invasive Maßnahmen)

genommen fühlt. Nach Ausschluss einer organischen Erkrankung können so andere Erklärungsmodelle besprochen werden und falls nötig der Patient für eine weiterführende psychotherapeutische Behandlung motiviert werden (Sauer u. Eich 2007).

Therapeutische Grundhaltung

Zur **therapeutischen Grundhaltung, welche eine bealstbare Arzt-Patient-Beziehung entstehen lassen soll,** gehören:

- Ernstnehmen der körperlichen Beschwerden.
- Verständnis für Hilflosigkeit, Enttäuschung und Ärger des Patienten.
- Die Unwahrscheinlichkeit einer ernsten organischen Erkrankung benennen und zugleich

sorgfältig die somatische Ebene weiter im Blick behalten.

- Auch wenn der Arzt nicht an eine organische Ursache der Erkrankung glaubt, den Patienten wiederholt zumindest kurz körperlich untersuchen.
- Keine vorschnelle Verknüpfung von berichteten oder vermuteten seelischen Belastungen mit den körperlichen Beschwerden. Keine »Detektivarbeit«!
- Lange Krankschreibungen, unnötige Weiterüberweisungen und Eingriffe vermeiden bzw. verhindern.
- Geduld, Gelassenheit und Wissen um die Begrenztheit der therapeutischen Möglichkeiten.

9

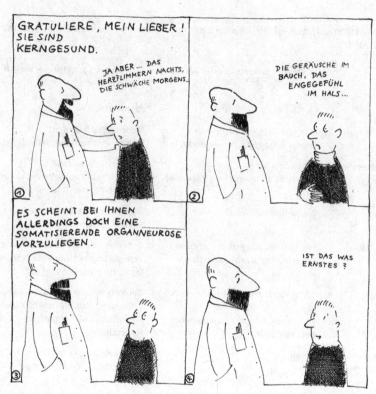

Abb. 9.4 Cartoon: Diagnosemitteilung. (Zeichnung: Gisela Mehren)

Behandlungsziel ist zunächst die Linderung der Beschwerden, keine Heilung. Eine regelmäßige, beschwerdeunabhängige Einbestellung, z. B. 14-tägig, ist zu empfehlen.

Das 3-Stufen-Modell

Für die Behandlung in der Grundversorgung hat sich folgendes **3-Stufen-Modell** bewährt:

- **1. Stufe – Den Patienten ernst nehmen und verstehen**
  - Empathische, vertrauensvolle Arzt-Patient-Beziehung.
  - Erfragen des subjektiven Krankheitsverständnisses: »Was glauben Sie, hat Ihre Krankheit verursacht? Wie ernsthaft glauben Sie ist Ihre Krankheit? Von welcher Therapie würden Sie am meisten profitieren?«
  - Psychosoziale Anamnese.
  - Kurze körperliche Untersuchung.

Die Dialoge in den folgenden Fallbeispielen sind sehr vereinfacht dargestellt. In realen Gesprächen finden sich bei beiden Gesprächspartnern subtile Strategien, das Gegenüber von der eigenen Sichtweise auf die Symptome zu überzeugen bzw. Strategien von Patienten die (vorschnellen) psychosomatischen Deutungen der Ärzte/Therapeuten in Frage zu stellen (Burbaum et al. 2010; ☐ Abb. 9.4).

Fallbeispiel Fortsetzung – Stufe 1

Die 40-jährige Frau S. kommt erneut in die Sprechstunde. Alle Untersuchungsbefunde zur Abklärung der Bauchschmerzen waren unauffällig.

A: »Was denken Sie, ist die Ursache für Ihre Bauchschmerzen?«

P: »Ich weiß, das klingt albern, aber meine Mutter hatte Gebärmutterkrebs und es fing auch mit solchen Bauchschmerzen an. Ich muss jetzt oft denken, dass mein Krebs nur noch nicht erkannt ist.«

A: »Beschäftigt Sie das sehr?«

P: »Ja, schon.«

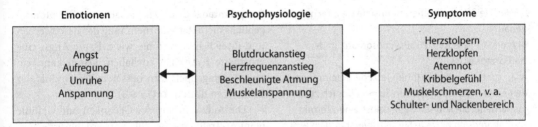

Emotionen	Psychophysiologie	Symptome
Angst Aufregung Unruhe Anspannung	Blutdruckanstieg Herzfrequenzanstieg Beschleunigte Atmung Muskelanspannung	Herzstolpern Herzklopfen Atemnot Kribbelgefühl Muskelschmerzen, v. a. Schulter- und Nackenbereich

▫ Abb. 9.5 Zusammenhänge zwischen Angst und körperlichen Symptomen

A: »Die Laboruntersuchung, Ultraschall und Computertomographie haben keine Hinweise auf eine organische Erkrankung ergeben. Ich möchte gerne noch einmal Ihren Bauch untersuchen. (…)«
Rückmeldung der Untersuchungsergebnisse:
A: »… Im mittleren Bereich ist Ihr Bauch empfindlich, aber sonst kann ich keine Auffälligkeit finden. Aber ich kann mir vorstellen, dass Sie sehr unter Ihren Beschwerden leiden.«

■ **2. Stufe – Alternative Krankheitsmodelle anbieten**
Ein **alternatives Krankheitsmodell** kann durch Erläuterung psychophysiologischer Zusammenhänge entwickelt werden, z. B. zwischen Angst und körperlichen Symptomen: »Bei ängstlichen Menschen schüttet der Körper mehr Adrenalin aus. Deshalb schlägt das Herz in Angstsituationen schneller.«
▫ Abb. 9.5 legt diese Zusammenhänge dar.

Oder es kann dem Patienten der Zusammenhang zwischen depressiver Stimmung und Körpersymptomen erklärt werden: »Wenn Menschen Sorgen haben, bedrückt sind, kann ihr Darm sich zusammenzuziehen, was Bauchschmerzen verursacht.«

Besonders hilfreich sind körperbezogene Redewendungen im Alltag, z. B. »was mir auf den Magen schlägt« oder das Verbalisieren von belastenden Emotionen.

■ **3. Stufe –Verbindungen herstellen**
In der 3. Stufe werden Verbindungen zwischen dem Auftreten der körperlichen Beschwerden und der Lebenssituation des Patienten hergestellt.
‒ Zusammenhang zwischen Auftreten der körperlichen Beschwerden und Lebensgestaltung.
‒ Abbau von Schon- und Vermeidungsverhalten.

‒ Entwicklung von alternativen Verhaltensweisen in Beruf und Privatleben – Motivierung für eine fachpsychotherapeutische Behandlung.

Fallbeispiel Fortsetzung – Stufe 3
A: »Sie haben beim letzten Besuch erwähnt, dass es berufliche Probleme gibt?«
P: »Ja, es sollen Arbeitsplätze wegrationalisiert werden, ich mache mir große Sorgen. Manchmal muss ich sogar weinen«
A: »Ich sehe, dass Sie auch im Moment angespannt und traurig sind. Körperliche Angespanntheit kann eine Muskelverkrampfung erzeugen und zu ähnlichen Beschwerden führen, wie Sie sie jetzt haben.«
P: »Sie meinen, das hat mit meinen Bauchschmerzen zu tun?«
A: »Ich meine die Sorgen sind Ihnen auf den Magen geschlagen.«
P: »Sie glauben, die Muskeln in meinem Bauch verkrampfen sich und verursachen meine Bauchschmerzen? Aber meine traurige Stimmung, macht die auch diese Schmerzen?«
A: »Ja, natürlich, können Sie sich z. B. im Bett entspannen?«
P: »Oh nein.«
A: »Ich glaube das ist die Folge von den Sorgen sein, die Sie sich machen.««
P: »Mhm … das könnte sein. Aber was kann ich dagegen tun?«
A: »Wie fühlen Sie sich, wenn Sie darüber sprechen?«
P: »Es tut gut, Ihnen meine Gefühle zu zeigen und verstanden zu werden. Ich versuche immer stark zu sein, aber eigentlich weiß ich nicht mehr weiter.«
A: »Ich glaube psychotherapeutische Gespräche könnten Ihnen helfen Ihre Ängste und Sorgen um den Arbeitsplatz besser zu bewältigen und sich wieder zu entspannen.«

P: »Was heißt »psychotherapeutische Gespräche« genau?«

Arzt erklärt (s. ▶ Kap. 26 »Psychosomatik in der Hausarztpraxis«).

A: »… und ich schreibe Ihnen jetzt die Telefonnummer einer Psychotherapeutin auf, mit der ich zusammenarbeite. Sie können dann selbst einen Termin vereinbaren. Ich betreue Sie selbstverständlich weiterhin hausärztlich und würde Sie gerne nach dem Termin bei der Psychotherapeutin wieder sehen.«

P: »Danke. Ich weiß nicht, ob mir das helfen wird, aber ich habe jetzt wieder etwas Hoffnung.«

Handwerkskasten

Hilfreiche Hintergründe, Infos und Tipps auch zur Gesprächsführung bei somatoformen Beschwerden finden sich in der S3-Leitlinie (Schäfert et al. 2012; Hausteiner-Wiehle et al. 2013), die kostenlos auch online verfügbar ist.

Zeit nehmen Das geduldige Anhören der oft umfangreichen Beschwerdeschilderung, der Enttäuschung über vorangegangene Behandlungsversuche und der Klagen des Patienten über das Unverständnis, das ihm bisher bei Ärzten und nahen Bezugspersonen begegnet ist, hat unmittelbare Entlastungsfunktion und therapeutische Wirksamkeit. Da den Patienten die psychische Dimension ihres Leidens nicht zugänglich ist, können sie ihre emotionale Bedürftigkeit zunächst nur über ihre körperlichen Beschwerden ausdrücken. Eine Annahme und ein Verständnis für diese Beschwerden fördern das Selbstwertgefühl und stärken das Vertrauen in den Arzt.

Symptomtagebuch Der Einsatz eines Symptomtagebuchs dient der Wahrnehmung der Beschwerden und ihrer Fehlbewertung, wie z. B. die Angst eine ernsthafte Krankheit zu haben. Damit kann ein Symptomtagebuch zum besseren Verständnis der Schmerzen führen (◘ Tab. 9.3).

Die Aufzeichnung der Gedanken und Gefühle beim Auftreten der Bauchbeschwerden werden besprochen und zusammen mit der Patientin neu bewertet, z. B »Jetzt kommen die Bauchschmerzen wieder und ich spüre einen starken Druck und eine Angst zu versagen. Zwar weiß ich, dass meine Mutter Gebärmutterkrebs hatte und es auch mit solchen Bauchschmerzen anfing, aber alle Untersuchungen der letzten Wochen und Monate haben gezeigt, dass meine Gebärmutter, mein Darm und mein sonstiger Körper vollkommen gesund sind und ich auch voll leistungsfähig bin.« So kann die Patientin in Zukunft ihr Kundengespräch fortsetzen und die Erfahrung machen, dass die Bauchschmerzen abklingen, ohne dass sie sich auf die Toilette zurückziehen muss.

Symptomtagebücher sollten nicht zu lange angewendet werden, da sie zu einer vermehrten Wahrnehmung der Beschwerden führen und daher den Prozess der Somatisierung verstärken können. Eine Dauer von ein bis maximal zwei Wochen reicht. Über das Symptomtagebuch werden Situationen identifiziert, in denen der Patient besonders anfällig ist für das Erleben von Beschwerden. Nicht die reine Situation, sondern die damit einhergehenden Gefühle und Gedanken sind für das Verständnis der Beschwerden entscheidend. Daher ist es wichtig,

◘ **Tab. 9.3** Symptomtagebuch

Tag/ Uhrzeit	Symptome/Ausmaß der Beschwerden (1–10, gering bis extrem)	Situation Andere Personen Aktivität Anforderungen	Gedanken in der Situation	Gefühle und Stimmungen in der Situation
Montag 10 Uhr	Bauchweh (8) Stuhldrang (8)	Bin im Verkaufsgespräch, ein anderer Kunde möchte auch Beratung	Ich muss zum Abschluss kommen, sonst geht mir der andere Kunde verloren	Leistungsdruck Angst zu versagen
Montag 19 Uhr	Heftige Bauchschmerzen (10) Stuhldrang (9) Brennender Schmerz beim Stuhlgang (9)	Mein Mann ist gerade nach Hause gekommen, 2 h zu spät, ohne Begründung und Entschuldigung	Wo hat er sich wieder rumgetrieben? Wenigstens anrufen hätte er können, während ich hier allein sitze	Ärger Angespannte Atmosphäre

dass der Patient gerade diese Felder ausfüllt, was vielen Patienten, die es nicht gewohnt sind, über sich nachzudenken, zunächst sehr schwer fällt. Eine enge Begleitung in der Zeit, in der die Tagebücher ausgefüllt werden, ist daher unerlässlich.

Körperbezogene Redewendungen Anhand von körperbezogenen Redewendungen aus dem Volksmund lassen sich ebenfalls gut die Zusammenhänge zwischen emotionaler Belastung und körperlicher Reaktion vermitteln. Beispiele hierfür sind:

- viel um die Ohren haben,
- die Zähne zusammenbeißen,
- kalte Füße bekommen,
- vor Angst in die Hose machen,
- Wut im Bauch haben,
- das geht mir an die Nieren,
- sich etwas zu Herzen nehmen,
- etwas schlägt auf den Magen,
- weiche Knie bekommen.

Kognitive Verarbeitung Beeinflussung der **kognitiven Verarbeitung** der Beschwerden können z. B. durch das Teufelskreismodell der Angst (► Kap. 11 »Angststörungen«) erfolgen.

Entspannungsverfahren und Körperwahrnehmung Die Kontrolle über die körperlichen Symptome wird durch Entspannungsverfahren und Übungen zur Körperwahrnehmung erleichtert. Beispiel: »Legen Sie eine Hand auf den Brustkorb und den Bauch. Spüren Sie die Bewegung unter den Händen, ohne den Atem zu verändern. Nun merken Sie das immer wiederkehrende Ein und Aus des Atems. Sagen Sie dabei zu sich »es atmet mich«. Stellen Sie sich vor, wie mit dem Ausatmen Anspannung aus dem Körper weichen kann. Stellen Sie sich nun vor, wie mit dem Einatmen neuer Sauerstoff und damit neue Energie in den Körper einströmt.«

Patienteninformation Um den Patienten weiter zu informieren und ihm Denkanstöße zu geben, haben wir die unten stehende Patienteninformation zu körperlichen Beschwerden ohne Organbefund entwickelt (◘ Abb. 9.6). Sie stammt ursprünglich von der Weltgesundheitsorganisation und wurde von unserer Arbeitsgruppe überarbeitet.

Medikamentöse Behandlung

Medikamente z. B. Betablocker, für die als unangenehm empfundenen supraventrikulären Extrasystolen, oder Spasmolytika für Patienten mit krampfartigen abdominellen Beschwerden oder auch Schmerzmittel sollten nur nach einer kritischen Risiko-Nutzen-Bewertung verordnet werden und nur für eine begrenzte Zeit.

Antidepressiva haben sich zur Linderung von Angst und Depression bewährt. Bei somatoformer Schmerzstörung wird der Einsatz von Amitriptylin im Gegensatz zur chronischen Schmerzstörung (s. ► Kap. 10) kontrovers beurteilt. Auch für andere Unterformen der somatoformen Störungen, wie zum Beispiel der hypochondrischen Störung, lassen sich keine Hinweise für den Nutzen einer begleitenden Pharmakotherapie aussprechen.

Bestehen zusätzlich zur somatoformen Erkrankung mittelgradige oder schwere ängstliche oder depressive Symptomatiken, sollte deren pharmakologische Behandlung erfolgen (Komorbidität).

Überweisung und Kooperation mit psychotherapeutischen Praxen und Kliniken

Die Überweisung in ambulante oder stationäre psychotherapeutische Behandlung lässt sich am besten im Rahmen eines stufenweisen Behandlungsmodells, das von der hausärztlichen Behandlung bis zur ambulanten oder stationären Psychotherapie reicht, realisieren (s. Übersicht).

Stufenweises Behandlungsmodell in der ambulanten und stationären Versorgung (Mod. nach Henningsen et al. 2007)
Stufe 1
Sicherung, dass keine ernsthafte Krankheit vorliegt, alternatives Krankheitsmodell anbieten
Gegebenenfalls symptomatische Maßnahmen, z. B. zur Schmerzlinderung
Abbau des Schonungsverhaltens und Beratung zu gestufter Aktivierung
Beratung zu dysfunktionaler Krankheitswahrnehmung und Krankheitsverhalten
Biopsychosoziales Modell einführen
Regelmäßige, z. B. 14-tägige Termine anbieten

Stufe 2, falls Stufe 1 nicht ausreicht

Körperliche Beschwerden ohne Organbefund

Häufig vorkommende körperliche Beschwerden ohne Organbefund:

– Kopfschmerzen   – Bauchschmerzen
– Schmerzen in der Brust   – Kreuzschmerzen
– Atembeschwerden   – Juckreiz
– Schluckbeschwerden   – häufiges Wasserlassen
– Übelkeit   – Durchfall
– Erbrechen   – Missempfindungen der Haut und der Muskeln

Begleitende Sorgen und beunruhigende Gedanken:

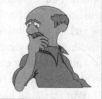

– woher kommen die Schmerzen?
– was ist mit mir los?
– habe ich eine schlimme Krankheit
– Befürchtungen: was könnte passieren ?

Die körperlichen Symptome sind nicht eingebildet

Kopfschmerzen
Schluckbeschwerden

– Aufregung, Ärger und Angst können körperliche Symptome hervorrufen

Brustschmerzen
Atembeschwerden

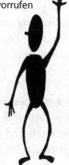

– körperliche Symptome können die Aufregung verstärken

Bauchschmerzen
Übelkeit/Erbrechen
häufiges Wasserlassen
Durchfall/
Potenzstörungen

– Aufregung kann die körperlichen Symptome verstärken

Juckreiz
Stress, Anst, Sorgen,
Ärger, Derpressionen

Welche Therapie ist hilfreich?

Eine Begleittherapie durch den Hausarzt ist häufig notwendig

– Beruhigung und Versicherung durch den Hausarzt, daß keine ernsthafte Krankheit vorliegt
– Stressbewältigungsstrategien, Bewältigung von Lebenskrisen
– Lernen sich zu entspannen
– Vermeiden von negativen Denkmustern
– Körperliche Aktivität steigern
– Häufige positive, angenehme Aktivitäten durchführen
– Unnötige körperliche Untersuchungen vermeiden

◻ **Abb. 9.6** Patienteninformation

Aufrechterhaltende Bedingungen, z. B. Renten-
begehren und evtl. Traumaerfahrungen der
Vorgeschichte prüfen
Medikamentöse antidepressive Behandlung in
Betracht ziehen
Den Patienten für eine ambulante oder statio-
näre psychotherapeutische Behandlung moti-
vieren
Enge Zusammenarbeit mit ambulanten
Psychotherapeuten oder psychosomatischer
Klinik zur weiteren Behandlungsplanung
und bei Komplikationen

Fachpsychotherapeutische Behandlung

Die Überweisung in eine ambulante oder stationäre
fachpsychotherapeutische Behandlung kann aus 2
Gründen indiziert sein:

1. Im Rahmen des hausärztlichen Behandlungs-
   programms zeigen sich Probleme und Konflikte, z. B. bei Patienten mit Persönlichkeitsstörungen, die den zeitlichen Rahmen und die
   Zielsetzung dieses Vorgehens überschreiten
   und nur in einer vertiefenden, längerfristigen
   Psychotherapie behandelbar sind.
2. Depressionen und Angststörungen verstecken
   sich häufig hinter einer körperlichen Symptomatik. Sind die Kriterien einer mittelgradigen
   oder schweren depressiven Episode oder einer
   Angststörung erfüllt, so klärt der Arzt den Patienten über dieses Krankheitsbild auf und motiviert ihn, eine entsprechende medikamentöse
   und psychotherapeutische Behandlung in Anspruch zu nehmen (▶ Kap. 11 und ▶ Kap. 12).

Lehnt der Patient eine Überweisung ab, bestehen
noch die Möglichkeiten eines gemeinsamen Gesprächs mit dem Psychotherapeuten in der Praxis
des Hausarztes oder die weitere Behandlung durch
den Hausarzt selbst im Rahmen einer engmaschi-
gen Kooperation mit dem Spezialisten (▶ Kap. 26)
(Schäfert et al. 2013).

Literatur

Burbaum C, Stresing A, Fritzsche K et al. (2010) Medically
unexplained symptoms as threat to patients' identity:
A conversation analysis of patient reactions to psycho-
somatic attributions. Patient Educ Couns 79: 207–217
Jacobi F, Höfler M, Strehle J et al. (2014) Psychische Störungen
in der Allgemeinbevölkerung. Studie zur Gesundheit
Erwachsener in Deutschland und ihr Zusatzmodul
Psychische Gesundheit (DEGS1-MH). Nervenarzt 85 (1):
77–87
Hausteiner-Wiehle C, Henningsen P et al. (2013) Umgang mit
Patienten mit nicht-spezifischen, funktionellen und
somatoromen Körperbeschwerden. Schattauer, Stuttgart
Henningsen P, Zipfel S, Herzog W (2007) Management of func-
tional somatic syndromes. Lancet, 369, 946–955
Lieb H, von Pein A (2009) Der kranke Gesunde. 4. Aufl., Trias,
Stuttgart
Sauer N, Eich W (2007) Somatoforme Störungen und Funk-
tionsstörungen Dtsch Arztebl 104(1-2): 45–53
Schäfert R (2015) Somatoforme/ funktionelle Körperbeschwerden – Diagnostik, Behandlung, Kosten und trans-
kulturelle Aspekte. Habilitationsschrift. Heidelberg
Schäfert R, Hausteiner-Wiehle C, Häuser W et al. (2012)
Klinische Leitlinie: Nicht-spezifische, funktionelle und
somatoforme Körperbeschwerden. Dtsch Arztebl Int.
109: 803–813
Schäfert R, Kaufmann C, Wild B et al. (2013) Specific collabora-
tive group intervention for patients with medically
unexplained symptoms in general practice: a cluster
randomized controlled trial. Psychother Psychosom 82:
106–19
Rief W (2000) Somatisierungsstörungen. In: Margraf J (Hrsg.)
Lehrbuch der Verhaltenstherapie. Springer, Berlin, Heidelberg, New York

Chronische Schmerzstörung

Kurt Fritzsche, Martin Dornberg, Blandine Niklaus

K. Fritzsche et al. (Hrsg.), *Psychosomatische Grundversorgung*,
DOI 10.1007/978-3-662-47744-1_10, © Springer-Verlag Berlin Heidelberg 2016

Fallbeispiel

Ein 37-jähriger Patient erlitt vor 3 Jahren einen Bandscheibenvorfall im Bereich L4/L5, der erfolgreich konservativ behandelt wurde. In den darauffolgenden Jahren gab es nur gelegentliche Praxiskontakte. Seit 3 Wochen klagt der Patient über eine deutliche Zunahme der Rückenschmerzen. Immer wieder taucht er als Notfallpatient in der Praxis mit hochakuter Symptomatik auf, wobei jeweils eine deutliche Diskrepanz zwischen der geschilderten Schmerzsymptomatik und dem körperlichen Befund besteht. Der Hausarzt leitet eine ausgiebige Diagnostik ein, die sowohl orthopädische als auch gastroenterologische Abklärungen umfasst. Es lassen sich keine eindeutigen, die Schmerzen klärenden Befunde erheben. Durch den Orthopäden erfolgt eine chirotherapeutische Behandlung, ohne wesentliche Befundbesserung. Die Vorstellung beim Neurologen und die Hinzuziehung eines zweiten Neurologen auf Wunsch des Patienten ergeben keinen auffälligen neurologischen Befund. Der Patient kommt mit starken Beschwerden erneut als »Notfall« in die Praxis. Aufgrund der Teilnahme an einer Beerdigung muss der Hausarzt, der die Situation nicht als Notfall einschätzt, die Untersuchung um einige Stunden verschieben. Der Patient ist darüber so verärgert, dass er den Hausarzt wechselt.

10.1   Theoretischer Teil

10.1.1 Kennzeichen

Kennzeichen einer chronischen Schmerzstörung sind:
- Die Schmerzen bestehen länger als 6 Monate.
- Der Schmerz hat seine Leit- und Warnfunktion verloren und selbstständigen Krankheitswert erlangt.
- Die Verselbstständigung des Schmerzerlebens führt zu psychischen und sozialen Beeinträchtigungen. Der Schmerz wird für den Patienten zum Mittelpunkt seines Denkens und Verhaltens.

10.1.2 Diagnostische Einteilung

Die anhaltende **somatoforme Schmerzstörung** (ICD-10: F 45.40) tritt in Verbindung mit emotionalen Konflikten oder psychosozialen Belastungen auf, denen die Hauptrolle für Beginn, Schweregrad, Exazerbation oder Aufrechterhaltung der Schmerzen zukommt.

Bei der **chronischen Schmerzstörung** mit **somatischen und psychischen** Faktoren (ICD-10: F 45.41) bestehen Schmerzen in einer oder mehreren anatomischen Regionen, die ihren Ausgangspunkt in einem physiologischen Prozess oder einer körperlichen Störung haben. Psychischen Faktoren wird eine wichtige Rolle für Schweregrad, Exazerbation und Aufrechterhaltung der Schmerzen beigemessen, jedoch nicht die ursächliche Rolle für deren Beginn.

Jeder Schmerz kann auf einem Kontinuum von überwiegend organisch bedingten, z. B. Tumorschmerzen, bis zu somatoformen Schmerzzuständen ohne Organbefund eingeordnet werden.

Die differenzialdiagnostischen Überlegungen bei einem chronischen Schmerzzustand werden in ◘ Abb. 10.1 dargestellt und durch die nachfolgende Übersicht ergänzt.

Differenzialdiagnose chronischer Schmerzen (Egle u. Zentgraf 2009, ◘ Abb. 10.1)
1. **Körperlich begründete Schmerzen** (nozizeptive und neuropathische Schmerzen) mit reaktiver Angst und Depression als Zeichen einer inadäquaten Krankheitsbewältigung (ICD-10: F 45.41).
2. **Funktionelle Schmerzsyndrome.** Es handelt sich um meist reversible Funktionsstörungen eines Organsystems ohne Vorliegen einer strukturellen Schädigung. Beispiele sind Herzbeschwerden, Ober- und Unterleibsschmerzen (ICD-10: F 45.30 bis F 45.34) und chronische Schmerzen des muskuloskelettalen Systems (F 45.38).
3. **Psychische Störungen mit dem Leitsymptom Schmerz.** Dazu gehören:
   - die **anhaltende somatoforme Schmerzstörung** (ICD-10: F 45.4). Schmerzen

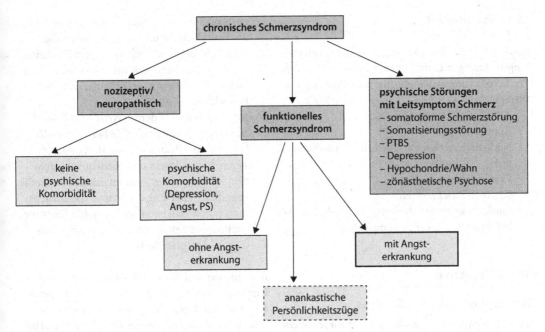

Abb. 10.1 Differenzialdiagnose bei chronischem Schmerz. (Aus Egle u. Zentgraf 2009; mit freundlicher Genehmigung von Rosenfluh Publikationen)

treten in Verbindung mit emotionalen Konflikten auf. Anamnestisch finden sich häufig negative Kindheitserfahrungen mit emotionaler Vernachlässigung oder Misshandlung. Der Beginn der Schmerzsymptomatik steht in enger Beziehung zu einem belastenden Lebensereignis, das die nicht verarbeiteten inneren frühkindlichen Konflikte reaktiviert. Es findet sich eine hohe Komorbidität mit Depressionen und Angsterkrankungen.

– **Somatisierungsstörung mit Leitsymptom Schmerz** (ICD-10: F 45.0 und F 45.1). Es bestehen multiple, wiederholt auftretende und fluktuierende körperliche Symptome wechselnder Lokalisation ohne adäquaten Organbefund. Auch hier finden sich häufig depressive Störungen oder Angststörungen.

– **Fibromyalgiesyndrom.** Chronische Schmerzen des Muskel-Skelett-Systems in mindestens drei Körperregionen, die länger als 3 Monate bestehen (► Abschn. 10.1.6).

– **Posttraumatische Belastungsstörung** (ICD 10: F 43.0 und F 43.1; ► Kap. 19). Auch hier kann primär eine Schmerzsymptomatik (Rückenschmerzen, Kopfschmerzen) im Vordergrund stehen.

– **Hypochondrie** (ICD-10: F 45.2). Anhaltende Überzeugung, an einer oder mehreren schwerwiegenden körperlichen Krankheiten zu leiden.

– **Zönästhetische Psychose** (ICD-10: F 28.0). Seltenes Krankheitsbild mit Schmerzen und Körperhalluzinationen. Die Beschwerdeschilderung ist bizarr. Finden sich zusätzliche Symptome wie akustische Halluzinationen und Depersonalisation, so handelt es sich um eine schizophrene Psychose.

10.1.3 Häufigkeit

Ca. 7–10 % der Bevölkerung leiden an behandlungsbedürftigen chronischen Schmerzen. Ca. 2 % der Bevölkerung benötigen eine spezielle Schmerztherapie.

Am häufigsten handelt es sich um:
- Kopfschmerzen,
- Nackenschmerzen und Nacken-/Armschmerzen,
- Kreuzschmerzen,
- Kreuz-/Beinschmerzen,
- muskuloskelettale Schmerzen wechselnder Lokalisation, i. S. einer Fibromyalgie.

10.1.4 Ursachen

Neuroplastizität des Gehirns

Zum Verständnis chronischer Schmerzen reicht ein lineares Schmerzverständnis des akuten Schmerzes, bei dem der Schmerz durch eine Verletzung entsteht, zum Gehirn weitergeleitet und dort wahrgenommen wird, nicht aus.

Unser Gehirn hat die Fähigkeit, Schmerzen zu hemmen. Die neuronale Aktivität in bestimmten Teilen unseres Gehirns (Frontalhirn, vorderer Teil des Gyrus cinguli), die ein Teil des sog. limbischen Systems bilden und unser »emotionales Gehirn« ausmachen, korreliert mit der Intensität der subjektiv empfundenen Schmerzen. Negatives Denken, z. B. Katastrophisieren und emotionale Belastungen, verschlimmert den Schmerz. Vor allem 3 Ursachen sind für Phänomene der Schmerzmodulation bekannt:

1. Die Hemmung der Schmerzneurone im Hinterhorn des Rückenmarks durch absteigende Fasern, sodass die »Eintrittspforte des Schmerzes« zum zentralen Nervensystem verschlossen bleibt, was in der sog. Gate-control-Theorie (Melzack u. Wall 1965) und ihrer Weiterentwicklung zu einem umfassenden Regulationssystem – der sog. Neuromatrix (Melzack 1999) – beschrieben wurde.
2. Die Entdeckung des sog. endogenen Morphiums, auch »Endomorphine« genannt. Diese endogenen Opiate und andere Neuropeptide sowie ihre zugehörigen Rezeptoren sind Teil

eines psychosomatischen Netzwerkes, welches die Befindlichkeit und ganz besonders die Angst-, Stress- und Schmerzempfindlichkeit reguliert. Das Netzwerk aus unterschiedlichen Gehirnregionen wird als »Schmerzmatrix« bezeichnet.

3. Im Bereich des vorderen Gyrus cinguli (»anterior cingulate cortex«, ACC) besteht eine Verbindung zu Affekten wie Angst, Katastrophisieren, Bedrücktsein und Niedergeschlagenheit. Im Bereich des Präfrontalkortex findet die kognitive Bewertung des Schmerzgeschehens statt. Ein Reaktivieren der Amygdala führt zur Aktivierung des Stressverarbeitungssystems (Egle u. Zentgraf 2009).

Bei anhaltenden Schmerzen kommt es zu einer Umstrukturierung im Rückenmark und im somatosensorischen Kortex der Großhirnrinde und zu funktionellen Veränderungen der schmerzverarbeitenden Systeme mit verstärktem Schmerzempfinden. Der biographische Kontext früherer Schmerzerfahrungen (vorderer Hippocampus) wird aktiviert und nimmt Einfluss auf das Schmerzerleben.

Das erklärt, warum frühkindliche Schmerzerfahrungen sich wie Lernprozesse im Gehirn festsetzen und neuronale Strukturen verändern. Situationen von Hilflosigkeit können alte Schmerzerfahrungen reaktivieren, wenn im Rahmen frühkindlicher Lernprozesse eine Verknüpfung zwischen Hilflosigkeit und Schmerzerleben gespeichert wurde (Egle u. Zentgraf 2009).

Das Phänomen Phantomschmerz zeigt, dass Schmerz auch dann empfunden wird, wenn die schmerzhafte Gliedmaße durch Amputation abgetrennt wurde und Schmerz nicht mehr von peripher nach zentral geleitet werden kann. Die Schmerzen haben aber zu einer neuroplastischen Reorganisation der Hirnrinde geführt, sind jetzt dort gespeichert und können jederzeit aktiviert werden (Rüegg 2011).

10.1.5 Risikofaktoren für Chronifizierung

Allgemeine Risikofaktoren

Als allgemeine Risikofaktoren für eine Chronifizierung gelten:

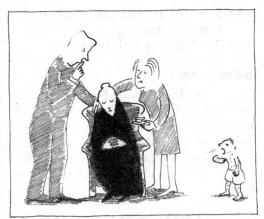

SCHLUSS MIT DEM SEKUNDÄREN KRANKHEITSGEWINN !
ICH HAB WINDPOCKEN !

Abb. 10.2 Cartoon: Sekundärer Krankheitsgewinn.
(Zeichnung: Gisela Mehren)

- Katastrophisierung möglicher Schmerzursachen (»Es wird doch keine schlimme Krankheit dahinterstecken«),
- ängstliches Vermeidungsverhalten (»Bewegen wird mir noch mehr Schmerzen und Schaden zufügen«),
- Hilflosigkeit (»Ich hab' keine Idee, wie ich die Schmerzen beeinflussen kann, weil die Arthrose verhindert/die Bandscheibe nicht zulässt, dass ich gesund werde«),
- unrealistische Behandlungserwartungen (»Erfolgreich ist eine Behandlung nur, wenn ich schnell schmerzfrei werde« und
- passive Behandlungserwartungen (z. B. Massage),
- Schmerzmittelabusus sowie
- sekundärer Krankheitsgewinn.

Emotionale Belastungen

Eine Schmerzchronifizierung kann auch durch emotionale Belastungen gefördert werden, wie z. B.:
- körperliche Gewalterfahrungen und/oder sexueller Missbrauch in der Kindheit mit Entwicklung eines unsicheren Bindungsstils,
- belastende Lebensereignisse in engem zeitlichen Zusammenhang mit dem Beschwerdebeginn,
- depressive Stimmungsstörungen (»Ich kann mich nicht mehr freuen und fühle mich niedergeschlagen«),

- anhaltender Distress in Beruf, Familie und Partnerschaft (z. B. Gewalt in der Ehe, dauerhafte Pflege von Angehörigen),
- Alleinleben ohne soziale Unterstützung.

Einfluss des Arztes

Der Arzt kann zum Chronifizierungsprozess beitragen durch:
- Förderung einer unangemessener Behandlungserwartung (»Das haben wir gleich«),
- Fehl- und Überbewertung körperlicher Krankheitsanteile (von »Verschleiß« bis »Schrotthaufen«),
- Verunsicherung und mangelnde Unterstützung des Patienten (Besprechung von Anamnese und Befunden erfordert vor allem Zeit),
- Empfehlung zu übermäßiger körperlicher Schonung, z. B. Bettruhe,
- schnelle Bescheinigung von Arbeitsunfähigkeit,
- beschwerde- statt zeitabhängige Wiedervorstellung (Patient braucht Schmerz als Eintrittskarte zur Konsultation),
- fehlindizierte operative Behandlungsmaßnahmen (zu schnelle, unangemessene Indikationsstellung).

Negative Kindheitserfahrungen und Schmerzerleben

Menschen mit negativen Kindheitserfahrungen und daraus resultierenden frühen Beziehungsstörungen:
- Können körperliche und emotionale Abläufe nicht in der Wahrnehmung differenzieren: Was ist primär körperliche Missempfindung? Was ist primär affektiver Spannungszustand?
- Können sich nicht durch eigenes adäquates Handeln beruhigen (Hilflosigkeit).
- Können körperliche und emotionale Abläufe nicht durch Unterstützung anderer bessern (fehlendes/inadäquates Hilfesuchenverhalten).
- Neigen zu inadäquaten, dysfunktionalen Denkprozessen (somatische Krankheitsüberzeugungen, katastrophisierende Bewertungen), die zu verstärkter Selbstaufmerksamkeit, Angst und Rückzug aus der Objektwelt führen.

Es besteht eine enge Verknüpfung zwischen Schmerz und Stressverarbeitung. Für das Gehirn ist Schmerz ein biologischer Stressor.

Schmerz und Bindung

Dass »Zurückweisung schmerzt«, haben Eisenberger et al. gezeigt (Eisenberger et al. 2003): In einem Computerspiel durften je ein Proband und zwei virtuelle Figuren sich Bälle zuwerfen. Nach einiger Zeit warfen sich nur noch die beiden virtuellen Figuren den Ball zu. Der Versuchsteilnehmer fühlte sich ausgegrenzt und reagierte empört. Zugleich sank seine Schmerzschwelle und er reagierte empfindlich auf Hitzereize und andere kleine Quälereien.

Die kalifornische Arbeitsgruppe um Naomi Eisenberger konnte in weiteren Studien mithilfe zentraler Bildgebung (funktionelle Magnetresonanztomographie) belegen, dass

1. das Gehirn alleine, auch ohne periphere Schädigung, Schmerzen generieren kann;
2. die durch periphere Gewebsschädigungen bedingten Schmerzreize bei sozialer Ausgrenzung verstärkt wahrgenommen werden. Dieser »soziale Schmerz«, der auch mit sozialen Ängsten einhergeht, ist jedoch von körperlich bedingten Schmerzen nicht unterscheidbar. Die neuronalen Strukturen, welche die affektive Komponente von physischem Schmerz regulieren, steuern zugleich das Erleben von psychischem Schmerz.

Menschen die sich ungeliebt, einsam und abgelehnt fühlen, reagieren mit dem Anstieg von proinflammatorischen Zytokinen, was dazu führt, dass Schmerzreize als noch schmerzhafter wahrgenommen werden. Soziale Nähe, Bindungen und das Gefühl der Sicherheit lindern hingegen den Schmerz.

Emotionale Vernachlässigung, unberechenbares Verhalten der Eltern, aber auch Überfürsorge können ein unsicheres Bindungsmuster entstehen lassen. Dieses unsichere Bindungsverhalten hat Auswirkungen auf die Schmerzwahrnehmung und das Schmerzverhalten: Die Schmerzintensität und die körperlich-seelische Beeinträchtigung wird stärker erlebt; Angst, Depression und Neigung zum Katastrophisieren sind häufiger. Neben den Schmerzen werden noch weitere körperliche Beschwerden berichtet (Meredith et al. 2008).

10.1.6 Sonderform der chronischen Schmerzstörung: Das Fibromyalgiesyndrom

Epidemiologie

In der Allgemeinbevölkerung beträgt die 12-Monats-Prävalenz für ein Fibromyalgiesyndrom 3,4 % bei Frauen, 0,5 % bei Männern. 20–40 % der Neukonsultationen bei Rheumatologen fallen unter diese Diagnosekategorie. Der Frauenanteil beträgt 80–90 %. Der Altersgipfel liegt zwischen 30 und 50 Jahren.

Diagnostische Kriterien

Die diagnostischen Kriterien des Fibromyalgiesyndroms wurden ursprünglich 1990 vom American College of Rheumatology (ACR) definiert. Obligate Symptome sind ausgedehnte Schmerzen im Bereich der Muskulatur am Achsenskelett, der rechten und linken Körperhälfte sowie oberhalb und unterhalb der Taille während mindestens 3 Monaten, zudem die Druckschmerzhaftigkeit von 11 von 18 definierten Tenderpoints (schmerzhafte Punkte am Körper, meist Muskel-Sehnen-Übergänge). Es finden sich fakultative Zusatzbefunde wie Müdigkeit (98 %), Schlafstörungen (90 %), Gelenkschmerzen (85 %), Colon irritabile (80 %), Migräne, Parästhesien (76 %), Spannungskopfschmerzen (66 %), Engegefühl beim Schlucken (Globusgefühl, 40 %), funktionelle Herz- und Atembeschwerden, peptische Magenbeschwerden, Dysmenorrhoe und Dysurie.

2010 wurden vom ACR neue Diagnosekriterien festgelegt, die seither als »ACR 2010-Kriterien« bezeichnet werden (Wolfe et al. 2010). Statt der Tenderpoints sind nun die Größe der schmerzhaften Regionen und das Ausmaß der Beschwerden entscheidend. Die Größe wird einem »regionalen Schmerzindex« erfasst, das Ausmaß der Beschwerden durch einen »Symptomschwere-Score«. Ein Fibromyalgiesyndrom besteht demnach wenn:

1. Ausgebreitete Schmerzen mit einem regionalen Schmerzindex von 7 oder höher bestehen und gleichzeitig die Symptomschwere mindestens 5 beträgt. Alternativ können die Schmerzen auch weniger ausgebreitet sein (Indexwert mindestens 5) dafür jedoch heftigere Symptome vorliegen (Symptomschwere mindestens 9)

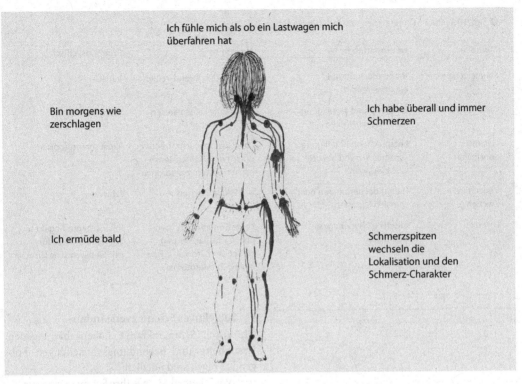

Ich fühle mich als ob ein Lastwagen mich überfahren hat

Bin morgens wie zerschlagen

Ich habe überall und immer Schmerzen

Ich ermüde bald

Schmerzspitzen wechseln die Lokalisation und den Schmerz-Charakter

◙ Abb. 10.3 Symptome der Fibromyalgie

2. Die Symptome müssen in ähnlicher Stärke mindestens 3 Monate bestehen.
3. Die Beschwerden werden nicht durch eine andere Erkrankung hervorgerufen.

Die charakteristischen Symptome einer Fibromyalgie sind in ◙ Abb. 10.3 dargestellt.

Zusammenhänge zwischen Fibromyalgiesyndrom und Traumatisierung

Bei ca. 40 % der Fibromyalgie-Patienten sind Kindheitstraumata nachweisbar z. B. in Form von emotionalem, körperlichem oder sexuellem Missbrauch oder auch emotionaler und körperlicher Deprivation. Die Gewalterfahrungen in der Kindheit korrelieren mit der Symptomausprägung und mit der Inanspruchnahme medizinischer Leistungen.

10.2   Praktischer Teil

10.2.1 Erkennen – die psychosomatische Schmerzanamnese

Schmerz ist, was der Patient sagt und nicht, was im Röntgenbild oder Labor zu sehen ist. Das bedeutet zuzuhören, was der Patient sagt, auf die Körpersprache zu achten und eigene Gedanken und Gefühle als diagnostisches Kriterium einzubeziehen (▶ Kap. 4 »Beziehungsgestaltung – Herstellung einer gemeinsamen Wirklichkeit«; ◙ Abb. 10.4).

Schmerzanamnese

Um zwischen neuropathischen, nozizeptiven und Schmerzen aus psychischer Ursache unterscheiden zu können, sollte der Schmerzcharakter, die Motorik, die Sensibilität und weitere Zeichen erfragt werden (◙ Tab. 10.1).

Neben Lokalisation, Intensität und Qualität der Schmerzen sollten im Rahmen der Anamneseerhebung folgende Fragen geklärt werden:

◧ Tab. 10.1 Die 3 Schmerztypen und ihre Eigenschaften

Merkmal	Neuropathisch	Nozizeptiv	Primär psychisch
Schmerzcharakter	Brennend, bohrend, elektrisierend	Drückend, bohrend, reißend	Variabel
Gestörte Motorik	Entsprechend Beteiligung motorischer Nerven	Schonung, keine Paresen	Nicht einheitlich
Gestörte Sensibilität	Entsprechend Beteiligung sensibler Nerven bzw. Nervenverbindungen	Lokal, jedoch nicht topographisch dem somatosensorischen System zuzuordnen	Nicht somatotopisch
Vegetative Zeichen	Häufig bei peripheren oder spinalen Läsionen	Nur lokale Zeichen	fehlend
Diverses	Allodynie, Hyperalgesie, Neuralgie	Keine Somatotopie (peripher, radikulär, zentral), weder dermatomal, myotomal noch sklerotomal	Inkonsistente Angaben Weitere Hinweise für primär psychische Ursache

10

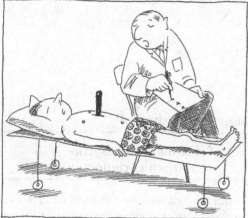

WÜRDEN SIE DEN SCHMERZ EHER ALS
BOHREND ODER ALS REISSEND BESCHREIBEN?

◧ Abb. 10.4 Cartoon: Schmerzanamnese. (Zeichnung: Gisela Mehren)

- Was lindert die Schmerzen?
- Was verschlimmert die Schmerzen?
- Wie sieht ein typischer Tag mit Schmerzen aus?
- Wie verändern sich die Schmerzen im Laufe des Tages?
- Wann sind die Schmerzen zum ersten Mal aufgetreten?
- Welche Schmerzerfahrungen bestehen in der Familie und in der eigenen Lebensgeschichte?

- **Subjektives Schmerzverständnis**

Chronisch Schmerzkranke haben ihre eigenen Krankheits- und Behandlungsvorstellungen. Folgende Fragen sind nützlich:

- »Was glauben Sie, hat Ihre Schmerzen verursacht?«
- »Warum glauben Sie, haben die Schmerzen zu diesem Zeitpunkt begonnen?«
- »Was lindert Ihre Schmerzen?«

Folgende Kriterien sprechen zusätzlich für ein Schmerzsyndrom, mit überwiegend **psychischen Ursachen:**

- fehlende Abhängigkeit der Schmerzen von der Willkürmotorik,
- Fehlen von schmerzverstärkenden bzw. schmerzlindernden Faktoren,
- Fehlen von schmerzfreien Intervallen – Dauerschmerz,
- vage Lokalisation,
- inadäquate Affekte, z. B. demonstrativ theatralisch oder affektindifferent.

Schmerzstärke

Schmerz ist eine subjektive Empfindung und nicht objektivierbar. Die Schmerzstärke lässt sich am besten auf einer visuellen Analogskala (VAS) oder einer numerische Analogskala (NAS) von 0–10 erfassen

(0 bedeutet keine Schmerzen und 10 stärkste, nicht mehr aushaltbare Schmerzen).

Chronifizierungsgrad

Die Chronifizierungsgrade nach Von Korff et al. (1992) sind Bestandteil des Deutschen Schmerzfragebogens, der bei der Deutschen Schmerzgesellschaft erhältlich ist (http://www.dgss.org/deutscher-schmerzfragebogen/). In einer Kombination der Faktoren »Schmerzintensität« (gering bis hoch) und »schmerzbedingte Beeinträchtigung« (gering bis stark) können Schmerzpatienten 4 Chronifizierungsgraden zugeordnet werden. Die Eingruppierung gilt als guter Prädiktor für Arbeitslosigkeit, Depressivität oder häufige schmerzbezogene Arztbesuche (Kappesser u. Hermann 2013).

Schmerztagebuch

Für eine begrenzte Zeit von 1–2 Wochen ist das Führen eines Schmerztagebuches sinnvoll. Die Aufzeichnungen sollten dann zwischen Arzt und Patient besprochen werden.

Medikamentenanamnese

Fast alle Patienten mit einer chronischen Schmerzstörung nehmen Analgetika ein. Ein Missbrauch oder die Abhängigkeit von diesen Medikamenten kann die Qualität und Intensität der Schmerzen, z. B. beim medikamenteninduzierten Schmerz durch Analgetika, wesentlich beeinflussen. Die Gabe von Opiaten bei der somatoformen Schmerzstörung wird zurzeit sehr kontrovers diskutiert.

Soziale Anamnese

Im Rahmen der biopsychosozialen Anamneseerhebung (s. ▶ Abschn. 4.5) sollte die Arbeitssituation, die Wohnsituation, die Freizeitgestaltung und das Ausmaß der sozialen Unterstützung erfragt werden.

Fortsetzung Fallbeispiel – psychosoziale Anamnese

Der Patient ist Angestellter in der Firma des Vaters, der diese erfolgreich aufgebaut hat. In den kommenden Monaten ist die Übergabe der Firma an den Patienten als Juniorchef geplant. Der Patient kann einen möglichen Zusammenhang zwischen dieser Zunahme an Verantwortung und der Zunahme seiner Rückenschmerzen nicht nachvollziehen. Er ist überzeugt, dass der Orthopäde ihn geschädigt hat, da die Schmerzen immer stärker werden: »Er hat mir das vegetative Nervensystem zerstört«.

Der Hausarzt erlebt den Patienten unter einem enormen Erfolgsdruck und erkennt die inadäquate Schmerzwahrnehmung und Schmerzverarbeitung. Die Hypothesen und Krankheitstheorien des Hausarztes werden jedoch trotz wiederholter Bemühungen diese zu vermitteln, vom Patienten nicht aufgenommen. Der Patient besteht auf einer organischen Ursache seiner Symptomatik. Dies löst beim Hausarzt Ohnmachts- und Versagensgefühle aus. Beim Hausarzt entsteht das Gefühl von Undank und ungerechter Behandlung seitens des Patienten; er hat Angst im Dorf »schlechtgemacht« zu werden. Im weiteren Verlauf entwickelt sich eine chronische Schmerzstörung mit somatischen und psychischen Faktoren (ICD-10 F 45.41).

10.2.2 Behandlung

Erfolge in der Behandlung einer chronischen Schmerzstörung werden am ehesten im Rahmen eines Gesamtbehandlungskonzeptes in Kooperation des Hausarztes mit einem Schmerztherapeuten und anderen Fachärzten erzielt.

Grundhaltung

Im Umgang mit Schmerzpatienten ohne ausreichenden Organbefund ist es wichtig, ihnen ihre Schmerzen genauso zu glauben, wie jenen, bei denen eine organische Ursache nachweisbar ist. Die Patienten spüren aufgrund der oft vorhandenen hohen Sensibilität für Zurückweisung sehr schnell, ob sie mit ihren Beschwerden ernst genommen werden. Eine vertrauensvolle Arzt-Patient-Beziehung ist deshalb die wesentlichste Voraussetzung für die Motivierbarkeit dieser Patienten für ein integriertes Vorgehen im Rahmen der psychosomatischen Grundversorgung oder für eine evtl. indizierte Psychotherapie. Folgende Aspekte sind zu beachten:

- ausführliche Exploration der Symptome sowie der auslösenden und aufrecht erhaltenden Bedingungen,
- Ernstnehmen der körperlichen Beschwerden (= Wertschätzung des Patienten),

- keine vorschnellen Verknüpfungen der Symptome mit berichteten oder vermuteten psycho-sozialen Belastungen,
- Eingehen auf das subjektive Krankheitsverständnis,
- Schwierigkeiten in der Arzt-Patient-Beziehung beachten, z. B. Ärger,
- Verständnis für Hilflosigkeit, Enttäuschung und Ärger des Patienten (= Wertschätzung des Patienten),
- Krankheit als Lösungsversuch anerkennen,
- Legitimierung der Symptome,
- Geduld, Gelassenheit und Wissen um die Begrenztheit der therapeutischen Möglichkeiten.

Leitsätze

Hölzer et al. haben folgende Leitsätze für die Behandlung einer chronischen Schmerzstörung formuliert (Hölzer et al. 1997):

- Schmerz bleibt immer ein **subjektives** Phänomen. Für die Entwicklung eines tragfähigen Arbeitsbündnisses und die Erfahrung einer hilfreichen Beziehung ist es wichtig, dass der Arzt das subjektive Schmerzerleben des Patienten versteht und ernst nimmt.
- Viele Patienten kommunizieren psychosoziale Belastungen in Form von Schmerzen (s. ▶ Kap. 9 »Somatoforme Störungen«). Ursächlich hierfür sind oft Vernachlässigung und Gewalterfahrungen in der Kindheit. Es braucht lange Zeit, um auch die **seelischen Schmerzen** zu spüren und auszudrücken.
- Der Arzt sollte sich Zeit für die Erklärung **psychosomatischer Zusammenhänge** nehmen. Zufallsbefunde und Normvarianten dürfen dem Patienten nicht vorschnell als relevant vermittelt werden. Die Erklärung der diagnostischen Befunde hilft bei der Entwicklung eines gemeinsamen Krankheitsverständnisses.
- Vor der Durchführung invasiver diagnostischer Maßnahmen ist **größte Zurückhaltung** geboten. Bei Auftreten von neuen Schmerzen sollte die Diagnostik gezielt durchgeführt werden und nur dann, wenn therapeutische Konsequenzen folgen. Körperliche Untersuchungen können in begrenztem Umfang jederzeit durchgeführt werden.

- Eine Trennung von somatischen und psychosozialen Aspekten fördert die Chronifizierung.
- Die Vereinbarung **regelmäßiger Vorstellung** in der Sprechstunde, z. B. alle 2–4 Wochen ist beziehungsfördernd und symptomlindernd. Sie dient dazu, dass der Patient nicht Symptome entwickeln oder verstärkt darstellen muss, um einen Arztkontakt zu begründen.
- Neben dem Gespräch über die körperlichen Einschränkungen und seelischen Belastungen durch die Schmerzen, steht in jedem ärztlichen Gespräch die Rückbesinnung auf vergangene und aktuelle positive Einstellungen und Fertigkeiten im Mittelpunkt (**Ressourcenaktivierung**).
- Einbeziehung von wichtigen Bezugspersonen wie **Partnern** oder Familienangehörigen.
- Eine Schmerztherapie braucht Zeit. Die bei den begrenzten Behandlungserfolgen auftretenden Gefühle von Insuffizienz, Ärger, Ungeduld und Unzufriedenheit bei Arzt und Patient sind Themen für eine **Balintgruppe**.
- **Interdisziplinäre Schmerzkonferenzen** von Niedergelassenen und Klinikärzten dienen der Koordinierung der Behandlung und bieten die Möglichkeit des Kennenlernens unterschiedlicher Behandlungsansätze (◘ Abb. 10.5).

Fallbeispiel

Die 42-jährige Patientin hat sich im Rahmen eines Skiunfalls eine Fraktur des linken distalen Radius zugezogen. Sie wird ambulant operativ versorgt. Sechs Wochen nach Gipsentfernung entwickelt sich ein Morbus Sudeck, eine sog. sympathische Reflexdystrophie. Die Patientin ist zum Zeitpunkt der Fraktur in einem psychisch sehr labilen Zustand aufgrund eines sehr belastenden Scheidungsprozesses, in dem ihr das Sorgerecht für die 15-jährige Tochter zugesprochen wurde. In Rahmen dieser Belastungen entwickelt sie eine Angststörung und depressive Symptome, die mit häufiger Krankschreibung verbunden sind. Ängste um den Verlust des Arbeitsplatzes kommen hinzu. Insgesamt fühlt sich die Patientin sehr hilflos und hoffnungslos. Bei diesem komplexen psychosomatischen Krankheitsbild kommt ein multimodaler Therapieansatz zur Anwendung:

- Physiotherapie, manuelle Therapie, Sport,
- medikamentöse Therapie gegen neuropathische Schmerzen (Carbamazepin),

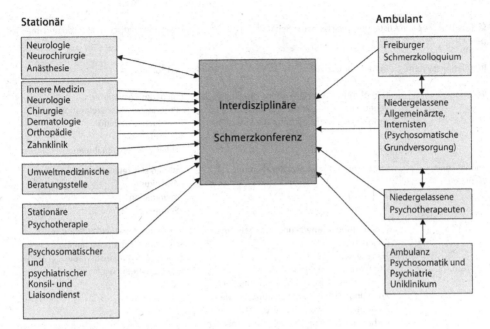

Abb. 10.5 Interdisziplinäre Schmerzkonferenz

- Antidepressivum (Amitriptylin),
- operative Versorgung durch Orthopädie,
- Plexusblockade zur schmerzfreien Bewegung durch Anästhesie,
- psychotherapeutische Unterstützung zur Verbesserung des Selbstwertgefühls, Unterstützung des Trauerprozesses um die gescheiterte Ehe und Stärkung ihrer Position am Arbeitsplatz.

Nach einem halben Jahr zeigen sich erste Zeichen einer langsamen Besserung der Schmerzen und eine Zunahme der Bewegungsfreiheit der Hand. Die gesamte Behandlung dauert fast 2 Jahre und führt zu einer deutlichen psychischen Stabilisierung. Vorsichtig öffnet sich die Patientin einer neuen Partnerschaft. Eine leichte schmerzhafte Bewegungseinschränkung im linken Handgelenk mit einschießendem Hitzegefühl bleibt bestehen.

Biographische Beziehungserfahrungen und die Bedeutung für die Arzt-Patient-Beziehung

Körperliche und emotionale Verfassung sind beim Kind in den ersten Lebensjahren sehr stark verwoben. Das Kind ist angewiesen auf die Notwendigkeit einer ausreichenden feinfühligen »Antwort« auf seinen emotionalen Ausdruck. Unlusterfahrungen (Hunger, Müdigkeit, körperliches Unwohlsein) bedürfen der Tröstung und Beruhigung, um wieder in das emotionale Gleichgewicht zurückzufinden. Das alleingelassene, gelangweilte, unterstimulierte Kind bedarf eines interaktionellen Austausches um sich wieder wohlzufühlen. Es braucht die Erfahrung des Gehört-, Beantwortet- und Verstandenwerdens. Es braucht die Erfahrung des Beruhigt-, Getröstet- und Befriedigtwerdens. Aus diesen Erfahrungen erwachsen Erklärungen, Worte und geeignete Maßnahmen um sich später als Jugendlicher und Erwachsener selbst zu verstehen, andere zu verstehen und sich selbst und andere zu beruhigen (Mentalisierung).

Bei negativen Kindheitserfahrungen und unsicherem Bindungsverhalten fällt dem Arzt die Aufgabe zu, durch seine Haltung, seine Stimme und sein Verhalten ein Teil dieser emotionalen Grundbedürfnisse zu befriedigen, aber auch Grenzen zu setzen. Er findet klärende Worte und geeignete Behandlungsmaßnahmen für die körperlich erlebten Schmerzen. Der Patient macht die Erfahrung verstanden zu werden, beruhigt und entspannt sich.

◘ Tab. 10.2 Zusammenstellung verschiedener Behandlungsverfahren der psychosomatischen Medizin und ihre Zielbereiche

Regulationssystem	Behandlungsziele	Methoden
Vegetativ	Dämpfung schmerzfördernder, physiologisch-vegetativer Hyperaktivierung und Beeinflussung des subjektiven Kontrollbewusstseins	Entspannungsverfahren - Progressive Muskelrelaxation - Autogenes Training - Atemtherapie Schlafhygienemaßnahmen
Kognitiv und Verhalten	Steuerung der Schmerzwahrnehmung	Aufmerksamkeitslenkung - Ablenkung - Imagination - Suggestion (Hypnose)
	Veränderung schmerz- und stressrelevanter Kognitionen - Eigene Kompetenz - Krankheitsvorstellungen - Aktivierung, Abbau von Schonverhalten Anleitung zur Selbstbeobachtung, um den Zusammenhang von Kognitionen, Emotionen, Verhalten und Schmerz erfahrbar zu machen	Instruktive Krankheitsaufklärung Schmerzinformationsschulung Kognitive Verhaltenstherapie Schmerztagebuch
Affektiv	Reduzierung von Angst und Depression Verbesserung der Affektwahrnehmung und -integration	Kognitive Verhaltenstherapie Psychodynamische Behandlungsverfahren Psychopharmaka, z. B Amitriptylin 25–50 mg
Sozial	Abbau von Verstärkung des Schmerzverhaltens durch die soziale Umwelt	Angehörigenberatung Arbeitsversuch Frühe Einbeziehung von Sozialarbeit und sozialen Versicherungsträgern
	Klärung psychosozialer Konflikte Verbesserung der zwischen-menschlichen Kommunikation am Arbeitsplatz, in der Partnerschaft, in der Familie	Paar- und Familiengespräche Soziotherapie
	Verbesserung Arzt-Patient-Beziehung	Balintgruppe, Supervision

Zusammenarbeit mit Psychotherapeuten

Eine Überweisung an Fachpsychotherapeuten sollte nur nach ausführlicher Vorbereitung des Patienten und in Absprache zwischen dem Hausarzt und dem Psychotherapeuten erfolgen. Das psychotherapeutische Verfahren sollte sich nach den Erfordernissen des Patienten richten. Bewährt hat sich eine Kombination aus bewältigungsorientierten Elementen der kognitiven Verhaltenstherapie und der psychodynamischen Therapie unter Einbeziehung von Bezugspersonen (s. ◘ Tab. 10.2). Weiterhin besteht die Möglichkeit einer stationären Behandlung in einer psychosomatischen Akut- oder Rehabilitationsklinik.

Psychotherapeutische Behandlungsverfahren bei chronischen Schmerzen, vor allem im stationären Bereich sind:

- Entspannungsverfahren,
- Hypnose,
- Biofeedback,
- nonverbale Verfahren (konzentrative Bewegungstherapie, Musiktherapie, Gestaltungstherapie),
- kognitive Verhaltenstherapie,
- Schmerzbewältigungsgruppen,
- psychodynamische Psychotherapie,
- Paar- und Familiengespräch.

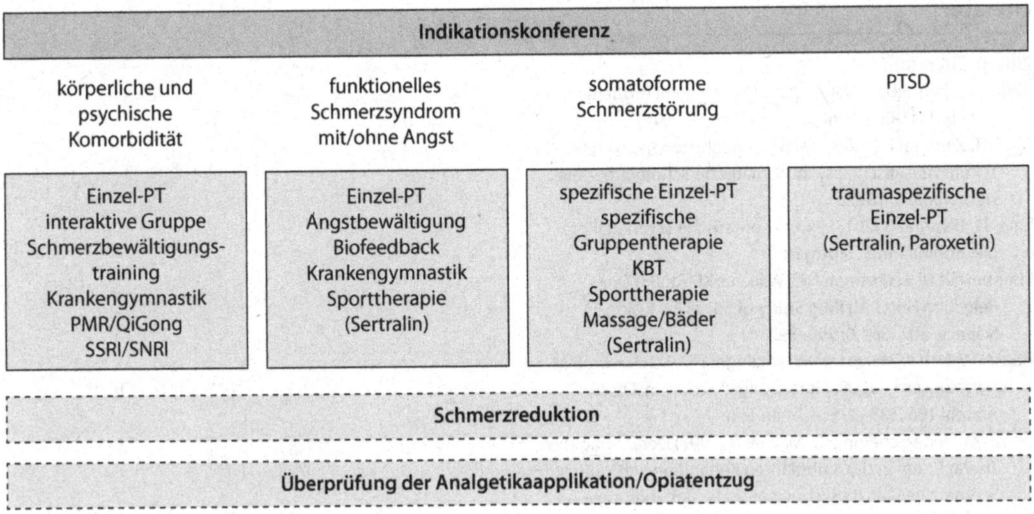

Indikationskonferenz			
körperliche und psychische Komorbidität	funktionelles Schmerzsyndrom mit/ohne Angst	somatoforme Schmerzstörung	PTSD
Einzel-PT interaktive Gruppe Schmerzbewältigungs- training Krankengymnastik PMR/QiGong SSRI/SNRI	Einzel-PT Angstbewältigung Biofeedback Krankengymnastik Sporttherapie (Sertralin)	spezifische Einzel-PT spezifische Gruppentherapie KBT Sporttherapie Massage/Bäder (Sertralin)	traumaspezifische Einzel-PT (Sertralin, Paroxetin)

Schmerzreduktion

Überprüfung der Analgetikaapplikation/Opiatentzug

Abb. 10.6 Mechanismenbezogene psychosomatische Schmerztherapie. (Aus Egle u. Zentgraf 2013; © [2013] W. Kohlhammer GmbH, Stuttgart; mit freundlicher Genehmigung)

Beim Fibromyalgiesyndrom wird ein abgestuftes Behandlungskonzept mit aerobem Ausdauertraining, Amitriptylin, kognitiver Verhaltenstherapie und Baden in warmen Thermalquellen empfohlen (Häuser et al. 2009).

Psychotherapeutische Behandlung sollte auf dem Hintergrund der im theoretischen Teil dargestellten differenzialdiagnostischen Subgruppeneinteilung und der zugrundeliegenden schmerzverursachenden Mechanismen erfolgen. Eine Übersicht dazu zeigt ◘ Abb. 10.6.

- **Wichtige Adressen**
- **Deutsche Gesellschaft zum Studium des Schmerzes (DGSS)**
  Geschäftsstelle:
  c/o Klinik für Anaesthesiologie der Universität Köln
  Joseph-Stelzmann-Straße 9
  50924 Köln
  Tel. 0221/478-6686
  Fax 0221/478-6688
  E-Mail: dgss@uni-koeln.de
  www.medizin.uni-koeln.de/projekte/dgss
- **Deutsche Migräne- und Kopfschmerz-gesellschaft**
  c/o Dr. Arne May

Neurologische Klinik der Universität Regensburg
Universitätsstraße 84
93053 Regensburg
Tel. 0941/941-3070
Fax 0941/941-3075
E-Mail: arne.may@klinik.uni-regensburg.de
www.dmkg.org
- **Deutsche Schmerzliga e. V. (DSL)**
  Adenauerallee 18
  61440 Oberursel
  Tel. 0700/375 375-375
  Fax 0700/375 375-38
  www.dsl-ev.de
- **Interdisziplinäre Gesellschaft für Psychosomatische Schmerztherapie**
  Frankfurter Str. 10
  16548 Glienicke/Nordbahn
  www.igps-schmerz.de/
- **Painweb**
  www.painweg.de/inhalte/verband/gesellsch.htm

Literatur

Zitierte Literatur

AWMF Leitlinie Fibromyalgie. http://www.awmf.org/leitlinien/detail/ll/041-004.html (Zugegriffen Mai 2015)

Egle UT, Zentgraf B (2009) Mechanismenbezogene statt schulenspezifische psychosomatische Schmerztherapie. Neurologie 3: 18–23

Egle UT, Zentgraf B (2013) Psychosomatische Schmerztherapie. Kohlhammer, Stuttgart

Eisenberger NI, Lieberman MD, Williams KD (2003) Does Rejection Hurt? An fMRI Study of Social Exclusion. Science, 302 (5643): 290–292

Häuser W, Eich W, Hermann M, Nutzinger DO, Schiltenwolf M, Henningsen P (2009) Fibromyalgie-Syndrom. Dtsch Arztebl 106: 383–391 nicht im Text

Hölzer M, Hege-Scheuing, G, Matzek N (1997) Der Beitrag des Therapeuten in der ambulanten Behandlung chronisch Schmerzkranker. 8 psychosomatische Behandlungsgrundsätze. Psychotherapeut 42: S 223–229

Kappesser J, Hermann C (2013) Entstehung und Aufrechterhaltung von chronischen Schmerzen. Psychotherapeut 58: 503–517

Melzack R (1999) From the gate to the neuromatrix. Pain Supplement 6, 121–126

Melzack R, Wall PD (1965) Pain mechanisms: a new theory. Science 150 (699): 971–979

Meredith P, Ownsworth T, Strong J (2008) A review of the evidence linking adult attachment theory and chronic pain: Presenting a conceptual model. Clin Psychol Review 28: 407–429

Rüegg JC (2011) Psychosomatik, Psychotherapie und Gehirn. Schattauer, Stuttgart

Von Korff M, Ormel J, Keefé FI, Dvonkin SF (1992) Grading the severity of chronic pain. 50: 133–149

Wolfe F, Clauw DJ, Fitzcharles MA, Goldenberg DL, Katz RS, Mease P, Russel AS, Russel IJ, Winfield JB, Yunus MB (2010) The American College of Rheumatology preliminary diagnostic criteria for fibromyalgia and measurement of symptom severity. Arthritis Care Res (Hoboken) 62 (5): 600–610

Weiterführende Literatur

Egle UT, Hoffmann SO, Lehmann KA, Nix WA (2003) Handbuch chronischer Schmerz. Schattauer, Stuttgart

Angststörungen

Kurt Fritzsche, Uwe H. Ross

K. Fritzsche et al. (Hrsg.), *Psychosomatische Grundversorgung*,
DOI 10.1007/978-3-662-47744-1_11, © Springer-Verlag Berlin Heidelberg 2016

11.1 Theoretischer Teil

11.1.1 Kennzeichen

Erscheinungsformen der Angst begleiten alle psychischen und körperlichen Krankheitsbilder in offener oder verdeckter Form. Angst zu empfinden, ist ein normales psychophysiologisches Reaktionsmuster. Sie sichert das Überleben, ähnlich wie die Fähigkeit Schmerzen zu empfinden. Keine Angst zu haben, kann ebenso problematisch sein, wie zu viel Angst zu haben.

Angst ist sinnvoll:

— als Alarmsignal mit Vigilanzerhöhung als Reaktion auf bedrohliche Ereignisse,
— zur Vorbereitung des Körpers auf schnelles Handeln bei Gefahr und
— als Bereitschaftszustand für Flucht und Vermeidung (◘ Abb. 11.1).

Angst wird zu einer Krankheit, wenn:

— sie unangemessen stark auftritt,
— sehr oft und über längere Zeiträume besteht,
— der Patient die Angst nicht mehr kontrollieren kann,
— der Patient ängstliche Situationen beginnt zu vermeiden,
— dadurch das Alltagsleben eingeschränkt ist,
— Angstbewältigung mit Alkohol- oder Medikamentenmissbrauch einhergeht oder

— weitere psychische Störungen wie Depression mit Suizidalität auftreten.

11.1.2 Symptome

Angst beinhaltet ein komplexes körperlich-seelisches Simultangeschehen, das sich auf 4 Ebenen widerspiegelt (s. ◘ Tab. 11.1 und ◘ Abb. 11.2):

Bei vielen Patienten mit Angststörung verbirgt sich die Angst hinter körperlichen Symptomen, die als **Affektäquivalente** an die Stelle bewusst wahrgenommener Angst treten. ◘ Tab. 11.2 zeigt eine Übersicht körperlicher Symptome der Angst, geordnet nach Organsystemen.

11.1.3 Diagnostische Einteilung

Panikstörung (ICD-10: F 41.0)

Die wesentlichsten Kennzeichen einer Panikstörung sind:

— Wiederkehrende Phasen intensiver akuter Angst, die sich **nicht** auf eine bestimmte Situation/Auslöser beziehen.
— Vegetative Begleitsymptomatik wie Herzklopfen, Brustschmerzen, Erstickungsgefühle, Schwindel, Schwitzen, Zittern ([Nor-]Adrenalin-Wirkungen)
— Intensive Gefühle der Bedrohung bis hin zu Ängsten zu sterben oder verrückt zu werden, Entfremdungsgefühle.

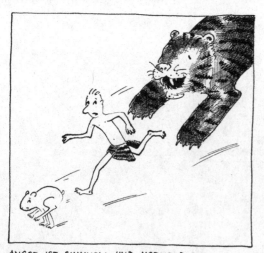

ANGST IST SINNVOLL UND NOTWENDIG...

◘ **Abb. 11.1** (Zeichnung: Gisela Mehren)

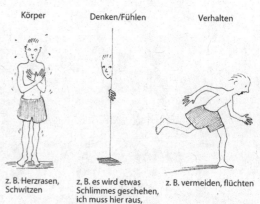

Körper   Denken/Fühlen   Verhalten

z. B. Herzrasen,   z. B. es wird etwas   z. B. vermeiden, flüchten
Schwitzen   Schlimmes geschehen,
                     ich muss hier raus,
                     ich bin verzweifelt

◘ **Abb. 11.2** Angstreaktionen. (Zeichnung: Gisela Mehren)

◻ Tab. 11.1 Die 4 Ebenen der Angstreaktion

Körperempfinden	Gefühle	Gedanken	Verhalten
Zittern Schwitzen Herzrasen Kopfschmerzen Schwindel Atemnot Weiche Knie s. ◻ Tab. 11.2	Spannungsgefühle Sorgen Panik Gefühl von Unwirklichkeit Angst verrückt zu werden, zu sterben oder die Kontrolle zu verlieren Hilflosigkeit Ohnmacht	»Mit mir passiert etwas Schreckliches.« »Ich muss hier raus.« »Ich weiß nicht mehr weiter.« »Ich verliere die Kontrolle.« »Ich bekomme einen Herzinfarkt.« (Katastrophisierendes Denken)	Vermeidung Flucht Medikamente

◻ Tab. 11.2 Körperliche Symptome der Angst entsprechen (Nor-)Adrenalin-Wirkungen

Organsystem	Symptome
Herz	Unregelmäßiges, rasches oder verstärktes Herzklopfen bis Herzrasen Linksthorakales Druckgefühl
Gefäßsystem	Erröten im Gesicht bzw. Blässe und Kälte auch an den Extremitäten Bluthochdruck
Muskulatur	Zittern Lähmungsgefühl Kribbelgefühl und Taubheit
Atmungstrakt	Hyperventilation Gefühl von Enge und Atemnot
Magen-Darm-Trakt	Kloßgefühl im Hals (Globus) Erbrechen, Bauchschmerzen, Durchfall
Vegetatives Nervensystem	Schwitzen Harndrang
Zentrales Nervensystem	Schwindel und Ohnmachtsgefühle Kopfschmerzen Depersonalisation und Derealisation

— Spontanes Auftreten, Dauer wenige Minuten bis zu einer Stunde.
— Im angstfreien Intervall Angst vor der Angst (Erwartungsangst).

Fallbeispiel

Eine 36-jährige Patientin, Mutter von 3 Söhnen, entwickelt heftige Panikattacken, die ihre Stabilität völlig erschüttern, nachdem sich ihr Mann – für sie unerwartet und unverständlich – in seinem Verhalten verändert hat. Er färbt sich die Haare und bekundet, dass er sich nunmehr verstärkt um sich selbst kümmern wolle. Beide haben in den Jahren zuvor das von den Eltern übernommene Haus mit hohem persönlichem Einsatz umgebaut.

Die Patientin fühlt sich völlig überfordert, hilflos und handlungsunfähig und kaum mehr in der Lage, die täglichen Aufgaben der Haushaltsführung zu bewältigen. Immer wieder wird sie von heftigen Angstgefühlen überfallen, verbunden mit Herzrasen, heftigem Schwindel, Schweißausbrüchen und Zitteranfällen. Manchmal fühlt sie sich kurz vor dem »Durchdrehen« oder »Überschnappen«, sodass ihr Mann zeitweise denkt, sie könne unter dem Druck der Situation vom Balkon springen.

Erst im Rahmen einer intensiven Langzeit-Psychotherapie, einer mehrmonatigen stationären Behandlung in einer Fachklinik und dem vorübergehenden Einsatz angstreduzierender und antidepressiver Medikamente gelingt es der Patientin schrittweise, ihre Ängste besser zu bewältigen, unangenehme Spannungszustände zu ertragen und wieder handlungsfähig zu werden.

Im Verlauf stellt sich eine tiefgreifende Störung der ehelichen Beziehung heraus, die schon lange Zeit im Untergrund geschwelt hat. Beide entscheiden sich schließlich zu einer Trennung.

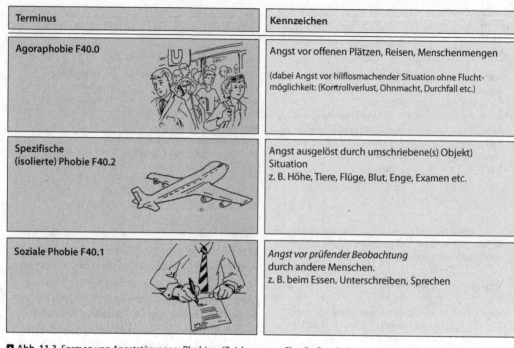

Terminus	Kennzeichen
Agoraphobie F40.0	Angst vor offenen Plätzen, Reisen, Menschenmengen (dabei Angst vor hilflosmachender Situation ohne Fluchtmöglichkeit: (Kontrollverlust, Ohnmacht, Durchfall etc.)
Spezifische (isolierte) Phobie F40.2	Angst ausgelöst durch umschriebene(s) Objekt) Situation z. B. Höhe, Tiere, Flüge, Blut, Enge, Examen etc.
Soziale Phobie F40.1	*Angst vor prüfender Beobachtung* durch andere Menschen. z. B. beim Essen, Unterschreiben, Sprechen

Abb. 11.3 Formen von Angststörungen: Phobien. (Zeichnungen: Claudia Styrsky)

Phobien (ICD-10: F 40)

Der Begriff Phobie kommt aus dem Griechischen und bedeutet Angst und Schrecken, aber auch Flucht. Im Gegensatz zu den diffusen Angststörungen, wie Panikattacken und generalisierte Angststörung, sind diese Ängste an **auslösende Reize** und **Situationen** gebunden, welche in der Folge vermieden werden. Das Vermeidungsverhalten ist allen Angststörungen gemeinsam und führt kurzfristig zur Spannungsreduktion, mittelfristig aber zu weiterem Rückzug und Zunahme der Angst.

Die Phobien werden eingeteilt in Agoraphobie, soziale Phobie und spezifische isolierte Phobien (s. Abb. 11.3).

Agoraphobie (ICD-10: F 40.0)

Die Agoraphobie ist bestimmt durch:
- Ängste vor offenen Plätzen, vor Menschenmengen z. B. in Kaufhäusern, Kinos, Restaurants und öffentlichen Verkehrsmitteln.
- Vermeidung der angstauslösenden Situation.
- Angstreduzierung durch vertraute Personen oder mitgeführte Medikamente, Riechsubstanzen oder Telefonnummern von Ärzten.

Fallbeispiel

Eine 41-jährige Patientin entwickelt nach einem akuten Infekt der oberen Luftwege Sehstörungen und einen ungerichteten Schwindel. Kurz zuvor hatte sie eine neue Stelle in einem Großraumbüro mit 12 Mitarbeitern angetreten. Sie wird längere Zeit krankgeschrieben, sodass der Versuch, sich am neuen Arbeitsplatz als Anwaltssekretärin einzuarbeiten, scheitert. Wenige Monate zuvor hat sie ihren langjährigen Arbeitsplatz verloren, weil ihr Chef sein Büro aufgab. In der Folge zieht sie sich weiter zurück, verlässt seltener das Haus und traut sich nicht mehr, Auto zu fahren, nachdem sie beim Einparken in die Garage einen leichten Blechschaden verursacht hat. Da sie auf dem Land lebt, ist ihre Mobilität dadurch stark eingeschränkt. Es folgen zahlreiche fachärztliche Untersuchungen und stationäre Aufenthalte, um eine organische Krankheitsursache auszuschließen. Antidepressive Medikamente werden von der Patientin nicht akzeptiert. Erst eine 2-monatige stationäre psychosomatische Behandlung und anschließende ambulante Gruppenpsychotherapie bewirken, dass sie halbtags wieder arbeiten kann und ihr Alltagsleben ohne größere Einschränkungen bewältigt.

Soziale Phobie (ICD-10: F 40.1)

Die soziale Phobie äußert sich typischerweise durch:

- Unangemessene Furcht und Vermeidung von spezifischen Situationen, in denen die Patienten einer möglichen prüfenden Bewertung durch andere ausgesetzt sind (z. B. beim Unterschreiben, Essen, Trinken in der Öffentlichkeit).
- Angst zu versagen, sich lächerlich zu machen oder durch ungeschicktes Verhalten gedemütigt zu werden.
- Beschwerden in Form von Erröten, Händezittern, Übelkeit oder Drang zum Wasserlassen.

Fallbeispiel

Ein 25-jähriger Medizinstudent bekommt immer mehr Probleme, in der Gesellschaft anderer, wie z. B. in der Mensa, zu essen. Er hat das Gefühl keinen Bissen mehr schlucken zu können oder leidet unter einem heftigen fast unwiderstehlichen Würgereiz. In der Folge vermeidet er solche Situationen, was dazu führt, dass er sich sozial isoliert und sich ganz auf sein Studium konzentriert, aber zeitweise unruhig wird, sodass das Essproblem auch zu Hause, allerdings in abgeschwächter Form, auftritt.
Es zeigt sich, dass er sich anderen Menschen gegenüber auch früher schon unsicher fühlte; der Meinung war, er sei zu dick und schwitze zu stark und würde deshalb andere durch seine Anwesenheit beeinträchtigen. Obwohl er fast 750 km von seinem Heimatort entfernt studiert, hält er einen sehr engen Kontakt zu seiner Familie. Er wird z. B. von seinem Vater häufig um Rat gefragt. Dieser ist ganz besonders stolz auf ihn, weil er in der ganzen Familie der Erste ist, der ein Studium absolviert. Das Problem des Patienten ist ein Ablösungskonflikt vom Elternhaus. Sein Autonomiebedürfnis zeigt sich nur indirekt: Als er die Nachricht bekommt, nach seinem Examen im darauffolgenden Jahr zu einem Forschungsprojekt in die USA gehen zu können, kann er eine vollständige Mahlzeit in einem McDonald-Restaurant ohne Probleme einnehmen. Seine Symptomatik ist durch diese Zukunftsperspektive ganz verschwunden.

Spezifische Phobie (ICD-10: F 40.2)

Die Angst ist ausgelöst durch eine umschriebene Situation oder ein definiertes Objekt. Hierbei lassen sich unterscheiden: Tier-Typ (z. B. Hunde, Schlangen), Naturgewalten-Typ (z. B. Sturm, Gewitter), Blut-Injektion-Verletzungstyp, situativer Typ (z. B. Höhe, Fliegen, Fahrstuhl, Tunnel) und andere Typen (z. B. Krankheit wie HIV- oder Aids-Phobie und die Krebsphobie). Das Ausmaß der Beeinträchtigung hängt davon ab, wie sehr die phobische Situation oder das phobische Objekt vermieden werden kann.

Fallbeispiel

Eine 36-jährige Patientin, die mit ihrem gleichaltrigen Partner und dem gemeinsamen 3-jährigen Sohn zusammenlebt, leidet an einer heftigen Angst, an Brustkrebs zu erkranken wie ihre Großmutter und vor allem wie eine nur unwesentlich ältere Bekannte. Diese Angst verstärkt sich zunehmend und es treten Schwindelgefühle hinzu, ohne dass die Beschwerden für die Patientin verständlich sind. Erst als der Hausarzt sie zum Psychotherapeuten überweist und sie ihre diesbezügliche Hemmung überwinden kann, findet sie die Möglichkeit, sich in den Gesprächen zu entlasten, ihre Angst zu akzeptieren und mit ihr umgehen zu lernen. Es stellt sich heraus, dass sie bisher kaum mit ihrem Partner über ihre Angst gesprochen hat, weil sie dessen Unverständnis fürchtet. Gleichzeitig hat sie sich von ihm zurückgezogen und die Qualität der Beziehung hat sich für beide spürbar verschlechtert. Die neu gewonnene Offenheit kann sie zunehmend in die Partnerschaft einbringen und im gleichen Maß geht auch die Angst zurück.

Generalisierte Angststörung (ICD-10: F 41.1)

Zur generalisierten Angststörung gehören:

- eine ängstliche Persönlichkeit mit chronisch ängstlicher Anspannung;
- Sorgen, Befürchtungen und Grübelei über Situationen im Arbeitsleben, in der Partnerschaft und in der Welt;
- psychische und körperliche Begleitsymptome wie bei der Panikstörung;
- häufig begleitende depressive Symptome (▶ Kap. 12 »Depression und Suizidalität«).

Fallbeispiel

Ein 38-jähriger Patient reagiert auf eine für ihn völlig überraschende Veränderung am Arbeitsplatz, als sein bisheriger Chef vorzeitig in den Ruhestand geht, mit heftigsten Ängsten, körperlichen Beschwerden und tiefer hilfloser Verzweiflung. Er fühlt sich unfähig, diesen Gefühlen etwas entgegenzusetzen, erlebt sich passiv, ausgeliefert wie in rasender Fahrt auf einen Abgrund zu. Nur eine intensive psychiatrisch-psychotherapeutische Unterstützung vermag ihm, wieder mehr Stabilität zu verleihen.

Es stellt sich heraus, dass er seit der Kindheit an heftigen Krankheitsängsten, permanenter Selbstunsicherheit, Selbstzweifeln und erheblichen Entscheidungsproblemen gelitten hat, die immer nur kurzfristig von besseren Phasen mit größerer Stabilität unterbrochen waren.

11.1.4 Differentialdiagnosen

Hypochondrische Störung oder Nosophobie (ICD-10: F 45.2)

Bei der hypochondrischen Störung beschäftigen sich die Patienten in übertriebener Weise und über lange Zeit mit der Möglichkeit, an einer oder mehreren schweren und fortschreitenden körperlichen Erkrankungen zu leiden, ohne dass es dafür angemessene objektive Befunde gibt.

Herzphobie oder somatoforme autonome Funktionsstörung des Herzens (ICD-10: F 45.3)

Während bei anderen Angststörungen die Angst im Vordergrund steht und von körperlicher Symptomatik begleitet wird, stehen bei der sog. Herzphobie ein linksthorakales Druckgefühl, Herzklopfen, Schwitzen, Atemnot und die Befürchtung, am Herztod zu sterben, im Vordergrund. Bei dieser umschriebenen Phobie ist das Objekt der Angst nicht mehr ein Teil der Außenwelt, z. B. ein Tunnel oder eine Höhe, sondern ein Teil des eigenen Körpers. Die Symptomatik entspricht oft Angina-pectoris-Beschwerden, wird aber demonstrativ vorgetragen. Herzphobiker haben kein erhöhtes Risiko, einen Herzinfarkt zu erleiden. Trotz wiederholter Untersuchungen und unauffälliger Befunde bleibt der Patient überzeugt, an einer schweren Erkrankung zu leiden.

Zwangsstörung (ICD-10: F 42)

Hauptsymptome sind wiederkehrende Zwänge in Form von sich aufdrängenden, unerwünschten Gedanken und Handlungen. Die Zwangshandlungen haben ritualisierten Charakter z. B. dauerndes Händewaschen und haben das Ziel die negativen Gedanken und Gefühle, die mit ihren Ideen, Vorstellungen oder Impulsen verbunden sind, zu neutralisieren. Zum Beispiel dient das Händewaschen dazu, die immer wieder aufdrängende Furcht vor Ansteckung zu neutralisieren.

Körperliche Krankheiten, die Angstsymptome vortäuschen können

Die folgenden körperlichen Krankheiten sollten ausgeschlossen sein:

- Hyperthyreose,
- koronare Herzerkrankung,
- paroxysmale Tachykardien,
- Phäochromozytom,
- Hypoglykämie,
- epileptische Anfälle,
- Nebenwirkungen von Psychopharmaka und
- Entzugssymptome bei Alkohol- oder Medikamentenabhängigkeit.

11.1.5 Häufigkeit und Verlauf

Die 12-Monats-Prävalenz für Angststörungen beträgt in Deutschland 15,3 %. Für die einzelnen Formen der Angststörungen ergeben sich folgende 12-Monats-Prävalenzen (Jacobi et al. 2014):

Spezifische Phobie	10,3 %
Soziale Phobie	2,7 %
Agoraphobie	4,0 %
Panikstörung	2,0 %
Generalisierte Angststörung	2,2 %

Die »Angst vor der Angst« (Erwartungsangst) führt zu ausgeprägtem Vermeidungsverhalten und sozialem Rückzug. Bei Agoraphobie kann der soziale Rückzug so stark ausgeprägt sein, dass ein Verlassen des Hauses nicht mehr möglich wird. Auch bei der sozialen Phobie kann es ohne Therapie, zum vollständigen Rückzug des Patienten kommen. Panikstörungen zeigen meist einen schubförmigen Verlauf, die generalisierte Angststörung verläuft eher chronisch progredient. Es besteht das Risiko der Chronifizierung verbunden mit Alkohol- und Medikamentenabusus, Entwicklung einer depressiven Störung und häufigen Arztbesuchen.

11.1.6 Ursachen

Folgende 3 Faktoren des biopsychosozialen Modells spielen in unterschiedlicher Gewichtung bei der Entstehung einer Angststörung eine Rolle:

- **Neurobiologische Veränderungen.** Die Prädisposition zur Panikstörung wird durch eine Mutation im Erbfaktor für Serotonintransporter und durch einen Mangel an Gamma-Aminobuttersäure (GABA)–Rezeptoren verursacht, wobei die Panikstörung nur dann manifest wird, wenn psychosoziale Belastungen z. B. traumatische Kindheitserfahrungen dazu kommen. Angeborene und erworbene erhöhte neurophysiologische Erregbarkeit, die mit Angstgefühlen einhergeht, werden in Amygdala und Hippocampus gespeichert. Dieses emotionale Gedächtnis ist langfristig angelegt, kann in bestimmten Situationen aktiviert, aber auch über steuernde Impulse aus dem präfrontalen Kortex, z. B. durch psychotherapeutische und psychopharmakologische Maßnahmen gehemmt werden.
- **Psychosoziale Disposition.** Die Angstbewältigung gehört zu den Entwicklungsaufgaben, die jedem Menschen in verschiedenen Lebensphasen gestellt werden. Eine wenig Empathie und Schutz bietende Erziehung ebenso wie eine dauerhafte Überfürsorglichkeit beeinträchtigen die Bildung von angemessenen Bewältigungsmechanismen. Angstauslöser sind Schwellensituationen wie Pubertät, Beendigung der Schulzeit, Weggang vom Elternhaus, Heirat, Ablösung der Kinder, Beendigung des Berufslebens oder der Tod naher Bezugspersonen. Eine sichere Bindung (▶ Kap. 1 und ▶ Kap. 8, Bindungserfahrung) ist ein guter Schutz gegen die Entwicklung einer Angststörung.
- **Belastende Lebensereignisse und Krankheit.** Dies sind Veränderungen der gewohnten Lebensumstände (Schwellensituationen), z. B.

Umzug in eine andere Stadt oder ein anderes Land, der tatsächliche oder drohende Verlust eines nahe stehenden Menschen, einer beruflichen Position oder der Heimat. Todesängste treten bei Erstickungsgefühlen im akuten Asthma-bronchiale-Anfall oder bei Angina pectoris auf.

11.2 Praktischer Teil

11.2.1 Erkennen

Bei vielen Patienten in der Hausarztpraxis oder in der Notaufnahme im Krankenhaus stehen nicht primäre Angstsymptome im Vordergrund, sondern körperliche Beschwerden, wie Herzrasen, Hyperventilation, Schwindel, u. a.. Lassen sich Hinweise auf eine organische Erkrankung nicht finden oder erklärt die vorhandene organische Erkrankung nicht das Ausmaß der körperlichen Beschwerden, so sollte die folgende gezielte Anamneseerhebung folgen.

Leitfragen bei Angststörungen:

- Aktuelle Beschwerden:
  - Wie äußern sich Ihre Beschwerden? (4-Ebenen-Modell)
  - Wann, wo, wie oft treten Ihre Beschwerden auf? Wie lange halten sie an?
  - Was verstärkt/lindert Ihre Beschwerden?
- Auslöser:
  - Wann traten Ihre Beschwerden das erste Mal auf?
  - Was glauben Sie, hat Ihre Beschwerden ausgelöst?
  - Wie sah Ihre Lebenssituation aus, als die Ängste auftraten (Schwellensituation)?
  - Gab es existenziell erschütternde Ereignisse?
- Ressourcen:
  - Was trauen Sie sich heute dennoch zu?
  - Was macht Ihnen Freude?
  - Was hat Ihnen früher geholfen, schwierige Situationen zu meistern?
- Biografie:
  - Wie sind Sie aufgewachsen? Erziehungsstil der Eltern? Familiäres Klima?

Im nächsten Schritt kann der Arzt mit spezifischen Fragen klären, welche Form der Angststörung vorliegt. Hierzu eignen sich die folgenden Screeningfragen (Margraf u. Schneider 2003).

Tipps für die Praxis

Arzt: »Können Sie mir sagen, ob Ihnen die folgenden Situationen oder Dinge Angst machen oder bei Ihnen den Wunsch auslösen, sie möglichst zu vermeiden?«

- **Panikattacke/-störung:**
- »Leiden Sie manchmal unter plötzlichen und unerwarteten Angstanfällen, ohne dass eine tatsächliche Bedrohung vorliegt?«
- **Agoraphobie:**
- »Gibt es bestimmte Situationen und Orte, wie z. B. Kaufhäuser, Autofahren, Menschenmengen, Fahrstühle oder geschlossenen Räume, die Ihnen Angst machen oder die Sie möglichst vermeiden?«
- **Sozialphobie:**
- »Fürchten oder vermeiden Sie bestimmte Situationen, in denen Sie von anderen Menschen beobachtet oder bewertet werden könnten, wie z. B. öffentliches Sprechen, Essen, Partys etc.?«
- **Spezifische Phobie**
- »Fürchten oder vermeiden Sie bestimmte Dinge oder Aktivitäten, wie z. B. Tiere, Höhen, Flugreisen, Anblick von Blut oder Verletzungen?«
- **Generalisiertes Angstsyndrom:**
- »Leiden Sie häufig unter übermäßig starken Sorgen, die Sie nicht kontrollieren können, z. B. über familiäre, berufliche oder finanzielle Angelegenheiten?«
- **Zwangssyndrom:**
- »Gibt es unsinnige oder unangenehme Gedanken oder Handlungen, die Sie nicht aus Ihrem Kopf verbannen können bzw. die Sie immer wieder ausführen müssen, auch wenn Sie versuchen, sich dagegen zu wehren?«
- **Posttraumatische Belastungsstörung:**
- »Haben Sie schon einmal ein existenziell erschütterndes, extrem belastendes oder gar lebensbedrohliches Ereignis erlebt, wie z. B. eine Vergewaltigung, andere Gewalttaten, Unfälle oder Naturkatastrophen?«

11.2.2 Arzt-Patient-Beziehung und Haltung

Patienten mit Angststörungen sind auf der Suche nach Menschen, die ihnen Schutz und Sicherheit geben. Sie sind freundlich, angepasst und froh, einen Arzt gefunden zu haben, bei dem sie sich aufgehoben fühlen und der sie gut behandelt. Gleichzeitig neigen sie aber auch zur Anklammerung und brauchen den Arzt als Person, die ihnen Sicherheit gibt, ohne auf dessen Interessen Rücksicht zu nehmen. Dann wird spürbar, welche hohen Erwartungen, ja sogar Forderungen der Patient damit verbindet: Der Arzt soll permanent zur Verfügung stehen, eine immer freundliche Autorität sein, die ihn fraglos unterstützt und bestärkt.

Die ideale Haltung in der Behandlung ist Zu- und Vertrauen bei der Begleitung des Patienten mit Förderung seiner Autonomie, ohne ihn alleine zu lassen oder zu überfordern. Daraus ergeben sich folgende Bausteine für die Behandlung:

- Ausführliche Exploration der Symptome, der auslösenden und aufrechterhaltenden Bedingungen.
- Ernstnehmen der Beschwerden (= Wertschätzung des Patienten).
- Eingehen auf das subjektive Krankheitsverständnis.
- Schwierigkeiten in der Arzt-Patient-Beziehung beachten.
- Verständnis für Hilflosigkeit und Sicherheitsbedürfnis (= Wertschätzung des Patienten).
- Freundliche Distanz, Struktur, Klarheit und Transparenz (vermittelt Sicherheit und Orientierung).

11.2.3 Behandlung

Folgende Interventionen haben sich bei Angstpatienten kurzfristig und auch längerfristig als hilfreich erwiesen:

Strukturierung

Ein ängstlicher, hilfloser Patient braucht Strukturierung im Gespräch. Eine Möglichkeit ist, die vom Patienten diffus und ungeordnet geschilderten Beschwerden mit seiner Hilfe nach ihrer Wichtigkeit einzuordnen und dann gemeinsam Behandlungsmöglichkeiten zu überlegen.

Beispiel: »Sie erwähnten 3 Themenbereiche. Thema 1 ..., Thema 2 ..., Thema 3 ... Über was sollen wir zuerst sprechen? Über was danach? Ich schreibe mir die Reihenfolge auf und achte darauf, dass alle Ihre Punkte zur Sprache kommen.«

Autonomie stärken

Die Eigenverantwortlichkeit und Eigenkompetenz des Patienten sollte gewahrt, geschützt und gefördert werden. Der Arzt versucht gemeinsam mit dem Patienten herauszufinden, was er sich trotz seiner Beschwerden und Einschränkungen zutraut und welche Empfehlungen und Ratschläge er umsetzen kann. Veränderungen geschehen in **kleinen Schritten**. Rückschläge sind zu erwarten, wenn zu große Schritte zu einer Überforderung führen.

»Kleine Schritte«

Beispiel

Wenn ein Patient an Höhenangst leidet und bereits beim Anblick eines Aussichtsturmes feuchte Hände bekommt, sollte er nicht gleich versuchen, einen solchen zu besteigen.
Er besucht einen Aussichtsturm und lässt sich Zeit, das Gebäude anzuschauen. Nach einigen Besuchen sollte der Anblick des Turmes vertraut sein und keine Angst mehr hervorrufen. Nun kann er sich überwinden und das erste Stockwerk besteigen. Dort angekommen sollte er versuchen, in sich zu horchen und zu spüren, wie das Gefühl der Angst langsam abnimmt. Hierbei kann es hilfreich sein, einem Begleiter die Gedanken und Empfindungen zu erzählen oder diese aufzuschreiben. Bei den folgenden Besuchen dürfte das Besteigen des ersten Stockwerkes bereits wesentlich leichter fallen. Nach einiger Zeit ist dann auch der Aufstieg zur Spitze kein Problem mehr (systematische Desensibilisierung).

Information und Beratung

Wichtige Lehrsätze zum Umgang mit der Angst sind in der folgenden Übersicht zusammengestellt.

Wichtige Lehrsätze zum Umgang mit Angst (Mod. nach Görlitz 2014, S. 216)

1. Auch bei Angstpatienten besteht kein größeres Risiko, dass eine der befürchteten Katastrophen eintreten könnte, als bei jedem anderen Menschen.
2. Unangenehme Gefühle gehören zum Gefühlsbereich eines jeden Menschen. Verschwenden Sie daher keine sinnlosen Energien für Angstunterdrückungsversuche, die niemals dauerhaft gelingen können.
3. Die Überwindung von Angst gelingt dann am besten, wenn Sie bereit sind, »an die Grenze zu gehen«, d. h. in der Situation zu bleiben, ohne aufzugeben, solange bis die Angst abnimmt. Der Lohn dafür ist Stolz.
4. Wenn Sie üben, Angstsituationen durchzustehen, dann helfen Ihnen z. B. folgende innere Einstellungen und Sätze:
   - Ich erlaube mir meine Angst.
   - Ich werde es schaffen, die Situation durchzustehen. Ich bleibe da.
   - Die körperlichen Symptome werden wieder abklingen.
   - Ich werde mich hinterher erleichtert und stärker fühlen.
5. Die körperlichen Begleiterscheinungen in Angstsituationen sind zwar sehr unangenehm, aber weder schädlich noch gefährlich. Ihr Übungsziel besteht darin, mit der Angst umgehen zu lernen und nicht darin, sie zu vermeiden.
6. Lernen Sie Ihre persönliche Belastungsgrenze kennen und versuchen Sie diese nicht zu überschreiten, da körperlich-seelische Überlastung häufig der Nährboden für Angststörungen ist.

Handwerkskasten

- **Das Vulnerabilität-Stress-Modell**

Arzt: »Wenn Sie unter sehr starker Grundanspannung stehen, dann reagiert der Körper früher als sonst mit Atemnot, schnellem Herzschlag, Schwitzen, Zittern, Kopfschmerzen und Schwindel. Kleinste Alltagsbelastungen führen dann schon dazu, dass die Schwelle für die Auslösung von Panik-

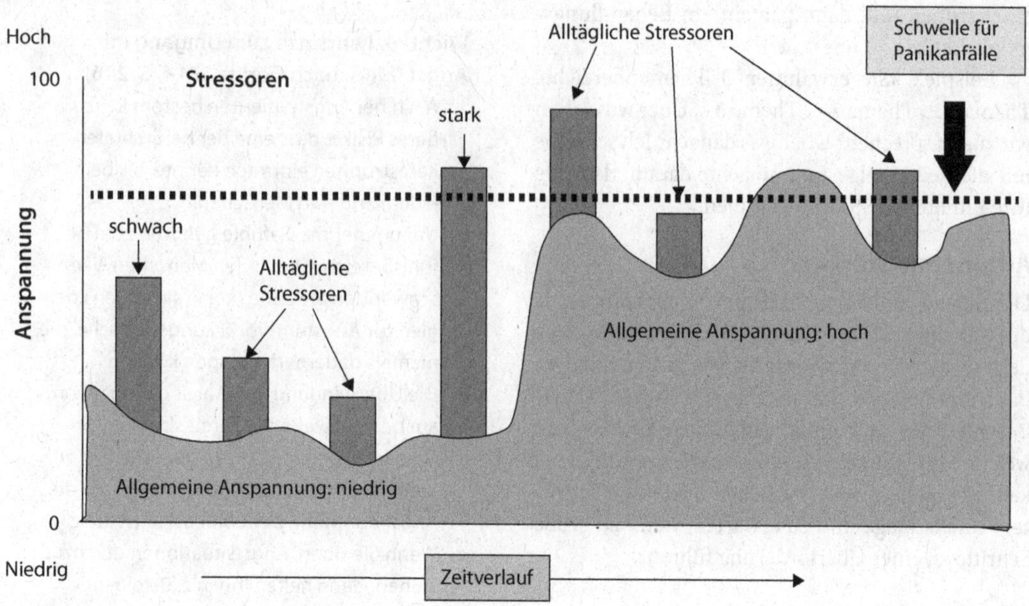

Hoch

100

Stressoren

Anspannung

Alltägliche Stressoren

Schwelle für Panikanfälle

stark

schwach

Alltägliche Stressoren

Allgemeine Anspannung: hoch

Allgemeine Anspannung: niedrig

0

Niedrig

Zeitverlauf

◘ Abb. 11.4 Vulnerabilität-Stress-Modell. (Mod. nach Margraf u. Schneider 2013)

anfällen überschritten wird. Wenn Sie jedoch entspannt sind, lösen die alltäglichen Stressbelastungen keinerlei Beschwerden aus. Es bedarf also schon sehr starker Belastungen mit großer innerer Anspannung, um dann die Schwelle für die Auslösung von Panikanfällen und den damit einhergehenden körperlichen Reaktionen zu überschreiten.«

Die körperlich-seelische Überlastung und die damit verbundene Auslösung von Panikanfällen zeigt ◘ Abb. 11.4.

▪ **Entspannungsverfahren**

Da bei jedem Angstpatienten das körperliche und seelische Anspannungsniveau massiv erhöht ist, stellen Entspannungsverfahren eine erste allgemeine Behandlungsmaßnahme dar. Techniken der Progressiven Muskelrelaxation nach Jacobson haben sich bewährt. Bei Patienten mit Neigung zur Hyperventilation ist ein gezieltes Atemtraining mit Schulung der Bauchatmung und des Atemrhythmus hilfreich.

▪ **Kognitive Bewältigung – Teufelskreis der Angst**

Die Entstehung und Aufrechterhaltung einer Angststörung lässt sich für den Patienten am besten an-

hand eines »Teufelskreises« erklären: Einige Menschen neigen zu besonders starken vegetativen Reaktionen oder nehmen körperliche Veränderungen intensiv wahr und bewerten diese dann – willkürlich oder unwillkürlich – als bedrohlich. Dies wiederum löst Angst mit körperlichen Reaktionen aus. Die Angst und die Körperreaktionen werden dann unwillkürlich mit dem Außenreiz/Situation verknüpft, der/die fortan zum Auslösereiz für die Angstreaktion wird (**Konditionierung**). Die Reaktion auf den Außenreiz ist damit gelernt (s. Pawlow'sche Klingel). Diese körperlichen Reaktionen können dann in anderen Situationen, die ursprünglich nicht mit Angst verbunden waren, ebenfalls Angst auslösen (**Generalisierung**). Selbst die Vorstellung und Erwartung von Angstzuständen kann zu Angstgefühlen führen (**Erwartungsangst, Angst-vor-der-Angst**). Im Rahmen des Teufelskreises kann sich dieser Prozess immer mehr verstärken, sodass der Patient sich dem Geschehen ohnmächtig ausgeliefert fühlt (◘ Abb. 11.5).

Beispiele zur Durchbrechung des Teufelskreises beinhalten die Exposition und kognitive Umstrukturierung. Dies kann folgendermaßen gestaltet werden:

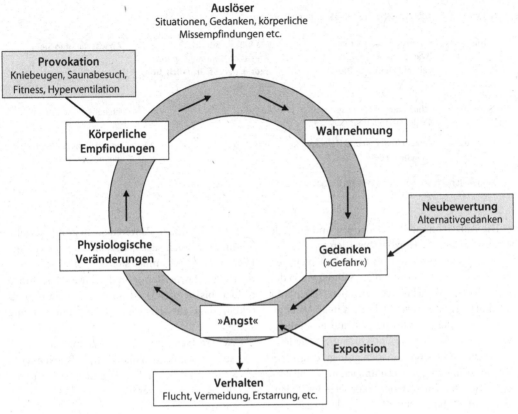

Abb. 11.5 Teufelskreis der Angst. (Mod. nach Markgraf u. Schneider 2013)

Beispiel

Der Patient erlebt Atemnot und Herzklopfen als Bedrohung und denkt: »Gleich muss ich sterben!«. Zur Korrektur der Fehlwahrnehmung und Fehlinterpretation seiner körperlichen Symptome wird der Patient angeleitet, eine neue angstreduzierende Bewertung der körperlichen Symptome zu entwickeln. Zusätzlich soll er sich durch gezielte Konfrontation mit den angstauslösenden Symptomen an diese Beschwerden gewöhnen und sie als harmlos erfahren. Zur Konfrontation sind z. B. geeignet: Kniebeugen, auf der Stelle laufen, Seil springen, Saunabesuch oder Besuch des Fitnessstudio zur Erzeugung von Herzklopfen und Schwitzen.

Beispiel

Bei einem Patienten mit angstbezogenen funktionellen Atemstörungen, die häufig zu Hyperventilationszuständen führen, kann die Symptomatik in einer ge-

meinsam durchgeführten Übung direkt hervorgerufen werden. Der Patient soll im Sprechzimmer so lange forciert ein- und ausatmen, bis die ersten körperlichen Erscheinungen wie Beklemmungsgefühl, leichte Schwindelgefühle oder Kribbelparästhesien auftreten. In der anschließenden Ruhephase klingen die Beschwerden wieder ab. Dadurch erfährt der Patient die Harmlosigkeit seiner Beschwerden und dass er sie selbst beeinflussen kann. Bei starker Hyperventilation kann die CO_2-Rückatmung in eine Plastiktüte oder in die hohlen Hände, die die Nase umschließen, durchgeführt werden.

■ Symptomtagebuch

◘ Tab. 11.3 zeigt das Symptomtagebuch eines 35-jährigen Diplomvolkswirtes, der an rezidivierendem Druckgefühl und Schmerzen in der linken Brust leidet, verbunden mit Atemnot und der Angst vor einem Herzinfarkt.

Datum	Symptome[1] und Situation (Was Sie gerade tun, was Sie gedanklich beschäftigt)	Wie fühlten Sie sich?[1] (Ängstlich, sehr angespannt, traurig, nervös, ärgerlich, froh, unruhig)	An was dachten Sie?[1]
01.05.2015	Schmerzen in der Brust (8) Bei der Gartenarbeit	Ängstlich (6)	Ich habe einen Herzinfarkt (9)
07.05.2015	Kurzatmigkeit (4) und Herzrasen (6) Ich liege im Bett	Ängstlich (9)	Irgendetwas stimmt nicht mit meinem Herzen (8)

◘ **Tab. 11.3** Symptomtagebuch eines 35-jährigen Patienten

[1]Eingeteilt nach Schweregraden 0–10; 0 = gar nicht, 10 = sehr stark ausgeprägt.

Die Aufzeichnung der Gedanken und Gefühle beim Auftreten der Herzbeschwerden werden besprochen und zusammen mit dem Patienten neu bewertet, z. B. »Jetzt kommen die Schmerzen in der Brust wieder und ich habe Angst, einen Herzinfarkt zu bekommen. Zwar weiß ich, dass mein Vater an einem Herzinfarkt verstorben ist und er ähnliche Symptome hatte, aber alle Untersuchungen der letzten Wochen und Monate haben gezeigt, dass mein Herz vollkommen gesund ist und ich mich voll körperlich belasten darf.« In der Folge setzt der Patient seine Gartenarbeit fort und macht die Erfahrung, dass die Beschwerden abklingen, ohne dass er sich ins Bett legt oder den Notarzt anrufen muss.

11.2.4 Krisenintervention bei Panikattacken

Zuerst sollte der Patient gefragt werden, ob er ähnliche Anfälle schon häufiger hatte und was er bisher dagegen getan hat. Um den Patienten zu beruhigen, sprechen Sie mit einer ruhigen, festen und freundlichen Stimme. Erklären Sie die körperlichen Empfindungen des Patienten als normale physiologische Reaktionen des Körpers auf Angst. Gleichzeitig kann die Realitätswahrnehmung gestärkt werden (Cave: Abwerten der Gefühle des Patienten). Positiv-suggestive Maßnahmen können hilfreich sein, z. B. den Puls fühlen (implizites Ernstnehmen und Wertschätzung).

Arzt: »Was Sie jetzt erleben, ist eine Panikattacke. Ihr Herz schlägt schneller, Sie haben Probleme beim Atmen. Ich kann verstehen, dass Sie das aufregt. Sie fühlen sich, als wären Sie in großer Gefahr. Ich möchte Ihnen sagen, dass Sie hier sicher sind. Hier in meinem Zimmer sind Sie völlig sicher und Ihr Herz ist körperlich gesund. Ich werde bei Ihnen bleiben, bis die Attacke vorüber ist. Ich kann bereits sehen, dass Ihr Herz langsamer und ruhiger schlägt.«

Weitere Techniken zur Beruhigung sind:
- Aufmerksamkeitsfokussierung z. B. »Nennen Sie mir fünf Dinge, die Sie gerade sehen« und
- »Realitätscheck« der irrationalen Überzeugungen.

Vor allem, wenn der Patient sich Sorgen um »Verrücktsein« macht oder glaubt eine lebensbedrohliche Krankheit zu haben, kann es hilfreich sein, wenn man nicht das Pathologische, sondern die zugrunde liegende Normalität des Erlebens und Verhaltens, von dem der Patient nach und nach abgewichen ist, betont.

Arzt: »Eigentlich ist es ganz normal, dass Sie sich Sorgen machen. Aber wir sollten uns fragen, warum Ihre Sorge so stark geworden ist, dass Sie vollständig verängstigt sind. Ich glaube, jeder würde sich in einer solchen Situation Sorgen machen.«

11.2.5 Medikamentöse Behandlung

Patienten mit Angststörungen sind häufig skeptisch, was die Behandlung mit Medikamenten betrifft und fürchten Nebeneffekte oder die Entwicklung einer Abhängigkeit. Aus diesem Grund ist es wichtig, die Effekte und Nebeneffekte der Medika-

Tab. 11.4 Psychopharmakabehandlung bei Angststörungen

Benzodiazepine	Pflanzliche Präparate	Antidepressive Medikation
Gute Wirksamkeit bei Panik-attacken Z. B. Lorazepam 1 mg, auch sublin-gual oder Diazepam-Tropfen Probleme der Abhängigkeit und Toleranz	Bei allgemeinen Angstzuständen und einer erhöhten Anfälligkeit für Angst, Evidenz fehlt Z. B. Hopfen- oder Baldriankombina-tionen, Kava-Kava Cave Leberschäden	SSRIs, SSNRIs bei Panikstörungen und sozialer Phobie bewährt Z. B.Citalopram, Beginn mit 10 (20) mg/die Bei generalisierter Angststörung manchmal auch in geringen Dosen effektiv

tion detailliert mit dem Patienten zu besprechen und seine Befürchtungen und Reaktionen ernst zu nehmen.

Es kommt manchmal vor, dass sich unter dem Eindruck von Nebenwirkungen wie Unruhegefühl und Schwitzen die Angstsymptomatik verschlechtert und auch Panikattacken häufiger auftreten (Angst vor Kontrollverlust). Daher sollte die Eindosierung langsam und vorsichtig erfolgen.

Tab. 11.4 listet die Psychopharmaka auf, welche bei der Behandlung von Angststörungen zum Einsatz kommen.

Grundsätzlich sind auch trizyklische Antidepressiva (TZA) wie z. B. Imipramin wirksam, werden jedoch wegen der anticholinergen Nebenwirkungen wie Mundtrockenheit, Sehstörungen und Müdigkeit meist nicht toleriert. Am häufigsten werden die selektiven Serotoninwiederaufnahmehemmer (SSRI) wie Paroxetin, Citalopram und Escitalopram sowie selektive Serotonin- und Noradrenalinwiederaufnahmehemmer (SSNRI) wie Venlafaxin eingesetzt.

Betablocker z. B. Propranolol sind bei phobischen Störungen, z. B. Prüfungsängsten mit Zittern und Tachykardien, wirksam.

Das Ausschleichen der psychopharmakologischen Behandlung bei Panikstörungen sollte schrittweise über mehrere Wochen erfolgen.

11.2.6 Fallstricke

Der selbstsichere, väterlich/mütterlich-fürsorgliche Arzt versucht dem Patienten in seiner Angst ein gewisses Zutrauen, Sicherheit und Halt bzw. Geborgenheit, Schutz und Wärme zu geben. Kurzfristig fühlen sich Arzt und Patient in dieser Konstellation wohl. Längerfristig kann eine solche überprotektive Haltung des Arztes dem Patienten jedoch schaden, indem sie dessen Chancen für eine autonome Entwicklung hemmt.

Ein selbstunsicherer Arzt wird einen Patienten mit einer Angststörung eher versuchen loszuwerden. Das anklammernde Verhalten und die ständig wiederholenden Forderungen nach Beruhigung oder nach ärztlicher Untersuchung sind ihm lästig und führen zu Ungeduld und Ärger. Er unterstützt ihn wenig und versucht ihn mit Ratschlägen, die den Patienten eher überfordern, loszuwerden.

11.2.7 Überweisung und Kooperation mit psychotherapeutischen Praxen und Kliniken

Die Überweisung in ambulante oder stationäre psychotherapeutische Behandlung lässt sich am besten im Rahmen eines **stufenweisen** Behandlungsmodells realisieren:
- hausärztliche Information und Beratung,
- Einsatz von Entspannungsverfahren,
- pflanzliche Präparate,
- Empfehlungen für die Teilnahme an einer Selbsthilfegruppe,
- kurzfristige Psychopharmakabehandlung,
- Überweisung zu einem diagnostischen und beratenden Gespräch bei einem Psychiater, Psychotherapeuten oder einer Institutsambulanz,
- kombinierte Behandlung mit Psychotherapie und Psychopharmaka,
- stationäre psychotherapeutische und medikamentöse Behandlung.

11.2.8 Psychotherapeutische Behandlung

Schwere und komplexe Formen von Angststörungen erfordern eine professionelle psychotherapeutische Behandlung. Wenn die Behandlung von Angstsymptomen im Vordergrund steht, spricht das für eine kognitive Verhaltenstherapie. Behandlungsprogramme enthalten in der Regel Komponenten, die bereits früher in der Basistherapie erwähnt wurden und die jetzt in einer noch gezielteren und intensiveren Weise verwendet werden: Bereitstellung von Informationen über Angst und Panikattacken, verzerrte Wahrnehmung und Fehlinterpretation von körperlichen Symptomen sowie die Konfrontation mit angstauslösenden Gedanken, wenn Angstsymptome auftreten.

Für die Panikstörung mit Agoraphobie hat sich die Konfrontation als wirksamste Methode erwiesen. Für die Panikstörung ohne Agoraphobie sind kognitive Interventionen wie Neubewertung körperlicher Symptome, das »zu-Ende-Denken« von katastrophisierenden Gedanken (Exposition in sensu), Gedankenstopp und verhaltensmedizinische Maßnahmen, wie Ablenkungsstrategien in Verbindung mit einem Entspannungsverfahren, wirksam. Für soziale Phobien, spezifische Phobien und die generalisierte Angststörung haben sich systematische Desensibilisierung, Konfrontation, kognitive Ansätze und Entspannungsverfahren als wirksam erwiesen.

Wenn hingegen die Erfassung und Verarbeitung von unbewussten Konflikten im Vordergrund steht, werden psychoanalytisch begründete Therapien bevorzugt. In erster Linie sind diese Verfahren nicht symptomorientiert, sondern persönlichkeitsorientiert.

Idealerweise werden im ambulanten und stationären Setting die übenden Techniken der kognitiven Verhaltenstherapie mit Konflikt bearbeitenden tiefenpsychologischen Verfahren, i. S. einer Therapieschulen übergreifenden und störungszentrierten bzw. lösungsorientierten Vorgehensweise, kombiniert.

Es liegt gute Evidenz vor, dass sowohl medikamentöse als auch psychotherapeutische Behandlungen bei der Bewältigung von Angststörungen wirksam sind (NICE-Richtlinien 2011).

Literatur

Zitierte Literatur

Görlitz G (2014) Körper und Gefühl in der Psychotherapie. Klett-Cotta, Stuttgart

Jacobi F, Höfler M, Strehle J et al. (2014) Psychische Störungen in der Allgemeinbevölkerung. Studie zur Gesundheit Erwachsener in Deutschland und ihr Zusatzmodul Psychische Gesundheit (DEGS1-MH). Nervenarzt 85 (1): 77–87

Margraf J, Schneider S (2013) Panik: Angstanfälle und ihre Behandlung (2. Aufl.). Springer, Berlin

NICE. Generalised anxiety disorder and panic disorder – clinical guidelines. https://www.nice.org.uk/guidance/cg113 (Zugegriffen Mai 2015)

Weiterführende Literatur

Angenendt J, Frommberger U, Trabert W, Stiglmayr C, Berger M (1999) Angststörungen. In: Berger M (Hrsg) Psychiatrie und Psychotherapie. Urban & Schwarzenberg, München

Arzneimittelkommission der Deutschen Ärzteschaft (1999) Empfehlungen zur Therapie von Angst- und Zwangsstörungen. AVP-Sonderheft Therapieempfehlung

Bassler M, Leidig S (2011) Angstkrankheiten. In: Senf W, Broda M. (Hrsg) Praxis der Psychotherapie. Ein integratives Lehrbuch. Vollständig überarbeite Auflage. Thieme-Verlag, Stuttgart, S 388–411

Margraf J, Schneider S (Hrsg) (2009) Lehrbuch der Vehaltenstherapie, Bd 2. Kapitel: Paniksyndrom und Agoraphobie, spezifische Phobien, Sozialphobie, generalisiertes Angstsyndrom. Springer, Heidelberg

11

Depression und Suizidalität

Kurt Fritzsche, Daniela Wetzel-Richter

K. Fritzsche et al. (Hrsg.), *Psychosomatische Grundversorgung*,
DOI 10.1007/978-3-662-47744-1_12, © Springer-Verlag Berlin Heidelberg 2016

Fallbeispiel

Herr M., ein 30-jähriger Jurastudent kommt wegen Tinnitus zum Hausarzt. Schon seit längerem klagt er über chronische Müdigkeit und teilweise auch Schwindelanfälle. Besonders zu schaffen macht ihm aber seine Schwierigkeit sich zu konzentrieren, da er in Vorbereitung auf das Staatsexamen steht. Auf den Lernstoff kann sich Herr M. nur kurz konzentrieren, dann schweifen seine Gedanken ab, ohne dass er einen Gedanken tatsächlich zu Ende denken kann, zu sehr jagt ein Gedanke den nächsten. Herr M. steht dann auf, weil er nicht länger ruhig sitzen kann, innerlich fühlt er sich viel zu unruhig. Er geht aber auch kaum aus, seine Freundschaften hat er zuletzt nicht gepflegt. Er hat Angst, sich den Fragen zu stellen, wie er mit dem Lernen vorwärtskommt, er macht sich auch so schon genug Vorwürfe, es erscheint ihm alles hoffnungslos.

Aufgewachsen ist Herr M. in einem sehr strengen und leistungsorientierten Elternhaus. Die Eltern stritten sich viel und der Vater zog sich immer mehr zurück. Als Herr M. 14 Jahre alt war, suizidierte sich der Vater. Herr M. war es, der den Vater tot auffand. Über dieses Ereignis spricht er zunächst gar nicht, obwohl ihm die Bilder noch heute manchmal in seinen Träumen erscheinen. Insgeheim macht er seiner Mutter den Vorwurf, dass sie nicht genug für den Vater da war. Mit etwas mehr Mitgefühl hätte dieser vielleicht noch leben können.

12.1   Theoretischer Teil

12.1.1 Kennzeichen

Der Begriff »Depression« leitet sich vom lateinischen »deprimere« ab und bedeutet »herunter- oder niederdrücken«.

Eine Depression äußert sich auf verschiedenen Ebenen:

- **Körper.** Beklagt werden körperliche Schwäche, Antriebslosigkeit, Appetitlosigkeit, Schlaflosigkeit, Wetterfühligkeit, erhöhte Schmerzempfindlichkeit, Libidoverlust sowie multiple vegetative Beschwerden wie Kopfdruck, Magenbeschwerden, Verdauungsstörungen.
- **Gefühle.** Der Patient fühlt sich niedergeschlagen, traurig, hoffnungslos, hilflos, einsam und ängstlich. Seine Stimmung gegenüber anderen ist feindselig, er ist innerlich getrieben, von der Umwelt abgeschnitten, Schuldgefühle treten auf.
- **Gedanken.** Die Gedankenwelt wird bestimmt durch eine negative Einstellung gegenüber sich selbst und der Zukunft. Es bestehen Pessimismus, permanente Selbstkritik, Selbstunsicherheit, Konzentrationsprobleme, Gedächtnisstörungen, Katastrophisieren, Ideen der Ausweglosigkeit und Zwecklosigkeit des eigenen Lebens, Suizidgedanken, Erwartung von Strafen, Wahnvorstellungen z. B. Verarmungswahn und ein zwanghaft hohes Anspruchsniveau an sich selbst.
- **Verhalten.** Die Körperhaltung ist kraftlos, gebeugt, die Bewegungen sind verlangsamt. Der Gesichtsausdruck ist traurig, teilweise maskenhaft und wie versteinert. Die Sprache ist leise, langsam und monoton. Es besteht eine Aktivitätsverminderung mit eingeschränktem Bewegungsradius.

Die Symptome der Depression sind in ◘ Abb. 12.1 dargestellt.

Es gibt Patienten, bei denen sich die depressive Stimmung hauptsächlich in Form von körperlichen Beschwerden darstellt (◘ Abb. 12.2; s. auch ► Kap. 9 »Somatoforme Störungen«).

12.1.2 Diagnostische Einteilung

In den internationalen Klassifizierungssystemen werden depressive Störungen innerhalb der diagnostischen Kategorie der »**affektiven Störungen**« beschrieben.

Die häufigsten affektiven Störungen sind die manische Episode (ICD-10: F 30), die bipolare affektive Störung (ICD-10: F 31), die depressive Episode (ICD-10: F 32), auch »Major Depression« genannt, und die Dysthymia (ICD-10: F 34.1).

Depressive Episode (ICD-10: F 32)

Die Einschlusskriterien für eine depressive Episode sind erfüllt, wenn während mindestens 2 Wochen mehrere der folgenden Symptome vorliegen:

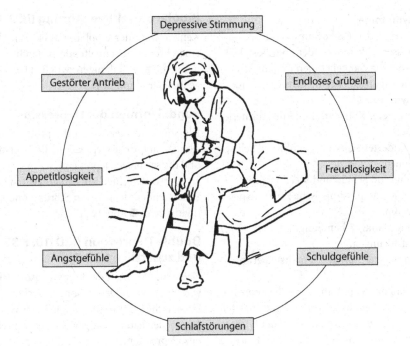

Abb. 12.1 Symptome der Depression. (Zeichnung: Claudia Styrsky)

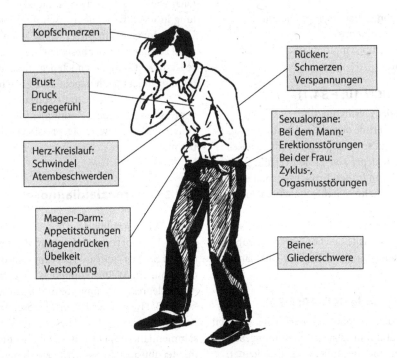

Abb. 12.2 Körperliche Symptome der Depression. (Zeichnung: Claudia Styrsky)

■ **Hauptsymptome**
  – Gedrückte, depressive Stimmung,
  ■ Interesselosigkeit und/oder Freudlosigkeit, auch bei sonst angenehmen Ereignissen,
  ■ Antriebsmangel, erhöhte Ermüdbarkeit.
■ **Zusatzsymptome**
  ■ Verminderte Konzentration und Aufmerksamkeit,
  ■ Vermindertes Selbstwertgefühl und Selbstvertrauen,
  ■ Gefühle von Schuld und Wertlosigkeit,
  ■ Negative und pessimistische Zukunftsperspektiven,
  ■ Suizidgedanken/-handlungen,
  ■ Schlafstörungen,
  ■ Verminderter Appetit/Appetitsteigerung.

Je nach Anzahl der Symptome kann die depressive Episode in verschiedene Schweregrade unterteilt werden. Unterschieden wird zwischen der leichten, mittelgradigen und schweren depressiven Episode:
■ **Leicht:** 2 Hauptsymptome und 2 Zusatzsymptome.
■ **Mittelgradig:** 2 Hauptsymptome und 3–4 Zusatzsymptome.
■ **Schwer:** 3 Hauptsymptome und ≥4 Zusatzsymptome.

Dysthymia (ICD-10: F 34.1)

Kennzeichen der Dysthymia sind:
■ Die langdauernde depressive Verstimmung, die aber nicht so ausgeprägt ist, dass die Kriterien für eine depressive Episode erfüllt sind.
■ Der Beginn im frühen Erwachsenenalter, eine Dauer über mehrere Jahre, manchmal lebenslang.
■ Typische Symptome wie Müdigkeit, Schlafstörungen, schnelle Erschöpfbarkeit, Grübeln, Klagsamkeit oder ein Gefühl der Unzulänglichkeit.

Manische Episode (ICD-10: F 30)

Die Manie ist durch euphorisch-gehobene, zum Teil auch gereizte Stimmungslage, Enthemmung, Selbstüberschätzung und Ideenflucht gekennzeichnet.

Bipolare affektive Störung (ICD-10: F 31)

Kennzeichen der bipolaren affektiven Störung ist eine chronische, anhaltende Instabilität der Stimmung mit Schwankungen zwischen Depression und gehobener Stimmung.

Sonderformen der Depression

Als Sonderformen gelten die postpartale Depression, die atypische Depression, die Altersdepression und die saisonale Depression.

Der Unterschied im Verlauf zwischen einer rezidivierenden depressiven Störung und einer Dysthymia zeigt ◘ Abb. 12.3.

Double Depression (ICD-10: F 32.2 und zusätzlich F 34.1)

Nach dem Konzept des biopsychosozialen Modells wirken bei allen Depressionen psychoreaktive und biologische Faktoren in komplizierter Weise zusammen; jeder Patient hat gewissermaßen seine »eigene« Depression.

Eine Systematik der depressiven Störungen ist nach wie vor schwierig, v. a. die klassische Einteilung in »reaktive«, »neurotische« und »endogene« Depressionen ist in dieser Weise nicht mehr aufrecht zu halten. Weder bestehen klar unterscheidbare Krankheitsentitäten noch begründet eine Unterteilung eindeutige therapeutische Entscheidungen.

Dies wird deutlich am Beispiel der sog. »double depression«, d. h. dem Zusammentreffen einer (rezidivierenden) schweren Depression und einer Dysthymia.

12.1.3 Differenzialdiagnose

In der Differenzialdiagnostik sollte geklärt werden, ob die Veränderungen in Stimmung und Antrieb auch z. B. einer bipolaren Störung zugeordnet werden können. Weiter können körperliche Krankheiten depressive Symptome auslösen oder verstärken, z. B. Hypo- oder Hyperthyreose, Anämie und Krebserkrankungen. Ein besonders wichtiger Zusammenhang besteht mit Alkohol- oder Medikamentenabusus. Bei Altersdepressionen kann die Abgrenzung zu einer beginnenden Demenz zunächst schwierig sein (s. auch ▶ Kap. 22 »Psychosomatik im Alter«).

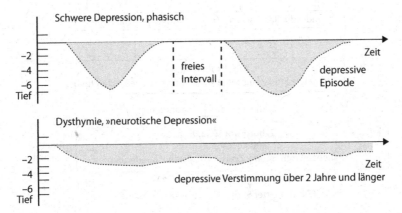

Abb. 12.3 Depressionsverläufe

Depression versus Trauer

Das Krankheitsbild Depression muss von Traurigkeit oder Trauer abgegrenzt werden.

Traurigkeit oder Trauer ist ein normales Gefühl wie Zorn, Freude oder Angst und gehört zu den Grundemotionen des Menschen. Die Fähigkeit zur Traurigkeit ist in uns biologisch angelegt. Gefühle von Traurigkeit sind in der Regel vorübergehend.

Traurigkeit oder Trauer ist oft Folge des Verlusts einer nahen Bezugsperson. Die dabei auftretenden Gefühle von Niedergeschlagenheit, Selbstzweifel, Hoffnungslosigkeit und Hilflosigkeit finden sich auch bei einer Depression, haben jedoch nicht die gleiche Intensität, vor allem ist der Verlust des Selbstwertgefühls nicht so hoch.

Im Vergleich zur Depression lässt sich die Traurigkeit oft durch positive, angenehme Tätigkeiten und Ereignisse unterbrechen. Trauer ist etwas Vorübergehendes mit zuversichtlicher Zukunftsper-

spektive und auch der erhaltenen Fähigkeit, Hilfe und Unterstützung zu suchen (Tab. 12.1).

Trauerarbeit braucht Zeit. Durch eine missglückte und blockierte Trauerarbeit wird die Entwicklung einer Depression oder körperlicher Beschwerden ohne Organbefund (Somatisierung) begünstigt.

Anpassungsstörung

Depressive Symptome finden sich auch als Reaktion auf schwere psychosoziale Belastungen bzw. Lebensereignisse. Es werden kurze **depressive Reaktionen**, die nicht länger als einen Monat dauern, und längere depressive Reaktionen, die aber nicht länger als zwei Jahre dauern, unterschieden (ICD-10: F 43). Anpassungsstörungen sind immer definiert als leichte Symptomatik. Sobald nach den ICD-10 Kriterien eine mittelgradige Depression vorliegt, kann es sich definitionsgemäß nicht mehr

Tab. 12.1 Merkmale von »normaler« Trauer und Depression

»Normale« Trauer	Depression
Biologisch angelegtes Reaktionsmuster auf bedeutsame Ereignisse: Verlust von Menschen, Heimat, Organfunktion, Integrität, Idealen	Dissoziation von Gefühlen, meist durch blockierte Trauerarbeit
Positive Unterbrechung möglich	Schwingungsfähigkeit ↓
Verlust-Bewältigung-Abschied	Durch Positives nicht zu unterbrechen
Mitfühlen anderer (Empathie ↑)	Selbstwertgefühl und Selbstachtung ↓
Soziale Integration und Bindung ↑	Ablehnung durch die Umwelt
Anpassung an veränderte Situation	Sozialer Rückzug – Isolation
	Zukunftsperspektive ↓

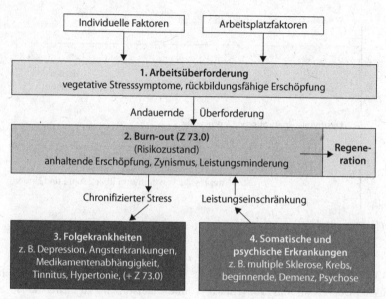

○ **Abb. 12.4** Klassifikation von Arbeitsüberforderung, Burnout und Krankheiten. Wie aus Arbeitsüberforderung Krankheit wird – ein Konzept. (Mod. nach Berger et al. 2012; mit freundlicher Genehmigung)

um eine Anpassungsstörung handeln. Weitere Beispiele einer Anpassungsstörung finden sich in ► Kap. 13 »Krebserkrankung«, ► Kap. 14 »Koronare Herzkrankheit« und ► Kap. 19 »Akute und posttraumatische Belastungsstörung«.

Burnout-Syndrom und Depression

Burn-out wird in der ICD-10 als »Ausgebranntsein« und »Zustand der totalen Erschöpfung« mit dem Diagnoseschlüssel Z 73.0 erfasst. Es handelt sich um einen schleichenden Prozess, der sich von Arbeitsüberforderung, anhaltender Erschöpfung bis hin zu psychischen und körperlichen Folgekrankheiten entwickelt (○ Abb. 12.4).

○ Abb. 12.5 zeigt wie sich ein Burnout-Syndrom von einer depressiven Störung abgrenzt.

In einer bundesweiten Untersuchung der Allgemeinbevölkerung (Jacobi et al. 2014) betrug die 12-Monats-Prävalanz für eine depressive Episode 6 %, für eine Dysthymia 2 % und für eine bipolare Störung 1,5 %.

Depressionen verlaufen individuell sehr verschieden. Bei etwa der Hälfte bis zwei Drittel der Patienten bessert sich der Zustand im Verlauf oder durch die Behandlung soweit, dass sie wieder ihre gewohnte Leistungsfähigkeit besitzen

und die früheren Persönlichkeitszüge wieder hervortreten. Einzelne Beschwerden können dabei weiterbestehen. Etwa die Hälfte aller Patienten, die erstmalig an einer Depression erkrankt sind, erleidet in den folgenden Jahren eine weitere depressive Episode. Nach zweimaliger Erkrankung liegt die Wahrscheinlichkeit ein weiteres Mal zu erkranken bei 70 %, nach der dritten Episode bei 90 %.

Depressionen weisen eine hohe Rate an komorbiden psychischen Störungen auf (75–90 %), vor allem Angststörungen, Zwänge, posttraumatische Belastungsstörungen, Essstörungen, Substanzmissbrauch/-abhängigkeit, Schlafstörungen, somatoforme Störungen, schizophrene Störungen, hirnorganische Störungen, Demenzerkrankungen und Persönlichkeitsstörungen. Das Vorhandensein weiterer psychischer Störungen ist ein Risikofaktor in Bezug auf eine Chronifizierung der Depression und ein Risikofaktor für Suizidalität.

12.1.4 Ursachen

Gemäß dem biopsychosozialen Modell treffen bei der Entstehung und Manifestation einer Depression

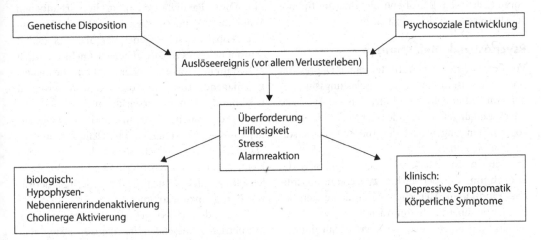

Burnout-Syndrom

- Arbeitsbezogene mentale und emotionale Erschöpfung
- Leistung ↓
- Innere Distanzierung/Zynismus
- Einschlafstörungen
- Statusgefühl erhalten
- Selbstwertgefühl erhalten

Emotionale Erschöpfung

Depression

- Multifaktorielle Genese
- Antrieb ↓/schnelle Erschöpfung
- Innere Distanzierung/Zynismus
- Freudlosigkeit/Niedergestimmtheit
- Früherwachen
- Statusverlust/Kränkung
- Selbstwertgefühl ↓

Risikofaktoren:
- Arbeitsbelastung ↑
- Inbalance Verausgabung-Belohnung
- Partizipation/Kontrolle ↓
- Rollenkonflikt

Risikofaktoren:
- Genetik, Frauen, Single
- Negative Live-Events
- Soziale Unterstützung ↓
- Sozio-ökonom. Status ↓

◘ **Abb. 12.5** Differenzierung zwischen Burnout und Depression.

Genetische Disposition

Psychosoziale Entwicklung

Auslöseereignis (vor allem Verlusterleben)

Überforderung
Hilflosigkeit
Stress
Alarmreaktion

biologisch:
Hypophysen-
Nebennierenrindenaktivierung
Cholinerge Aktivierung

klinisch:
Depressive Symptomatik
Körperliche Symptome

◘ **Abb. 12.6** Biopsychosoziales Modell der Depression

mehrere Faktoren zusammen, die je nach Individuum unterschiedlich gewichtet sind (◘ Abb. 12.6).

Genetische Diposition

Depressionen kommen familiär gehäuft vor. Wenn beide Eltern erkrankt waren, ist das Erkrankungsrisiko der Kinder ca. 50 %.

Neurochemische und neuro-endokrinologische Korrelate

Die **Serotonintheorie** geht davon aus, dass ein niedriger Serotoninspiegel die neuralen Aktivitäten anderer neurochemischer Systeme stark verändert und zu Manie oder Depression führt. Die antidepressive Wirkung der trizyklischen und tetrazyklischen Antidepressiva und der MAO-Hemmer werden auf eine Erhöhung der Verfügbarkeit von Serotonin und Noradrenalin im synaptischen Spalt zurückgeführt. Die Depression ist ein starker Stressor. Er führt zur Aktivierung der Hypothalamus-Hypophysen-Nebennierenrinden-Achse mit der Folge einer übermäßigen Kortisolproduktion.

Kognitionen

Kognitionen sind alle mentalen Prozesse, die mit Wahrnehmung, Vorstellung, Gedächtnis, Lernen, Denken und Urteilen zusammenhängen. Kognitionen können Gefühle und Stimmungen hervorrufen. Depressive haben eine pessimistische Sichtweise von sich selbst, der Welt und der Zukunft (**negative Triade**). Sie haben durch negative Lebenserfahrungen negative Überzeugungen und Handlungsmuster (Schemata) erworben, die in belastenden Situationen zu kognitiven Verzerrungen, z. B. willkürlichen Schlussfolgerungen oder selektive Wahrnehmung, führen.

Beispielhaft wird das **Konzept der erlernten Hilflosigkeit** erwähnt: In der Biographie finden sich wiederholt unkontrollierbare traumatische Erlebnisse, die diese Patienten passiv hinnehmen mussten, ohne mögliche Vermeidungs- und Bewältigungsreaktionen zu entwickeln. Die erlernte Hilflosigkeit führt zu der Erwartung, dass auch spätere negative Erfahrungen nicht zu kontrollieren sind. Sie bewirkt, dass tatsächlich vorhandene Einflussmöglichkeiten nicht genutzt werden und mit einem depressiven Rückzug beantwortet werden. Dazu kommt, dass der Betroffene die Ursache für das Scheitern stets bei sich selbst sucht.

Psychosoziale Belastungen

Vor dem erstmaligen Auftreten einer Depression finden sich fast immer typische Belastungssituationen: Interpersonelle Konflikte, Ansehensverluste oder Kränkungen, drohende oder tatsächlich vollzogene Trennungen oder der Tod eines nahe stehenden Menschen.

Gemeinsames Merkmal dieser Ereignisse ist die **Bedrohung** oder der **Verlust zwischenmenschlicher Bindungen**. Menschen, die in den ersten Lebensjahren überdurchschnittlich häufig von Trennungserfahrungen oder schweren Gefährdungen ihrer maßgeblich beschützenden Beziehungen betroffen waren, haben eine dauerhafte, bis ins Erwachsenenalter reichende Sensibilisierung ihrer biologischen Stressantwort auf Konflikte, Trennungen oder Verluste. Diese Menschen haben ein erhöhtes Depressionsrisiko: Kritische psychosoziale Belastungen führen zu einer stärkeren und länger anhaltenden Alarmierung ihres Stresssystems.

Psychodynamik

Aus Angst vor erneuten Trennungen und Verlusten haben diese Menschen ein **hohes Verantwortungs- und Pflichtbewusstsein** entwickelt und verlangen sich selbst große Leistungen ab, um andere zufriedenzustellen. Sie hoffen auf diese Weise vom anderen gebraucht zu werden und ihr Liebesdefizit auszugleichen. Gleichzeitig dient dieses Verhalten der Aufrechterhaltung ihres Selbstwertgefühls. Eigene Bedürfnisse, Ärger, Wut und Enttäuschung werden zunächst abgewehrt und dann durch Selbstvorwürfe, Selbstanklagen und Selbstmordversuche gegen die eigene Person gerichtet.

Kommunikative Funktion

Der depressive Patient ist während der depressiven Episoden in seinem Erleben in einem Teufelskreis gefangen. Der Interessenverlust und die Freudlosigkeit in Folge der Depression führen zum Rückzug und zur Passivität. Freunde werden vernachlässigt, sonst gerne gepflegte Hobbys verkümmern. Meist gelingt es zwar noch den Pflichten wie Arbeit oder Kinderversorgung nachzugehen, aber auch diese werden lieblos und mit wenig Engagement ausgeübt. Diese Passivität verstärkt die vorhandenen Schuld- und Minderwertigkeitsgefühle; der Depressive beobachtet sein eigenes Verhalten, es gelingt ihm aber nicht es zu korrigieren, vielmehr verurteilt er sich für das, was er tut oder nicht tut. Die niedergeschlagene Stimmung, die Hoffnungslosigkeit wird hierdurch noch verstärkt. Im inneren Dialog reagiert der Patient auf Impulse und Vorschläge aus der Umwelt, von Freunden oder Helfern resigniert: »Du hast ja recht, aber ich bin es nicht wert, dass Du Deine Zeit mit mir verbringst. Es ist hoffnungslos, ich bin so oder so nicht in der Lage irgendetwas vernünftig hinzubekommen«.

Neben dem Hilfsappell, den Depressive an die Mitmenschen aussenden, hat die Depression aber auch den evolutionsbiologischen Sinn und Zweck, den Patienten zum Rückzug aus seinem Alltag zu zwingen und ihm damit die Möglichkeit zu geben, sich aus bisherigen überfordernden und für ihn unerfreulichen Verhältnissen und Konstellationen zu verabschieden und evtl. einen Neubeginn zu wagen.

Beziehungszirkel bei depressiv strukturierten Patienten

Wenn depressive Menschen in der Ich-Form sprechen könnten, würden sie etwa folgendes Selbstbekenntnis ablegen:

»Ich neige dazu, den anderen Menschen zu suchen, ich möchte ihm nahe sein, ich bin eigentlich recht abhängig von den Mitmenschen. Meist bin ich gutgläubig und werde leicht ausgenützt. Ich bin stark im Ertragen und Verzichten. Ich sehe meinen Sinn vor allem darin, für andere zu leben. Ich fühle

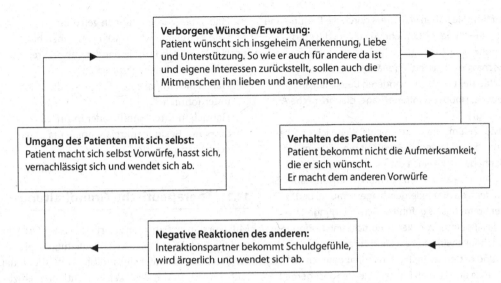

Verborgene Wünsche/Erwartung:
Patient wünscht sich insgeheim Anerkennung, Liebe und Unterstützung. So wie er auch für andere da ist und eigene Interessen zurückstellt, sollen auch die Mitmenschen ihn lieben und anerkennen.

Umgang des Patienten mit sich selbst:
Patient macht sich selbst Vorwürfe, hasst sich, vernachlässigt sich und wendet sich ab.

Verhalten des Patienten:
Patient bekommt nicht die Aufmerksamkeit, die er sich wünscht.
Er macht dem anderen Vorwürfe

Negative Reaktionen des anderen:
Interaktionspartner bekommt Schuldgefühle, wird ärgerlich und wendet sich ab.

☐ **Abb. 12.7** Beziehungszirkel. (Mod. nach Wöller et al. 2004; mit freundlicher Genehmigung)

mich oft überfordert. Ständig fühle ich mich verantwortlich. Ich kann mich gut in andere Menschen einfühlen, aber nur sehr schwer nein sagen.«

Menschen mit einer depressiven Persönlichkeitsstruktur haben Angst davor, Unabhängigkeit zu demonstrieren. Sie glauben, dass sie damit andere Menschen verlieren könnten. Diese Haltung sich selbst und anderen Menschen gegenüber lässt sich im Modell des dysfunktionalen Beziehungszirkels (Wöller et al. 2004) beschrieben (☐ Abb. 12.7).

12.2 Praktischer Teil

12.2.1 Erkennen

Die Anamnese kann beispielsweise mit folgenden Sätzen eingeleitet werden:

»Fast alle Menschen haben manchmal Zeiten, in denen sie sich traurig und kraftlos fühlen, z. B. wenn eine nahestehende Person gestorben ist oder wenn es in der Schule, im Beruf oder in der Partnerschaft Probleme gibt. Ich möchte Ihnen jetzt einige Fragen zu Ihrer Stimmung stellen und beziehe mich da auf den Zeitraum der letzten 4 Wochen.«

Die meisten Patienten mit einer depressiven Erkrankung können durch 2 gezielte diagnostische Fragen erkannt werden.

> **Zwei Screeningfragen zur Depression (Arroll et al. 2003; Loewe et al. 2005)**
> 1. »Haben Sie sich im letzten Monat oft niedergeschlagen, traurig, bedrückt oder hoffnungslos gefühlt?«
> 2. »Hatten Sie im letzten Monat deutlich weniger Interesse und Lust an Dingen, die Sie sonst gerne tun?«

Jedoch gibt es auch Patienten bei denen diese Symptome nicht im Vordergrund stehen, sondern primär körperliche Beschwerden als Grund für die Beeinträchtigung genannt werden.

Fortsetzung Fallbeispiel Herr M.

A: »Herr M., Sie haben mir einige Probleme geschildert: Tinnitus, chronische Müdigkeit, Konzentrationsprobleme, Schwindelgefühle. Zur Untersuchung des Tinnitus werde ich Sie an den HNO-Arzt überweisen. Häufig stehen die genannten Symptome aber mit Stress in Verbindung, gibt es da bei Ihnen etwas?«
P: »Ja, ich mache gerade Prüfung, zumindest versuche ich es, aber ich werde es wohl nicht schaffen.«
A: »Prüfung.« (Echoing)
P: »Ja, Staatsexamen, aber das ist ziemlich schwer, eigentlich brauche ich da gar nicht antreten.«

A: »Mhm, Sie haben viel Stress durch die Prüfung und können sich gar nicht mehr vorstellen, dass das klappt.«

P: (schaut nach unten) »Genau.«

A: »Wie sieht es denn in anderen Bereichen aus: Freunde, Hobbys?« (offene Frage, diagnostische Abklärung)

P: »Zur Zeit mache ich gar nichts. Wenn ich es schaffe, lerne ich und in der anderen Zeit bin ich zu müde oder habe auch keine Lust.«

A: »Wenn Sie an den letzten Monat denken, haben Sie sich denn da oft niedergeschlagen, traurig, bedrückt oder hoffnungslos gefühlt?« (Screeningfrage 1)

P: »Ja allerdings. Vor allem bedrückt und hoffnungslos. Ich sehe wirklich kein Land zurzeit.«

A: »Und hatten Sie im letzten Monat deutlich weniger Interesse und Lust an Dingen, die Sie sonst gerne tun?« (Screeningfrage 2)

P: »Ja, früher bin ich gerne mit Freunden weggegangen, aber ich glaube auch, die haben gar keine Lust mehr mit mir wegzugehen, ich bin ja nur noch ein Stimmungskiller.«

Wurden die beiden Screeningfragen bejaht, so können sich zur Unterscheidung zwischen leichter, mittelgradiger und schwerer depressiver Episode die folgenden Fragen anschließen:

- Wie schlafen Sie zurzeit?
- Können Sie zurzeit eine Zeitung oder ein Buch lesen oder fernsehen?
- Über was freuen Sie sich?
- Was ist Ihnen zurzeit wichtig?
- Neigen Sie zurzeit zum Grübeln?
- Wie ist Ihr Appetit zurzeit?
- Haben Sie in letzter Zeit Gewichtsveränderungen bei sich festgestellt?
- Wie ist zurzeit Ihr sexuelles Leben?

Zur **Abschätzung der Suizidalität** bietet sich der Fragenkatalog nach Poldinger (1982) an:

- Haben Sie in letzter Zeit daran denken müssen, sich das Leben zu nehmen? Häufig?
- Haben Sie auch daran denken müssen, ohne es zu wollen?
- Haben sich Selbstmordgedanken aufgedrängt? Konnten Sie diese Gedanken beiseiteschieben?
- Haben Sie konkrete Ideen oder Pläne, wie Sie es machen würden?

- Haben Sie Vorbereitungen getroffen?
- Gibt es irgendetwas, was Sie im Leben hält?
- Haben Sie schon zu jemandem über Ihre Selbstmordabsicht gesprochen?
- Haben Sie einmal einen Selbstmordversuch unternommen?
- Hat sich in Ihrer Familie oder in Ihrem Freundes- oder Bekanntenkreis schon jemand das Leben genommen?

12.2.2 Therapeutische Grundhaltung

Mit depressiven Patienten zu arbeiten erfordert Mut und Geduld. Die empathische Begleitung depressiver Patienten bedeutet zumindest kurzfristig in die Hilf- und Hoffnungslosigkeit des Patienten einzutauchen. Das dabei entstehende Gefühl der Lähmung löst beim Arzt Aktivitätsimpulse aus, denen der Patient jedoch noch nicht folgen kann. Wer der Versuchung widersteht, zu schnell aktiv zu werden, dem Patienten gewissermaßen einen Rettungsanker nach dem anderen hinzuwerfen, die er alle nicht annimmt, der hat die Chance, den Patienten selbst zu aktivieren. Er signalisiert damit dem Depressiven, dass er bei ihm ist und ihn aushält, dass letzten Endes die depressive Stimmung aushaltbar und überwindbar ist.

12.2.3 Arzt-Patient-Beziehung

Depressive Menschen sind in ihrer Selbstachtung und ihrem Selbstwertgefühl so sehr geschwächt und verletzt, dass sie auf jede Störung einer zwischenmenschlichen Beziehung reagieren. Aufgabe des Arztes ist es in erster Linie, den Patienten geduldig anzuhören und die Klagen anzunehmen, **ohne** ihn **vorschnell aufzumuntern**. Ungeduld, Ermahnungen und kurzsichtige Ratschläge führen nur dazu, dass der Patient sich unverstanden fühlt. Er wird in seiner depressiv verzerrten Sicht seiner selbst und der Welt bestätigt.

12.2.4 Behandlung

Die Behandlung einer Depression setzt entsprechend den oben geschilderten Entstehungsbedingungen an 5 Punkten an:

- die Beeinflussung **dysfunktionaler Denk- und Verhaltensmuster,**
- die Verbesserung des **Selbstwertgefühls,**
- der **Abbau** von inneren und äußeren **Anforderungen,**
- die Herstellung eines **körperlichen Gleichgewichts,** z. B. durch Behandlung der Schlafstörung, durch Sport,
- die Beeinflussung des **Neurotransmitterstoffwechsels** durch Psychopharmaka.

12.2.5 Gesprächsführung: Begleiten-Aktivieren-Informieren-Motivieren

Begleiten

Wie kann der Arzt depressiven Patienten begegnen, wenn alle gut gemeinten Ratschläge im Strudel der Hoffnungslosigkeit versinken?

Auch bei depressiven Patienten kommen die Techniken des aktiven Zuhörens zur Anwendung. Mit Paraphrasen und Zusammenfassungen wird die Hoffnungslosigkeit nicht schön geredet, sondern gespiegelt. Damit macht der Depressive eine Erfahrung, die er selten macht, er wird in dem was er sagt ernst genommen und es wird nicht versucht, sofort etwas dagegen zu setzen. Zugleich signalisiert der Arzt dem Patienten, dass es möglich ist, über das Gefühl der Schwere zu sprechen und auszuhalten, eine Erfahrung, die den Depressiven nicht mehr ganz alleine sein lässt.

Fortsetzung Fallbeispiel Herr M.

A: »Aha, die Freunde haben gar keine Lust mehr mit Ihnen wegzugehen.« (Empathisches Begleiten)
P: (niedergeschlagen) »Ja, ich hätte wohl auch keine Lust mehr mit mir wegzugehen. Ich verderbe ja nur die Stimmung.«
A: »Eigentlich kann Sie so keiner ertragen.« (Empathisches Begleiten)
P: »Genau.« (Pause) »Eigentlich war ich mal ein eher unterhaltsamer Typ, aber da ist alles weg.«

Kommentar Der Arzt greift die Äußerungen des Patienten empathisch auf, obwohl er dadurch zunächst die Hoffnungslosigkeit des Patienten verstärkt. Nach nur zwei Redewechseln verändert sich der Blick des Patienten. Er schaut nun nicht mehr auf die jetzige Situation, sondern sieht sich aus der Außenperspektive, bringt den für ihn unverständlichen Persönlichkeitswandel zum Ausdruck.

Aktivieren

Jetzt entsteht die Frage, wie es denn nun weiter gehen soll? Es sind diese kleinen Signale, die der Arzt aufgreifen kann. Es zeigt sich ein Minimum an Aktivität darin, dass der Patient eine in die Zukunft gerichtete Frage stellt.

Fortsetzung Fallbeispiel Herr M.

A: »Verstehe, Sie sind eigentlich ein geselliger Mensch, nur zur Zeit finden Sie diese Seite gar nicht mehr.« (Aufgreifen der nicht-depressiven Persönlichkeit)
P: »Ja, weg, wie ausgeblasen.«
A: »Einfach verschwunden diese Seite, weg.« (Empathisches Begleiten)
P: (Pause) »Meinen Sie, die kann ich wieder bekommen?« (zeigt Aktivität)
A: »Wo Sie so nachdenken, kommt die Frage: Kann ich wieder der Alte werden?« (Aktivieren)
P: »Der Alte, das glaube ich nicht, aber vielleicht ein wenig. Meinen Sie das geht?«
A: »Ja, ich meine das geht. Was Sie haben, ist eine Depression, das ist eine Erkrankung, die man behandeln kann.« (Informieren)

Kommentar Durch das neuerliche Begleiten kommt vom Patienten eine Frage, die in die Zukunft weist. Sie zeigt, dass der Patient noch ein Minimum an Hoffnung hat. Bevor der Arzt diese Reaktion nutzt, um zu informieren, wie es weitergeht, verstärkt er dieses Minimum an Aktivität. Der Patient schwankt in seiner Reaktion zwischen depressiver Hoffnungslosigkeit und dem weiter vorhandenen Hoffnungsschimmer. Nun erst informiert der Arzt über die Diagnose und darüber, dass es prinzipiell Möglichkeiten der Behandlung gibt.

Informieren

Ist der Patient bereit ein kleines Stück Verantwortung zu übernehmen, kann der Arzt informieren und Hilfestellungen leisten (s. »Grünes Rezept«). Dabei wird verdeutlicht, dass die Symptome Teil einer Erkrankung sind und dass diese Erkrankung behandelbar ist, auch wenn dies gegenwärtig kaum vorstellbar erscheint. Darüber hinaus kann der Tagesablauf mit dem Patienten besprochen werden. Da depressive Patienten meist die vorgegebenen Aufgaben noch erfüllen können, ist eine Strukturierung hilfreich. Dabei kann der Arzt darauf achten, dass die Struktur möglichst keine Überforderung beinhaltet, aber auch, dass die Entspannungsphasen zeitlich klar begrenzt sind und Entspannung nach Möglichkeit durch Bewegung und nicht durch Schlafen erreicht wird. Bei der Besprechung des Tagesablaufs können positive Aktivitäten nochmals besonders hervorgehoben werden.

> **Tipps für die Praxis**
> **Informationsblatt: »Grünes Rezept« gegen Depression**
> — Antriebsmangel, Energielosigkeit, rasche Erschöpfbarkeit, Interesse- und Freudlosigkeit, Schuldgefühle, Ängste, Gefühle von Unfähigkeit, Appetitlosigkeit, Gewichtsabnahme, Schlafstörungen, Körperbeschwerden und sozialer Rückzug sind Beispiele für die vielfältigen **Äußerungsformen einer Depression**.
> — Falls Sie an einer Depression leiden, dann sind Sie **kein Einzelfall**: Ca. 10 % der Bevölkerung machen irgendwann im Leben eine behandlungsbedürftige Depression durch.
> — Auch wenn Sie hoffnungslos sind, eine Depression kann man erfolgreich behandeln: Die **Heilungschance** durch eine medikamentöse Behandlung oder Psychotherapie sind bei konsequenter Behandlung gut.
> — Vermeiden Sie längeren Rückzug mit exzessivem Grübeln. Planen Sie **ablenkende Aktivitäten**. Vermeiden Sie Vormittagsschlaf. Versuchen Sie einen geregelten Tagesablauf einzuhalten.
> — Prüfen Sie, ob Sie allgemeine Regeln zur **Verminderung von Belastungen** einhalten: Ausreichende Zeit für Entspannung und Abwechslung, Pausenplanung, sport-

licher Ausgleich, nicht zu viel Belastendes gleichzeitig (Umzug, Arbeitsplatzwechsel usw.), gesunde Ernährung.
> — Prüfen Sie, ob es bevor Sie depressiv wurden, wesentliche **Änderungen** in Ihrem Leben gab (beruflich, privat), Verluste, Versagenserlebnisse, zwischenmenschliche Konflikte, Überforderungen, Unterforderungen, Wohnort- oder Stellenwechsel.

Motivieren

Das Ziel ist die Einleitung einer psychotherapeutischen oder psychopharmakologischen Behandlung. Wenn vom Patienten keinerlei aktive oder Hilfe suchende Signale kommen (fehlende Möglichkeit der Aktivierung), ist die Gefahr der Suizidalität besonders groß.

12.2.6 Einbeziehen von Familie und nahen Bezugspersonen

Die Reaktionen von Familienangehörigen und nahen Bezugspersonen auf einen depressiv Erkrankten können recht unterschiedlich ausfallen: Sie reichen vom realistischen, praktischen bis zum völlig konfusen, hilflosen, manchmal sogar negativen Handeln. Hauptproblem ist, dass die pessimistischen und negativen Gefühle des Patienten ansteckend sein können. Der Patient ist oft überzeugt, dass es keine Lösung für seinen Zustand gibt, dass das Problem ihn zerstören wird und diese Hoffnungs- und Hilflosigkeit kann auf die Familie und die Freunde übergreifen. Ehepartner fühlen sich durch das Verhalten des Patienten verletzt, wenn er nicht mehr so warmherzig und einfühlsam reagiert wie früher. Mangel an Zärtlichkeit und das verminderte sexuelle Verlangen führen zu Frustrationen in der Partnerschaft. Todeswünsche und Suiziddrohungen versetzen die Angehörigen in Furcht ◘ Abb. 12.8).

Durch Information und Unterstützung der Familie kann der Arzt erreichen, dass die Angehörigen ein tieferes Verständnis für das Leiden des Patienten aufbringen und dadurch besser in der Lage sind, ihn in dieser schwierigen Phase zu unterstützen.

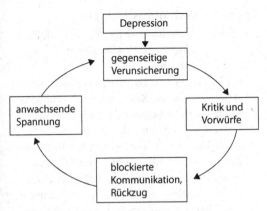

◘ Abb. 12.8 Teufelskreis depressiver Kommunikation.

Folgende Maßnahmen haben sich in der Zusammenarbeit mit der Familie als hilfreich erwiesen (Holmberg 1984):

- Die Familienangehörigen gleich wie den Kranken über das Wesen einer Depression sowie über die Behandlungsmöglichkeiten und -pläne informieren.
- Die Angehörigen sollten darauf achten, dass der Patient die Medikamente vorschriftsmäßig einnimmt.
- Wenn ein Suizidrisiko besteht, sollten sie dem Patienten Gesellschaft leisten und ihn nicht aus den Augen lassen.
- Die Angehörigen sollten dem Patienten bei der Körperpflege helfen, mit ihm Spaziergänge machen und ihn soweit wie möglich beschäftigen.
- Treten Änderungen im Verhalten und Befinden des Kranken ein, besonders wenn eine Verschlechterung des Zustandes sich andeutet, sollte auch bei Widerständen des Patienten sofort der zuständige Arzt informiert werden.

12.2.7 Psychopharmaka

Bei **leichten** depressiven Episoden (ohne schwere Schlaf- und Antriebsstörungen oder gravierende Suizidgedanken) gilt nach einer kurzen abwartenden Beobachtung des Spontanverlaufs (maximal 14 Tage) eine Psychotherapie als Behandlung erster Wahl. Ausnahmen betreffen z. B. einen expliziten Patientenwunsch nach Antidepressiva. Hintergrund ist, dass im Bereich leichter Depression die

Placebowirkung die Verum-Wirkung einer antidepressiven Medikation übersteigt. Die Wirksamkeit antidepressiver medikamentöser Behandlung ist v. a. in der Akutphase gut dokumentiert. SSRI-Präparate sind gut verträglich und von der Mehrzahl der Patienten akzeptiert. Eine psychotherapeutische Behandlung bei Erstmanifestation senkt das Risiko einer späteren zweiten Depression, während eine rein medikamentöse Behandlung der ersten Depression das Risiko, später erneut an einer Depression zu erkranken, eher erhöht.

Mittelschwere depressive Episoden: Hier ist eine Kombination von Psychotherapie mit antidepressiver Medikation indiziert. Der etwas schnellere Wirkungseintritt der Medikation wird durch die größere Nachhaltigkeit und die bessere Compliance bei psychotherapeutischen Interventionen ergänzt.

Schwere Depressionen: Eine antidepressive Psychopharmakabehandlung in Kombination mit Psychotherapie ist unbedingt indiziert.

Es ist zu beachten und dem Patienten auch gleich mitzuteilen, dass bei allen Antidepressiva eine Latenz von mindestens 2 Wochen bis zum Wirkungseintritt besteht, dass die Nebenwirkungen hingegen sofort eintreten. Die Medikation sollte ca. 6–9 Monate fortgeführt werden. Im Fall von rezidivierenden Depressionen ist eine Langzeitrezidivprophylaxe indiziert.

Die **Antidepressiva** lassen sich unter klinischpraktischen Gesichtspunkten je nach Wirkkomponenten in 3 Gruppen einteilen und bestimmten Hauptindikationen zuordnen:

1. **Antriebssteigernde** Antidepressiva wie die selektiven Serotonin-Wiederaufnahmehemmer (SSRI).
2. **Sedierende** Antidepressiva wie Mirtazepin, ein noradrenerges und spezifisch serotonerges Antidepressivum.
3. Venaflaxine und Duloxetin sind selektive Serotonin-Noradrenalin-Wiederaufnahmehemmer (SSNRI).

Die Verordnung von Psychopharmaka setzt eine vertrauensvolle Arzt-Patient-Beziehung voraus, auch um die **Medikamenten-Compliance** zu unterstützen. Gerade in schwierigen Behandlungsabschnitten wie z. B. zu Beginn, wenn die gewünschte antidepressive Wirkung noch nicht deutlich ist, aber dennoch auftretende Nebenwirkungen das Befinden beeinträchtigen, ist es entscheidend, dass sich der Patient ernstgenommen fühlt, z. B. wenn er über empfindliche Nebenwirkungen klagt. Der Arzt sollte diese Nebenwirkungen nicht bagatellisieren, wenn sie etwa nicht in das typische Nebenwirkungsspektrum passen.

Zusammenfassend sind im Folgenden die wichtigsten Regeln für das Verhalten des Arztes bei der Behandlung depressiver Patienten aufgeführt (Kielholz 1981; Kielholz u. Adams 1991).

> **Tipps für die Praxis (Kielholz 1981, Kielholz u. Adams 1991)**
>
> **Der Arzt soll nicht:**
> - Depressive in Ferien- oder Erholungsaufenthalte schicken
> - Depressive wichtige Entscheidungen fällen lassen
> - Den Patienten auffordern sich zusammenzureißen
> - Behaupten, es gehe schon besser (wenn es nicht stimmt)
>
> **Der Arzt soll:**
> - Den Patienten und seine Krankheit akzeptieren
> - Günstige Prognose der Krankheit betonen
> - Den Behandlungsplan erklären
> - Auf Nebenwirkungen von Medikamenten hinweisen
> - Auf vorübergehende Stimmungsschwankungen vorbereiten
> - Kurzfristige Therapieziele setzen, damit der Patient Erfolge erlebt

12.2.8 Psychotherapie

Die Psychotherapie ist die wichtigste Säule in der Behandlung der Depression, da insbesondere beim erstmaligen Auftreten einer Depression damit das Risiko weiterer depressiver Phasen vermindert werden kann.

Kognitive Verhaltenstherapie

Die kognitive Verhaltenstherapie hat folgende Ziele:
- Förderung angenehmer Aktivitäten, z. B. Genusstraining.
- Förderung der trotz Depression vorhandenen aktiven Anteile und Kompetenzen des Patienten.
- Aufbau sozialer Kompetenzen zur Veränderung ungünstiger Interaktions- und Kommunikationsstile, z. B. in Form von Rollenspielen.
- Kognitive Umstrukturierung zum Erkennen, Überprüfen und Korrigieren negativer und verzerrter Selbst- und Fremdwahrnehmungen.
- Erkennen von auslösenden und aufrechterhaltenden Faktoren der Depression.
- Aufbau von Bewältigungs- und Problemlösefertigkeiten für zukünftige Krisen, z. B. Erkennen des eigenen Leistungsanspruchs und daraus folgende mögliche Selbstüberforderung.

Tiefenpsychologische (psychodynamische) Psychotherapie

Die Psychoanalyse geht davon aus, dass die Auslösesituation für die Depression als eine Verdichtung von aktuellen und vergangenen Konfliktkonstellationen zu sehen ist. Die bisher zur Verfügung stehenden Lösungsfähigkeiten und Ressourcen angesichts eines Verlusterlebnisses haben sich erschöpft. Daraus resultiert Hilflosigkeit und Ohnmacht. Aufgrund einer Abhängigkeitsproblematik werden aggressive Auseinandersetzungen vermieden und Wut und Ärger gegen die eigene Person im Sinne einer Selbstentwertung gerichtet.

Hauptziel ist daher die Bearbeitung der **Selbstwertproblematik** durch Stärkung autonomer Ziele des Patienten. Ein weiteres Ziel ist, den Patienten von seinen **hohen Ansprüchen** und Idealvorstellungen von sich selbst und anderen zu entlasten.

Interpersonelle Therapie (IPT)

IPT ist eine strukturierte Therapie und umfasst in der Regel 16 Sitzungen. Der Behandlungsfokus liegt auf dem Zusammenhang zwischen Depression und **aktuellen interpersonellen Konflikten**, z. B. Trennung von vertrauten Personen, nicht stattgefundene Trauerarbeit, Verlust einer gewohnten sozialen Rolle oder Vereinsamung.

Andere nicht-medikamentöse Therapieverfahren

- Die Wachtherapie kann wegen ihrer raschen, wenn auch immer nur kurz anhaltenden Wirkung eingesetzt werden.
- Die Indikation für eine Lichttherapie beschränkt sich auf leichte bis mittelgradige Episoden, insbesondere bei Erkrankungen mit saisonalem Muster.
- Körperliches Training hat eine erwiesen antidepressive Wirkung für alle Schweregrade, ist jedoch als alleinige Therapie nicht ausreichend.
- Die elektrokonvulsive Therapie gilt nach wie vor als Ultima-Ratio-Behandlung.

12.2.9 Suizidalität

Abschätzung der Suizidalität

Beim depressiven, Selbstmord gefährdeten Menschen kommt es zu einer Einengung des Gefühlslebens, der zwischenmenschlichen Beziehungen und seiner Handlungsmöglichkeiten.

Diese Einengung macht sich in der Regel auch nach außen hin bemerkbar. Nahestehenden Menschen fällt eine Veränderung im Verhalten auf, die Betreffenden sind immer verschlossener und ziehen sich zunehmend zurück, oder sie machen entsprechende Andeutungen.

Typische Patientenäußerungen sind:
- »Da nehme ich mir lieber einen Strick.«
- »Das hat ja eh keinen Sinn mehr!«
- »Ich weiß sowieso nicht, was ich daheim noch machen soll ... mir bleibt nur noch eins ...«
- »Es wäre besser, ich wäre an dem Herzinfarkt gestorben.«

Jeder Hinweis in dieser Hinsicht muss unbedingt ernst genommen werden. Die Möglichkeit eines offenen Gesprächs über dieses schwierige und hochambivalente Thema, das mit vielen Schuld- und Schamgefühlen besetzt ist, stellt für den Patienten eine Entlastung dar. Zur Orientierung für ein solches, offen und vorurteilsfrei geführtes Gespräch dient der Fragenkatalog zur Abschätzung der Suizidalität von Poldinger (1982) (s. ▶ Abschn. 12.2.1).

Ein verständnisvolles Eingehen auf die oft versteckte aggressive Thematik ist von besonderer Be-

deutung, weil so der verborgene kommunikative Gehalt der Symptome verständlicher werden kann:

Was macht die tiefe Kränkung des Patienten aus, wer könnte der Adressat der verborgenen Botschaft sein? Wenn es gelingt, den Patienten für solche Fragen zu interessieren, dann ist bereits ein wertvoller therapeutischer Schritt aus der Einengung heraus getan.

Arzt-Patient-Beziehung

Dass ein suizidaler Mensch sich verstanden fühlen kann, ist paradox, denn er hat ja gerade jede Beziehung zu anderen und zu sich selbst aufgekündigt. So ist die Aufnahme einer Beziehung schon ein Widerspruch zur Selbsttötungsabsicht. Daher ist die therapeutische Technik, einen Menschen »vor dem Absprung« so lange im Gespräch zu halten, bis die Suizidabsicht langsam abklingt.

Dabei ist entscheidend, den Unterschied zwischen den Anteilen, die leben wollen und denen die sterben wollen, zu sehen (◘ Abb. 12.9). Bei jedem zum Suizid entschlossenen Menschen finden sich diese beiden Seiten – ebenso wie beim Arzt selbst. Das Auseinanderhalten und gleichwertige Ernstnehmen beider Seiten gemeinsam durchzustehen,

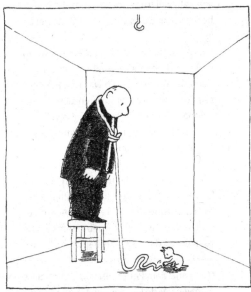

GIBT ES ETWAS, WAS SIE NOCH DAVON ABHÄLT, SICH DAS LEBEN ZU NEHMEN?

◘ Abb. 12.9 Cartoon: »Gibt es etwas ...?« (Zeichnung: Gisela Mehren)

ist zwar für den Arzt und den Patienten schmerzhaft und macht es anstrengend, ist aber auch schon wieder ein Stück Leben. Im weiteren Verlauf des Gespräches kann sich der Arzt dann mit den lebensbejahenden Anteilen des Patienten verbünden.

---

10 Regeln für den Umgang mit Suizidgefährdeten

1. Wer von Selbstmord redet, muss als selbstmordgefährdet angesehen werden. Selbstmordideen dürfen niemals unterschätzt werden.

2. Wenn uns jemand mit gramerfülltem und versteinertem Gesicht, mit gebeugter Haltung und verlangsamter Psychomotorik versichert, es gehe ihm gut, dann sollten wir daran denken, dass hinter dieser Lüge geheime Suizidabsichten stehen.

3. Liegt eine Depression vor, verlassen Sie sich nicht nur auf Ihre Intuition in Bezug auf die Suizidalität. Fragen Sie den Kranken ohne viel Umschweife, ob er schon einmal daran gedacht hat, sich das Leben zu nehmen. Eine solche direkte Frage macht dem Patienten seine Suizidgedanken evtl. viel früher bewusst und damit bearbeitbar, als es sonst der Fall gewesen wäre.

4. Ein verständnisvolles Eingehen auf die aggressive Thematik ist von besonderer Bedeutung. Wer hat durch was den Patienten gekränkt? An wen richten sich die Suizidphantasien? Der Patient sollte verstehen, dass Selbstmordimpulse meistens immer jemand anderem gelten.

5. Das Ausmaß der Suizidgefährdung korreliert nicht notwendig mit der Schwere der Depression. Patienten sind vor allem bei der Lockerung der depressiven Versteinerung gefährdet. Der Antrieb nimmt wieder zu und erst dann ist überhaupt die Energie da, sich etwas anzutun.

6. Man kann dem Patienten versichern, dass man weiß: jede Depression klingt wieder ab. Vordergründig werden die Patienten das heftig bezweifeln, untergründig werden sie es in sich aufnehmen und es wird ihnen wichtig sein, dass ihr Arzt dieses Vertrauen hat und so sicher darum weiß.

7. Entscheidend wichtig ist die seelische Bindung an eine zuverlässige Person. Das kann auch der Hausarzt sein. Wesentlich ist, durch Befragen wichtige Beziehungspersonen zu eruieren. Anschließend fragen Sie den Patienten, ob er versprechen kann, bis zum nächsten vereinbarten Termin sich nichts anzutun. Es wird den Patienten auf jeden Fall erleichtern, wenn Sie ihm versichern können, dass er Sie rund um die Uhr anrufen kann, wenn die Suizidgedanken wieder zunehmen.

8. Wenn ein Patient Zeit und Ort für seinen geplanten Suizid angibt – also »ich werde mich am Dienstag an einem Baum erhängen« – dann gehört er wegen seiner Suizidalität in eine Klinik. Das ist ein Grund zur Zwangseinweisung.

9. Daneben gilt grundsätzlich: Wenn Sie sich überfordert fühlen, überweisen Sie den Patienten an einen Psychiater oder Psychotherapeuten oder an die Ambulanz einer psychiatrischen Klinik.

10. Bei Jugendlichen mit Suizidphantasien: Hier ist es gut, den Hintergrund dieser Patienten zu kennen. Die häufigsten Ursachen sind: Zurücksetzung und Vernachlässigung in der Familie oder unter Gleichaltrigen, Verunsicherung und Vereinsamung in »broken home«-Situationen, unglückliche Liebe, Schul- und Examensängste.

Der Nicht-Suizid-Vertrag

Das ärztlich-therapeutische Gespräch sollte am besten mündlich oder schriftlich mit zeitlichem Rahmen bis zur nächsten Verlaufskontrolle mit einem Nicht-Suizid-Vertrag abgeschlossen werden. Voraussetzung dazu ist, dass der Patient absprachefähig ist. Der Arzt kann dies anhand des vorangegangenen Gespräches beurteilen, z. B. wie bereitwillig spricht der Patient über seine Selbsttötungsabsichten und die dahinter stehenden Lebensprobleme? Gelingt es dem Arzt, einen emotionalen Kontakt zum Patienten herzustellen? Ist der Patient kognitiv in der Lage, seine Situation zu reflektieren?

Nicht-Suizid-Verträge können keine Suizidalität verhindern und haben keinen juristischen Wert. Sie dienen dazu, das therapeutische Arbeitsbündnis zwischen Arzt und Patient zu vertiefen und sind bei nicht eindeutiger Haltung des Patienten ein deutlicher Hinweis für weiter bestehende Suizidalität.

> **Beispiel für Formulierung eines Nicht-Suizid-Vertrags**
>
> Arzt: »Ich möchte Sie bitten, mir zunächst mündlich und dann schriftlich zu versichern, dass Sie sich nichts antun. Ich möchte Sie bitten, folgenden Satz laut zu sagen und mich dabei anzuschauen: Ich versichere, dass ich mich weder absichtlich noch durch Fahrlässigkeit töten werde, egal was passiert und gleich wie ich mich fühle. Wenn ich Gedanken an den Tod habe, werde ich mich an die Notfallambulanz der Psychiatrischen Klinik wenden. Ich verpflichte mich, dies bis morgen früh um 8 Uhr einzuhalten.«

Wenn der Patient diesen Satz ausgesprochen hat, bekräftigt der Arzt per Handschlag und mit deutlichem Blickkontakt den Vertrag. Wenn der Patient zögert, die Sätze auszusprechen, undeutlich spricht, emotional nicht beteiligt ist und den Blickkontakt vermeidet, bittet der Arzt den Patienten, den Satz mit lauter Stimme und innerer Beteiligung zu wiederholen und ihn dabei anzuschauen. Wenn dies dem Patienten nicht gelingt, besteht trotz verbal anderer Versicherungen eine deutliche Suizidgefahr und eine Indikation für die Klinikeinweisung.

Als zusätzliche Sicherheit kann der Arzt den Vertrag schriftlich abfassen, vom Patienten unterschreiben lassen und auch ihm ein Exemplar aushändigen. Die Formulierung des Vertrages ist abhängig von der aktuellen Situation des Patienten und sollte der Sprache des Patienten angepasst sein.

Der Zeitrahmen, in dem der Nicht-Suizid-Vertrag gilt, wird mit dem Patienten individuell ausgehandelt und kann von mehreren Stunden bis zu mehreren Tagen reichen. Bei jedem zwischenzeitlichen Kontakt und vor Ablauf des Vertrages schätzt der Arzt erneut die akute Suizidalität ein und verhandelt mit dem Patienten über einen neuen Vertrag. Das Ergebnis der Einschätzung kann in der Patientenakte oder auf der Karteikarte festgehalten werden, z. B. Patient verneint gegenwärtig jede Suizidabsicht.

Notfallplan

Der Notfallplan hat die Funktion, Alternativen zur Selbsttötung im Falle von unerträglichen Suizidgedanken festzulegen. Er kann folgendermaßen formuliert sein:

Bei unerträglichen inneren Spannungen und Selbsttötungsgedanken wende ich mich an …
- meine Freundin Erika,
- meinen Hausarzt, Herrn Dr. Schmidt,
- meinen Psychotherapeuten, Herrn Dr. Franz,
- an die Notfallambulanz der Psychiatrischen Klinik,
- an die Telefonseelsorge.

Ich entlaste mich, indem ich meinem Gesprächspartner mitteile, dass ich mich in einem unerträglichen Zustand befinde und ich Gedanken habe, mir das Leben zu nehmen.

Bei Patienten, die sich in einer psychotherapeutischen Behandlung befinden, wurden in der Regel alternative Verhaltensweisen erarbeitet, um die inneren Spannungen abzubauen, z. B. Körperübungen, nahe Freunde aufsuchen, ein warmes Bad nehmen. Der Patient kann dann ermutigt werden, dieses Alternativverhalten einzusetzen und sich anschließend, wenn die Gedanken sich das Leben zu nehmen, abgeklungen sind, zu belohnen, z. B. mit einem guten Essen mit Freunden, gemeinsamer Kinobesuch oder einem Ausflug im Park.

Einbeziehung von Angehörigen

Prognostisch ist die seelische Bindung an eine zuverlässige Person von entscheidender Bedeutung. Nach der Klärung der gesamten Situation und aller offenen Fragen muss mit dem Patienten ganz konkret besprochen werden, wie es an eben diesem Tag und in der darauffolgenden Zeit für ihn weitergeht, wer zu seiner Unterstützung bereitsteht und wie er sich mit dem Arzt in Verbindung setzen kann, falls der Druck in ihm wieder zunimmt. Eine direkte Einbeziehung z. B. von Familienmitgliedern oder anderen Vertrauenspersonen ins Gespräch (wenn der Patient dem zustimmt) und eine engmaschige Vereinbarung weiterer Gesprächstermine sind wertvolle Hilfsmittel.

Klinikeinweisung

Auf der anderen Seite ist immer dann, wenn es nicht gelingt, zu dem Patienten einen in dieser Art offenen und vertrauensvollen Kontakt zu etablieren, erhöhte Wachsamkeit geboten. Wenn Widersprüche in Äußerungen und Verhalten des Patienten nicht verständlich werden, ein Gespräch darüber nicht gelingt und die Unsicherheit weiter zunimmt, dann sind die Möglichkeiten des einzelnen Arztes rasch erschöpft. Dann ist entweder die umgehende Konsultation eines Facharztes oder die direkte Klinikeinweisung erforderlich.

Wenn etwa ein Patient gramerfüllt und mit versteinertem Gesicht, gebeugter Haltung und ansonsten wortkarg versichert, es gehe ihm gut, dann ist allerhöchste Vorsicht angebracht. Gerade bei schweren Depressionen besteht ein erhöhtes Suizidrisiko dann, wenn die depressive Versteinerung und Hemmung sich löst, ohne dass bereits der depressiv-hoffnungslose Affekt gebessert ist. Der Antrieb nimmt wieder zu und nun ist überhaupt erst die Energie da, sich etwas anzutun. Ähnliches gilt für den Fall, dass ein zuvor von seiner Depression extrem gequälter Patient plötzlich wie vom Druck befreit zu sein scheint, ohne dass dies für den Arzt emotional nachvollziehbar ist. Möglicherweise hat er sich jetzt zum Suizid entschlossen, nachdem er zuvor durch die tiefe Ambivalenz so gequält war.

Wenn es nicht gelingt einen Kontakt zum Patienten herzustellen oder zu viele Fragen offen bleiben, dann ist eine Klinikeinweisung zum Schutz des Patienten unumgänglich. Wenn der Patient dem nicht zustimmt, dann sollte der Arzt, der seine Indikation zuvor sicher gestellt hat, auf seiner Entscheidung bestehen und die Einweisung auch gegen den Willen des Patienten veranlassen. Der Patient muss ab diesem Zeitpunkt von einer Pflegekraft überwacht werden. Die gesetzlichen Bestimmungen der Bundesländer liefern die dafür nötige Grundlage bei unmittelbarer Selbstgefährdung, die auf andere Weise nicht abgewendet werden kann.

Häufige Fehler

- Der Arzt will Signale des Patienten nicht wahrnehmen – bloß keine schlafenden Hunde wecken! Wann immer dem Arzt die Idee kommt, dass der Patient daran denken könnte, sich das Leben zu nehmen, muss er ihn danach fragen. Es ist eine verbreitete, aber irrige Meinung, dass eine solche Frage den Patienten erst auf den Gedanken bringen könnte. Es ist mit Sicherheit davon auszugehen, dass dieser sich bereits längst damit beschäftigt hat, wenn dem Arzt diese Idee kommt.
- Kein Trost nach dem Motto: »Denken Sie doch daran, wie schön das Leben sein kann … denken Sie nicht an Ihre Frau, an Ihre Kinder?« Ein solcher Trost oder eine vielleicht gut gemeinte Ermutigung wird von einem verzweifelten Menschen eher als Verspottung empfunden.
- Um sich selbst zu beruhigen, fängt der Arzt an auf den Patienten einzureden, bis dieser Einsicht zeigt, »wieder vernünftig ist«, das Positive sieht, dem Arzt zuliebe und verhindert so, dass der Patient seine Verzweiflung mitteilt.
- Der Arzt trifft aktiv Maßnahmen, ohne den Patienten einzubeziehen, z. B. Einsetzen von Medikamenten, Überweisung zum Psychiater, ohne Rücksicht darauf, ob dies von dem Patienten gewünscht wird oder ob der Patient das überhaupt aushalten kann. Damit begünstigt er die Selbsttötungen, die gerade zu Beginn therapeutischer Aktivitäten besonders häufig sind. Der Arzt macht sich durch sein Handeln zum Herrn über Leben und Tod, ohne den Patienten selbst zu beteiligen.
- Der Arzt lässt sich von der Angst und Panik des Patienten zu sehr anstecken und ist nicht mehr handlungsfähig. Wenn der Arzt dies merkt, kann er sich innerlich distanzieren, indem er tief ein- und ausatmet, bis 10 zählt und sein emotionales Engagement zurückfährt.

Literatur

Zitierte Literatur

Arroll B, Khin N, Kerse N (2003) Screening for depression in primary care with two verbally asked questions: cross sectional study. BMJ 327: 1144–1146

Berger M, Falkai P, Maier W (2012) Arbeitswelt und psychische Belastungen: Burn-out ist keine Krankheit. Dtsch Arztebl 109 (14): A 700–702

Holmberg G (1984) Der Depressive und seine Familie. In: Kielholz P, Adams C (Hrsg): Vermeidbare Fehler in Diagnostik und Therapie der Depression. Deutscher Ärzteverlag, Köln

Jacobi F, Höfler M, Strehle J et al. (2014) Psychische Störungen in der Allgemeinbevölkerung. Studie zur Gesundheit Erwachsener in Deutschland und ihr Zusatzmodul Psychische Gesundheit (DEGS1-MH). Nervenarzt 85 (1): 77–87

Kielholz P (1981) Der Allgemeinpraktiker und seine depressiven Patienten. Huber, Stuttgart

Kielholz P, Adams C (1991) Vermeidbare Fehler in der Diagnostik und Therapie der Depression. Deutscher Ärzteverlag, Köln

Loewe B, Kroenke K, Grafe K (2005) Detecting and monitoring depression with a two-item questionnaire (PHQ). J Psychosom Res 2(58): 163–171

Poldinger W (1982) Suizidprophylaxe bei depressiven Syndromen. Neuropsychiatr Clin 1: 87–97

Wöller W, Tress W, Kruse J (2004) Depression und Suizidalität. In: Tress W, Kruse J, Ott J (Hrsg.) Psychosomatische Grundversorgung. 3. überarbeitete und erweiterte Aufl. Schattauer, Stuttgart

Weiterführende Literatur

AWMF Leitlinien Depression http://www.awmf.org/leitlinien/detail/ll/nvl-005.html (Zugegriffen Juni 2015)

Berger M et al. (2014) Affektive Störungen. In: Berger M (Hrsg.) Psychische Erkrankungen Klinik und Therapie, 5. Aufl. Urban & Fischer, München S 359–428

Hautzinger M (2009) Depression. In: Margraf M & Schneider S (Hrsg) Lehrbuch der Verhaltenstherapie Band II. Springer, Heidelberg

Rudolf G (2013) Depressiver Grundkonflikt und seine Verarbeitungen. In: Rudolf G, Henningsen P (Hrsg) Psychotherapeutische Medizin und Psychosomatik – ein einführendes Lehrbuch auf psychodynamischer Grundlage. Thieme, Stuttgart S 123–145

Senf W, Broda M (2011) Praxis der Psychotherapie. Thieme, Stuttgart

Krebserkrankung

Kurt Fritzsche, Werner Geigges

K. Fritzsche et al. (Hrsg.), *Psychosomatische Grundversorgung*,
DOI 10.1007/978-3-662-47744-1_13, © Springer-Verlag Berlin Heidelberg 2016

13.1 Theoretischer Teil

13.1.1 Psychosoziale Faktoren

Bis in die 50er-Jahre überlebten nur wenige Patienten eine Krebserkrankung. Unter den Folgen der kombinierten Chemo- und Radiotherapie und differenzierter chirurgischer Verfahren nahmen die Todesraten bei Krebserkrankungen deutlich ab, Krebs wurde zu einer chronischen Erkrankung. Gleichzeitig findet sich dadurch eine Zunahme von Krankheitslast, d. h. von Bewältigungsproblemen. Fragen der Lebensqualität und der emotionalen Bedürfnisse der Patienten rücken mehr in den Mittelpunkt. Die Psychoonkologie beschäftigt sich mit dem Einfluss von psychischen und sozialen Faktoren auf Krankheitsentstehung, Krankheitsverlauf und Krankheitsbewältigung und untersucht die Wirksamkeit psychotherapeutischer Behandlungsverfahren zur Verbesserung des emotionalen Befindens und der Lebensqualität der Patienten.

Soweit psychosoziale Faktoren bei der **Krebsentstehung** eine Rolle spielen, handelt es sich dabei um das Zusammenwirken von gesundheitsschädigendem Verhalten (Rauchen, Alkohol, Ernährung) und psychosozialen Belastungen.

Überforderung, Bindungsverlust und eine daraus resultierende depressive Symptomatik führen zur Aktivierung der Hypophysen-Nebennierenrinden-Achse und der damit verbundenen vermehrten Ausschüttung von Kortisol. Kortisol verringert in seiner entzündungshemmenden Funktion die Genregulation von Zytokinen (Tumornekrosefaktor, Interleukin 1, 2 und 6) und die Zellaktivität der T-Lymphozyten als auch der natürlichen Killerzellen (NK). Die Abwehrfunktion des Immunsystems bei der Entstehung und Beseitigung von Tumorzellen ist damit eingeschränkt. Schützende und schädigen-

de Einflüsse bei der Krebsentstehung sind nicht mehr im Gleichgewicht. Krebserregende Substanzen, wie sie z. B. im Rauch von Zigaretten enthalten sind, oder chemische Stoffe, eine genetische Disposition, Strahlen oder Viren können leichter ihre schädigende Wirkung entfalten. Bei Vorhandensein von krebserregenden Umweltbedingungen und psychosozialen Belastungsfaktoren steigt das Krebsrisiko (s. ◘ Abb. 13.1).

Für den Nachweis eines Zusammenhangs zwischen psychosozialen Belastungen und der Entstehung einer Krebserkrankung sind Studien mit sehr großen Fallzahlen über lange Zeiträume notwendig. Die bisher vorliegenden Studien lassen keine klare Schlussfolgerung in der einen oder anderen Richtung zu.

Anders ist es bei den Untersuchungen zum **Verlauf** und der **Bewältigung** einer Krebserkrankung. In der Mehrzahl der Studien hatten psychosoziale Belastungen einen negativen Einfluss auf die Rezidivrate und die Mortalität.

13.1.2 Diagnose Krebs

Fallbeispiel
Der 55-jährige Herr M. wird zur Abklärung eines therapieresistenten Hustens stationär aufgenommen. Die Anamnese ergibt, dass Herr M. seit seinem 18. Lebensjahr bis vor 5 Jahren durchschnittlich 20 Zigaretten pro Tag geraucht hat. Er ist verheiratet (zwei erwachsene Kinder), von Beruf Elektroinstallateur und arbeitet als Angestellter in einem kleinen mittelständischen Betrieb.
Röntgen-Thorax und Thorax-CT zeigen eine Raumforderung, die bronchoskopische Biopsie ergibt ein kleinzelliges Bronchialkarzinom.

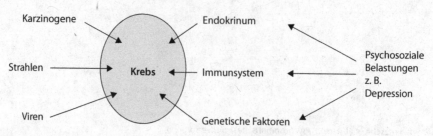

◘ **Abb. 13.1** Multifaktorielle Karzinogenese. (Mod. nach Hürny 2003; mit freundlicher Genehmigung)

Tab. 13.1 Im Verlauf einer Krebserkrankung auftretende psychische Reaktionen und Aufgaben

Erkrankungsphase	Psychische Reaktionen	Vom Patienten zu bewältigende Aufgaben
Diagnosemitteilung	Schock, Angst Ungläubigkeit, Verzweiflung, Depression Wut	Akzeptieren der Diagnose, Ertragen von heftigen Emotionen Entscheidungsfindung bzgl. der Behandlung Unterrichtung des sozialen Umfelds
Primäre Behandlungsphase	Angst, Depression, Kontroll- und Autonomieverlust Verlust der körperlichen Integrität Einsamkeit, Verlust von Intimität und sexuellen Kontakten	Akzeptieren der Erkrankung und Behandlung Ertragen der Behandlungsnebenwirkungen (Übelkeit, Erbrechen, Haarausfall, körperliche Erschöpfung, Fatigue) Aufbau von tragfähigen Beziehungen zum Behandlungsteam Wiedererlangung des psychischen und körperlichen Selbstwertgefühls
Remission	Erleichterung, Dankbarkeit Angst vor Rezidiven und Metastasen, verstärkte Wahrnehmung des Körpers	Rückkehr in den Alltag, Leben mit Unsicherheit Entwicklung neuer Lebensperspektiven, beruflicher Wiedereinstieg
Rezidiv	Schock, Angst, Depression Verleugnung Verlust der Hoffnung und des Vertrauens Erhöhte Verletzbarkeit Sinnsuche, Schuldgefühle	Akzeptieren der Zukunftsunsicherheit Akzeptieren des Fortschreitens der Erkrankung und der Wahrscheinlichkeit des Todes Anpassung der Lebensperspektive an die neue Situation
Terminales Stadium	Todesangst, Depression, Demoralisierung Verleugnung Kontrollverlust Angst vor Einsamkeit Zunehmende Abhängigkeit von Ärzten und Pflegeteam Rückzug Wut und Ärger	Auseinandersetzung mit dem Tod und dem eigenen Sterben, Betrauern des Verlustes Akzeptieren des eigenen Todes Akzeptieren des körperlichen Verfalls und der Prognose Regelung der familiären und rechtlichen Angelegenheiten, Abschied nehmen von Familie und Freunden Rückblick auf das eigene Leben, Auseinandersetzung mit spirituellen Themen

Psychische Reaktionen nach der Diagnosestellung

Vor allem in den ersten Wochen nach Diagnosemitteilung zeigen 30–50 % der Patienten Symptome einer psychischen Störung (Mehnert et al. 2014). Meistens handelt es sich um eine akute Belastungsreaktion mit Angst und depressiver Symptomatik (ICD-10: F 43.0, ICD-10: F 43.2).

Eine Zusammenfassung der psychischen Reaktionen, die im Laufe einer Tumorerkrankung auftreten und der Aufgaben, die sich dem Patienten damit stellen, zeigt **Tab. 13.1.

Krankheitsbewältigung (Coping)

Jedes Verhalten, das vom Patienten eingesetzt wird, um bereits bestehende oder erwartete krankheitsbedingte Belastungen zu überwinden, zu lindern oder zu akzeptieren, ist ein Versuch der Krankheitsverarbeitung. Gefühle der Bedrohung, der Selbstwertbeeinträchtigung und des Kontrollverlustes werden versucht in aushaltbaren Grenzen zu halten. Im englischen Sprachraum wird dafür das Wort »coping« verwendet.

Es finden sich Copingstrategien auf der kognitive, emotionalen und Verhaltensebene:

- Kognitive Verarbeitungsweisen wie z. B. Erklärungsversuche für die Krankheit zu finden, die Diagnose nicht wahr haben wollen, die Selbstermutigung oder auch andere für die Erkrankung verantwortlich zu machen.

- Emotionen wie gereizt reagieren, grübeln, hadern, Galgenhumor und andere Stimmungen, Affekte und Emotionen.
- Die Verarbeitung durch Handlungen wie z. B. zupacken, nach vorne schauen, sich ablenken, genau den ärztlichen Rat befolgen oder sozialer Rückzug.

Die Art der Krankheitsverarbeitung hat entscheidenden Einfluss auf das emotionale Befinden und die Lebensqualität.

Als **günstig** haben sich erwiesen:
- eine aktive Auseinandersetzung mit der Erkrankung,
- Sinnsuche und Spiritualität,
- gute zwischenmenschliche Beziehungen und soziale Unterstützung,
- Vertrauen in die Ärzte.

Ungünstige Bewältigungsformen sind:
- passive Hinnahme, Resignation,
- sozialer Rückzug und Isolation,
- Hilflosigkeit und Hoffnungslosigkeit.

Krankheitsbewältigung ist ein hochindividuelles Geschehen (◘ Abb. 13.2), bei dem je nach spezifischer Situation und einem lebensgeschichtlich determinierten individuellen Bewertungsprozess Bewältigungsressourcen aktiviert werden (Tschuschke 2011).

Subjektive Krankheitstheorien

Angesichts der existentiellen Bedrohung durch die Diagnose einer Krebserkrankung entwickeln Patienten eigene Vorstellungen zur Ursache der Erkrankung, ihrem Verlauf und was sie tun können,

um die Erkrankung zu bewältigen. Diese »subjektiven Krankheitstheorien« sind oft widersprüchlich und stehen meist nicht im Einklang mit den wissenschaftlichen Kenntnissen. Bei der Ursachenvorstellung spielen psychische Faktoren eine große Rolle: In einer deutschen Befragung mit hauptsächlich Mammakarzinom Patientinnen nannten 80 % die Umwelt, 70 % Stress, 68 % seelische Probleme, 58 % das Schicksal und 54 % familiäre Belastungen als Ursachen ihrer Brustkrebserkrankung (Riehl-Emde et al. 1989).

Patienten, die eine psychische Ursachenvorstellung entwickeln und sich selbst damit eine Mitschuld an der Entstehung des Tumors zuschreiben, sind emotional stärker belastet, depressiver und weniger hoffnungsvoll (Faller u. Schilling 1996; Wolf et al. 1995).

Ca. die Hälfte aller Patienten sieht in ihrer Krebserkrankung auch eine Herausforderung bzw. ein Drittel betrachtet die Erkrankung als wertvolle Erfahrung (Büssing u. Fischer 2009). Nur wenige sahen die Erkrankung als persönliches Versagen und als Strafe (3–5 %).

Krebserkrankung und Partnerschaft

Eine Krebserkrankung bedeutet einen Einbruch in das gesamte System zwischenmenschlicher Beziehungen. Die Diagnose Krebs führt neben der individuellen Belastung häufig auch zu einer Störung der Partner- und Familiensituation. Negative Auswirkungen der Krebserkrankung sind Schwierigkeiten über Gefühle, Ängste und Probleme in der Zukunft und vor allem nach dem möglichen Tod zu reden. Als positive Auswirkungen werden stärkere familiäre Bindung, größere Zufriedenheit mit der Familie insgesamt und positive Veränderungen in den Beziehungen zu Geschwistern und Kindern ge-

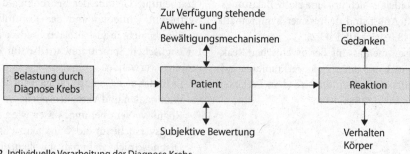

◘ **Abb. 13.2** Individuelle Verarbeitung der Diagnose Krebs

nannt. Die Lust auf Sexualität und die sexuelle Aktivität nimmt bei allen Krebsformen ab. Hauptprobleme sind Orgasmusschwierigkeiten, Lustlosigkeit, Schmerzen und Inkontinenz (Kornblith 1998).

Andererseits ist die Familie eine zentrale Bewältigungsressource bei Krebserkrankungen. Beziehungsressourcen für eine erfolgreiche Krankheitsbewältigung sind:

- eine offene und unterstützende Kommunikation,
- positive Bewältigungserfahrungen in früheren Krisen,
- starke emotionale Verbundenheit (Kohäsion),
- Bereitschaft eigene Interessen zugunsten von Familienbelangen zurückzustellen,
- Bereitschaft veränderte Rollenverteilungen zu akzeptieren (Adaptabilität),
- gemeinsame angenehme partnerschaftliche Aktivitäten und
- ein tragfähiges soziales Netzwerk.

In Zukunft wird durch die umfangreiche Möglichkeit, prädiktiver Diagnostik auch im Bereich onkologischer Krankheitsrisiken mit dem zuverlässigen Nachweis von Genmutationsträgern und im Angebot von Biomarkern für Prädisposition, Krankheitsverlauf und Therapiewirksamkeit das familiäre Bewältigungspotenzial zusätzlich herausgefordert: Wie werden solche genetischen Risiken und Prädispositionen in der Familie kommuniziert? Wer wird mit Kindern und Jugendlichen sprechen, die selber Genmutationsträger sind, und zu welchem Zeitpunkt?

Krebskranke Eltern

Die Krebserkrankung eines Elternteils ist für ein Kind ein äußerst einschneidendes Erlebnis. Ca. 200.000 Kinder sind in Deutschland jährlich davon betroffen. Klinisch relevante psychische Auffälligkeiten vor allem Depression und Angststörungen sind bei diesen Kindern häufiger als in der Normalbevölkerung (Siegel et al. 1992).

Jüngere Kinder reagieren oft mit Verhaltensänderungen, während Adoleszente sich cool und unbeteiligt zeigen (Flechtner et al. 2012).

Verhaltensänderung und Symptome von Kindern umfassen je nach Alter: Daumenlutschen, Trennungsängste, Bettnässen und Einschlafstörun-

gen, Aggressionen gegenüber anderen Kindern, aber auch gegen andere erwachsene Bezugspersonen, um den erkrankten Elternteil zu schonen. Weiterhin treten auf: somatoforme Symptome wie Kopf- und Bauchschmerzen, Konzentrationsstörungen, Lernschwierigkeiten und Leistungsabfall in der Schule, sozialer Rückzug mit Vernachlässigung von Freunden und Hobbies sowie äußerlicher Verwahrlosung, Parentifizierung mit Übernahme von Verantwortung für andere Familienmitglieder und für den Haushalt (Heußner 2009).

13.1.3 Problem Fatigue

Fatigue äußert sich in starker Müdigkeit und Erschöpfung, vermindertem Leistungsvermögen und Muskelschwäche. Betroffen sind insbesondere Patienten nach Bestrahlung oder Chemotherapie. Ca. 30–40 % der Patienten leiden auch noch nach Abschluss der Behandlungsphase unter chronischer Fatigue.

Auch wenn es Überschneidungen mit der depressiven Symptomatik gibt, gilt Fatigue als eigenständiges Syndrom. Zugrunde liegt wahrscheinlich ein komplexes Wechselspiel zwischen Tumorerkrankung, Chemo- und Radiotherapie, Tumoranämie, weiteren Begleiterkrankungen, immunologischen Reaktionen des Immunsystems und psychischen Verarbeitungsprozessen.

13.2 Praktischer Teil

13.2.1 Das Informations- und Aufklärungsgespräch

Das Informations- und Aufklärungsgespräch steht im Zentrum der psychosomatischen Grundversorgung. Über 90 % aller Krebspatienten wünschen über die Erkrankung und ihre Behandlungsmöglichkeiten aufgeklärt zu werden. Wichtiger Bestandteil des Aufklärungsgesprächs ist die emotionale Unterstützung des Patienten und seiner Angehörigen bei der Verarbeitung der Informationen.

13

Fallbeispiel Fortsetzung

Die behandelnde Ärztin fragt den Patienten **Herr M.**, ob es in Ordnung sei, wenn seine Ehefrau am Gespräch teilnehmen würde und bittet nach seinem Einverständnis den Patienten zusammen mit seiner Ehefrau ins Arztzimmer, um ihnen die Befunde mitzuteilen.

Herr M. hat vor 5 Jahren das Rauchen aufgegeben, weil er miterlebt hat, wie ein jüngerer Kollege und Freund »aus heiterem Himmel« an Lungenkrebs erkrankt und nach kurzer Zeit daran verstorben ist. Besonders hat ihn belastet, dass der Kollege erstickt ist. Die stationäre Aufnahme und das Warten auf den Befund machen Herrn M. große Angst, er möchte am liebsten mit niemandem reden und weglaufen, er schläft sehr unruhig und wacht schweißgebadet auf. Er denkt immer häufiger an den verstorbenen Kollegen und fragt sich, ob auch er Lungenkrebs hat und nun sterben muss.

Auch **Frau M.** hat Angst, dass es sich um eine bösartige Erkrankung handeln könnte, lässt sich jedoch nichts anmerken, um ihren Mann nicht noch stärker zu verunsichern. Die Zeit seit der stationären Aufnahme ihres Mannes war für sie sehr anstrengend, vor allem wegen der Spannung zwischen eigener Angst und Starksein für ihren Mann. Da das Ehepaar mit dem Geld aus Herrn M.s Vollzeit- und Frau M.s Halbtagstätigkeit gerade so auskommt, fragt sich Frau M., was wird, wenn ihr Mann im Krankenhaus bleiben muss. Als die Ärztin ihrem Mann mitteilt, dass es sich um eine bösartige Geschwulst handelt, versucht sie schnell, ihre Fassung wiederzuerlangen. Sie stellt Fragen nach den Behandlungsmöglichkeiten, um Zuversicht zu bekommen und ihren Mann und sich selbst durch sachliche Informationen von der Angst abzulenken. Nach wie vor ist es ihr Ziel, ihren Mann nichts von ihrer Angst spüren zu lassen.

Die **Stationsärztin** ist, bevor sie das Ergebnis der Biopsie gelesen hat, davon ausgegangen, dass es sich eher um eine chronische Bronchitis handelt. Vor dem Gespräch macht sie sich Gedanken, was genau sie Herrn M. mitteilen möchte. Am liebsten möchte sie den Befund so formulieren, dass Herr M. noch Hoffnung hat, d. h. die Möglichkeit der Radio- und Chemotherapie anbieten und ihm mitteilen, dass so die Chance besteht, Begleitsymptome wie Schmerzen und Atemnot in den Griff zu bekommen. Sie vergegenwärtigt sich auch, dass sie dem Ehepaar M. den Befund und die Behandlung in einfachen Worten erklären muss. Eine Prognose möchte sie auf keinen Fall mitteilen, da sie zum einen aus eigener Erfahrung weiß, dass diese selten zutreffen, zum andern verhindern möchte, dass dem Ehepaar M. die Hoffnung verloren geht.

Im Gespräch versucht die Stationsärztin, ohne Umschweife die Befunde mitzuteilen und dabei sachlich, aber zugewandt zu bleiben. Sie versucht den ersten Schock zu dämpfen, indem sie Vertrauen in die Behandlungsmöglichkeiten aufbaut. Sie vermeidet Fremdwörter und erklärt dem Ehepaar M. insbesondere die Behandlungsmöglichkeiten und deren Wirkungsweise so genau wie möglich.

Herrn M. fällt es schwer, den Ausführungen der Ärztin zu folgen. Teilweise fühlt er sich wie betäubt. Gegen Ende des Gesprächs wagt er es aber doch, zu fragen, ob er jetzt sterben muss. Die Ärztin ist von der Direktheit dieser Frage zunächst überrascht. Durch einfühlsames Nachfragen erfährt sie von dem qualvollen Tod des Arbeitskollegen und versteht den Hintergrund der Frage. Einfühlsam geht sie auf die Ängste des Patienten ein und versichert ihm, dass alles getan wird, um ihm zu helfen sowie Schmerzen und unnötiges Leiden zu ersparen.

Planung und Vorbereitung

Die Mitteilung schlechter Nachrichten sollte nach Möglichkeit immer persönlich erfolgen. Beispiel:

> »Die Ergebnisse Ihrer Laboruntersuchung sind zurück. Es wäre zu schwierig, Ihnen das alles am Telefon zu erklären, deshalb bitte ich Sie, vielleicht auch zusammen mit Ihrer Frau, am späteren Nachmittag vorbeizukommen, damit wir darüber sprechen können.«

Obwohl diese Information scheinbar indifferent klingt, wird sie den Patienten beunruhigen. Daher ist es wichtig, den Termin für das Gespräch sobald wie möglich zu vereinbaren und genügend Zeit einzuplanen.

Ein ungestörter Gesprächsrahmen Das Arbeitszimmer des Arztes oder ein ähnlich geeigneter geschlossener Raum ist notwendig. Gespräche auf dem Flur, im Empfangsraum, in der Cafétaria der Klinik, wo ein geschützter Rahmen nicht gewährleistet ist, sind ungeeignet. Der Arzt sollte eine warme und herzliche Atmosphäre herstellen, sodass der Patient Vertrauen hat und sich sicher fühlt. Dazu dienen eine freundliche Begrüßung mit Händedruck und Blick in die Augen, ruhige und gelassene Aufmerksamkeit, die Versicherung, dass der Patient bequem sitzt und die Vermeidung von Störungen, z. B. durch Telefon, Piepser oder medizinisches Personal.

Aufnahmebereitschaft und -fähigkeit des Patienten
Vor Beginn des eigentlichen Aufklärungsgespräches klärt der Arzt ab, ob der Patient überhaupt zum Gespräch bereit und dazu fähig ist. Es gibt Patienten, die durch andere Ereignisse im privaten oder beruflichen Bereich so beansprucht und belastet sind, dass sie aktuell keine freien Kapazitäten für eine neue, ebenfalls extrem belastende Situation haben. Wenn der Patient zu verstehen gibt, dass er im Moment nur begrenzt aufnahmefähig ist, aber dennoch das Gespräch führen will, so sollte sich der Arzt nach dem Tempo und der Aufnahmefähigkeit des Patienten richten. Der Arzt kann z. B. den Patienten ermutigen, noch den wichtigen Telefonanruf zu erledigen oder die Patientin auffordern, nochmal nachzuprüfen, ob die Babysitterin auch wirklich gekommen ist. Erst dann fragt der Arzt, ob der Patient bereit ist, sich auf das Gespräch bzw. die Befundmitteilung zu konzentrieren. An diesem Punkt sollte der Arzt sehr auf emotionale Reaktionen des Patienten achten. Entdeckt er z. B. beim Patienten eine Ängstlichkeit in Anbetracht einer erwarteten schlechten Nachricht oder eine starke Anspannung und Unruhe bei dem Gedanken an mögliche Folgen der Diagnosen, greift er diese Emotionen im Gespräch auf (s. ▶ Abschn. 5.4 zu Umgang mit Emotionen).

Cave: Bei Patienten, die gerade einen Herzinfarkt erlitten haben oder psychisch sehr labil sind, z. B. Selbstmordabsichten haben, sollte das Aufklärungsgespräch zu einem späteren Zeitpunkt stattfinden.

Selten kommt es vor, dass die Patienten aus körperlichen oder seelischen Einschränkungen nicht in der Lage sind, die Informationen zu verstehen. Wenn der Arzt diesen Eindruck hat, sollte er mit Einverständnis des Patienten andere nahe Bezugspersonen oder Verantwortliche informieren.

Angehörige bitten den Arzt, den Patienten nicht über seine Diagnose aufzuklären Die Angehörigen möchten auf diese Weise den Patienten vor zusätzlichen Belastungen schützen. In diesem Fall wird der Arzt die Absicht der Angehörigen wertschätzen, aber gemeinsam mit ihnen nach Wegen suchen, den Patienten aufzuklären, um keine langfristigen Verzögerungen bei der Diagnosemitteilung zu riskieren. Die Patienten haben das Recht, selbst informiert zu werden und können dann immer noch entscheiden, ob sie die Informationen annehmen möchten.

Vorbereitung des Arztes Der Patient wird in den meisten Fällen über die Diagnose, die Prognose und die daraus folgende Behandlung Fragen stellen. Daher sollte sich der Arzt vor dem Gespräch versichern, dass

- die Untersuchungsergebnisse vollständig vorliegen,
- er sie verstanden hat und
- er weiß, wie er im Gespräch vorgehen möchte.

Der Arzt sollte sich vorher informieren, ob es noch **Angehörige oder Bezugspersonen** gibt, von denen der Patient sich wünscht, dass sie bei dem Gespräch anwesend sind. Von ärztlicher Seite sollte eine Bezugsperson auf jeden Fall dabei sein, wenn der Patient jung oder körperlich und geistig eingeschränkt ist. Auch bei psychisch labilen Patienten und bei Patienten, die schon im Vorfeld eine mögliche lebensbedrohliche Erkrankung nicht wahrhaben wollen, sollte eine nahe Bezugsperson anwesend sein. Wenn der Patient vehement die Anwesenheit einer weiteren Person beim Erstgespräch ablehnt, sollte das akzeptiert werden und versucht werden, beim Folgegespräch im Vorfeld ein gemeinsames Gespräch zu arrangieren.

Gesprächsverlauf

Gesprächsbeginn

Im ersten Schritt befragt der Arzt das Vorwissen des Patienten und sein **subjektives Krankheitsverständnis**. Mit offenen Fragen eruiert er, was der Patient schon über seine Krankheit weiß, welche Vorstellungen er von der Prognose und von der Behandlung hat:

»Bevor ich anfange, möchte ich gerne von Ihnen erfahren, was Sie schon über Ihre Erkrankung wissen und welche Gedanken Sie sich dazu gemacht haben.«

Schlechte Nachrichten treffen selten auf einen Patienten, der absolut keine eigenen Vorstellungen, Erklärungskonzepte, Hoffnungen und Erwartungen hat. Beispiel:

Ein Patient, der selber schwarze Pigmentflecken auf seiner Haut entdeckt hat, ist bei der Mitteilung des Biopsiebefundes wahrscheinlich schon darauf eingestellt, dass es sich um ein Malignom handeln könnte.

▪ Diagnosemitteilung

Der Arzt sollte dann mit einem **einleitenden Satz** auf die zu übermittelnde Nachricht überleiten:

»Ich habe Ihnen leider eine schlechte Nachricht mitzuteilen.«

Dieser Einstieg schwächt den Schock der Nachricht etwas ab und erlaubt dem Patienten, sich auf die folgende Mitteilung besser einzustellen. Der Arzt unterrichtet dann den Patienten mit **direkten und klaren** Worten **in kurzen Sätzen** über den Befund.

Exkurs: Darf ich das Wort »Krebs« verwenden? Hierzu gibt es keine einheitliche Meinung. Manche Ärzte verwenden vom ersten Moment an das Wort »Krebs«. Andere Ärzte sprechen von einem »bösartigen Tumor«. Das Wort »Krebs« ist nach wie vor tabuisiert und bei vielen Menschen mit baldigem qualvollem Sterben und Tod assoziiert. Wenn der Patient jedoch direkt nachfragt: »Hab ich jetzt Krebs?«, dann sollte der Arzt diese Frage wahrheitsgemäß mit ja oder nein beantworten.

> **Tipps für die Praxis**
> - Bitte geben Sie nur die wichtigste Information in einem kurzen Satz, z. B. »Die Röntgenuntersuchung der Brust (Mammographie) zeigt den dringenden Verdacht auf eine Krebserkrankung.«
> - Passen Sie Ihre Informationen der Sprache des Patienten an. Kleiden Sie komplexe Informationen in einfache Bilder.
> - Je nach Befund und nach medizinischen Vorkenntnissen des Patienten sollte der Arzt dann weitere Informationen mit einfachen und klar verständlichen Worten anfügen.

> - Die Kunst der Informationsvermittlung besteht darin, vor dem Gespräch zu entscheiden, welche Informationen der Patient aus Sicht des Arztes unbedingt benötigt und die Vermittlung der übrigen Informationen an dem Befinden und den Informationsbedürfnissen des Patienten auszurichten.

▪ Weiterer Verlauf

Im folgenden Teil folgt der Arzt der Bereitschaft des Patienten, mehr über den Befund oder das Ereignis wissen zu wollen. Er lässt den Patienten Fragen stellen und achtet vor allem auf die emotionale Beteiligung.

Emotionale Reaktionen Bei starker, offener emotionaler Beteiligung des Patienten oder bei vermuteter starker emotionaler Belastung setzt der Arzt Gesprächstechniken ein, die offene oder vermutete Gefühle widerspiegeln:

»Das macht Sie sehr bedrückt und ratlos.«

»Ich habe den Eindruck, dass Sie verärgert sind, dass man Ihnen nicht früher gesagt hat, dass es sich möglicherweise um einen bösartigen Tumor handeln könnte.«

Achtung: Weichen Sie bei emotional schwierigen Situationen nicht sofort auf die Sachebene (»Fakten«) aus.

Diese Phase des Aufklärungsgesprächs erfordert vom Arzt viel Einfühlungsvermögen: Einerseits möchte er den Patienten durch zu starke Fokussierung auf Gefühlsäußerungen nicht zusätzlich belasten, andererseits ist es sehr entlastend und auch hilfreich für eine vertrauensvolle Arzt-Patient-Beziehung, wenn der Patient sich auch emotional angenommen und verstanden fühlt. Auf keinen Fall sollte der Arzt den Patienten mit seiner Angst, seiner Trauer, seiner Wut und/oder Ohnmacht alleine lassen. Er sollte jedoch nur Emotionen aufgreifen, die beim Patienten deutlich spürbar sind. Vorsichtige Begleitung durch Spiegeln der Gefühle ist der beste Weg und entlastet Arzt und Patient.

Keine falschen Versprechungen, aber Hoffnung vermitteln Der Arzt gibt weiterhin klare kurze Antworten und Erklärungen und korrigiert Überreaktionen des Patienten, die aus Missverständnissen und Fehlinterpretationen resultieren:

»Ja natürlich, eine Operation ist notwendig, aber es gibt mittlerweile moderne Operationsverfahren, die eine schonende Entfernung des Tumors ermöglichen, ohne dass die Brust als Ganzes entfernt werden muss.«

Auch hier handelt es sich um eine Gratwanderung zwischen schonungsloser Klärung mit Schilderung negativer Szenarien und dem Aufzeigen der zur Verfügung stehenden therapeutischen Möglichkeiten.

Zur Unterstützung seiner Aussagen kann der Arzt entsprechende nonverbale Zeichen und Gesten einsetzen, z. B. dem Patienten den Arm um die Schulter legen, seine Hand halten. Auf diese Weise fühlt der Patient sich auch auf nonverbale Weise getröstet und in seiner schwierigen emotionalen Situation verstanden (s. ► Abschn. 5.3.1 zu aktivem Zuhören). Auch bei einer infausten Prognose kann der Arzt auf diese Weise vermitteln, dass er den Patienten nicht aufgibt, eine häufige und sehr starke Angst des Patienten. Verbal kann er diese Gesten folgendermaßen unterstützen:

»Ich werde Sie auf Ihrem schweren Weg in der nächsten Zeit begleiten. Egal welche Entwicklung Ihre Krankheit nimmt, werde ich mit meinem ärztlichen Können und meiner Person für Sie da sein.«

Der Arzt sollte vermeiden, den Patienten in dieser Situation mit zu vielen Informationen zu konfrontieren. Das übermäßige Reden des Arztes ist oft der Ausdruck seiner eigenen Angst. Schweigen und Pausen mit körperlicher und geistiger Präsenz sind sehr wirksam. Der Arzt achtet auf seine eigenen Gefühle und versteht sie als Resonanz auf das emotionale Erleben des Patienten.

Der Arzt hilft dem Patienten am meisten, wenn er zunächst alle Bemerkungen und Ermutigungen, z. B. »Kopf hoch, das wird schon wieder«, aufgibt und zulässt, dass er im Moment nichts tun kann, außer als Ansprechpartner zur Verfügung zu stehen und Unterstützung anzubieten. Dieses Aushalten ist eine anspruchsvolle, vom Patienten dankbar angenommene Intervention.

> **Tipps für die Praxis**
> — Lassen Sie immer Hoffnung zu, auch in »hoffnungslosen« Situationen
> — Vermeiden Sie Aussagen wie »wir können nichts mehr für Sie tun«
> — Sichern Sie stattdessen verlässliche, kompetente und bestmögliche Behandlung z. B. gegen Schmerzen zu
> — Sichern Sie dem Patienten kontinuierliche Begleitung zu
> — Vermitteln Sie dem Patienten das Gefühl, dass er nicht aufgegeben wird, wecken Sie jedoch keine falschen Hoffnungen

Hat der Patient die Informationen verstanden? Wenn der erste Schock über die Diagnose vorüber ist, sollte der Arzt den Patienten ermutigen, Fragen zu stellen und zu klären, was der Patient bisher verstanden hat. In spannungs- und emotionsgeladenen Situationen können viele Menschen Informationen nicht adäquat aufnehmen und entwickeln ein verzerrtes und unvollständiges Verständnis ihrer Situation. Zum Beispiel kann ein Patient, wenn er die Diagnose Krebs hört, sofort assoziieren, dass er nur noch wenige Monate zu leben hat, so wie er das bei einem Nachbarn erlebt hat. Wiederholung der Aufklärung und schriftliche Informationen zum Krankheitsbild z. B. Patientenratgeber sind dann notwendig. Häufig nehmen Patienten nur den ersten Teil einer schlechten Nachricht auf und können dann den Ausführungen des Arztes nicht mehr folgen. Sie sind, wie manche Patienten berichten, wie »unter Schock« und haben ihre Ohren »auf Durchzug« gestellt. Bevor der Arzt weitere Informationen gibt, sollte er den Patienten zunächst emotional begleiten (s. oben »Emotionale Reaktionen«).

Ressourcenaktivierung Der Arzt eruiert die vorhandene soziale Unterstützung durch Partner, Familie und Freunde. Er fragt nach belastenden Situationen in früheren Lebensabschnitten und lässt den Patienten berichten, was ihm damals geholfen hat, diese Situation zu bewältigen. Der Arzt macht sich ein Bild von der familiären Situation des Patienten und davon, welche Auswirkungen die Diagnose oder das belastende Ereignis für den Lebenspartner und für das weitere Zusammenleben in der Familie haben könnte.

Suizidalität Die Suizidalität kann direkt erfragt werden, z. B. »Sie haben eine Menge zu schlucken und ich weiß, dass ist schwer aushaltbar. Haben Sie Gedanken, sich selbst etwas anzutun, sich auf irgendeine Weise das Leben zu nehmen?«

Wenn der Patient konkrete Pläne hat, sollte immer ein Psychiater konsultiert werden (▶ Kap. 12 »Depression und Suizidalität«).

Fallbeispiel Fortsetzung

Herr M. hat seine Diagnose wohl schon seit längerem geahnt. Er schwankt zwischen Nicht-Wahrhaben-Wollen, der Krankheit ins Auge sehen, sich Mut machen und Verleugnung und Resignation. Der Arzt akzeptiert diese scheinbar widersprüchlichen Bewältigungsstrategien als die individuelle Antwort des Patienten auf eine lebensbedrohliche Erkrankung. Der Arzt kann wahrheitsgemäß die Fragen des Patienten beantworten, dabei aber auch immer auf seine emotionalen Reaktionen eingehen. Dabei sollte er aber nur Informationen über Behandlung und Prognose vermitteln, die vom Patienten auch gewünscht werden. Umgekehrt sollte er nach Wünschen des Patienten fragen und sie bei der Behandlung berücksichtigen.

Nach dem Gespräch

Nach dem Gespräch sollten alle an der Behandlung Beteiligten (Ärzte, Pflegepersonal, Physiotherapeuten u. a.) über den Therapieplan informiert werden. Ein entlastendes Gespräch mit einem Kollegen über den Gesprächsverlauf und die eigenen Gefühle dienen der Psychohygiene des behandelnden Arztes.

Der Arzt sollte sich auch darauf einstellen, dass viele Informationen vom Patienten noch nicht aufgenommen werden konnten. Die Aufklärung über eine lebensbedrohliche Erkrankung und die Bewusstwerdung des Patienten über die neue Lebenssituation ist ein kontinuierlicher Prozess, der zwischen Nicht-Wahrhaben-Wollen und aktiver Auseinandersetzung oszilliert.

Die weitere Behandlung

Der Patient braucht für die schwierige Phase nach Diagnosemitteilung eine klare Strategie, wie es weitergeht. Diese umfasst die medizinische Behandlung, evtl. psychotherapeutische Unterstützung sowie Einschluss von Familie, Freunden, Selbsthilfegruppen und, falls erwünscht, religiösen Beistand.

Es ist günstig einen neuen Termin kurzfristig oder spätestens innerhalb einer Woche zu vereinbaren:

»Wenn Sie jetzt keine Fragen mehr haben, können wir das Gespräch beenden. Ich kann mir vorstellen, dass Ihnen danach noch vieles durch den Kopf geht. Wir können gerne morgen früh noch einmal darüber sprechen.«

In Notfällen muss der Patient wissen, ob der Arzt zur Verfügung steht oder an wen er sich wenden kann. Wenn psychotherapeutische Hilfe notwendig ist, vermittelt der Arzt ihm entsprechende Stellen, z. B. psychosomatischer Konsildienst des Krankenhauses oder niedergelassene Psychotherapeuten. Bei starker Erregung und Schlafstörungen ist die vorübergehende Verschreibung eines Tranquilizers sinnvoll. Der Patient wird ermutigt, aufkommende Fragen aufzuschreiben und beim nächsten Mal mitzubringen.

13.2.2 Behandlungsstufen

Es werden 3 Behandlungsstufen im Rahmen einer psychoonkologischen Behandlung krebskranker Patienten unterschieden:

1. **Information und Beratung** (Psychoedukation). Diese 1. Behandlungsstufe sollte jedem Patienten nach der Diagnose einer Krebserkrankung im Rahmen einer psychosomatischen Grundversorgung angeboten werden, sei es als Einzelberatung oder im Rahmen eines Gruppenprogramms. Die Information beinhaltet, dass Ängste und depressive Reaktionen häufige Reaktionen auf die Diagnose darstellen und der Stationsarzt, das Pflegepersonal oder Psychotherapeuten als Ansprechpartner zur Verfügung stehen. Sie erfordert keine psychotherapeutische Kompetenz und kann vom Stationsarzt übernommen werden. Viele Patienten profitieren von Selbsthilfegruppen.
2. **Symptomorientierte Maßnahmen.** Bei Schmerzen, Erschöpfung, Übelkeit oder Erbrechen gibt es, neben somatischen Maßnahmen,

ein breites Spektrum an psychologischen Interventionsmöglichkeiten: progressive Muskelentspannung, autogenes Training, Hypnose, Tiefenatmung, Meditation, Biofeedback, passive Entspannung und Phantasiereisen (sog. geleitete Imagination oder Visualisierung).

3. **Fachpsychotherapeutische Behandlung.** Kognitiv-behaviorale, psychodynamische Behandlungsansätze und Gesprächspsychotherapie sowohl als Einzeltherapie oder in der Gruppe haben sich bewährt. Je nach Problem des Patienten können einzelne Elemente oder eine Kombination der Behandlungsverfahren zum Einsatz kommen. In der Praxis werden oft verschiedene Therapieansätze miteinander kombiniert. Eine psychotherapeutische Intervention ist umso erfolgreicher, je mehr sie auf die individuellen Probleme des Patienten, den Krankheitsverlauf und seine psychischen und sozialen Ressourcen abgestimmt ist.

In vielen Kliniken steht ein psychiatrischer und psychosomatischer Konsil- und Liaisondienst zur Verfügung, der die fachpsychotherapeutische Behandlung übernimmt und in Kursen Ärzte und Pflegepersonal bei dem Erwerb der psychosomatischen Basiskompetenz unterstützt.

Bei einer mittelschweren bis schweren Angststörung, Depression oder einer psychotischen Dekompensation unter Kortison und Chemotherapie wird eine zeitlich begrenzte psychopharmakologische Behandlung notwendig.

13.2.3 Psychotherapie bei Krebs

Eine **psychotherapeutische Behandlung** durch ärztliche oder psychologische Psychotherapeuten ist indiziert bei:

- Ängsten und depressiven Reaktionen (ICD-10: F 43.2) nach Diagnosemitteilung oder im Rahmen der Therapie.
- Suizidalität (▶ Kap. 12 »Depression und Suizidalität«).
- Psychovegetativen Reaktionen (ICD-10: F 45) wie verstärkte Übelkeit, Schwäche und Müdigkeit, Schlaf- und Konzentrationsstörungen (Fatigue-Syndrom).

- Psychischen Beeinträchtigungen und Konflikten in der Partnerschaft durch chirurgische Eingriffe, z. B. nach Brustamputation bei Mammakarzinom oder bei erektiler Dysfunktion nach chirurgischem Eingriff bei Prostata- oder Hodenkarzinom.
- Vermeidung von Öffentlichkeit bei Gesichts- und Kehlkopfoperierten.
- Persönlichkeitsstörungen (ICD-10: F 60, ICD-10: F 61, ICD-10: F 63), die durch die Krebserkrankung verstärkt wurden.
- Schon länger bestehenden seelischen Erkrankungen, z. B. Depression (ICD-10: F 32, ICD-10: F 34), Angsterkrankung (ICD-10: F 40, ICD-10: F 41), Psychose (ICD-10: F 0.6, ICD-10: F 2), die die traumatisierende Wirkung der Diagnosemitteilung verstärken und die Anpassung an die Krankheitssituation erschweren.
- Körperlich nicht erklärbaren Schmerzsyndromen (ICD-10: F 45.4), die trotz symptomatischer Maßnahmen über längere Zeit bestehen.
- Posttraumatischen Belastungsstörungen (ICD-10: F 43.1, s. ▶ Kap. 11.2.3, »Akute und posttraumatische Belastungsstörung«), z. B. nach komplikationsreicher Knochenmarktransplantation.

Die Wirksamkeit psychoedukativer und psychotherapeutischer Behandlungsverfahren zur Verbesserung des emotionalen Befindens und der Lebensqualität ist gesichert. Auch konnte gezeigt werden, dass mit kognitiv-behavioralen Techniken und Imaginationsverfahren Schmerzzustände, sowie Übelkeit und Erbrechen als Begleitsymptomatik der Chemotherapie beeinflusst werden können. Der Einfluss der Psychotherapie auf den Krankheitsverlauf und die Überlebenszeit ist wahrscheinlich sehr gering und bisher noch nicht überzeugend nachgewiesen.

Fallbeispiel Fortsetzung

Die Chemotherapie musste bei Herrn M. nach 2 Monaten wegen starker Nebenwirkungen wie Übelkeit und Erbrechen, Appetitlosigkeit, Gewichtsverlust und schlechtem Allgemeinzustand abgebrochen werden. Der Patient verstirbt ein halbes Jahr später im Kreise seiner Familie. Während dieser Zeit ist er engmaschig von seinem Hausarzt betreut worden (s. auch ▶ Kap. 23 zur Begleitung von unheilbar Kranken und Sterbenden).

13.2.4 Sterbebegleitung

Belastende Aspekte der Kommunikation mit Tumorpatienten sind:

- Das ärztliche Gespräch fällt schwer, wenn dem Patienten keine Therapiemöglichkeiten mehr angeboten werden können.
- Sowohl beim Patienten als auch beim Arzt breiten sich Gefühle der Ohnmacht und Hilflosigkeit aus (Syndrom der »leeren Hände«).

Dazu sagt die Krebspatientin Paula in Irvin D. Yaloms *Die Reise mit Paula*: »Warum begreifen die Ärzte nicht die Bedeutung ihrer schieren Gegenwart? Warum können sie nicht erkennen, dass gerade der Augenblick, in dem sie sonst nichts mehr zu bieten haben, der Augenblick ist, in dem man sie am nötigsten hat?«.

Hoffnung wird meistens mit einem positiven Ziel assoziiert und auf eine Erfolgsorientierung, z. B. auf die Formulierung »mit günstiger Prognose« reduziert. Es scheint so, als würde Misserfolg Hoffnung ausschließen. Hoffnung zu geben ist jedoch eine wesentliche Dimension in der Gestaltung der Arzt-Patient-Beziehung. Krebskranke, deren legitime Hoffnung auf Heilung und Genesung enttäuscht wird, sind nicht notwendigerweise hoffnungslos. Die Hoffnung zu überleben tritt zurück, andere Hoffnungen, z. B. auf einen friedlichen Tod, auf eine Versöhnung mit zerstrittenen Familienangehörigen oder Wünsche, z. B. den gerade geborenen Enkel noch einmal zu sehen, gewinnen an Bedeutung. Manche Sterbende zeigen in dieser Extremsituation ein wiedergewonnenes Gleichgewicht mit großer Ruhe, Weisheit und Humor, das die Außenstehenden erstaunt. Für die Entfaltung dieser Fähigkeiten ist eine respektvolle und empathische Begleitung notwendig. Der Sterbende braucht das Gefühl, nicht allein gelassen zu werden (s. auch ▶ Kap. 23 »Unheilbar Kranke und Sterbende«).

Dem Arzt muss klar sein, dass er bei der Sterbebegleitung eine intensive gefühlsmäßige Bindung zu dem Patienten eingeht. Frühere Erfahrungen mit sterbenden Freunden, Geschwistern oder Eltern werden reaktiviert. Für den Arzt ist es wichtig, die eigenen »Schwachstellen« und Verletzlichkeiten zu kennen. Ärzte, die sich mit Traumata und Verlusten in ihrer eigenen Lebensgeschichte auseinandergesetzt haben, sind am ehesten in der Lage, sich einzufühlen und ihre Grenzen zu erkennen. Sie können am ehesten nachvollziehen, was es bedeutet, sich auf den eigenen Tod einzustellen.

Literatur

Zitierte Literatur

Büssing A, Fischer J (2009) Interpretation of illness in cancer survivors is associated with health-related variables and adaptive coping styles. BMC Women's Health 9: 2

Faller H, Schilling S (1996) Kausalattribution »Krebspersönlichkeit« – ein Ausdruck maladptiver Krankheitsverarbeitung? Z Klin Psychol Psychiatr Psychother 44: 104–116

Flechtner HH, Simon A, Krauel K (2012) Kinder krebskranker Eltern: Eine vernachlässigte Zielgruppe in der Psychoonkologie. In: Weis J, Brähler E (Hrsg.) Psychoonkologie in Forschung und Praxis. Kap. 21: 229–43. Schattauer, Stuttgart

Hürny C (2003) Psychische und soziale Faktoren in Entstehung und Verlauf maligner Erkrankungen. In: von Uexküll: Psychosomatische Medizin. 6. Aufl. Urban & Fischer Verlag München, S 1015

Heußner P (2009) Wie sag ich's meinem Kinde? Umgang mit Kindern krebskrankter Erwachsener. In: Dorfmüller M, Dietzfelbinger H (Hrsg.) Psychoonkologie-Diagnostik – Methoden – Therapieverfahren. 3. Aufl. Urban & Fischer, München, 203–207

Kornblith AB (1998) Psychosocial adaptation of cancer survivors. In Holland JC (Ed.), Psycho-oncology (pp 223–254). Oxford University Press, New York

Mehnert A, Braehler E, Szalai C et al. (2014) Four-Week Prevalence of Mental Disorders in Patients with Cancer across Major Tumor Entities. J Clin Oncol 32(31)

Riehl-Emde A, Buddeberg C, Muthny FA et al. (1989) Ursachenattribution und Krankheitsbewältigung bei Patientinnen mit Mammakarzinom. Psychother med psychol 39: 232–238

Siegel K, Mesagno FP, Karus DG et al. (1992) Psychosocial adjustment of children with a terminally ill parent. J Am Acad Child Adolesc Psychiatry 32: 327–333

Tschuschke V (2011) Psychoonkologie, Psychologische Aspekte der Entstehung und Bewältigung von Krebs. Schattauer, Stuttgart

Wolf C, Meyer PC, Richter D et al. (1995) Kausalattribution und Krankheitsverarbeitung bei Brustkrebspatientinnen: Ergebnisse einer Längsschnittuntersuchung. Zschr psychosom Med 41: 356–369

Yalom YD (2000) Die Reise mit Paula. Bertelsmann

Weiterführende Literatur

Holland JC, Breitbart WS, Jacobsen PB et al. (2010) Psycho-Oncology. 2nd ed., Oxford University Press, New York

Koch U, Weis J (1998) Krankheitsbewältigung bei Krebs und
    Möglichkeiten der Unterstützung. Schattauer Stuttgart,
    New York
Leitlinienprogramm Onkologie (Deutsche Krebsgesellschaft,
    Deutsche Krebshilfe, AWMF): Psychoonkologische Dia-
    gnostik, Beratung und Behandlung von erwachsenen
    Krebspatienten, Kurzversion 1.0, 2014. http://www.awmf.
    org/leitlinien/detail/ll/032-051OL.html (Zugegriffen Juni
    2015)
Tschuschke V (2011) Psychoonkologie, Psychologische As-
    pekte der Entstehung und Bewältigung von Krebs. Schat-
    tauer, Stuttgart
Weis J, Brähler E (2013) Psychoonkologie in Forschung und
    Praxis. Schattauer, Stuttgart

Koronare Herzkrankheit

Kurt Fritzsche, Daniela Wetzel-Richter

K. Fritzsche et al. (Hrsg.), *Psychosomatische Grundversorgung*,
DOI 10.1007/978-3-662-47744-1_14, © Springer-Verlag Berlin Heidelberg 2016

Fallbeispiel

Herr S. ist 50 Jahre alt, verheiratet und hat 3 Töchter. Seit 5 Jahren leidet er unter thorakalen Beschwerden. Risikofaktoren sind ein hoher Blutdruck, erhöhte Blutfette, eine Adipositas und das Rauchen. Seine Risikofaktoren sind unzureichend behandelt, Arztkontakte werden vermieden. Vor 4 Wochen hat er einen akuten Hinterwandinfarkt erlitten.

14.1   Theoretischer Teil

14.1.1 Kennzeichen

Als koronare Herzkrankheit (KHK) bezeichnet man die Minderversorgung des Herzens mit Sauerstoff aufgrund einer zunehmenden Verengung der Herzkranzarterien (Koronarsklerose) bis zum vollständigen Gefäßverschluss mit Ausbildung eines Herzinfarktes. Mögliche Folgen des Gewebeuntergangs beim Herzinfarkt sind einerseits Störungen der kardialen Pumpfunktion mit Herzinsuffizienz, andererseits Herzrhythmusstörungen mit plötzlichem Herztod.

Die bekannten kardiovaskulären Risikofaktoren sind Hypertonie, erhöhte Serumwerte für LDL-Cholesterin und Triglyceride, Diabetes mellitus, Rauchen, Übergewicht und Bewegungsmangel. Neben genetischen Faktoren hat auch psychosozialer Stress in Wechselwirkung mit den somatischen Risikofaktoren einen entscheidenden Anteil bei der Entstehung und dem Verlauf der koronaren Herzkrankheit. Durch Änderung des individuellen Lebensstils, z. B. Nichtrauchen, gesunde Ernährung, mehr Bewegung und weniger Stress, ließe sich das Risiko für einen Herzinfarkt um 80 % verringern. (Yusuf et al. 2004).

14.1.2 Psychosoziale Faktoren

Fortsetzung Fallbeispiel – psychosoziale Anamnese

Die Mutter von Herrn S. erkrankte, als der Patient 4 Jahre alt war, an einem Krebsleiden und ist im 12. Lebensjahr des Patienten nach langer Krankheit verstorben. Auch heute noch wird sie vom Patienten vermisst. Der Vater hatte wenig emotionales Verständnis für die Bedürfnisse des Jungen gezeigt. »Nur Leistung zählt«. Nach dem Herzinfarkt wird er vom Patienten als verständnislos und entwertend (»fauler Hund!«) erlebt.

Der Patient absolvierte eine Ausbildung zum Autoschlosser. Er hat sich bis zuletzt beruflich sehr verausgabt (»unentbehrlich«) bei geringer Gegenleistung des Arbeitgebers. Die Arbeit hat er als unterwertig empfunden (»nur malochen, malochen«). Regelmäßig ärgerte er sich und hatte wiederholt Wutausbrüche, die auch zu Konflikten am Arbeitsplatz und in der Familie geführt hatten. Zustände von starker innerer Spannung und Gereiztheit versuchte er mit übermäßigem Essen und Alkoholabhängigkeit zu kompensieren.

Alle folgenden in ◘ Tab. 14.1 aufgeführten psychosozialen Belastungsfaktoren waren in zahlreichen Studien mit einem erhöhten Risiko für eine koronare Herzkrankheit und einen Herzinfarkt verbunden (Ladwig et al. 2013).

Zusammenhang Depression und KHK

Depression ist ein unabhängiger Risikofaktor bei der **Entwicklung** einer koronaren Herzkrankheit. 25–30 % der Patienten **nach** Herzinfarkt erfüllen die Kriterien einer depressiven Störung und haben ein 2- bis 4-fach erhöhtes Mortalitätsrisiko (Barth et al. 2004). Den Zusammenhang zwischen Depression und kardiovaskulären Erkrankungen zeigt ◘ Tab. 14.2.

Das »**Typ-D-Persönlichkeitsmuster**« beschreibt eine überdauernde Tendenz, negative Gefühle wie Depressivität, Ängstlichkeit und Reizbarkeit zu empfinden (»negative Affektivität«). In Kombination mit einer ausgeprägten sozialen Kontakthemmung (»soziale Inhibition«) ist auch dieses Muster nach aktuellen Metaanalysen mit einer deutlich schlechteren Prognose bei KHK verknüpft (Denollet et al 2010).

Das Zusammenwirken psychischer, sozialer und somatischer Risikofaktoren lässt sich folgendermaßen beschreiben:

Durch eine Häufung belastender Erfahrungen in der Kindheit entstehen eher ängstliche oder misstrauische Interpretations- und Verhaltensmuster. Dies führt zu Stressreaktionen in zwischenmenschlichen Beziehungen. Eine langanhaltende Dys-

14

◙ **Tab. 14.1** Psychosoziale Belastungsfaktoren im Zusammenhang mit einem erhöhten Risiko für koronare Herz-krankheit (KHK) und Herzinfarkt

Psychische Belastungsfaktoren	Berufliche Belastungsfaktoren
Negative Bindungserfahrung Selbstwertproblematik Chronische Partnerschaftskonflikte Feindseligkeit Soziale Isolation Vitale Erschöpfung Depressivität	Übersteigerte Verausgabungsbereitschaft mit Unterschätzung der Anforde-rungen und Überschätzung der eigenen Kraft mit dem Bedürfnis nach Geltung und Anerkennung Hohe berufliche Anforderungen bei gleichzeitig geringer Kontrolle und geringem Entscheidungsspielraum über die Arbeitsaufgabe und das Ergebnis Hohe Verausgabung bei niedriger Belohnung durch Geld, Achtung, Arbeitsplatzsicherheit und Aufstiegschancen Fehlen guter Beziehungen am Arbeitsplatz

◙ **Tab. 14.2** Zusammenhang zwischen Depression und kardiovaskulären Erkrankungen

Depression		
HPA-Achse[1]	**Sympathovagale Dysregulation**	**Verändertes Gesundheitsverhalten**
Hyperkortisolämie Erhöhte Blutfette Adipositas Insulinresistenz Diabetes mellitus	Gestörte Endothelfunktion Arrhythmien Vasokonstriktion Hypertonie	Non-Compliance z. B. Medikamente Rauchen Geringe Aktivität Ungesunde Ernährung

[1]HPA = Hypothalamus-Hypophysen-Nebennierenrinden-Achse.

balance der Stresssysteme verstärkt die depressive Symptomatik (Heim et al. 2008) und fördert einen ungesunden Lebensstil, wie Rauchen, ungesunde Ernährung und körperliche Inaktivität. Anderer-seits stellt die Depression ihrerseits einen anhalten-den internen Stressor dar, der über eine Aktivierung des Immunsystems, der Blutgerinnung und Verän-derung am Gefäßendothel die Entstehung einer ko-ronaren Herzkrankheit beeinflusst (◙ Tab. 14.2).

Psychische Spannungen werden versucht mit erhöhtem Nikotinabusus und vermehrtem Essen zu lindern. Negative Beziehungserfahrungen und be-rufliche Enttäuschungen werden als Retraumatisie-rung erlebt und lösen Depressivität und unter-drückte Feindseligkeit aus (◙ Abb. 14.1). Das Zu-sammenwirken dieser somatischen und psychoso-zialen Risikofaktoren erhöht die Wahrscheinlichkeit an einem frühen Herztod zu sterben.

14.1.3 Geschlechtsspezifische Aspekte

Das Manifestationsalter bei Frauen steigt nach der Menopause zunächst moderat, in den hohen Alters-gruppen (ab 75 Jahren) dann exponentiell an. Die kardiovaskuläre Mortalität ist höher als bei Män-nern. Ursache ist vermutlich eine Doppelbelastung von beruflicher und familiärer Belastung. Zusätzli-che psychosoziale Stressoren bei Frauen sind Part-nerschaft, Kinder, Enkel und andere familiäre Pro-blemfelder.

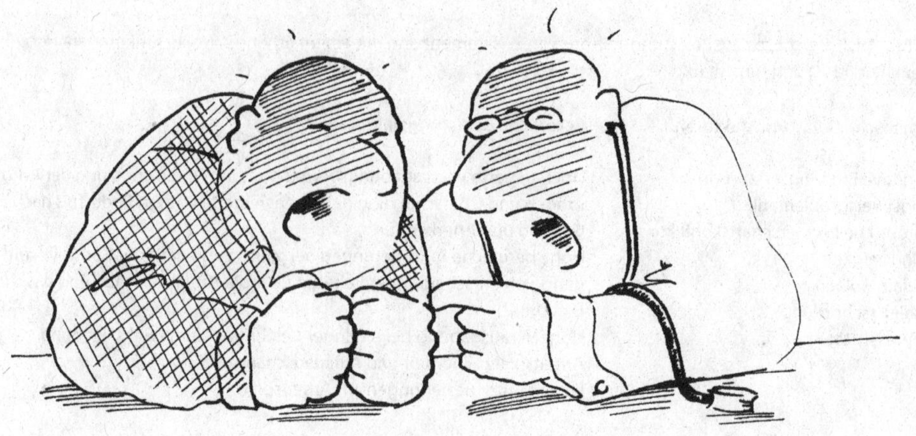

Abb. 14.1 Cartoon: Ihr Herzinfarkt. (Zeichnung: Gisela Mehren)

14.2   Praktischer Teil

14.2.1 Erkennen

Akutphase des Herzinfarkts

Obwohl viele Patienten den Herzinfarkt »wie aus heiterem Himmel« erleben, hat ein Viertel der Patienten uncharakteristische Warnsignale, die jedoch meistens ignoriert werden. Dazu zählen Müdigkeit, Leistungsschwäche, Konzentrationsstörungen, Schwindel, Schlafstörungen, Angst und Krankheitsgefühl. Diese Symptome werden unter dem Begriff »vitale Erschöpfung« zusammengefasst.

- **Emotionale Belastungen in den ersten Tagen nach akutem Herzinfarkt**

Bei ca. 30 % der Patienten bestehen in den ersten Tagen und Wochen nach akutem Herzinfarkt Angstzustände und depressive Symptome (akute Belastungsreaktion ICD-10: F 43.0, Anpassungsstörung F 43.1). Auslöser dieser psychischen Reaktionen sind eine Labilisierung des Selbstwertgefühls, die Angst vor kardialen Komplikationen, Verlust der körperlichen Integrität, Arbeitsplatzverlust und sozialem Abstieg, die Abhängigkeit von Ärzten und Pflegepersonal und die Abwehr von aggressiven Impulsen.

- **Angst**

Die Angst ist das bedeutsamste psychische Symptom während der Akutphase. Die Angst kann sich bis zu Panik mit Gefühlen der tödlichen Bedro-

hung steigern. Die Angst äußert sich in zitternder Stimme, ängstlichem Gesichtsausdruck, anklammerndem Verhalten, häufigem Nachfragen und misstrauischem Kontrollieren. Ursachen der Angst sind fortbestehende Angina-pectoris-Beschwerden, bedrohliche Phantasien über Ursache und Konsequenzen des Herzinfarkts, Kontrollverlust, Abhängigkeit von medizinischen Geräten, Ängste über bleibende Schäden und Beeinträchtigungen.

- **Depressivität**

Der depressive Patient wirkt insgesamt verlangsamt, interesselos, oft zurückgezogen. Hinter einer stillen Unauffälligkeit verbirgt sich eine Hoffnungslosigkeit bis zur Selbstaufgabe. Diese Symptomatik wird in der Hektik der Akutkrankenhäuser oft nicht erkannt. Die American Heart Association (AHA) empfiehlt daher ein Screening zunächst mittels zweier Indikatorfragen (Lichtmann et al. 2008; s. auch ▶ Kap. 12 »Depression und Suizidalität«).

> **Screeningfragen für Depression (bezogen auf die letzten 2 Wochen)**
> — »Hatten Sie wenig Interesse und Lust Dinge zu erledigen?«
> — »Fühlten Sie sich niedergeschlagen, depressiv und hoffnungslos?«

Ursachen sind neben einer unspezifischen Reaktion auf die Erkrankung vor allem das Gefühl der Hilflosigkeit, abgewehrte aggressive Impulse wie Wut und Ärger, die gegen sich selbst gerichtet werden, vorangegangene berufliche und/oder private Kränkungen oder eine depressive Persönlichkeitsstruktur.

■ **Krankheitsverarbeitung (Coping)**

Verdrängung und Verleugnung der lebensbedrohlichen Diagnose hat zunächst das Ziel Angst zu mindern und die psychische Funktionsfähigkeit wieder herzustellen (s. ▶ Abschn. 1.5.2.3 zu Coping). Dies hat z. B. nach der Diagnose einer Krebserkrankung in den ersten Wochen und Monaten auch einen stabilisierenden Effekt. Bei der koronaren Herzkrankheit ereignen sich aber 50 % der Todesfälle in den ersten 4 h nach dem Infarkt.

Eine **Verleugnung** ist beim Herzinfarkt deshalb mit folgenden Konsequenzen verbunden:
- zu späte Inanspruchnahme fachärztlicher Hilfe,
- Angina-pectoris-Symptomatik wird nicht erkannt und nicht ernst genommen,
- verordnete Bettruhe wird nicht eingehalten,
- Informationen über Entstehung von Herzinfarkt und die konsequente Durchführung späterer Therapie- und Rehabilitationsmaßnahmen werden nur selektiv aufgenommen.

Das durch die Verleugnung kurzfristig bessere emotionale Empfinden wird nach einem Jahr mit einer schlechteren Compliance, häufigerer Rehospitalisierung und einer erhöhten Sterblichkeitsrate erkauft.

14.2.2 Haltung und Arzt-Patient-Beziehung

Im Rahmen der biopsychosozialen Anamnese gewinnt der Arzt ein besseres Verständnis des Denkens und Verhaltens des Patienten. Er lernt das subjektive Krankheitskonzept des Patienten kennen und identifiziert maladaptive Copingstrategien. Neben der Eruierung psychosozialer Belastungen in der Vergangenheit bietet der Stationsarzt regelmäßige kürzere Gespräche an. Die kontinuierliche Zuwendung des Arztes, seine Anteilnahme, seine emotionale Unterstützung helfen dabei, einen Ausgleich für narzisstische Kränkungen und den Verlust der körperlichen Leistungsfähigkeit zu erleben. Dem

Patienten soll Sicherheit vermittelt, dass seine Angst gemindert und sein Vertrauen in die ärztliche Behandlung gestärkt werden.

In der Akutphase befindet sich der Patient in einer **Ambivalenz** zwischen Bestrebungen nach Unabhängigkeit und hypochondrischen Befürchtungen. Die ängstliche Seite und der Wunsch nach Regression werden durch ein dominantes und expansives Auftreten abgewehrt, um die »Führung« nicht abgeben zu müssen.

■ **Praxistipps für das Arzt-Patient-Gespräch**

Der Arzt versucht den Patienten in seiner gefühlsmäßigen Ambivalenz zu verstehen und anzunehmen, indem er ihm beide Seiten spiegelt (Albus et al. 2010):

»Sie sind immer gewohnt gewesen Ihr Leben im Griff zu haben und selbst zu bestimmen. Nun sind Sie von Ärzten, Pflegekräften und Apparaten abhängig und vielleicht empfinden Sie zum ersten Mal in Ihrem Leben so etwas wie Angst und Ohnmacht. Wenn Sie möchten, können Sie mir gerne mehr über Ihre Gedanken und Gefühle mitteilen.«

»Wie ging es Ihnen denn seelisch, als Sie von der Herzkrankheit erfuhren? Ich könnte mir vorstellen und so kenne ich es auch von anderen Patienten, dass man nach so einer Diagnose erstmal ziemlich geschockt sein kann.«

Der Arzt informiert den Patienten über die Behandlungsziele und den Behandlungsplan sowie zu Techniken der Verminderung von Unsicherheit und Angst (s. ▶ Kap. 11 »Angststörungen«). Je nach Informationsbedürfnis des Patienten wird auch über potentielle Auslöser des Herzinfarkts gesprochen:

»Ein Infarkt kommt selten aus heiterem Himmel. Was haben Sie in letzter Zeit durchmachen müssen?«

Manchmal wird der Arzt mit Berichten über frühere Leistungen überschüttet und fühlt sich mit seinem Gesprächsangebot abgelehnt. In den »Geschichten« sind jedoch oft Hinweise auf starke Ängste, negative Beziehungserfahrungen und Beziehungswünsche versteckt.

Manche Patienten verleugnen die Bedrohung ihres körperlichen Gesundheitszustandes durch die Herzkrankheit. Der Patient wirkt dann emotional unberührt, ist im Kontakt rigide und wenig kooperativ. Der Arzt versteht, dass die Verleugnung ein

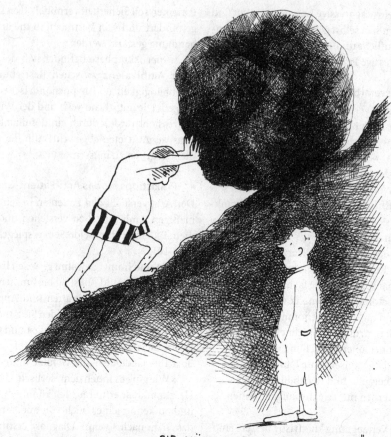

„SIE MÜSSEN LERNEN, LOSZULASSEN."

◪ **Abb. 14.2** Cartoon: Loslassen. (Zeichnung: Gisela Mehren)

14

Schutz gegen die unerträglichen Gefühle von Vernichtung und Vereinsamung darstellen können.

Postinfarktphase

Die Notwendigkeit zur Schonung und die nur langsam wieder einsetzende Belastbarkeit erleben viele Patienten als schwer zu ertragende Passivität. Ihr Leben war bisher auf Selbstbestätigung durch Leistung ausgerichtet und nicht mit einer längeren Bettruhe und Schonung vereinbar (◪ Abb. 14.2). Dadurch zeigen diese Patienten bald wieder die Tendenz, in ihre alten Lebens- und Arbeitsweisen z. B. in Bezug auf Rauchen, Ernährung, Überstunden zurückzufallen.

Maßnahmen zur Prävention und Behandlung der KHK, die lediglich an der Veränderung des Lebensstils (z. B. Ernährungsberatung, Anleitung zu

körperlichen Aktivität, Nichtrauchertraining) ansetzen, greifen daher in vielen Fällen zu kurz. Vielmehr muss es oft auch darum gehen, die psychischen »Narben« früherer psychosozialer Belastungen zu versorgen. Hierbei bietet die therapeutische Arzt-Patient-Beziehung ein wichtiges Lernfeld, in dem maladaptive Beziehungsmuster, die zu emotionaler Belastung führen, deutlich werden und auch verändert werden können (Dong et al. 2004).

Sexualität und koronare Herzkrankheit

Viele Patienten und ihre Partnerinnen haben Sorge, dass die körperliche Belastung durch den Sexualakt den Kranken gefährdet. Männer sind häufig verunsichert, was ihre Potenz betrifft, vor allem dann, wenn sie Medikamente nehmen müssen, welche vermeintlich die Sexualität stören können (z. B. Betablocker). Das aktive Ansprechen der Sexualität durch den Arzt entlastet den Patienten und zeigt das Interesse an seiner zukünftigen Lebensqualität. Das Gesprächsangebot wird meist gerne angenommen. Ausführliche Empfehlungen bzgl. sexueller Aktivität und kardiovaskulären Erkrankungen veröffentlichte die American Heart Association (AHA; Levine et al. 2012).

14.2.3 Psychotherapie nach Herzinfarkt

Bei 20 % der Patienten besteht sowohl im Akutkrankenhaus als auch in der ambulanten oder stationären Rehabilitation ein Bedarf an psychotherapeutischer Unterstützung.

Folgende Behandlungsmaßnahmen haben sich bewährt:
- Kognitiv-behavioral ausgerichtete Trainingsprogramme zur Reduktion von Stressbelastung und Förderung gesundheitsbewusster Verhaltensweisen mit dem Ziel kardiovaskuläre Risikofaktoren zu beeinflussen.
- Psychotherapeutische Modifikation koronar gefährdender Verhaltens- oder Persönlichkeitsmerkmale, z. B. unterdrückter Arger, sozialer Rückzug.
- Psychotherapeutische und psychopharmakologische Behandlung der Depressivität.

Metaanalysen (Linden et al. 1996; Dusseldropp et al. 1999) haben gezeigt, dass Kurzzeitpsychotherapie psychosozialen Stress reduziert und zu signifikanter Besserung von psychischem Befinden und Lebensqualität führt. Die Interventionen normalisierten darüber hinaus auch die Herzfrequenz, senkten das Cholesterol und reduzierten das Risiko für einen Reinfarkt und für die kardiale Mortalität.

14.2.4 Psychopharmaka

Patienten mit einer mittelgradigen oder schweren depressiven Episode in der Akutphase oder in der chronischen Phase einer koronaren Herzkrankheit profitieren von SSRI (z. B. Sertralin) und von Mirtazapin. Allerdings sollten die Kontraindikationen und Warnhinweise für einzelne Substanzen bei KHK beachtet und entsprechende Kontrollen (v. a. EKG) veranlasst werden. Zu berücksichtigen sind ausserdem die vielfältigen Interaktionen von Psychopharmaka und kardial wirksamen Medikamenten (Mayer 2015).

Literatur

Zitierte Literatur

Albus C, Wöller W, Kruse J (2010) Die körperliche Seite nicht vernachlässigen. Patienten mit somatischen und »psychosomatischen« Erkrankungen. In: Wöller W, Kruse J (Hrsg) Tiefenpsychologisch fundierte Psychotherapie – Basisbuch und Praxisleitfaden. Schattauer, Stuttgart, S 408–420

Barth J, Schumacher M, Herrmann-Lingen C (2004) Depression as a risk factor for mortality in patients with coronary heart disease: a meta-analysis. Psychosom Med 66: 802–13

Denollet J, Schiffer A, Spek V (2010) A general propensity to psychological distress affects cardiovascular outcomes. Evidence from research on the type D (distressed) personality profile. Circ Cardiovasc Qual Outcomes 3: 546–557

Dong M, Giles WH, Felitti VJ et al. (2004) Insights into Causal Pathways for Ischemic Heart Disease- Adverse Childhood Experiences Study. Circulation; 110: 1761–1766

Dusseldropp E, van Elderen T, Maes S et al. (1999) A meta-analysis of psychoeducational programs for coronary heart disease patients. Health Psychol 18: 506–519

Heim C, Newport DJ, Mletzko T et al. (2008). The link between childhood trauma and depression: Insights from HPA axis studies in humans. Psychoneuroendocrinol 33, 693–710

Ladwig KH, Lederbogen F, Albus C et al. (2013) Positionspapier zur Bedeutung psychosozialer Faktoren in der Kardiologie. Update 2013. Kardiologe 7: 7-27

Levine GN, Steinke EE, Bakaeen FG et al. (2012) Sexual activity and cardiovascular disease: A scientific statement from the American Heart Association. Circulation 125: 1058–1072

Lichtman JH, Bigger JT Jr, Blumenthal JA et al. (2008) Depression and coronary heart disease: recommendations for screening, referral, and treatment: a science advisory from the American Heart Association Prevention Committee of the Council on Cardiovascular Nursing, Council on Clinical Cardiology, Council on Epidemiology and Prevention, and Interdisciplinary Council on Quality of Care and Outcomes Research: endorsed by the American Psychiatric Association. Circulation 118: 1768–1775

Linden W, Stossel C, Maurice J (1996) Psychosocial interventions for patients with coronary artery disease: a meta-analysis. Arch Intern Med 156: 745–752

Mayer, KC (2015) Arzneimittelwechselwirkungen – wie sie zustande kommen. http://www.neuro24.de/p450.htm (Zugegriffen Mai 2015)

Yusuf S, Hawken S, Ounpuu S et al. (2004) Effect of potentially
    modifiable risk factors associated with myocardial infarc-
    tion in 52 countries (the INTERHEART study): case-control
    study. Lancet 364: 937–952

Weiterführende Literatur
Bardé B, Jordan J (2015) Klinische Psychokardiologie. Beiträge
    zur Psychotherapie von Herzkranken. Brandes & Apsel,
    Frankfurt a. M.
Hermann-Lingen C, Albus C, Titscher G (2014) Psychokardiolo-
    gie – Ein Praxisleitfaden für Ärzte und Psychologen.
    Deutscher Ärzteverlag, Köln

14

Diabetes mellitus

Werner Geigges, Ulrich Garwers, Martin Poppelreuter, Kurt Fritzsche

K. Fritzsche et al. (Hrsg.), *Psychosomatische Grundversorgung*,
DOI 10.1007/978-3-662-47744-1_15, © Springer-Verlag Berlin Heidelberg 2016

15.1 Theoretischer Teil

15.1.1 Kennzeichen

Hauptformen des Diabetes mellitus sind der Diabetes mellitus Typ 1, gekennzeichnet durch eine verminderte Insulinsekretion infolge eines Autoimmunprozesses, und der Diabetes mellitus Typ 2, gekennzeichnet durch eine gestörte Insulinwirkung bzw. Insulinresistenz und einen relativen bzw. im Spätstadium auch absoluten Insulinmangel. Beide Formen können auch in Kombination vorkommen. Weitere Formen sind der Diabetes mellitus Typ 3 (genetische Defekte und sekundäre Diabetesformen) und der Typ 4 (Gestationsdiabetes).

15.1.2 Symptome

Der alle Diabetesformen definierende Befund ist die Blutzuckerdysregulation, die mit hyper- und bei entsprechender insulinotroper Medikation auch mit hypoglykämischen Entgleisungen einhergehen kann und die im Folgenden beschriebenen typischen Symptome aufweist:

Hyperglykämien imponieren neben den bekannten somatischen Symptomen wie Polyurie und Polydipsie durch Müdigkeit, Antriebsmangel, Konzentrationsmangel und Gewichtsabnahme, die ähnlich den Symptomen bei einer depressiven Erkrankung sein können.

Typische adrenerge und neuroglykopenische Symptome bei **Hypoglykämien** sind: Bewusstseinstrübung, Unruhe, Gereiztheit bis hin zu aggressivem Verhalten, begleitet von Schwitzen, Tachykardie und teilweise Angstgefühlen, andererseits psychomotorische und kognitive Verlangsamung, reduzierte Orientierungs- und Urteilsfähigkeit bis hin zu Hilflosigkeit, die Fremdhilfe erforderlich macht (schwere Hypoglykämie). Oft mangelt es den Betroffenen in dieser Situation an rationaler Einsicht, was dann nicht selten zu Unverständnis und Konflikten mit besorgten Familienmitgliedern oder Freunden und Arbeitskollegen führen kann. Die starke Ähnlichkeit eines Teils der genannten hypoglykämischen Symptome mit den Symptomen einer Panikstörung kann differentialdiagnostische Probleme bei komorbider Angststörung aufwerfen.

15.1.3 Psychosomatik des Diabetes mellitus

Die wichtigsten komorbiden psychischen Störungen im Kontext eines Diabetes mellitus sind:
- Depressionen,
- Angststörungen (Angst vor Folgeschäden, Hypoglykämieangst, soziale Phobie, Spritzenphobie),
- Essstörungen (Binge eating disorder, Bulimie und insbes. atypische Essstörungen),
- diabetesunabhängige psychische Erkrankungen, die eine Diabeteseinstellung erschweren.

Diabetes mellitus und Depression

Die Prävalenz depressiver Störungen ist bei Patienten mit Diabetes mellitus etwa doppelt so hoch wie in der Allgemeinbevölkerung (Anderson et al. 2001). Umgekehrt erhöht eine Depression die Wahrscheinlichkeit an einem Diabetes Typ 2 zu erkranken. Für die klinische Praxis ist von zentraler Bedeutung, dass das Vorliegen depressiver Symptome signifikant das Copingverhalten und damit auch den Verlauf der Erkrankung beeinflusst, und zwar unabhängig davon, ob die Depression primär oder sekundär im Sinne einer Anpassungsstörung oder organisch (mit-)bedingten affektiven Störung besteht. Dieser Zusammenhang ist auch schon bei leichten Ausprägungen der psychischen Symptomatik, also auch schon bei subklinischen depressiven Symptomen, nachweisbar. Den Teufelskreis aus Depression und schlechter Stoffwechseleinstellung zeigt ◘ Abb. 15.1.

Die psychophysiologischen Bindeglieder sind, ähnlich wie bei der koronaren Herzkrankheit (► Kap. 14): Hyperaktivität der Stressachse mit erhöhter Kortisol- und STH-Ausschüttung, Hyperregulation des sympathischen Nervensystems (Katecholaminausschüttung) mit Aktivierung des Immunsystems, Verstärkung der Insulinresistenz und einer erhöhten Gerinnungsaktivität. Auf der Verhaltensebene kommt es bei einem Teil der depressiv Erkrankten zur Verstärkung eines adipogenen und diabetogenen Lebensstils mit hochkalorischer, fettreicher Ernährung, einer verminderten körperlichen Aktivität, häufigerem Nikotinkonsum sowie verminderter Therapieadhärenz, was die Manifestation eines Diabetes mellitus Typ 2 begünstigt.

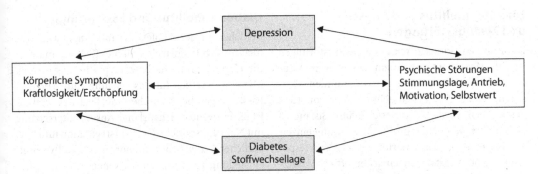

Abb. 15.1 Teufelskreis aus Depression und schlechter Stoffwechseleinstellung. (Mod. nach Lange u. Hirsch 2002; mit freundlicher Genehmigung)

Die Komorbidität von Diabetes mellitus mit einer depressiven Störung ist mit einer geringeren Lebensqualität, häufigeren Therapieabbrüchen, ungünstigeren Stoffwechseleinstellungen, höherem Risiko für diabetische Folgeschäden, einer insgesamt erhöhten Morbidität und Mortalität sowie höheren medizinischen Versorgungskosten assoziiert (Kruse et al. 2006). In einer amerikanischen Längsschnittstudie (Black et al. 2003), in welcher über einen Zeitraum von 7 Jahren 2830 Diabetespatienten betreut wurden, stieg das Risiko für **mikrovaskuläre** Komplikationen für Diabetespatienten mit leichteren Formen einer Depression um das 8fache, für Patienten mit schweren Depressionen sogar um das 11fache im Vergleich zu Diabetespatienten ohne eine Depression. Aber auch das Risiko für makrovaskuläre Komplikationen war bei depressiven Diabetespatienten um das 2,5fache erhöht. Das **Mortalitätsrisiko** zeigte gar eine Erhöhung um etwa das 5-fache (Abb. 15.2).

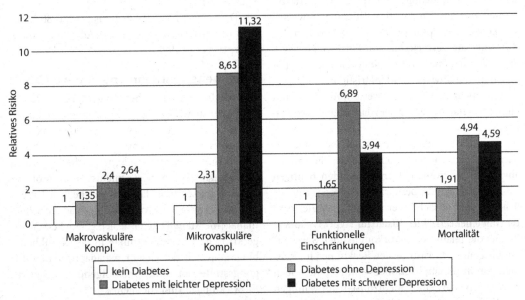

Abb. 15.2 Folgekomplikationen des Diabetes mellitus. (Mod. nach Black et al. 2003). Kein Diabetes *(weiß)*, Diabetes ohne Depression *(hellgrau)*, Diabetes mit leichter Depression *(dunkelgrau)*, Diabetes mit schwerer Depression *(schwarz)*

Diabetes mellitus und Angst- und Zwangsstörungen

Die Prävalenz klinisch relevanter Angststörungen ist bei Menschen mit einem Diabetes mellitus ca. 20 % höher als bei stoffwechselgesunden Menschen, für die eine Lebenszeitprävalenz von 15 % beschrieben wurde (Meyer et al. 2000). Bislang ist aber unklar, ob es eine spezifische Häufung einzelner Formen von Angststörungen bei Diabetespatienten gibt. Angststörungen gehen oft mit zusätzlichen psychischen Erkrankungen einher (Külzer et al. 2014, S3-Praxisleitlinien Diabetes und Soziales). Einige Formen können einen Einfluss auf den Umgang mit der Erkrankung haben. So verzichten z. B. Patienten mit einer sozialen Phobie häufig auf BZ-Messungen und Insulininjektionen in der Öffentlichkeit aus Angst unangenehm aufzufallen.

Die häufigste diabetesbezogene Angst, die sich nicht einer ICD-10 Kategorie zuordnen lässt, ist die Hypoglykämieangst, insbesondere nach dem Erleben einer schweren Hypoglykämie mit Kontrollverlust. Dabei werden deutlich erhöhte Blutzuckerwerte in Kauf genommen, um diese angstbesetzten Hypoglykämiesituationen zu vermeiden oder auch um sich dem kontrollierenden Verhalten des Familiensystems zu entziehen. Oft ist es für Betroffene schwierig, die ersten Hypoglykämiesymptome wahrzunehmen, richtig zu interpretieren und angemessen zu reagieren. Für den Patienten entwickelt sich eine Gratwanderung zwischen normnaher BZ-Kontrolle zur Vermeidung von Folgeschäden und dem Inkaufnehmen von zumindest leichten Hypoglykämien, die wiederum langfristig eine Adaptation an niedrige Blutzuckerwerte und eine damit einhergehende Abnahme der Alarmsignale begünstigen.

Ängste vor diabetesspezifischen Komplikationen und Folgeschäden sind Realängste. Sie können aber auch zu zwanghaft erscheinenden häufigen BZ-Kontrollen und Überkorrekturen von vermeintlich oder auch tatsächlich erhöhten BZ-Werten führen, mit einem erhöhten Risiko für Hypoglykämien.

Bei der relativ selten vorkommenden Spritzenphobie kann es zu vasovagalen Reaktionen im Rahmen von Insulinapplikationen kommen oder auch zum Vermeiden einer medizinisch notwendigen Insulintherapie (»psychische Insulinresistenz«).

Diabetes mellitus und Essstörungen

Mädchen in der Adoleszenz mit einem Diabetes mellitus Typ 1 haben ein erhöhtes Risiko zumindest für eine subklinische bzw. atypische Essstörung. Mitverantwortlich für das gehäufte Auftreten von Essstörungen bei Menschen mit Diabetes mellitus ist die notwendige lebenslange Auseinandersetzung mit Nahrungsmitteln, Gewichtsregulation und körperlicher Aktivität, um eine normnahe Stoffwechseleinstellung zu erreichen. Daneben besteht insbesondere in der Pubertät und Adoleszenz häufig ein problematisches Selbstwertgefühl, das durch die Gewichtszunahme nach Diabetesmanifestation und Stoffwechselrekompensation durch das anabole Insulin weiter erschüttert wird und zu einem gezügelten Essverhalten bis hin zu den genannten gegenregulatorischen Maßnahmen führen kann. Durch die bewusste Reduktion der Insulindosis, sog. Insulinpurging (Häufigkeit je nach Studie 9–39 %), wird i. S. einer gegenregulatorischen Maßnahme ähnlich dem Erbrechen bei der Bulimia nervosa durch eine hierdurch induzierte Glucosurie eine Gewichtszunahme verhindert.

Somit kann die Essstörung als individuelle Antwort auf den Stress einer chronischen Erkrankung verstanden werden, sodass in dieser sensiblen Phase eine nachhaltige Störung der psychosozialen Entwicklung möglich ist.

Dem Typ 2 Diabetes mellitus geht in 80 % der Fälle eine behandlungsbedürftige Adipositas voraus (Herpertz et al. 1998).

Krankheitswahrnehmung und -verhalten

Erforderlich ist eine lebenslange Perspektive der Krankheitsbewältigung. Liebgewonnene bzw. tradierte Lebensformen müssen aufgegeben und neue z. T. aversiv erlebte Lebensstile implementiert werden. Insbesondere die modernen diabetologischen Therapiekonzepte haben gemeinsam mit größerer Unabhängigkeit und Handlungsfreiheit für Patienten auch extrem hohe Anforderungen an die Selbstmanagementfähigkeiten mit sich gebracht. Wichtige kritische Übergangspunkte in der Krankheitsbiographie mit der Gefahr maladaptiver Bewältigungsstrategien und nachfolgender negativer Entwicklungen sind vor allem:

- Der Zeitpunkt der Diagnosestellung, der die meisten Betroffenen mit einer für sie völlig neuen Thematik und einem daraus resultierenden hohen Bedarf an Informations- und Kompetenzvermittlung konfrontiert.

- Beginn einer intensivierten (Insulin-)Therapie, den viele Betroffene für sich als Misserfolg (»nicht gut genug mit meinem Diabetes umgegangen«) und als einen »point of no return« in der Therapie (»von jetzt an wird es immer schwieriger!«) erleben.
- Erstes Auftreten von diabetischen Folgeschäden, was ebenfalls und verstärkt selbstabwertende Kognitionen zum bisherigen Coping als auch zukunftsbezogene Ängste auslöst.

53 % der Typ 2 Diabetiker sind selbst überzeugt sich an die Empfehlungen der Ärzte zu halten, aber aus Sicht der Ärzte wird die Adhärenz der Patienten nur in 3 % als gut eingeschätzt (Peyrot et al. 2005). Hauptursache sind Kommunikationsschwierigkeiten, Fehlwahrnehmung und Fehlbewertung der Erkrankung und der Behandlungsbedürftigkeit durch den Patienten, meistens aufgrund von Wissensdefiziten.

Weiterhin bestehen Vorbehalte gegenüber einer Insulinbehandlung, was in der Literatur als psychologische Insulinresistenz bezeichnet wird (Petrak 2006). Die Patienten haben zwar eine positive Erwartung an eine wirksame Insulintherapie, sie haben jedoch Ängste vor Hypoglykämien, einer Stigmatisierung durch Insulinspritzen und das Gefühl, im Rahmen des Krankheitsprozesses den »point of no return« erreicht zu haben und fühlen sich insgesamt durch eine Insulintherapie überfordert.

Diabetes und Sexualität

Die Nationale Vesorgungsrichtlinie Neuropathie bei Diabetes (2012) empfiehlt, beim Vorliegen einer autonomen diabetischen Neuropathie gezielt nach sexuellen Funktionsstörungen zu fragen (s. auch ► Kap. 21 »Sexualmedizin«). Die am häufigsten vorkommende sexuelle Funktionsstörung im Zusammenhang mit Diabetes mellitus ist die Erektionsstörung des Mannes. Das Schulungsprogramm WENUS (Wieder normal und spontan Sexualität erleben; Kulzer et al. 2003) richtet sich an männliche Diabetespatienten mit erektiler Dysfunktion. In letzter Zeit werden aber auch spezifisch weibliche Störungen wie neurologisch-vaskulär bedingte va-

ginale Lubrikationsstörungen und damit einhergehende Schmerzen sowie eine fehlende oder eingeschränkte Orgasmusfähigkeit beschrieben (Enzlin et al. 2002, 2009).

15.1.4 Häufigkeit und Verlauf

Ca. 10 % der deutschen Bevölkerung, das sind ca. 8 Millionen Bürger (Hauner 2008) sind vom manifesten Diabetes mellitus oder vom Prädiabetes betroffen. Die Wahrscheinlichkeit bis zum Alter von 80 Jahren an einem Diabetes zu erkranken beträgt für Frauen 33 % und für Männer 39 % (Narayan et al. 2003). Die Lebenserwartung der Betroffenen ist je nach Alter bei Diagnosestellung und Blutzuckereinstellung im Durchschnitt um 10 Jahre reduziert (Gregg et al. 2012).

Der Typ 2 Diabetes mellitus ist mit 90 % die häufigste Diabetesform. Genetische Disposition, Adipositas, fett- und kalorienreiche Ernährung, mangelnde körperliche Aktivität und ein höheres Lebensalter sind Risikofaktoren für die Entstehung. Beim Typ 1 Diabetes mellitus, der etwa 10 % aller diabetischen Patienten betrifft, liegt eine fortschreitende Zerstörung der insulinproduzierenden β-Zellen in den Langerhansschen Inseln des Pankreas vor. Diese Form des Diabetes mellitus manifestiert sich überwiegend im Kindes- und Jugendalter, d. h. in einer besonders sensiblen Phase der Autonomieentwicklung eines Menschen. Folgeerkrankungen bei beiden Diabetesformen sind die Mikro- und Makroangiopathie mit Retinopathie, Nephropathie, kardiovaskulären Erkrankungen sowie die Neuropathie und das diabetische Fußsyndrom.

15.2 Praktischer Teil

15.2.1 Erkennen psychischer Belastungen

Depressive Störungen

Das Spektrum depressiver Erlebens- und Reaktionsweisen im Kontext eines Diabetes mellitus reicht von angemessenen und nachvollziehbaren Reaktionen von Trauer, Verunsicherung und Enttäuschung durch die Diagnosestellung oder den Krankheitsverlauf über Probleme der Therapieadhärenz und Krankheitsbewältigung, bis hin zu klinisch relevanten und behandlungsbedürftigen Formen depressiver Erkrankungen.

Screeningfragen (▶ Kap. 12 »Depression und Suizidalität«) bezogen auf die letzten 2 Wochen sind (Loewe et al. 2005):

- »Haben Sie sich im letzten Monat oft niedergeschlagen, traurig, bedrückt oder hoffnungslos gefühlt?«
- »Hatten Sie im letzten Monat deutlich weniger Interesse und Lust an Dingen, die Sie sonst gerne tun?«

Zur Erfassung diabetesspezifischer Belastungen hat sich der Fragebogen zu Belastungen und Problemen im Umgang mit der Diabeteserkrankung bzw. dessen Behandlung (PAID) (Deutsche Version: Kulzer et al. 2002; PAID Originalversion: Polonsky et al. 1995) etabliert. Die Fragebogen PAID und WHO-5 (WHO 1998) sind kostenlos von der Website der Arbeitsgemeinschaft Diabetes und Psychologie, DDG »Diabetes und Psychologie e. V.«, abrufbar (www.diabetespsychologie.de).

Dysfunktionale und behandlungsbedürftige Ängste und Zwänge

In der Erhebung der Anamnese sollten weitere gezielte Screeningfragen gestellt werden.

Screeningfragen zu Ängsten und Zwängen
- Soziale Phobie:
  - »Fürchten oder vermeiden Sie bestimmte Situationen, in denen Sie von anderen Menschen beobachtet oder bewertet werden könnten, wie z. B. BZ-Messungen, Insulinapplikationen etc.?«
- Spritzenphobie:
  - »Fürchten oder vermeiden Sie den Anblick von Blut, Verletzungen, Insulinspritzen bzw. PENs?«
- Angst vor Hypoglykämien:
  - »Befürchten Sie, in der Öffentlichkeit aufgrund eines »Unterzuckers« die Kontrolle zu verlieren, ohnmächtig oder hilflos zu sein?«

- Angst vor Folgestörungen:
  - »Machen Sie sich häufig Sorgen, ob zu hohe Blutzuckerwerte zu weiteren gesundheitlichen Schäden oder Einschränkungen führen könnten?«
- Zwangsstörung:
  - »Gibt es die Neigung zu häufigem Blutzucker messen, welches Sie immer wieder ausführen müssen, auch wenn Sie wissen, dass es unsinnig ist und Sie versuchen, sich dagegen zu wehren?«

Zur Erfassung psychologischer Barrieren der Insulintherapie existiert ein validierter Fragebogen (Petrak 2006).

Essstörungen

Besonders bei jugendlichen Patienten mit unzureichender Stoffwechseleinstellung und erheblichen Blutzuckerschwankungen trotz Diabetesschulung sollte an eine Essstörung einschließlich »Insulin-Purging« gedacht werden. Weitere Kriterien sind übertriebenes Diätverhalten, Sorgen um das eigene Körpergewicht, gestörte Körperwahrnehmung, drastische Gewichtsverluste oder Gewichtszunahmen auf dem Boden einer starken Selbstwertproblematik, oft in Verbindung mit depressiven Symptomen.

15.2.2 Therapeutische Grundhaltung

Das ärztliche Gespräch sollte getragen werden von Empathie, Akzeptanz, Selbstkongruenz und Wertschätzung. Ziel ist die Veränderungsbereitschaft und notwendige Kompetenzen zu entwickeln und zu stärken. Zur motivationsfördernden Gesprächsführung s. auch ▶ Kap. 18 »Suchtkrankheiten«.

Wichtige Prinzipien der motivationsfördernden Gesprächsführung sind eine grundsätzlich unterstützende Gesprächshaltung, die Vermittlung von Empathie sowie eine Betonung der Entscheidungsfähigkeit des Patienten (Miller u. Rollnick 2002). Gleichzeitig ist der Ansatz explizit direktiv auf die Förderung »gesunder« Verhaltensweisen ausgerichtet. Veränderungsmotivation wird über die Explikation von Diskrepanzen zwischen Werten und Zielen des Patienten und seinem Verhalten entwickelt, die im Gespräch offengelegt werden. Weitere wichtige Prinzipien sind die Akzeptanz von Problemen als normalen Ereignissen im Rahmen einer chronischen Erkrankung. Angestrebt werden realistische Zielsetzungen im Umgang mit dem Diabetes, wobei die Ziele des Patienten bestimmend sind, die kompatibel sein müssen mit seiner Lebenssituation. Zielformulierungen im Sinne von BZ- oder HbA1c-Werten sind zwar möglicherweise aus Behandlersicht sinnvoll, selten aber für Patienten wirklich motivierend, zumindest so lange sie nicht, mit persönlichen Anliegen oder Zielen (»gute Gründe, mich um meine Gesundheit zu kümmern«) verknüpft sind. Weiterhin ist es wichtig, auch kleine Erfolge zu validieren, persönliche und soziale Ressourcen anzusprechen und zu nutzen und ebenso mögliche individuelle oder soziale Barrieren zu identifizieren und nach möglichen Lösungen zu suchen.

15.2.3 Behandlung

Die folgende Übersicht zeigt eine Auflistung der Voraussetzungen für eine erfolgreiche Anpassung an die Erfordernisse eines Diabetes mellitus (Petrak u. Herpertz 2008). Patienten brauchen nicht nur eine gute internistisch-diabetologische Betreuung, sondern auch psychoedukative und bei Bedarf auch psychotherapeutische und psychopharmakologische Behandlungsmaßnahmen.

> **Voraussetzungen für eine erfolgreiche Anpassung an den Diabetes (Petrak u. Herpertz 2008)**
> - Aufbau einer langfristigen kooperativen Arzt-Patient-Beziehung
> - Erlernen von Wissen und Fertigkeiten zur Selbstbehandlung (Diabetesschulung)
> - Umsetzung der Therapieempfehlungen im Alltag
> - Emotionale und kognitive Akzeptanz des Diabetes
> - Erkennen und Bewältigung von Barrieren, die einer erfolgreichen Diabetesbehandlung entgegenstehen

> - Bewältigung des Diabetes und seiner möglichen Konsequenzen in verschiedenen Lebensbereichen (Freizeit, Familie, Beruf)
> - Prävention und Bewältigung von Akut- und Folgekomplikationen
> - Erfolgreicher Umgang mit psychischen Störungen im Zusammenhang mit der Erkrankung (z. B. Depressionen, Ängste, Essstörungen)

Es ist sinnvoll, **psychodiabetologische Interventionen** in unterschiedlichen Intensitätsstufen zu konzeptualisieren.

Die erste Stufe wäre die Beratung im Sinne von Informationsvermittlung zu Krankheitsbild und Bewältigungsstrategien, verbunden mit Ermutigung und Motivierung für diesen komplexen Prozess. Auf der **zweiten Stufe** sehen wir ein kontinuierliches Monitoring durch Behandler im Hinblick auf psychische Befindlichkeit, Lebensqualität und Krankheitsbewältigung, die es ermöglicht, bei auftretenden Problemen schnell und flexibel zu reagieren. Bei entsprechender psychodiabetologischer Expertise und zeitlichen Valenzen lassen sich vermutlich viele Belastungen im Rahmen der fachärztlichen Beratung adäquat bearbeiten. Der Einbezug von Beratungsliteratur, Selbsthilfegruppen oder spezifischen Schulungen im Verlauf bietet weitere Möglichkeiten zur Übertragung von Verantwortung (»empowerment«) an die Betroffenen. Als **dritte Stufe** im Rahmen eines solcherart geführten »stepped care«-Ansatzes wäre schließlich der Einbezug spezifischer psychotherapeutischer Fachkompetenz. Grundsätzlich sollte die Psychotherapie von Patienten mit einem komorbiden Diabetes mellitus möglichst von Therapeuten mit psychodiabetologischen Kenntnissen oder zumindest in enger Kooperation mit dem behandelnden Diabetologen erfolgen.

Mithilfe der **strukturierten Patientenschulung** soll der Patient durch Erwerb von Kenntnissen und Fähigkeiten über die Erkrankung und deren Behandlung in die Lage versetzt werden, auf der Basis eigener Entscheidungen den Diabetes in das eigene Leben zu integrieren, negative Konsequenzen zu vermeiden bzw. hinauszuzögern und die Lebensqualität zu erhalten (Kulzer et al. 2014). Gleichzeitig wird deutlich, dass angesichts der lebenslangen Notwendigkeit einer aktiven Auseinandersetzung mit der Erkrankung und möglicher Veränderungen im Verlauf, sowohl in Bezug auf Krankheits- und Behandlungsparameter als auch personseitig, eine »einmal für alle Zeiten-Schulung« nicht ausreichend ist, sondern dass »Nachschulungen« und thematisch fokussierte Interventionen in Abhängigkeit vom individuellen Bedarf sinnvoll und notwendig sind.

Diabetes mellitus und Depression

Die Behandlung leichter oder mittelgradiger und schwerer **Depressionen** erfolgt wie in ► Kap. 12 »Depression und Suizidalität« beschrieben. Eine psychopharmakologische Therapie bedarf vor dem Hintergrund der Komorbidität Diabetes mellitus einer besonderen Beachtung der Nebenwirkungen und Kontraindikationen sowie der Interaktionen mit dem Glukosestoffwechsel und anderen Medikamenten. Die medikamentöse antidepressive Behandlung sollte entsprechend möglichst nicht mit Mirtazapin wegen seiner appetitsteigernden und adipogenen sowie diabetogenen Nebenwirkungen erfolgen. Bei kardialen Begleit- oder Folgeerkrankungen sind trizyklische Antidepressiva problematisch. Aber auch bei der Verordnung von neueren SSRI (z. B. Sertralin) müssen die Möglichkeit der QT-Zeit-Verlängerung im EKG mit dem erhöhten Risiko fataler Herzrythmusstörungen und eine erhöhte Insulinsensitivität mit dem Risiko von gehäuften Hypogykämien bzw. eine notwendige Insulindosisreduktion berücksichtigt werden.

Zusammengefasst zeigt sich in den neueren Studien, dass psychotherapeutische oder psychoedukative Interventionen bei komorbider Depression eine moderate Reduktion der Depression und eine geringgradige Verbesserung der HbA1c-Werte bewirken.

Diabetes mellitus und Angststörungen

Bei leichten, subklinischen Ängsten sind Gespräch und Beratung zu den diabetesspezifischen Ängsten indiziert. Bei geringgradigen Phobien helfen Ermutigung und Anleitung zur Exposition gegenüber befürchteten Situationen. Bei mittelgradigen oder schweren Angststörungen sollte die Überweisung zu einem diabetologisch erfahrenen, ärztlichen oder psychologischen Psychotherapeuten erfolgen. Bisher liegen keine Hinweise vor, dass die bei Angststörungen etablierten, überwiegend verhaltenstherapeutisch orientierten Therapieverfahren bei einer Komorbidität mit einem Diabetes mellitus weniger wirksam sind als bei Stoffwechselgesunden. Als Ergänzung können Serotonin-Wiederaufnahmehemmer (SSRI) und kurzfristig zur Krisenintervention Benzodiazepine eingesetzt werden. Bei Hypoglykämieängsten, die in Zusammenhang mit Wahrnehmungsstörungen der Hypoglykämie stehen, existieren strukturierte und evaluierte Trainingsprogramme zur Verbesserung der Detektion von Hypoglykämien (Kulzer et al. 2014).

Diabetes mellitus und Esstörungen

Aufgrund des komplexen Krankheitsbildes sollte diese Behandlung von einem ambulanten Fachpsychotherapeuten (Fachpsychologe Diabetes, zertifizierte Weiterbildung im Rahmen der Deutschen Diabetesgesellschaft) oder teilstationär bzw. stationär erfolgen, insbesondere aufgrund der mit der Anorexia nervosa einhergehenden vitalen Bedrohung.

Literatur

Zitierte Literatur

Anderson RJ, Freeland KE, Clouse RE et al. (2001) The prevalence of comorbid depression in adults with diabetes: a meta-analysis. Diabetes Care 24: 1069–1078

Black SA, Markides KS, Ray LA (2003) Depression predicts increased incidence of adverse health outcomes in older Mexican Americans with type 2 diabetes. Diabetes Care 26: 2822–2828

Enzlin P, Mathieu C, van der Bruel A et al. (2002) Sexual dysfunction in women with type 1 diabetes. Diabetes Care 25: 672–677

Enzlin P, Rosen R, Wiegel M et al. (2009) Sexual dysfunction in women with type 1 diabetes. Diabetes Care 32: 780–785

Gregg EW, Cheng YJ, Saydah S et al. (2012) Trends in Death rates among U.S. Adults With and Without Diabetes between 1997 and 2006: Findings from the National Health Interview Survey. Diabetes Care 35: 1252–1257

Hauner H (2008) Diabetesepidemie und Dunkelziffer. In: Deutsche Diabetes-Union (Hrsg) Deutscher Gesundheitsbericht Diabetes 2008. Kirchheim, Mainz, 7–11

Herpertz S, Albus C, Wagener R et al. (1998) Comorbidity of diabetes and eating disorders. Does diabetes control reflect disturbed eating behavior? Diabetes Care 21: 1110–1116

15

Kruse J, Petrak F, Herpertz S et al. (2006) Diabetes mellitus und Depression – eine lebensbedrohliche Interaktion. Z Psychosom Med Psychother 52: 289–309

Kulzer B, Hermanns N, Ebert M et al. (2002) Problembereiche bei Diabetes (PAID) – Ein neues Messinstrument zur Erfassung der emotionalen Anpassung an Diabetes. Diabetes Stoffwechsel 11 (Suppl 1): 144; http://www.diabetespsychologie.de/templates/main.php?SID=711 (Zugegriffen Juni 2015)

Kulzer B, Maier B, Hermanns N (2003) WENUS – Wieder normal und spontan Sexualität erleben. Kirchheim, Mainz

Kulzer B, Albus C, Herpertz S et al. (2014) DDG Praxis-Leitlinie: Psychosoziales und Diabetes mellitus. Diabetologie (Suppl 2) 3: 155–168

Lange K, Hirsch A (2002) Psycho-Diabetologie: Personenzentrierter beraten und behandeln, Kirchheim, Mainz

Loewe B, Kroenke K, Grafe K (2005) Detecting and monitoring depression with a two-item questionnaire (PHQ). J Psychosom Res 2(58): 163–171

Meyer C, Rumpf HJ, Hapke U et al. (2000) Lifetime prevalence of mental disorders in general adult population. Results of TACOS study. Nervenarzt 71: 535–542

Miller WR, Rollnick S (2002) Motivational Interviewing: preparing people for change. Guildford, New York (dt.: Motivierende Gesprächsführung, Freiburg, Lambertus 1999)

Narayan KM, Boyle JP, Thompson TJ et al. (2003) Lifetime risk for diabetes mellitus in the United States. JAMA 290: 1884–1890

Nationale VersorgungsLeitlinie Neuropathie bei Diabetes im Erwachsenenalter (2012) Dtsch Ärztebl 109 (4), A166-A169

Petrak F (2006) Psychologische Barrieren der Insulintherapie bei Patienten mit Typ-2-Diabetes. Diabetes Stoffwechsel Herz 15: 28–34

Petrak F und Herpertz S (2008) Psychosomatische Aspekte des Diabetes mellitus. Psychotherapeut 53: 293–305

Peyrot M, Rubin RR, Lauritzen T et al. (2005) Psychosocial problems and barriers to improved diabetes management: results of the Cross-National Diabetes Attitudes, Wishes and Needs (DAWN) Study. Diabet Med 22: 1379–1385

Polonsky WH, Anderson BJ, Lohrer PA et al. (1995) Assessment of diabetes-related distress. Diabetes Care 18: 754–760

WHO (1998) Psychiatric Research Unit. WHO Collaborating Center for Mental Health, Hillerød

Weiterführende Literatur

Kulzer B, Albus C, Herpertz S et al. F (2013) Psychosoziales und Diabetes. S2-Leitlinie Psychosoziales und Diabetes – Langfassung. Diabetologie und Stoffwechsel, 8(3): 198–242

Adipositas und metabolisches Syndrom

Kurt Fritzsche, Daniela Wetzel-Richter, Werner Geigges

K. Fritzsche et al. (Hrsg.), *Psychosomatische Grundversorgung*,
DOI 10.1007/978-3-662-47744-1_16, © Springer-Verlag Berlin Heidelberg 2016

16.1 Adipositas

16.1.1 Theoretischer Teil

16.1.1.1 Kennzeichen und diagnostische Einteilung

Eine **Adipositas** (ICD-10: E 66.0) liegt vor, wenn ein Body-Mass-Index (BMI) von 30 kg/m² überschritten wird.

Die **Binge-Eating-Disorder** (BED, engl. »to binge« = schlingen, ICD-10: F 50.9) ist gekennzeichnet durch:

- Essanfälle mit Kontrollverlust.
- Essen in großer Menge in begrenzter Zeit, ohne Hunger, meist alleine, mit nachfolgendem Schamgefühl, kein Erbrechen oder andere regulierende Maßnahmen.
- Essanfälle an mindestens 2 Tagen der Woche über 6 Monate.

20–30 % der Adipösen weisen trotz ihres erhöhten Body-Mass-Index kein erhöhtes Risiko für gesundheitliche Probleme auf (Stefan et al. 2013).

16.1.1.2 Häufigkeit und Verlauf

24 % der deutschen Bevölkerung haben eine Adipositas mit einem BMI ≥ 30 kg/m². Frauen und Männer sind etwa gleich betroffen (Gößwald et al. 2012). Die Tendenz ist deutlich steigend. Ein gehäuftes Vorkommen findet sich bei älteren Menschen und in den unteren sozialen Schichten. Langzeitstudien belegen den Zusammenhang zwischen kindlichem Übergewicht und Adipositas im Erwachsenenalter. 30 % der Patienten mit Übergewicht haben eine Binge-Eating-Disorder.

Folgezustände der Adipositas sind:

- Endokrin-metabolische Störungen: Arteriosklerose, Fettstoffwechselstörungen, Diabetes mellitus Typ 2, arterielle Hypertonie (metabolisches Syndrom), Krebserkrankungen wie z. B. Brustkrebs, Gebärmutterkrebs, Nierenkrebs u. a., hormonelle Störungen wie Hirsutismus und Fertilitätsstörungen.
- Herzinsuffizienz, Schlaf-Apnoe-Syndrom.
- Mechanische Mehrbelastung: Arthrosen an den Gelenken sowie degenerative Erkrankungen der Wirbelsäule.
- Verminderte Leistungsfähigkeit und 12-fach höhere Mortalität im Vergleich zu Normalge-

wichtigen. Die Lebenserwartung verkürzt sich um ca. 6 Jahre.

16.1.1.3 Psychosoziale Folgen der Adipositas

Neben einer psychischen Komorbidität geht die Adipositas je nach Ausprägung mit einer deutlichen Minderung der individuellen Lebensqualität einher, vergleichbar mit der bei chronischen körperlichen Krankheiten. Die Patienten sind bei der Arbeitsplatzsuche sozial diskriminiert und erhalten weniger Lohn. Arbeitsunfähigkeit und vorzeitige Berentung sind häufig die Folge. Sie haben Schwierigkeiten bei der Partnersuche und es kommt zu negativen Interaktionen mit anderen Menschen und auch mit den behandelnden Ärzten. Psychische Probleme treten in Form von Selbstwertkrisen, Schuld- und Schamgefühlen und sozialem Rückzug auf und führen bis zu Depressionen, Angststörungen und somatoformen Störungen. Umgekehrt erhöhen Depressionen wiederum das Risiko für eine Adipositas.

16.1.1.4 Ursachen

Auf die Gewichtsregulation wirken verschiedenste Faktoren ein, wie in ◻ Abb. 16.1 dargestellt.

Die Nahrungsaufnahme ist ein Primärbedürfnis. Sie ist an grundlegende emotionale Erfahrungen in der Mutter-Kind-Beziehung verknüpft (z. B. beruhigende Wirkung beim »Stillen« des Kindes). Wenn das Kind nicht ausreichend gelernt hat, negative Affektzustände zu differenzieren, z. B. Hunger von Angst oder Trauer zu unterscheiden, dann können durch kohlenhydratreiche Nahrung negative Affekte gemildert werden. Neurobiologisch ist dabei der Serotoninstoffwechsel und der Leptinstoffwechsel beteiligt. Die angeborene Regulation durch das Gefühl der »Sättigung« geht verloren. Die familiäre Häufung spricht einerseits für eine genetische Komponente. Die rasche epidemieartige, weltweite Zunahme der Adipositas kann aber über genetische Faktoren allein nicht erklärt werden. Hier scheinen soziokulturelle Faktoren entscheidend zu sein.

Weitere psychosoziale Faktoren sind niedriger sozioökonomischer Status, v. a. bei Frauen mit geringer Bildung und ungelerntem Beruf, die Erfüllung sozialer Normen z. B. »braves Kind«, »gute Frau«, die Verfügbarkeit und Vorlieben für gutes Essen mit fetter ballaststoffarmen Kost und süßen

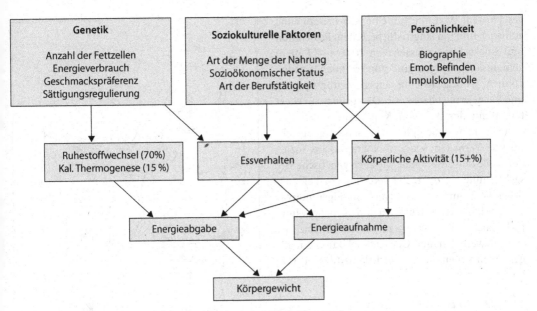

Abb. 16.1 Multifaktorielles Modell der Gewichtsregulation. (Nach Albus 2004)

Getränken, Bewegungsmangel, chronischer aber auch episodischer Stress mit Depressivität und Ärger, Köperschemastörungen, »man fühlt sich größer und dünner als man ist« und ungezügeltes Essverhalten in Form von Heißhungerattacken.

Es konnte keine mit der Adipositas assoziierte Persönlichkeitsstruktur oder –störung nachgewiesen werden. Bei der Binge-Eating-Störung als Extremvariante gestörten Essverhaltens findet sich allerdings eine bedeutsame Komorbidität mit insbesondere affektiven Störungen und Persönlichkeitsstörungen. Die Essattacken dienen oft dem Versuch, dysphorische Stimmungen zumindest passager zu neutralisieren. Bei Traumafolgestörungen kann die Adipositas dazu dienen, weibliche Attraktivität abzuwehren, um sich von männlichen Übergriffen zu schützen.

16.1.2 Praktischer Teil

16.1.2.1 Erkennen von Übergewicht und Adipositas

Ärzte, welche selbst übergewichtig sind, erkennen Übergewicht und Adipositas nicht in dem Maße wie normalgewichtige Kollegen und verdrängen die Problematik. Im Sinne der Selbstreflektion ist es da-

her wichtig, eigene Verhaltensweisen und Risiken sich bewusst zu machen, um mit übergewichtigen Patienten adäquat umgehen zu können.

Der Body-Mass-Index (BMI) berechnet sich aus dem Körpergewicht (kg) dividiert durch das Quadrat der Körpergröß (m)^2. Die Formel lautet:

BMI = Körpergewicht : (Körpergröße in m)^2. Die Einheit des BMI ist entsprechend kg/m^2.

BMI 20–25	Normalgewicht
BMI 25–30	Übergewicht
BMI > 30	Adipositas

Um die abdominale Adipositas als Risikofaktor darzustellen, benötigt es den **Bauchumfang**. Das Risiko für ein metabolisches Syndrom steigt bei einem Bauchumfang:

- Frauen > 80 cm,
- Männer > 94 cm.

Weitere zu messende Parameter zur Diagnose eines metabolischen Syndroms sind: die Triglyceride, das HDL-Cholesterin, der Blutdruck und Nüchternblutzucker.

16.1.2.2 Grundhaltung

Ist ein adipöser Patient in seinem Leidensdruck erreichbar, so kann der für die Erkrankung aufgeschlossene Arzt mit ihm eine Arbeitsbeziehung aufbauen und ihn langfristig begleiten. Frustration und Rückschläge müssen von Arzt und Patient gemeinsam ertragen und überwunden werden können. Es braucht eine längere Zeitperspektive und kleine erreichbare Ziele. Dies gelingt am ehesten, wenn der Arzt ein Krankheitsmodell hat, welches den Patienten nicht schuldig spricht für sein Verhalten, sondern biographische, soziokulturelle und emotionale wie auch genetische Ursachen miteinbezieht. Bei verdrängtem Leidensdruck ist es umso schwieriger, eine Eigenmotivation des Patienten aufzubauen und die Behandlung nicht über diesen hinweg zu planen. Hilfreich ist stets, Essverhalten und Gewichtsreduktion mit allgemeinen Lebenszielen und Lebensstilen zu verknüpfen.

16.1.2.3 Arzt-Patient-Beziehung

Zur Gestaltung einer tragfähigen, hilfreichen **Arzt-Patient-Beziehung** sollte der Arzt:

- Den Patienten mit Übergewicht ernst nehmen und die Selbstwahrnehmung des Patienten (»Ich verstehe nicht, warum ich zunehme, ich esse doch gar nichts«) nicht als bewusste Täuschung ansehen (◘ Abb. 16.2).
- Seine Gegenübertragungsgefühle von Ärger, Ablehnung, Verachtung kontrollieren, weil der Patient dies wahrnimmt und in seinem Selbstwertgefühl weiter geschwächt wird.
- Enttäuschungen vorbeugen und auch selbst sich darauf einstellen
- Bei Misserfolgen als Behandler nicht gekränkt reagieren.

16.1.2.4 Behandlung

■ Multimodales Konzept

Die Leitlinie (Hauner et al. 2014; Wirth et al. 2014) betont das individualisierte Herangehen. Das bedeutet, die Anpassung der Therapieziele an psychosoziale und organmedizinische Gegebenheiten ist unbedingte Voraussetzung für ein erfolgreiches Gewichtsmanagement. Wann ein ärztlicher oder psychologischer Psychotherapeut hinzugezogen wird, muss im Einzelfall entschieden werden. Es empfiehlt sich aber, einen Psychologen zumindest in Gruppenprogrammen hinzuzuziehen.

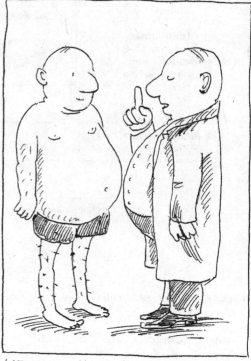

KENNE ICH : SCHWERE KNOCHEN.

◘ **Abb. 16.2** Cartoon: Schwere Knochen. (Zeichnung: Gisela Mehren)

Ein Energiedefizit von ca. 500 kcal/Tag durch Nahrungsmittel mit geringer Energiedichte und körperlicher Aktivität (> 150 min/Woche) wird angestrebt.

Kleine, erreichbare Ziele statt »Alles oder Nichts« werden besprochen, zudem gibt es eine flexible Kontrolle bei Abweichung vom Plan. Ziele sollten nicht nur Gewichtsziele, sondern auch an allgemeinen Lebenszielen orientiert sein, z. B. »dann kann ich wieder Treppen steigen ohne außer Puste zu sein«. 5–10 % Gewichtsreduktion pro Jahr sind ein erreichbares Ziel bei einem BMI 25–35 kg/m² bzw. > 35 kg/m². Regelmäßige Bewegung und regelmäßige Gewichtskontrollen erhöhen die Erfolgschancen. Wiederkehrende Rückschläge und Stagnationsphasen müssen einkalkuliert und vorbesprochen werden, um Frustrationen vorzubeugen. Eine verhaltenstherapeutische Begleitung ist erfolgversprechend. Körperliche Fitness bei konstantem Gewicht verbessert bereits die metabolischen Risikofaktoren.

Erfolgversprechend sind eher Gruppenprogramme als Einzelberatung. Eine Einbeziehung des Familiensystems ist dringend anzuraten.

Innerhalb von 1–2 Jahren ist eine durchschnittliche Gewichtsabnahme von ca. 4–6 kg im Rahmen von Ernährungsprogrammen in kontrollierten Studien festgestellt worden. Allerdings gelingt es insgesamt nur ca. 10–15 % aller adipösen Menschen, ihr Gewicht dauerhaft zu reduzieren.

Wichtige Behandlungselemente von multimodalen Konzepten sind:

- Ernährungsberatung zu ballaststoffreicher Mischkost geringer Energiedichte,
- ggf. initial Formuladiät (eiweißreiche, kohlenhydratarme Kost),
- Bewegungstherapie, Sportgruppen,
- ggf. Kochgruppe,
- verhaltenstherapeutische Gruppensitzungen mit Psychoedukation in Form von Motivation zur Verhaltensänderung von Ernährung und Bewegung, soziales Kompetenztraining, Problemlösetraining, Stressbewältigungstraining,
- Unterstützung langfristiger Gruppenkohärenz i. S. der Selbsthilfegruppe.

Ein multimodales Gruppenkonzept setzt z. B. das ambulante Therapieprogramm der Abteilung Sportmedizin der Universität Freiburg und der Sporthochschule Köln um, welches in vielen Städten schon etabliert ist und von den Krankenkassen getragen wird (Berg et al. 2008). Psychotherapie ist bei krankheitswertigen komorbiden psychischen Störungen wie Depression, Ängste oder somatoforme Störungen indiziert. Die Binge-Eating-Störung ist häufig Ausdruck einer typischen Affektregulationsstörung bzw. einer fehlenden Impulskontrolle. Daher erweisen sich hier Ansätze der kognitiven Verhaltenstherapie, die an der Förderung der Impulskontrolle ansetzen, als hilfreich.

- **Medikamentöse Therapie**

Bei BMI > 28 kg/m^2 und zusätzlichen Risiken kann auch das Medikament Orlistat empfohlen werden. Es ist derzeit das Einzige auf dem Markt befindliche Pharmakon. Es reduziert die Fettresorption und damit die Kalorienaufnahme .Es kann bei Fehlernährung zu unangenehmen Fettstühlen führen. Testosteron oder Thyroxinpräparate sind zur Gewichtsabnahme unzulässig. Neue Indikationen zur Gewichtsreduktion für Substanzkombinationen von Phentermin und Topiramat, Naltrexon und Bupropion oder Liraglutide sind in Deutschland noch nicht zugelassen. SSRI und SNRI sind in der Therapie der BED wirksam, jedoch hierfür nicht zugelassen (DGPM Leitlinien 2010).

- **Operative Adipositastherapie**

Adipositas-chirurgische Eingriffe (Schlauchmagen, Magenband, Magenbypass) sind indiziert bei BMI > 40 kg/m^2 oder BMI 35–40 kg/m^2 mit zusätzlichen Risiken. Die sog. bariatrischen Operationen können Gewichtsreduktionen von 20–40 kg in 1–2 Jahren und eine Remission des Typ 2 Diabetes mellitus bewirken.

Die perioperative Mortalität liegt im Durchschnitt bei 0,3 %, kann aber in Risikogruppen auch 2 % und höher erreichen. Die Häufigkeit von Komplikationen nach der Operation variiert zwischen 4–25 %, abhängig von der Dauer der Nachuntersuchungen, dem operativen Procedere und individuellen Patientencharakteristika. Langfristige Beobachtungsstudien zeigen ein erniedrigtes Risiko für kardiovaskuläre Erkrankungen. Ebenfalls in Langzeitbeobachtungsstudien über 10 Jahre fand sich ein höheres Risiko für das Auftreten von Alkoholabusus (Cuellar-Barboza et al. 2015), für Suizid und Ernährungsdefizite. Randomisiert kontrollierte Studien liegen nicht vor. Eine lebenslange interdisziplinäre Nachsorge ist gefordert.

Da also insgesamt Ungewissheit über den Nutzen und Schaden im Langzeitverlauf besteht, sollte jeder Entscheidung für eine operative Adipositas-Behandlung ein gemeinsamer Entscheidungsprozess zwischen Arzt und Patient vorausgehen (Shared Decision Making; Arterburn u. Courcoulas 2014). Gleichzeitig sollte bariatrische Chirurgie stets von prä- und postoperativen Therapien konservativer oder psychologischer Art unterstützt werden (integrierter Therapieansatz), um die langfristige Wirksamkeit des Therapieerfolgs zu sichern.

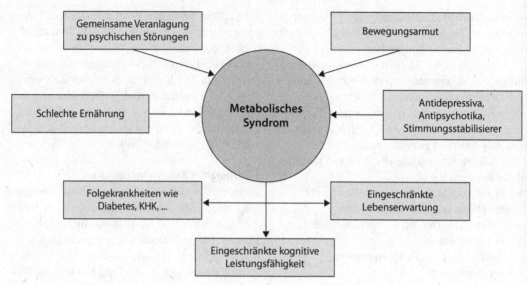

Abb. 16.3 Ursachen des metabolischen Syndroms. (Aus Mayer 2015)

16.2   Metabolisches Syndrom

16.2.1   Theoretischer Teil

16.2.1.1   Kennzeichen

Das metabolische Syndrom ist eine Sammelbezeichnung für verschiedene Krankheiten und ist durch 4 Faktoren gekennzeichnet:
1. Abdominelle Fettleibigkeit,
2. Bluthochdruck,
3. Hyperlipidämie, v. a. Hypercholesterinämie,
4. Insulinresistenz.

Weitere Symptome sind: erhöhte Harnsäure, verstärkte Blutgerinnung, erhöhte Entzündungsbereitschaft und eine endotheliale Dysfunktion.

16.2.1.2   Ursachen

Eine Übersicht über die Ursachen des metabolischen Syndroms gibt ☐ Abb. 16.3. Es finden sich vielfach Überschneidungen mit den Ursachen für Adipositas (s. ▶ Abschn. 16.1.1).

Bestimmte atypische Antipsychotika wie Olanzapin oder Clozapin aber auch Antidepressiva wie Mirtazepin sind appetitsteigernd und können zu Entstehungen des metabolischen Syndroms beitragen.

16.2.1.3   Häufigkeit und Verlauf

In Deutschland sind etwa 25 % der Bevölkerung betroffen. Es finden sich keine Unterschiede zwischen Männer und Frauen. Am häufigsten findet sich das metabolische Syndrom bei über 60-jährigen (Hoppichler 2004; Hanefeld 2006).

Jedes der 4 oben genannten Krankheitsbilder schädigt die Blutgefäße und erhöht das Risiko für Herz-Kreislauf-Erkrankungen. Das Auftreten einer Herz-Kreislauf-Erkrankung ist um das 4-fache erhöht, die Mortalität um das 2- bis 4-fache (Toplak 2005).

16.2.1.4   Depression, metabolisches Syndrom und Diabetes mellitus

Eine depressive Erkrankung, der Diabetes mellitus Typ 2 und das metabolische Syndrom stehen in einem signifikanten Zusammenhang. Sowohl das Krankheitsbild der Depression als auch das metabolische Syndrom sind durch die gleichen Symptome wie erhöhte viszerale Fettgewebsdepots, Insulinresistenz, Hyperkortisolismus und eine erhöhte Konzentration an proinflammatorischen Zytokinen wie Interleukin 6 und TNF gekennzeichnet. Diese Symptome gelten als Marker für eine erhöhte kardiovaskuläre Morbidität und Mortalität. Die depressive Erkrankung trägt häufig zum bewegungsarmen Lebensstil bei und erschwert die Compliance bzgl. Verhaltensänderungen.

16.2.2 Praktischer Teil

16.2.2.1 Erkennen

Um ein metabolisches Syndrom zu erkennen, bedarf es vor allem der Bewusstmachung der körperlichen Risikofaktoren wie Übergewicht und Bewegungsarmut. Die Objektivierung erfolgt für Arzt und Patient über die Berechnung des BMI. Zudem sollte Blutdruck und Bauchumfang gemessen werden. Zusätzlich sind Laboruntersuchungen notwendig, um den Fettstoffwechsel und Glucosestoffwechsel zu dokumentieren und auch für den Patienten zu visualisieren. Eine Ernährungs-und Bewegungsanamnese verdeutlicht den Lebensstil. Angesichts häufiger Komorbiditäten sollten Screeningfragen zu Depression und sozialen Ängsten gestellt werden.

Die internationale Diabetes-Föderation (IDF) hat 2005 Grenzwerte festgelegt, um die Diagnose eines metabolischen Syndroms zu vereinheitlichen. Nach dieser Klassifizierung liegt ein metabolisches Syndrom dann vor, wenn der Taillenumfang bei Männern ≥ 94 cm bzw. bei Frauen ≥ 80 cm ist und mindestens 2 weitere der folgenden Kriterien erfüllt sind (◘ Tab. 16.1).

16.2.2.2 Grundhaltung

Eine wertneutrale, objektive Diagnostik ohne Vorwurfshaltung ist entscheidend, um ein Arbeitsbündnis mit dem Patienten schließen zu können. Dies bedarf der Selbstreflektion auf Seiten des Arztes in Bezug auf den eigenen Lebensstils. Gerade schlanke, sportliche Ärzte und Ärztinnen müssen ihre individuellen Ideale von den objektiven Empfehlungen differenzieren und nicht subjektiv werten.

16.2.2.3 Arzt-Patient-Beziehung

Eine empathische, wertneutrale Grundhaltung ermöglicht es dem Patienten, die Verantwortung für seinen Lebensstil selbst zu übernehmen. Ärzte sollten zwar mitfühlen, sich aber nicht mit Erfolg oder Misserfolg des Patienten identifizieren, um Kränkungen bei Misserfolgen nicht wiederum auf den Patienten zu projizieren.

◘ **Tab. 16.1** Metabolisches Syndrom

Kriterien	Europäische Männer	Europäische Frauen
Taillenumfang	≥ 94 cm	≥ 80 cm
+ 2 der folgenden Faktoren		
Triglyzeride[1]	≥ 150 mg/dl	≥ 150 mg/dl
HDL[1]	> 40 mg/dl	> 50 mg/dl
Systolischer (diastolischer) Blutdruck	≥ 130 mmHg (≥ 85 mmHg)	≥ 130 mmHg (≥ 85 mmHg)
Nüchternglukose[1]	≥ 100 mg/dl	≥ 100 mg/dl

[1] gemessen im Blutserum

16.2.2.4 Behandlung

Hauptansatzpunkt ist die Änderung des Lebensstils mit dem Ziel, das Körpergewicht zu reduzieren, die Blutfette zu senken und das Auftreten eines manifesten Diabetes mellitus zu verhindern. Hier bedarf es einer Verhaltensumstellung bzgl. Ernährung und Bewegung, wie oben bei der Adipositastherapie beschrieben. Eine Umstellung der Ernährung ist ein längerfristiger Prozess, der sich in der Regel erst nach einigen Monaten auswirkt. Ziel ist weniger ein starker, kurzfristiger Gewichtsverlust, sondern eine dauerhafte Anpassung des Stoffwechsels. Nur so können Jo-Jo-Effekte vermieden werden.

Zudem sind regelmäßige Laborkontrollen und Blutdruckkontrollen indiziert. Es wäre wünschenswert, dass der Patient durch Selbstkontrolle von Blutdruck, Blutzucker und Gewicht die Verantwortung über den Verlauf selbst übernimmt. Die notwendige Medikation sollte die Gewichtsabnahme unterstützen, d. h. beispielsweise möglichst keine Betablocker und keine Insulintherapie, solange andere Optionen möglich sind.

▪ Weitere Ansatzpunkte

Das **Arbeitsleben** sollte so gestaltet sein, dass in einem strukturierten Alltag Platz für regelmäßige und gesunde Mahlzeiten und ausreichend körperliche Aktivität vorhanden ist.

Ausdauertraining: Bei körperlichem oder vor allem chronischem seelischem Stress werden neben Adrenalin, Noradrenalin und Kortison auch Blutzucker und Cholesterin aktiviert. Durch Ausdauertraining können erhöhte Blutzucker- und Cholesterinwerte abgebaut werden.

Der **Verzicht auf Rauchen** beeinflusst den Cholesterinwert positiv.

Eine **Alkoholabstinenz** wirkt sich auf den Fettstoffwechsel aus und hilft den Blutdruck zu senken.

Zur Unterstützung der Gewichtsabnahme und der regelmäßigen körperlichen Aktivität ist eine begleitende **Verhaltenstherapie** sinnvoll. Sie motiviert den Patienten und hilft ihm die Verhaltensänderung beizubehalten. Starre Kontrollmaßnahmen werden dabei durch flexible, auf den Patienten abgestimmte Behandlungsschritte ersetzt.

- **Tipps für die Praxis**

Die Bewegungstherapie sollte wie ein Rezept verordnet werden:

»Betreiben Sie 3 Mal wöchentlich eine Ausdauersportart in einer Dauer von anfangs 15 min z. B. Radfahren mit einer Pulsfrequenz von ca. 120 Schlägen/min. Jede Woche sollten Sie um 5 min steigern, sodass Sie bei 45–60 min pro Trainingseinheit angelangen.«

Der Arzt begleitet den Patienten zunächst über einen Zeitraum von 6 Monaten. Bei den regelmäßigen Terminen im Abstand von 2–4 Wochen werden der Blutdruck, der Taillenumfang und der Body-Mass-Index gemessen, um einfach und bequem den Erfolg der vereinbarten Behandlungsmaßnahmen zu beurteilen. Eine zusätzliche Ernährungsberatung, Sportgruppen, Programme zur Raucherentwöhnung stehen zur Verfügung. Die Kosten werden meistens von der Krankenkasse übernommen.

Besonders geeignete Sportarten sind Ausdauersportarten wie z. B. Joggen, Nordic Walking, Spazierengehen, Radfahren, Wandern, Schwimmen oder Aquajogging, Skilanglauf. Aber auch schon Spaziergänge, Treppensteigen oder Gartenarbeit wirken sich positiv auf die Symptome des metabolischen Syndroms aus. Die Belastungsintensität sollte moderat sein, d. h. 50–60 % der maximalen Leistungsfähigkeit.

Visualisieren Sie den Verlauf für den Patienten z. B. durch eine Tabelle. Loben Sie den Patienten für seine Erfolge und zeigen Sie Verständnis für Misserfolge. Versuchen Sie Barrieren mit dem Patienten zusammen zu erkennen und mit ihm herauszufin-

den, warum ein Verhalten nicht geändert werden kann. Arbeiten Sie individuell, je nach Lebensalltag und Möglichkeiten.

- **Wichtige Internetseiten**
- www.internisten-im-netz.de/de_was-ist-ein-metabolisches-syndrom_647.html (Zugegriffen Juni 2015)
- www.adipositas-gesellschaft.de (Zugegriffen Juni 2015)
- www.mobilis-programm.de (Zugegriffen Juni 2015)

Literatur

Zitierte Literatur

Albus C (2004) Psychosomatische Aspekte der Fehlernährung, Kompetenzfeld: Fehlernährung/Metabolisches Syndrom I (Vortrag an der Universitätsklinik Köln, Sommersemester 2004)

Arterburn DE, Courcoulas AP (2014) Bariatric surgery for obesity and metabolic conditions in adults. BMJ, 349: g 3961

Berg A, Berg A, Frey I et al. (2008) Bewegungsorientierte Schulung für adipöse Erwachsene. Ergebnisse zum Interventionsprogramm M.O.B.I.L.I.S. Dtsch Arztebl 105(11), S 197

Cuellar-Barboza AB, Frye MA, Grothe K et al. (2015) Change in consumption patterns for treatment-seeking patients with alcohol use disorder post-bariatric surgery. J Psychosom Res 78(3): 199–204

DGPM. Deutsche Gesellschaft für Psychosomatische Medizin und Psychotherapie und Deutsches Kollegium für Psychosomatische Medizin (2010) Diagnostik und Therapie der Essstörungen. AWMF-Register Nr. 051/026, Entwicklungsstufe S3. http://www.awmf.org/leitlinien/ (Zugegriffen Juni 2015)

Gößwald A, Lange M, Kamtsiuris P, Kurth BM (2012) DEGS: Studie zur Gesundheit Erwachsener in Deutschland. Bundesweite Quer- und Längsschnittstudie im Rahmen des Gesundheitsmonitorings des Robert Koch-Instituts. Bundesgesundheitsbl Gesundheitsforsch Gesundheitsschutz 55: 775–780

Hanefeld M (2006) Das metabolische Syndrom: Definitionen, common soil für Diabetes und kardiovaskuläre Erkrankungen, Konsequenzen für die Therapie. Adipositas Spektrum 3, 7–10

Hauner H, Berg A, Bischoff SC et al. (2014) Interdisziplinäre Leitlinie der Qualität S3 zur »Prävention und Therapie der Adipositas«, 2. Aufl. (1. Aktualisierung, 2011–2013). Deutsche Adipositas Gesellschaft http://awmf.org

Hoppichler F (2004) Das metabolische Syndrom: Epidemiologie und Diagnose, Acta Med Austriaca 31/4, S 130–132

Mayer KC (2015) Glossar Psychiatrie/Psychosomatik: Metabolisches Syndrom. Online Dokument. http://www.neuro24.de/show_glossar.php?id=1082 (Zugegriffen Juni 2015)

Stefan N, Häring HU, Hu FB, Schulze MB (2013) Metabolically healthy obesity: epidemiology, mechanisms, and clinical implications. Lancet Diabetes Endocrinol 1(2), 152–162

Toplak H (2005) Das Metabolische Syndrom – Beginn des »Tödlichen Quartetts« J Kard S 6–7

Wirth A, Wabitsch M, Hauner H (2014) Klinische Leitlinie, Prävention und Therapie der Adipositas. Dtsch Ärztebl 111, 42

Weiterführende Literatur

Herpertz S, de Zwaan M, Zipfel S (Hrsg.) (2008) Handbuch Essstörungen und Adipositas. Springer, Heidelberg

Wirth A (2000) Adipositas. Epidemiologie, Ätiologie, Folgekrankheiten, Therapie, 2. Aufl. Springer, Heidelberg

Anorexia nervosa und Bulimie

Kurt Fritzsche, Peter Rochlitz

K. Fritzsche et al. (Hrsg.), *Psychosomatische Grundversorgung*,
DOI 10.1007/978-3-662-47744-1_17, © Springer-Verlag Berlin Heidelberg 2016

17.1   Anorexia nervosa (ICD-10: F 50.0)

Fallbeispiel

Die 19-jährige Patientin kommt Ende 2012 in Begleitung und auf Initiative ihrer Mutter in die Praxis eines
Facharztes für Allgemeinmedizin. Sie habe seit Sommer vergangenen Jahres von damals 60 kg Gewicht
(Größe 172 cm, BMI 20,3) auf jetzt ca. 40 kg (BMI 13,6)
abgenommen. Ein Auslöser kann zunächst nicht benannt werden. Bei der Anamnese zeigt sich ein deutlicher Zusammenhang mit der ersten festen Partnerschaft. Der Freund habe sie immer mit schlankeren
Mädchen verglichen. Ihr Versuch abzunehmen sei
dabei außer Kontrolle geraten, auch nach der Trennung vom Freund. Nach einer Familienurlaubsreise in
den letzten Sommerferien kam es zu einer weiteren
rasanten Gewichtsabnahme. Die Eltern fühlten sich
überfordert und veranlassten die Vorstellung in der
Praxis. Sie selber, als schulisch hervorragende Zwölft-
klässlerin kurz vor dem Abitur, sei zwiespältig, leide
jedoch unter ihrem massiven Leistungsabfall, insbesondere hinsichtlich ihrer vielfältigen Sportarten
(Mountainbiking, Klettern, Reiten, Schwimmen und
Laufen).

17.1.1   Theoretischer Teil

17.1.1.1   Kennzeichen

Zu den Symptomen der Anorexia nervosa zählen:
- Gewichtsabnahme von mindestens 15 % unter
  das Idealgewicht oder ein BMI ≤ 17,5. Meist
  liegt die Gewichtsabnahme deutlich unterhalb
  dieses Wertes bis zur Kachexie.
- Der Gewichtsverlust ist selbst herbeigeführt
  durch Vermeidung von kalorienreichen Speisen, selbstinduziertem Erbrechen, selbstinduziertem Abführen, übertriebener körperlicher
  Aktivität und/oder Gebrauch von Appetit-
  zügglern und Diuretika.
- Anhaltende, zwanghafte Beschäftigung mit
  den Themen Essen und Gewicht.
- Trotz deutlichem Untergewicht wird der eigene
  Körper als zu dick erlebt (Körperschemastörung; ◘ Abb. 17.1).
- Übertriebene sportliche Aktivitäten.
- Fehlendes seelisches und körperliches Krank-
  heitsbewusstsein.

- Endokrine Störung auf der Hypothalamus-
  Hypophysen-Gonaden-Achse: Amenorrhö bei
  Frauen, Libido- und Potenzverlust bei Män-
  nern, Wachstumshormon und Kortisol erhöht,
  Gonadotropin erniedrigt, Störungen des
  Schilddrüsenhormonmetabolismus und der
  Insulinsekretion.

Die **Folgen** eines gestörten Essverhaltens sind in
◘ Tab. 17.1 dargestellt (Schlüter et al. 2006).

17.1.1.2   Diagnostische Einteilung

Unterschieden werden:
- Anorexia nervosa ohne aktive Maßnahmen zur
  Gewichtsabnahme, sondern ausschließlich
  Hungern oder exzessives Sporttreiben,
  sog. **restriktive** Anorexie (ICD-10: F 50.00).

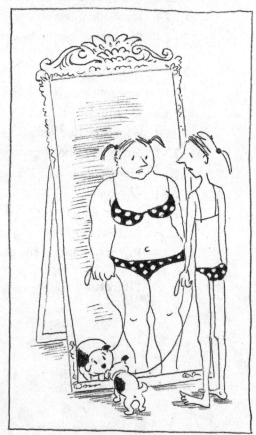

FETTE SCHNEPFE! HEUTE
OHNE ABENDBROT INS BETT.

◘ Abb. 17.1 Cartoon: Schnepfe. (Zeichnung Gisela Mehren)

◻ Tab. 17.1 Folgen gestörten Essverhaltens

Psychisch	Emotionale Veränderungen (Depressivität, Instabilität, Ängstlichkeit)
	Kognitive Defizite
Körperlich	Folgen des Hungerzustands
	- Schwächegefühl
	- Bradykardie
	- Hypotonie
	- Muskelatrophie
	- Haarausfall
	- Reduzierte Knochendichte (→ Osteoporose)
	- Hirnatrophie
	- Endokrine Störungen (veränderte Spiegel von Serotonin, Östradiol, LH, Kortisol, Wachtums-
	hormon, Schilddrüsenhormonen u. a.) → Amenorrhö
	Folgen von selbstinduziertem Erbrechen und Abführmittelmissbrauch
	- Elektrolytstörungen (v. a. Hypokaliämie)
	- Dehydratation
	- Störungen des Säure-Basen-Haushalts (Alkalose oder Azidose)
	- Kardiainsuffizienz
	- Ösophagitis
	- Reflux
	- Zahnschäden
	- Sialadenose (Schwellung der Ohrspeicheldrüse)
	- Langfristig Nierenschädigung
Sozial	Eingeschränkte Freizeitaktivitäten
	Sozialer Rückzug
	Evtl. Verschuldung (bei ausgeprägten Essanfällen)
	Schwierigkeiten in Ausbildung und Beruf

— Anorexia nervosa mit aktiven Maßnahmen zur Gewichtsabnahme wie Erbrechen nach regelrechten Fressanfällen, Missbrauch von Abführmitteln, Diuretika, Appetitzüglern, sog. **bulimische** oder **aktive** Anorexie (ICD-10: F 50.01).

Differenzialdiagnostisch abzugrenzen sind:
— Psychogener Appetitverlust (ICD-10: F 50.8) als vorübergehende zeitlich begrenzte Essstörung im Rahmen von Belastungssituationen.
— Erbrechen bei anderen psychischen Störungen (ICD-10: F 50.5, ► Kap. 9 »Somatoforme Störungen«).
— Gewichtsverlust bei Krebserkrankungen und Darmerkrankungen wie Morbus Crohn.

17.1.1.3 Häufigkeit und Verlauf

1 % Prozent der Frauen zwischen 15 und 35 Jahren erkranken. Der Beginn ist meistens während der Adoleszenz. Das Verhältnis Frauen zu Männern beträgt 12:1. Die Anorexia nervosa findet sich in allen westlichen Ländern, gehäuft in sozial höheren Schichten.

Eine Komorbidität mit anderen Erkrankungen ist häufig, v. a. mit Depressionen, Angststörungen und Zwangserkrankungen. Die Erkrankung verläuft in der Regel über mehrere Jahre. In ungefähr der Hälfte der Fälle kommt es zu Heilungen, in ca. 20 % zu einem chronischen Verlauf. Das Sterberisiko ist mit 15 % deutlich erhöht.

Eine schlechte Prognose findet sich bei Kombination der Anorexie mit Laxantienabusus, vorangegangener Adipositas, Suchtmittelabusus, Persönlichkeitsstörung, Zwangsstörung und schlechter sozialer und beruflicher Anpassung.

17.1.1.4 Entstehungsbedingungen der Anorexia nervosa

Fallbeispiel Fortsetzung

Die Patientin ist mittleres von 3 Kindern (Bruder +1,5 Jahre, Schwester –1,5 Jahre) eines mittelständischen Kleinunternehmers und einer Ärztin, welche ihre Laufbahn aufgrund der Kinder stark eingeschränkt hat. Sie sei immer die Stütze der Mutter gewesen, die Schwester dagegen die Rebellin. Ein Abitur von 1,1 wird von ihr angestrebt; ein anschließendes Medizinstudium ist geplant.

Es handelt sich um ein komplexes Zusammenspiel folgender Faktoren, die im Einzelfall mit unterschiedlicher Gewichtung zur Entstehung beitragen:

- Abwehr von weiblicher Identität und Sexualität.
- Der Kampf um Autonomie. Hungern als Versuch, sich als eigenständiges Subjekt zu definieren. Die Selbstkontrolle verleiht das Gefühl der Vollkommenheit. Jedes therapeutische Angebot wird als Bedrohung dieses Zustandes erlebt.
- Abwehr von Abhängigkeitswünschen. Es besteht ein starker Wunsch nach nahen und engen Beziehungen, die aber Angst auslösen. Beherrschung des Hungers bedeutet das Erlebnis, sich abgrenzen zu können.
- Verzerrung der Körperwahrnehmung, z. B. die Wahrnehmung des eigenen Körpers im Spiegel im Sinne von »zu dick«.

- Familiäre Situation: Neigung zur Harmonisierung und Konfliktvermeidung bei Spannungen in der Familie; rigide Familienstrukturen.
- Hoher Leistungsanspruch.
- Gewalterfahrungen und sexuelle Traumatisierung vor Ausbruch der Erkrankung.
- Genetische Faktoren.
- Auslöser: tatsächliche oder phantasierte Trennungssituationen; erste Verliebtheit.

Die Gegensätze und Widersprüche, welche zum Hungern führen, sind in ◘ Tab. 17.2 dargestellt.

17.1.2 Praktischer Teil

17.1.2.1 Erkennen

Patientinnen mit Essstörungen haben initial häufig kaum Kontakte zu Ärzten für psychische Störungen. Ärzte für Allgemeinmedizin, Zahnärzte oder Gynäkologen können daher wichtige Funktionen bei der Früherkennung von Essstörungen übernehmen.

So ist bei folgenden Risikogruppen in Erwägung zu ziehen, ob eine Essstörung vorliegen könnte (Leitlinie 2011):

- Junge Frauen mit niedrigem Körpergewicht,
- Unter- bzw. normalgewichtige Patientinnen mit Gewichtssorgen,
- Frauen mit Zyklusstörungen oder Amenorrhö,
- Patientinnen mit Hinweisen auf eine Mangelernährung,

◘ **Tab. 17.2** Dialektik des Hungerns

»Ich bin ein liebes und braves Kind«	»Ich bin ein rebellisches, unangepasstes Kind«
Ich bin schwach - Ich bin ein kleines Kind - Ich habe keine Sexualität	Ich bin stark - Ich bin zäh und leistungsfähig - Ich habe mich total im Griff
Ich bin angepasst - Ich widerspreche niemanden - Ich bin gut in der Schule	Ich bin etwas Besonderes - Ich verachte die Schwäche der anderen - Ich bin Herr über meinen Körper
Ich bin gehorsam - Ich füge mich - Ich bin lieb - Ich bin genügsam	Ich bin ungehorsam - Ich mache, was ich will - Ich habe Macht über euch - Alles dreht sich nur um mich
Ich brauche Euch - Ich verlasse euch nicht - Ich habe euch so lieb	Ich bin total unabhängig - Ich lasse niemanden an mich heran - Ich lasse nichts in meinen Körper hinein

- Patientinnen mit gastrointestinalen Symptomen,
- Patientinnen mit wiederholtem Erbrechen,
- Kinder mit einer Wachstumsstörung.

Bei Verdacht auf eine Essstörung können folgende Fragen für ein erstes Screening hilfreich sein:
- »Wie zufrieden sind Sie mit Ihrem Essverhalten?«
- »Gibt es etwas, das Sie ändern wollen im Hinblick darauf, was und wieviel Sie essen?«
- »Beeinflusst Ihr Gewicht Ihr Selbstwertgefühl?«
- »Machen Sie sich Sorgen wegen Ihrer Figur?«
- »Essen Sie heimlich?«
- »Kommt es vor, dass Sie sich übergeben, wenn Sie sich unangenehm voll fühlen?«
- »Machen Sie sich Sorgen, weil Sie manchmal mit dem Essen nicht aufhören können?«

Patienten mit Anorexia nervosa sind oft hin- und hergerissen, einerseits zwischen dem Wunsch sich anzuvertrauen, um Hilfe zu bekommen, und andererseits ihren Schamgefühlen und der Angst vor Veränderung. Deshalb teilt sich die Patientin oft nicht direkt mit, sondern »testet«, ob der Arzt der eher vagen Schilderung der Beschwerden nachgeht.

Wichtigstes Diagnostikum ist daher bei Verdacht auf Anorexie die gezielte Exploration entsprechend der oben genannten diagnostischen Kriterien.

Als Bewertungsmaßstab zur Beurteilung des Körpergewichtes wird der Body-Mass-Index (BMI) verwendet. Die Festlegung des Normalgewichts erfolgt durch den **Quetelet-Index** (QI), der auch als »Body-Mass-Index« (BMI) bezeichnet wird.

Body-Mass-Index (BMI) = Körpergewicht (kg) : Körpergröße (m)^2

Beispiel: BMI = 75 : (1,79)^2 = 24

Unter klinischen Gesichtspunkten kann das hochgradige Untergewicht noch in zwei Stufen unterteilt werden: hochgradiges Untergewicht Grad I mit BMI 13,0–15,99 kg/m^2 und hochgradiges Untergewicht Grad II mit BMI < 13,0 kg/m^2. Das Rational hierfür ist die deutlich erhöhte Mortalität bei Patientinnen mit Anorexia nervosa, welche einen BMI < 13,0 kg/m^2 haben. Bei Erwachsenen mit einem BMI < 15 kg/m^2 sollte eine stationäre Behandlung erwogen werden (Leitlinie 2011).

Tipps für die Praxis
Aufmerksamkeitssignale für eine Anorexia nervosa sind:
- Beschäftigung mit dem Gewicht in Form von ausgeprägtem Interesse an Diäten, oft dramatisch herabgesetztes subjektives Wunschgewicht, deshalb gezielte Exploration notwendig, krankhafte Furcht vor dem Dickwerden
- Phasenweise deutlich ausgeprägte Gewichtsschwankungen
- Zyklusstörungen
- Hypokaliämie, (Brady-)Arrhythmie, geschwollene Speicheldrüsen
- BMI < 17,5 kg/m^2
- Missverhältnis zwischen Körpergewicht und Aktivitätsniveau, z. B. exzessive sportliche Aktivität
- Nur angedeutete, vage psychische Beschwerden

- **Medizinische Diagnostik**

Im allgemeinärztlichen Bereich sollte die medizinische Diagnostik als Minimum folgende Elemente enthalten (Leitlinie 2011):
- Körpergröße und Körpergewicht (Bewertung mit Hilfe des BMI oder mit Perzentilkurven bei Kindern und Jugendlichen),
- Blutdruck und Puls.

Zur Abschätzung der vitalen Gefährdung durch Untergewicht und Folgen des Erbrechens können folgende Elemente hinzugezogen werden:
- Körpertemperatur, Inspektion der Körperperipherie (Durchblutung, Ödeme),
- Auskultation des Herzens, Orthostasetest,
- Blutbild,
- Blutsenkung,
- Harnstoff,
- Elektrolyte,
- Kreatinin,
- Leberfunktionstest,
- Blutglukose,
- Urinstatus und
- Elektrokardiogramm.

Die medizinische Diagnostik dient v. a. der Gefahrenabwehr, indem Komplikationen der Essstörung erkannt werden, und in selteneren Fällen auch der differenzialdiagnostischen Abklärung.

17.1.2.2 Therapeutische Grundhaltung

Die Therapiemotivation der Patientinnen ist insbesondere zu Beginn der Behandlung häufig ambivalent. Daher ist eine empathische, wertungsfreie, nicht vorwurfsvolle Haltung angemessen. Soweit die körperliche und/oder psychische Situation der Patientinnen kein unmittelbares Eingreifen notwendig macht, sollten zunächst die Entwicklung eines tragfähigen Arbeitsbündnisses und die Behandlungsmotivation im Vordergrund stehen.

Aufgaben des **Hausarztes** oder primär behandelnden Arztes sind:

- Erkennen und Benennen der Erkrankung sowie Aufklären über körperliche und psychische Beeinträchtigungen und Folgen einer Anorexie.
- Frühe Einbeziehung der Familie.
- Aufklärung über die Grundzüge der psychotherapeutischen Diagnostik und Therapie.
- Lebensbedrohung und Gefahr der Chronifizierung deutlich machen.
- Einholen eines Behandlungsauftrags von der Patientin und der Familie.
- Motivierung für die Psychotherapie; unter Berücksichtigung der oft extremen Ambivalenz der Patientinnen.

17.1.2.3 Arzt-Patient-Beziehung und Behandlung

Behandlungsprobleme entstehen in der Regel wegen:

- **Ambivalenter Behandlungsmotivation.** Der Druck zur Behandlung kommt eher von den Angehörigen, von der Schule, vom Arbeitsplatz oder von anderen ärztlichen Behandlern, weniger von der Patientin selbst. Vordergründig passt sich die Patientin bis zur Unterwerfung unter ärztlich-therapeutische Ratschläge an, insgeheim boykottiert sie die therapeutischen Bemühungen durch Lügen und Manipulation. Hintergrund ist der verzweifelte Kampf um Autonomie, Anerkennung und Selbstwert bei gleichzeitig kaum eingestandenen Abhängigkeitswünschen.

Vorschlag für eine Intervention bei ambivalenter Behandlungsmotivation: »Ein Teil in Ihnen wünscht eine Veränderung, ein anderer Teil möchte am Hungern und an Ihrem niedrigen Gewicht festhalten. Wie stark würden Sie prozentual beide Anteile einschätzen? Wären Sie bereit, mir für den 20 % Anteil, der eine Veränderung wünscht, einen Behandlungsauftrag zu erteilen?«

- **»Friss oder stirb«** – Haltung des Arztes. Die Patienten lösen in ihrer Verzweiflung im Rahmen ihrer eher destruktiven Lösungsversuche im Umgang mit Essen, Körper, Schönheitsideal und Geschlechtsrolle beim Arzt einen Aktionismus aus, der zu rigiden Verträgen und Regeln und zu einem **Überbetonen des gestörten Essverhaltens** führt. Meistens endet diese Konfrontation in einem unproduktiven Clinch, der nur das wiederholt, was die Patientin schon aus ihrer Familie bis zum Überdruss kennt.

Die andere Seite sind Ohnmachtsgefühle und Resignation beim Arzt, die zur **Vernachlässigung der lebensbedrohlichen Symptomatik** führen. Von der Patientin wird das so verstanden, dass der Arzt die Symptome stillschweigend toleriert. Vordergründig erscheint es wie ein Triumph der Patientin, dass sie ihre Behandler täuschen und manipulieren kann. In der Folge verliert sie jedoch die letzte Hoffnung auf ein Gegenüber, das sie konfrontiert, für sie erlebbar wird und ihr dadurch Reifungsschritte und Verhaltensänderungen ermöglicht.

- **Spaltung.** Die Spaltung in gute, empathische Behandler und harte und strenge Behandler stellt sich in allen Behandlungssystemen ein, vor allem wenn die Patienten parallel bei unterschiedlichen stationären Einrichtungen, Praxen oder Beratungsstellen auftauchen, womöglich ohne dass die Behandler voneinander wissen. Die Spaltungsprozesse im Behandlersystem sind meistens ein Abbild der Dynamik, die sich auch **innerhalb der Familie** der Patientin abspielt. Den verschiedenen Behandlern muss klar werden, dass sie stellvertretend für die Patientin die widersprüchlichen Anteile in ihr austragen.

Ziel ist eine Integration dieser verschiedenen Anteile. Dies ist am besten innerhalb eines stationären Behandlungskonzeptes möglich ist. Gegenüber der

Familie sollte der Hausarzt eine warmherzige, wohlwollende, aber gleichzeitig neutrale Position zwischen Überfürsorge und Ablehnung einnehmen.

17.1.2.4 Psychotherapeutische Behandlung

Fallbeispiel Fortsetzung – Behandlung und Verlauf

Die erste stationäre Aufnahme erfolgt mit einem Gewicht von 38 kg (BMI 12,7). Im Rahmen einer multimodalen Behandlung basierend auf einem Gewichtszunahme-Vertrag erreicht die Patientin unter erheblichen Mühen und Gewichtsschwankungen ein Gewicht von 40,4 kg. Dies gilt als Grundvoraussetzung, das Abitur absolvieren zu können.

Nach erfolgreichem Abitur erfolgt die zeitnahe Wiederaufnahme im Sinne einer Intervallbehandlung. Ambivalenzen der Patientin und eine verstrickt-rigide Familienstruktur werden deutlich. Es kommt immer wieder zu Gewichtsabstürzen und Beinaheverlegungen in die Innere Medizin zur intensivmedizinischen Behandlung. Nach dieser Phase kommt es schließlich doch zu einer konstruktiveren Gewichtsentwicklung bis zu dem noch immer extrem untergewichtigen Gewicht von 42,6 kg (BMI 14,4). Die Entlassung in eine ambulante hausärztliche und psychotherapeutische Behandlung ist möglich. Patientin geht nicht mehr ins Elternhaus zurück, sondern zieht zunächst zu einer Tante zur weiteren Gewichtsrestitution vor etwaigem Studienbeginn. Die Prognose ist offen.

Die Behandlung sollte bei einem BMI ≤ 15 kg/m^2 immer stationär oder teilstationär in einer spezialisierten Einrichtung erfolgen. Nach Erreichen eines Mindestgewichtes oder Basisgewichtes (BMI um 18) ist eine anschließende längere ambulante Psychotherapie unbedingt notwendig. Nicht selten sind wiederholte stationäre Aufnahmen erforderlich.

Das Behandlungskonzept sollte symptombewältigende und konfliktbearbeitende Anteile beinhalten; i. d. R. kann nach anfänglicher Fokussierung auf die Symptomminderung (Essverhalten normalisieren, Gewichtssteigerung) im Verlauf der Behandlung vermehrt auf die zu Grunde liegenden Konflikte eingegangen werden (Herpertz u. de Zwaan 2005):

1. Verhaltenstherapeutische Ansätze mit dem Ziel der Normalisierung des Essverhaltens i. S. einer vermehrten Selbstkontrolle durch:

   - Vertrag mit Festlegung einer regelmäßigen Gewichtszunahme bis Erreichen des Basisgewichts,
   - Führen eines Esstagebuchs,
   - Aufklärung über normale Essensmengen und Essstruktur.

2. Nach Symptomreduktion zunehmend Einzel- und Gruppentherapie zur Bearbeitung der zugrunde liegenden Konflikte mit dem Ziel:
   - Stärkung des Selbstwertgefühls,
   - Entwicklung von Problemlösungsstrategien,
   - Selbstsicherheitstraining im sozialen Verhalten,
   - Verbesserung der Wahrnehmung von Affekten und Konflikten.

Alle untersuchten Therapieansätze führen nur zu mäßigen Erfolgsraten. Bislang gibt es keinen Hinweis auf die Überlegenheit eines bestimmten Therapieverfahrens.

17.2 Bulimia nervosa (ICD-10: F 50.2)

Fallbeispiel

Die beim Erstkontakt 17-jährige Patientin kommt auf Initiative und in Begleitung der Mutter, nachdem die familiäre Situation kurz zuvor eskaliert war. Die Patientin hat ihren Eltern das Ausmaß ihrer bulimischen Symptomatik offengelegt: täglich 2–10 Ess-/Brechanfälle, dazwischen häufige Nahrungsrestriktion. Zugleich ist aufgefallen, dass sie zur Finanzierung eines Essanfalles Geld aus dem Geldbeutel des Vaters genommen hat. Die junge, normalgewichtige Patientin zeigt sich äußerst verzweifelt, latent suizidal, weswegen dem Anliegen einer initial stationären Behandlung mit Fokussierung auf das Essverhalten und Distanzierung aus dem innerfamiliären Milieu stattgegeben wird.

17.2.1 Theoretischer Teil

17.2.1.1 Kennzeichen

Zu den Symptomen der Bulimia nervosa (ICD-10: F 50.2) zählen:

- Andauernde Beschäftigung mit dem Essen und unwiderstehliche Gier nach Lebensmitteln.

- Regelmäßige Essattacken (nach DSM-5: mind. 2/Woche über mind. 3 Monate), bei denen Nahrungsmittel in sehr großer Menge in sehr kurzer Zeit konsumiert werden (»Fressanfall«).
- Der befürchteten Gewichtszunahme wird durch selbstinduziertes Erbrechen, Missbrauch von Abführmitteln, Appetitzüglern, Schilddrüsenpräparaten oder Diuretika und zeitweiligen Hungerperioden entgegengesteuert.
- Es besteht eine krankhafte Furcht dick zu werden, verbunden mit einer Körperschemastörung. Das Wunschgewicht ist sehr niedrig, evtl. findet sich eine Anorexia nervosa in der Vorgeschichte.
- In der Regel Normgewicht, da immer ein Teil der zugeführten Nahrung nicht erbrochen wird.
- Amenorrhö in knapp 50 % der überwiegend normalgewichtigen Patienten.

Zu den **Folgezuständen** gehören:
- Elektrolytstörungen, hauptsächlich Hypokaliämie, die zu Herzrhythmusstörungen und plötzlichem Herzstillstand führen können.
- Zahnschädigung durch Magensäure.
- Chronische Entzündung und Schwellung der Parotisdrüsen, sogenanntes »Hamstergesicht«.
- Reizung der Ösophagusschleimhaut, Sodbrennen bis hin zu Ulzerationen und Kardiainsuffizienz.
- Schuld- und Schamgefühle.

Zitat einer 18-jährigen Patientin:
»Ich denke nur noch ans Essen und die übrige Welt ist völlig ausgeschaltet. Alle Selbstzweifel, Traurigkeit und Wut sind verschwunden. Ich stopfe dann alles mit Genuss in mich hinein, was sonst verboten ist. Es ist wie ein Rausch.

Wenn ich mich voll fühle, bekomme ich plötzlich Angst, zuzunehmen. Nach dem Kotzen fühle ich mich dann befreit und leer, bekomme aber auch riesige Schuldgefühle und ekle mich so sehr vor mir selber. Ich habe panische Angst, dass jemand mitbekommt, wie abstoßend ich eigentlich bin und nehme mir dann vor: Morgen wird alles anders.«

17.2.1.2   Häufigkeit und Verlauf

Die Prävalenzrate bei 20- bis 40-jährigen Frauen beträgt 3 %. Zwischen Beginn der Erkrankung und Diagnose liegen oft viele Jahre, da die Patientinnen wegen starker Scham- und Schuldgefühle ihre Symptome verheimlichen.

Prognose: In 25 % der Fälle ist eine Heilung nach 2–3 Jahren ambulanter und/oder stationärer Behandlung möglich.

17.2.1.3   Entstehungsbedingungen der Bulimia nervosa

Fallbeispiel Fortsetzung

Die Patientin ist die Älteste von drei Kindern (Schwester –2 Jahre, Bruder –8 Jahre) des örtlichen Bürgermeisters und einer Hausfrau, welche ihrerseits seit über 20 Jahren unter einer anorektischen Essstörung leidet. Sie sei immer die Brave gewesen, habe früh gemerkt, dass mit dem Essen der Mutter etwas nicht stimme. Von der Mutter erlebe sie massive Kontrolle und Druck bezüglich des Essverhaltens.

Folgende Faktoren spielen bei der Entstehung einer Bulimia nervosa eine Rolle:
- Selbstunsicherheit, Gefühle der inneren Leere und Sinnlosigkeit werden nach außen hinter einer starken **unabhängigen Fassade** verborgen.
- Hoher Leistungsanspruch.
- Nach Enttäuschung z. B. in einer Partnerschaft dient die Symptomatik der Ess- und Brechanfälle der Neutralisierung starker **innerer Spannungen** mit aggressiven Impulsen.
- Bei einem Teil der Patienten kommen als Ausdruck des Verlustes der Impulskontrolle **selbstverletzende Handlungen** in Form von Schneiden in Unterarme und Oberschenkel vor.
- Komorbidität mit Persönlichkeitsstörungen (▶ Kap. 20 »Persönlichkeitsstörungen«).

17.2.2   Praktischer Teil

17.2.2.1   Erkennen

Patientinnen mit Bulimia nervosa stehen i. d. R. unter hohem psychischen Leidensdruck, neigen aufgrund einer hohen Schamproblematik jedoch zum Verheimlichen der Erkrankung. Ein behutsames, aber offenes Ansprechen bei Krankheitsverdacht führt häufig zu einer Entlastung.

Warnsignale für Bulimie: Elektrolytveränderung, Karies, Schwielen an den Fingern durch häufiges selbstinduziertes Erbrechen, ansonsten ähnlich wie bei Anorexie, jedoch keine Kachexie.

Bei der Diagnostik sollten Daten aus folgenden Lebens- und Erfahrungsbereichen erhoben werden: Familiäre Vorgeschichte von Essstörungen, essensbezogene Verhaltensweisen in der Familie, biografische Vorgeschichte von emotionaler Vernachlässigung, körperlicher oder sexueller Gewalterfahrung, von Selbstwertentwicklung, Problemen mit der Impulskontrolle, Diätverhalten und exzessive Beschäftigung mit dem eigenen Körper.

17.2.2.2 Therapeutische Grundhaltung

Hauptziel ist wie bei der Anorexia nervosa das Erkennen und Benennen sowie die Aufklärung über das Krankheitsbild, die Grundzüge der Behandlung und die Motivierung für eine Fachpsychotherapie. Besondere Berücksichtigung bedarf dabei die bei Bulimie ausgeprägte Schamproblematik und die stark schwankende Behandlungsmotivation (zwischen »jetzt sofort« und »brauch ich nicht«).

17.2.2.3 Arzt-Patient-Beziehung

Die Probleme der Behandlung und der Arzt-Patient-Beziehung unterscheiden sich z. T. charakteristisch von denen bei der Anorexia nervosa, wie in ◘ Tab. 17.3 gegenübergestellt.

17.2.2.4 Psychotherapeutische Behandlung

Fallbeispiel Fortsetzung – Behandlung und Verlauf

Die initiale stationäre Behandlungsphase beinhaltet die Stabilisierung des Essverhaltens, das Bearbeiten der Scham und Besprechen der familiären Situation. Nach ausreichender Stabilisierung erfolgt die Fortsetzung der Psychotherapie in ambulanter Langzeitbehandlung (50 h), günstigerweise beim vorbehandelnden Einzeltherapeuten. Nachdem das Essverhalten ausreichend stabilisiert ist, gelingt im Verlauf eine immer bessere Konfliktbearbeitung. Die Patientin kann in dieser Zeit ihr Abitur absolvieren, eine erste festere Partnerschaft eingehen und eine Bankkaufmannslehre beginnen. Die Patientin ist zuversichtlich auch nach Ende der psychotherapeutischen Behandlung den Behandlungserfolg zu halten. Auch der Psychotherapeut geht von einer guten Prognose aus.

Eine Übersicht über mögliche Probleme bei der Behandlung von Patientinnen mit Anorexia nervosa und Bulimie zeigt ◘ Tab. 17.4.

◘ Tab. 17.3 Charakteristika des Arzt-Patient-Kontaktes bei Bulimia nervosa und Anorexia nervosa. (Nach Habermas u. Müller 1986)

Anorexia nervosa	Bulimia nervosa
Zumeist jugendliche Patientinnen	In der Regel junge Frauen
Spätes Aufsuchen des Arztes	Aufsuchen des Arztes oft erst nach jahrelangen gescheiterten Selbstheilungsversuchen, z. T. Verschweigen der Symptome
Arztbesuch/Therapie auf Drängen von Familienmitgliedern Erste Gespräche häufig in deren Begleitung	Kommt oft allein Möchte häufig Familie nicht einbeziehen
Vordergründiges Fehlen psychischer Symptome oder Konflikte	Ausgeprägte Stimmungsschwankungen, häufig Depressivität
Leiden unter Verlust der Leistungsfähigkeit	Leiden unter Kontrollverlust und Beeinträchtigung der Alltagsbewältigung, der Leistungsfähigkeit und der Beziehungen
Fehlendes Krankheitsgefühl und Verleugnung des bedrohlichen körperlichen Zustandes Magerkeit ist ich-synton, möchte wegen Strebens nach Besonderheit nicht als krank gelten	Ausgeprägter Leidensdruck, schamhaftes Verschweigen der Symptomatik, Wechsel von Ich-Syntonizität und Ich-Distonizität oft Erleichterung, mit Symptom nicht allein zu sein

◘ **Tab. 17.4** Probleme der Essstörungsbehandlung auf Seiten von Patientin und Behandler (*A* = Anorexie, *B* = Bulimie)

Patientin	Behandler
– Ambivalente (B), geringe und schwankende (A) Motivation – Druck durch Patientin (B) oder System (Angehörige, Schule, Behandler) (A) – Unübersichtlichkeit (A) – Vordergründig Anpassung/»Unterwerfung«, Charme – »Heikle Affekte«: Scham, Gier und Ekel, große Kränkbarkeit – Heimlichkeit, Manipulationen und Lügen; Multi-Impuls-Verhalten – »Alles oder Nichts«-Denken – Zwangssymptomatik (A), depressive Symptomatik	– Überbetonen oder Vernachlässigen der Symptomatik – Inkonsequenz oder Rigidität (z. B. bezügl. »Verträgen«, Regeln) – Aktionismus oder Resignation (z. T. geschlechtsspezifische) Gegenübertragung – Tolerieren zu schneller oder zu langsamer Gewichtszunahme (A) – »Komplizenschaft« oder »Verclinchung« (A) – Spaltungen im Team/zwischen Behandlungseinrichtungen (A) – Zu frühe Beendigung der Behandlung

Eine ambulante, störungsspezifische Kurztherapie ist in vielen Fällen ausreichend. Für Patientinnen mit Medikamentenmissbrauch, Suizidalität oder zugrunde liegenden Persönlichkeitsstörungen ist oft eine stationäre psychotherapeutische Behandlung und anschließende ambulante Weiterbehandlung sinnvoll. Das Behandlungskonzept umfasst ähnlich wie bei der Anorexia nervosa verhaltenstherapeutische Ansätze zur Modifikation des Essverhaltens i. S. einer vermehrten Selbstkontrolle, Stärkung des Selbstwertgefühls, Entwicklung von Problemlösungsstrategien und Selbstsicherheitstraining im sozialen Verhalten. Die Patienten lernen, Gefühle der Leere auszuhalten und in Konflikten Traurigkeit und Wut verbal ohne Ess-Brech-Anfall auszudrücken. Im weiteren Verlauf rückt die Bearbeitung zugrunde liegender Konflikte in den Vordergrund.

Ergänzend zur Psychotherapie gilt die psychopharmakologische Behandlung mit selektiven Serotonin-Wiederaufnahmehemmern (SSRI) v. a. bei ausgeprägter depressiver Symptomatik und bei Impulskontrollverlust als wirksam.

▪ Wichtige Internetseiten
▬ Die Bundeszentrale für gesundheitliche Aufklärung stellt vielfältige Informationen für Angehörige als Broschüren wie auch im Internet bereit: www.bzga-essstoerungen.de

▬ Verschiedene Internet-Portale zu Essstörungen bieten sinnvolle Informationen:
  ▬ www.hungrigonline.de oder
  ▬ www. Magersucht.de oder
  ▬ www.bzga-essstoerungen.de

Literatur

Zitierte Literatur
Habermas T, Müller M (1986) Das Bulimie-Syndrom: Krankheitsbild, Dynamik und Therapie. Nervenarzt 57: 322–331
Herpertz S, de Zwaan M (2005) Essstörungen. In: Senf W, Broda N (Hrsg). Praxis der Psychotherapie. Ein integratives Lehrbuch. Thieme, Stuttgart, S 502–528
Schlüter N, Ganß C, Klimek J, Zeeck, A (2006). Zahnhartsubstanzschäden bei Essstörungen. Psychotherapeut 51: 465–474

Weiterführende Literatur
Bruch H (2010) Der goldene Käfig: Das Rätsel der Magersucht. Fischer, Frankfurt a. M.
Jacobi C, Thiel A, Paul T (2004) Essstörungen. Hogrefe, Göttingen
Herpertz S, Herpertz-Dahlmann B, Fichter M, Tuschen-Caffier B, Zeeck A (Hrsg) (2011) S3-Leitlinie Diagnostik und Behandlung der Essstörungen. Springer, Heidelberg
Schmidt U, Treasure J (2001) Die Bulimie besiegen. Beltz, Weinheim
Zeeck A (2008) Essstörungen. Wissen, was stimmt. Herder, Freiburg

17

Suchtkrankheiten

Kurt Fritzsche

K. Fritzsche et al. (Hrsg.), *Psychosomatische Grundversorgung*,
DOI 10.1007/978-3-662-47744-1_18, © Springer-Verlag Berlin Heidelberg 2016

Fallbeispiel

Ein ca. 40-jähriger Mann stellt sich in der Hausarzt-praxis wegen wiederkehrender Übelkeit und Druck-beschwerden im Oberbauch vor. Nach den ersten Untersuchungen diagnostiziert der Hausarzt eine Gastritis, hegt jedoch den Verdacht einer möglichen Alkoholabhängigkeit des Patienten. Auf Nachfragen berichtet dieser, täglich 3–4 Flaschen Bier und auch mal härtere Spirituosen zu konsumieren. Dies mache er, um sich besser entspannen zu können und schneller in den Schlaf zu finden. Er stehe derzeit am Arbeitsplatz sehr unter Druck, habe manchmal Angst, den Job ganz zu verlieren. Am Wochenende komme es schon auch vor, dass er bis zu einer halben Flasche Cognac alleine trinke. Dies vertrage er gut, habe am nächsten Tag keine Nachwirkungen, worauf er fast stolz zu sein scheint.

18.1   Theoretischer Teil

18.1.1 Kennzeichen

Die Weltgesundheitsorganisation (WHO) definiert Abhängigkeit als ein unüberwindbares Verlangen nach einer bestimmten Substanz oder einem be-stimmten Verhalten, das der Patient nicht mehr steuern kann und von dem er beherrscht wird. Einer Abhängigkeit liegt der Drang zugrunde, die psychi-schen Wirkungen des Suchtmittels zu erfahren, zu-nehmend auch das Bedürfnis, unangenehme Aus-wirkungen ihres Fehlens (Entzugserscheinungen wie Unruhe, Schlafstörungen, Kopfschmerzen, Angstzustände, Schweißausbrüche) zu vermeiden. Es kommt dabei zu einer Toleranzerhöhung und in der Folge zu einem körperlichen Entzugssyndrom. Im Verlauf können sich Beschaffung und Konsum von den entsprechenden Substanzen zum lebensbe-stimmenden Inhalt entwickeln. Es wird unterschie-den zwischen **Abhängigkeitssyndrom** und **schäd-lichem Gebrauch**. Letzteres bezeichnet – als schwä-chere Variante des Missbrauchsverhaltens – einen Konsum mit nachweislichen (körperlichen oder psychischen) Zeichen, ohne dass eine Abhängigkeit vorliegt.

18.1.2 Symptome

Die wichtigsten Symptome einer Abhängigkeit sind:
- Kontrollverlust,
- Entzugssyndrom und
- Toleranzentwicklung.

Indirekte klinische Hinweise für eine Alkoholab-hängigkeit sind ein reduzierter Allgemeinzustand, psychische Störungen wie Unruhe, Konzentrations-schwäche, Angst, Änderungen des Appetits, des Schlafrhythmus und der sexuellen Funktionen. Hinzu kommen Hypertonie, supraventrikuläre Ex-trasystolen, vermehrte Schweißneigung, eine gering vergrößerte Leber und ein Druckschmerz im Epi-gastrium. Bei 20 % der Patienten finden sich Zei-chen einer Polyneuropathie.

Patienten mit einer Medikamentenabhängigkeit leiden unter vielfältigen Symptomen, die meist kör-pernah erlebt werden wie z. B. allgemeine Niederge-schlagenheit, rasche Ermüdbarkeit, nachlassende Leistungsfähigkeit, Schlafstörungen, Kopfschmer-zen, Gliederschmerzen, Muskelschmerzen, Ange-spanntheit, Angstzustände und anderweitige soma-toforme Beschwerden.

18.1.3 Diagnostische Einteilung

Die diagnostische Einteilung der Suchtkrankheiten umfasst:
- Akute Intoxikation (ICD-10: durch Alkohol F 10.0 oder andere psychotrope Substanzen F 11.0 – F 19.0).
- Schädlicher Gebrauch (ICD-10: von Alkohol F 10.1 oder anderen psychotropen Substanzen F 11.1 – F 19.1).
- Abhängigkeitssyndrom (ICD-10: chronischer Alkoholismus F 10.2 oder andere psychotroper Substanzen: F 11.2 – F 19.2).

Allgemein wird unterschieden zwischen
- **Stoffgebundener Abhängigkeit:** Alkohol, Medikamente, Drogen, Genussmittel wie Kof-fein, Nikotin und
- **Nicht-stoffgebundener Abhängigkeit:** z. B. pathologischer Internetgebrauch. Diese Stö-rungen werden in der ICD-10 unter »ab-

normen Gewohnheiten und Störungen der Impulskontrolle« (F 63) eingeordnet.

18.1.4 Häufigkeit und Verlauf

Alkoholabhängigkeit und Abhängigkeit von Cannabis und Opiaten ergeben zusammen die vierthäufigste psychische Störung in Europa. Die 12-Monats-Prävalenz einer Alkoholabhängigkeit beträgt 3 % (Jacobi et al. 2014).

18.1.5 Ursachen

Gemäß dem biopsychosozialen Modell wirken verschiedene Faktoren zusammen:
- Das Suchtmittel wirkt direkt oder indirekt auf die dopaminergen Neurone und löst eine Aktivierung des Belohnungssystems mit Euphorie und Wohlbehagen aus. Weiterhin kann eine genetische Vulnerabilität durch Genomvarianten das Belohnungssystem und das daraus folgende Suchtverhalten beeinflussen.
- Das Suchtmittel kann helfen, depressive Stimmungen zu lösen, Einsamkeit, Langeweile und Erlebnissuche bei innerer Leere zu füllen. Das Suchtmittel führt ferner zu Leistungssteigerung und Schmerzlinderung.
- Im sozialen Bereich spielen eine »broken home« Situation, elterliche Vorbilder, Gruppenzwänge in der Schule oder im Freundeskreis und ein Freizeitvakuum eine Rolle.

18.1.6 Internetsucht

Symptome
Pathologischer Internetgebrauch ist gekennzeichnet durch
- exzessive Nutzung des Internets und Kontrollverlust bezüglich meist spezifischer Nutzungsformen wie z. B. Onlinecomputerspiel, Chatten und Messaging, Konsum und/oder Produktion pornografischer Webinhalte.
- Symptome, die Parallelen zu substanzgebundenen Süchten erkennen lassen wie z. B. ein intensiver Drang, dem Verhalten nachzugehen

(Craving), fortgeführter Konsum trotz negativer Konsequenzen wie Leistungsabfall, gesundheitliche Probleme, intrafamiliäre Konflikte, Entzugserscheinungen bei verhindertem Konsum und Toleranzentwicklung (exzessiv ausufernde Nutzungszeiten).
- Im Extremfall wird die Computerwelt zu einem vollständigen Ersatz für sonstige soziale Kontakte und führt zu sozialer Isolation.

Neurowissenschaftlich lassen sich ähnliche kortikale Verarbeitungsmerkmale wie bei substanzgebundenen Abhängigkeitserkrankungen nachweisen.

Häufigkeit
Die Zahl der Internetnutzer in der klinischen Praxis, welchen es nicht gelingt, einen adäquaten Umgang mit dem Medium des World Wide Web einzugehen, nimmt zu. In Deutschland besteht bei ca. 560.000 Menschen, d. h. bei 1 % der 14–64 Jährigen eine Internetabhängigkeit und bei 4,6 % eine »problematische Internetnutzung« von mindestens 4 Stunden online pro Tag. Die Prävalenzen des pathologischen Internetgebrauchs sind in der Regel für Jugendliche höher als für Erwachsene (Bundesministerium für Gesundheit 2011).

18.1.7 Hypersexualität

Als Nicht-Stoffgebundene Abhängigkeit kann auch die Hypersexualität (»Sexsucht«) gewertet werden, wenn ein Leidensdruck und eine deutliche Einschränkung wichtiger Lebensbereiche (z. B. Sozialkontakte) durch oft zeitraubende sexuelle Verhaltensmuster entsteht (Kobs et al. 2011). Ursächlich sind hier depressive Erkrankungen, aber auch Zwangstörungen oder Impulskontrollstörungen.

18.2   Praktischer Teil

18.2.1 Erkennen

Die Diagnose **Abhängigkeit** nach ICD-10 kann gestellt werden, wenn irgendwann während des letzten Jahres 3 oder mehr der folgenden Kriterien gleichzeitig vorhanden waren (◘ Abb. 18.1):

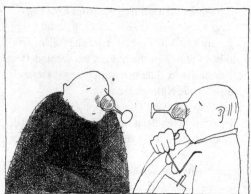

VIELE ÄRZTE HABEN SCHWIERIGKEITEN,
EINE SUCHTERKRANKUNG ZU ERKENNEN.

☒ **Abb. 18.1** Cartoon: Erkennen einer Suchterkrankung.
(Zeichnung: Gisela Mehren)

- Starker Wunsch oder Art Zwang nach Konsum der betreffenden Substanz.
- Verminderte Kontrollfähigkeit bezüglich des Beginns, der Beendigung und der Menge des Konsums.
- Körperliches Entzugssyndrom.
- Toleranznachweis.
- Fortschreitende Vernachlässigung anderer Vergnügen oder Interessen zugunsten des Substanzkonsums.
- Anhaltender Substanzkonsum trotz Nachweis eindeutiger schädlicher Folgen wie z. B. Leberschädigung durch exzessives Trinken, depressive Verstimmung oder Verschlechterung kognitiver Funktionen.

Indirekte Hinweise auf eine Alkoholabhängigkeit bieten die Erhöhung der typischen Laborparameter wie Gamma-GT, Transaminasen, mittleres Erythrozytenzellvolumen (MCV) und erhöhtes kohlenhydratdefizientes Transferrin (CDT).

Der **AUDIT (Alcohol Use Disorders Identification Test) Fragebogen** wurde im Auftrag der WHO, die ihn auch empfiehlt, entwickelt. Er besteht aus insgesamt 10 Fragen, die jeweils auf einer 5stufigen Skala beantwortet werden. Für die Gesamtpunktzahl werden alle einzelnen Werte addiert. Die Mindestpunktzahl ist 0, die maximale ist 40. **Ein Wert von 8 oder höher deutet auf einen gefährlichen und schädlichen Alkoholkonsum hin.** Bei Frauen und Männern über 65 Jahren wird empfohlen, den

Grenzwert auf 7 Punkte zu setzen. Der gesamte Test ist online verfügbar.

Für den Einsatz im primärmedizinischen Bereich kann der AUDIT-C (Alcohol Use Disorders Identification Test-Consumption) empfohlen werden (Bush et al. 1998). Der AUDIT-C ist eine Kurzversion, die ausschließlich die 3 Konsumfragen des AUDIT beinhaltet:

> **Praxistipp: AUDIT-C (Alcohol Use Disorders Identification Test-Consumption)**
> 1. Wie oft trinken Sie Alkohol?
>   – Nie (0 Punkte)
>   – 1-mal im Monat oder seltener (1 Punkt)
>   – 2- bis 4-mal im Monat (2 Punkte)
>   – 2- bis 3-mal die Woche (3 Punkte)
>   – 4-mal die Woche oder öfter (4 Punkte)
> 2. Wenn Sie Alkohol trinken, wie viele Gläser trinken Sie dann üblicherweise an einem Tag (1 Glas entspricht 0,33 L Bier, 0,25 L Wein/Sekt, 0,02 L Spirituosen)?
>   – 1–2 Gläser pro Tag (0 Punkte)
>   – 3–4 Gläser pro Tag (1 Punkt)
>   – 5–6 Gläser pro Tag (2 Punkte)
>   – 7–9 Gläser pro Tag (3 Punkte)
>   – ≥ 10 Gläser pro Tag (4 Punkte)
> 3. Wie oft trinken Sie 6 oder mehr Gläser alkoholischer Getränke bei einer Gelegenheit z. B. beim Abendessen, auf einer Party (1 Glas entspricht 0,33 L Bier, 0,25 L Wein/Sekt, 0,02 L Spirituosen)?
>   – Nie (0 Punkte)
>   – Seltener als einmal im Monat (1 Punkt)
>   – Jeden Monat (2 Punkte)
>   – Jede Woche (3 Punkte)
>   – Jeden Tag oder fast jeden Tag (4 Punkte)
>
> Bei einem Gesamtpunktwert von ≥ 4 bei Männern und ≥ 3 bei Frauen ist der Test positiv i. S. eines erhöhten Risikos für alkoholbezogene Störungen (riskanter, schädlicher oder abhängiger Alkoholkonsum) und spricht für die Notwendigkeit zu weiterem Handeln (☒ Abb. 18.2).

Die Diagnosestellung bei einer Medikamentenabhängigkeit wird dadurch erschwert, dass Patienten die Symptome verheimlichen, aus Scham oder

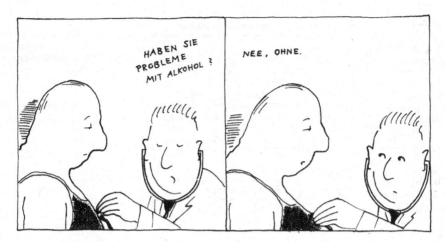

■ **Abb. 18.2** Cartoon: Probleme mit Alkohol. (Zeichnung: Gisela Mehren)

Angst Suchtmedikamente nicht mehr verordnet zu bekommen. Hinweise für eine Abhängigkeit können folgende Punkte geben:

- Widerstand des Patienten gegen Absetz-versuche,
- Rezeptfälschungen oder -verluste,
- Bezug der Medikamente durch andere Ärzte,
- Eigenmächtige Dosiserhöhungen oder
- Nicht bestimmungsgemäße Anwendung bei psychischem Stress und zur Beruhigung.

18.2.2 Behandlung

Therapeutische Grundhaltung

Es besteht die Versuchung, den Patienten mit soge-nannten objektiven Beweisen wie Laborwerten überführen zu wollen. Der Arzt läuft dabei Gefahr, die Abwehr des Patienten zu verstärken und einen Kontaktabbruch zu provozieren. Der beste Weg zu Diagnostik und rechtzeitigem Erkennen eines Suchtproblems ist das Gespräch mit dem Betroffe-nen. Fühlt sich der Patient nicht sofort als Abhängi-ger/Alkoholiker verurteilt, so kann sich ein sehr offenes, informatives Gespräch entwickeln.

Als grundlegende Haltung gegenüber süchtigen Patienten wird empfohlen, sich an der motivieren-den Gesprächsführung nach Miller u. Rollnick (1991) zu orientieren. Wesentliche Merkmale der **motivierenden Gesprächsführung** sind (Diehl u. Mann 2005):

1. Empathie zeigen und ausdrücken.
   Eine empathische Grundhaltung fördert die Akzeptanz und erleichtert die Veränderung. Die Techniken des aktiven Zuhörens sind unentbehrlich. Konfrontationen auf jeden Fall vermeiden.
   A: »Alkoholkonsum kann zu Organschäden führen, die sich durch Laborveränderungen zeigen, wie wir sie bei Ihnen gerade fanden. Haben Sie sich schon einmal Sorgen um Ihren Alkoholkonsum gemacht?« Weniger geeignet wäre: »Ihre Laborwerte weisen klar darauf hin, dass Sie Alkoholiker sind. So können Sie nicht weiter machen!«

2. Fördern der Diskrepanzwahrnehmung und der Veränderungsbereitschaft.
   Das Bewusstsein über Konsequenzen des Verhaltens ist wichtig. Eine Diskrepanz zwi-schen dem derzeitigen Verhalten und wichti-gen Zielen in der Zukunft fördert die Verände-rungsbereitschaft. Der Patient sollte die Argumente zur Veränderung selbst liefern.
   A: »Sie machen sich offensichtlich große Sorgen um die drohenden langfristigen Organ-schäden. Auf der anderen Seite haben Sie der-zeit Laborveränderungen, die diese Organ-schäden ankündigen.«

3. Beweisführung vermeiden.
   Der Arzt wird zum Detektiv, der den Patienten überführen möchte. Solche Beweisführungen sind kontraproduktiv. Wenn der Patient Wi-

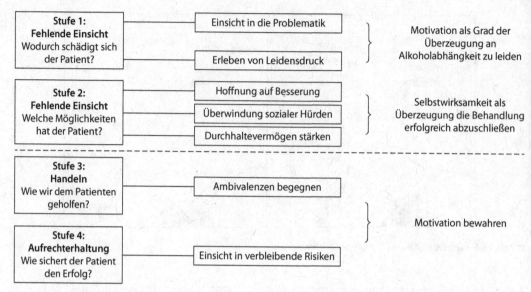

◘ Abb. 18.3 Ziele motivierender Gesprächsführung. (Aus Schweickhardt u. Fritzsche 2009, S. 236; mit freundlicher Genehmigung des Ärzte-Verlages)

derstand zeigt, ist das ein Signal, die Gesprächsstrategie zu ändern. Der Widerstand zeigt sich, wenn der Patient versucht durch Bagatellisieren, Unterbrechen des Arztes und durch Schuldzuweisung an die Umgebung abzulenken. Der Arzt sollte auf diese Gegenargumente nicht direkt reagieren, sondern eher die emotionale Seite, z. B. versteckte Ängste vor Stigmatisierung, aufgreifen:

A: »Sie möchten in keinem Fall in die abwertende Schublade ›Alkoholiker‹ gesteckt werden! Könnte man denn sagen, dass Sie trotzdem durch den Alkohol schon Schäden oder unangenehme Folgen erlebt haben?«

4. Mit dem Widerstand des Patienten gehen. Abwehrbewegungen des Patienten können positiv genutzt werden. Neue Sichtweisen werden vorgestellt, nicht vorgeschrieben. Der Patient wird selbst als kompetenter Ratgeber bei der Lösung seines Alkoholproblems gesehen.

5. Aufbau von Vertrauen in die Selbstwirksamkeit.
Der Glaube, dass eine Änderung möglich ist, und dass der Patient dies selbst durchführen kann, ist eine wichtige Motivationsquelle.

Der Patient ist für die Entscheidung zur Veränderung und für ihre Durchführung verantwortlich.

A: »Die Tatsache, dass Sie es bereits in der Vergangenheit geschafft haben, einige Wochen ganz abstinent zu leben, spricht dafür, dass Sie es auch in Zukunft noch länger schaffen können. Ich möchte Ihnen gerne ein paar Informationen geben, wie Sie die Chancen weiter verbessern können.

◘ Abb. 18.3 stellt die Ziele der motivierenden Gesprächsführung nochmals dar.

Basisinterventionen

Die Aufgabe des Arztes in Praxis und Klinik ist, dem Patienten zur Krankheitseinsicht zu verhelfen und ihn für die Entzugsbehandlung und die daran anschließende Entwöhnungsbehandlung zu motivieren. Vier Phasen der Veränderungsbereitschaft werden unterschieden (Prochaska u. DiClemente 1986).

- **Phase 1: Von der Absichtslosigkeit zur Absichtsbildung**

Fallbeispiel – Erfragen des Konsumverhaltens

A: »Ich habe nun meine Untersuchungen abgeschlossen und kann sagen, dass ich von einer Gastritis ausgehe.«

P: »Aber da kann man doch bestimmt etwas dagegen tun?«

A: »Ja, das kann man. Ich würde mit Ihnen gerne aber auch noch über mögliche aufrechterhaltende Faktoren sprechen und über Ihr Gesundheitsverhalten. Wie ist es z. B. mit dem Konsum von Nikotin und Alkohol?«

P: »Mit Rauchen habe ich vor 7 Jahren aufgehört, von einem Tag auf den anderen. Es war kein Problem.«

A: »Und Alkohol?«

P: »Ja, ich trinke schon hin und wieder. Aber das ist ja normal.«

A: »Viele Menschen trinken regelmäßig, das stimmt. Wie viel ist es denn bei Ihnen?«

P: »So 3–4 Bier am Abend. Sie müssen das verstehen! Nach dem Arbeiten bin ich auch fertig. Wir haben gerade viel Druck und ich habe ein wenig Angst, den Job zu verlieren.«

A: »Das heißt, Sie trinken auch, um sich besser entspannen zu können.«

P: »Ja, danach schlafe ich wunderbar.«

A: »Was ist denn so das Höchstmaß, was Sie so schaffen, an einem Abend zu trinken?«

P: »Tja, am Wochenende war das eine halbe Flasche Cognac. Aber davon merke ich nicht so viel, bin nicht richtig betrunken.«

A: »Und am nächsten Tag?«

P: »Geht es mir gut, kein Thema. Ich vertrage richtig viel.«

A: »Haben Sie mal in Bezug auf Ihren Alkoholkonsum überlegt, diesen zu reduzieren?«

P: »Ja schon. Meine Frau macht da immer so Bemerkungen.«

Fallbeispiel – Mitteilen der Abhängigkeit

A: »Nach all dem, was Sie mir erzählt haben und zusammen mit den Ergebnissen der Blutuntersuchung würde meine Diagnose zum jetzigen Zeitpunkt schon »Alkoholabhängigkeit« lauten.«

P: »Also das glaube ich jetzt nicht! Sie können mir viel erzählen!«

A: »Ich kann Ihre Reaktion verstehen. Das klingt so nach Verurteilung. Darum geht es mir aber nicht. Es geht mir aber darum, Ihnen klar zu vermitteln, was mein Standpunkt ist.« (Pause)

P: »Ja, was wollen wir jetzt machen?«

A: »Das ist die richtige Frage. Was ergibt sich aus der Diagnose Alkoholabhängigkeit für Notwendigkeiten und Veränderungen?«

P: »Weniger trinken, das sehe ich schon ein, okay.«

A: »Das ist ja auch ganz wichtig zu erkennen. Alkoholabhängigkeit ist eine Krankheit und kein Charakterfehler. Und ich empfehle Ihnen ganz klar, in der Zukunft völlig auf Alkohol zu verzichten.«

Der Arzt verabredet mit dem Patienten eine 3- bis 4-wöchige Alkoholkarenz. In den meisten Fällen hat der Alkoholkranke diese zeitlich begrenzte Abstinenz schon versucht und ist bis zu einem gewissen Grade auch damit zurechtgekommen. Insofern ist er gerne bereit, diesen Versuch zu wiederholen, um sich und dem Arzt zu beweisen, dass er ja kein Alkoholiker ist. Es wird vereinbart, dass er bei Nichteinhalten dieses Vertrags unverzüglich in die Praxis kommt, um die Situation, in der er getrunken hat, zu besprechen.

Im folgenden Gespräch geht der Arzt noch einmal gründlicher und gezielter auf die Anamnese ein, diagnostiziert die oben genannten Symptome einer Alkoholabhängigkeit eindeutig und ohne Dämonisierung und verschafft sich durch eine psychosoziale Anamnese ein Bild über die berufliche und familiäre Situation. Meistens ist der Patient am Arbeitsplatz durch verminderte Leistungsfähigkeit, häufiges Zuspätkommen oder Fehlen, gehäufte Verletzungen oder Krankmeldungen auffällig geworden.

- **Phase 2: Von der Absichtsbildung in Richtung Bewusstwerdung und Handlung**

Zum Motivationsaufbau gehört, Diskrepanzen im Verhalten aufzuzeigen und den Patienten dafür zu sensibilisieren, auf seine ambivalente Haltung in Bezug auf abstinentes Verhalten einzugehen und gemeinsam mit ihm eine Entscheidung zu treffen.

Die Abhängigkeit wird vom Patienten ambivalent erlebt: Einerseits merkt er, dass sie Formen einer Krankheit angenommen hat und er dagegen etwas unternehmen muss. Andererseits ist es das Wesen einer Sucht, sich vor unerträglichen Gefühlen zu schützen, unüberwindbare Spannungen auszugleichen und Wohlbefinden herzustellen. Der Patient kann sich nicht vorstellen, auf den tröstlichen Begleiter zu verzichten. Daraus entsteht eine Mischung aus Schuldgefühlen, Angst und Unterwürfigkeit. Patienten entwickeln Vermeidungsstrategien gegenüber einer Entzugsbehandlung. Dies erklärt, warum sie dem Aufklärungsgespräch scheinbar geduldig und aufmerksam zuhören, innerlich aber längst abgeschaltet haben. Der Arzt spürt diese Ambivalenz und sollte sie aufgreifen.

Fallbeispiel – Förderung der Veränderungsbereitschaft

P: »Also nie mehr was trinken? Ich glaube nicht, dass ich das packe.«

A: »Da bin ich zuversichtlicher als Sie! Wenn Sie ans Rauchen denken, das haben Sie auch geschafft! Ich denke, dass es Ihnen gut gelingen könnte, mit dem Alkoholtrinken aufzuhören.«

P: »Es kann ja gut sein, dass Sie Recht haben. Aber um ganz ehrlich zu sein, ich weiß gar nicht, ob ich das überhaupt auch will!«

A: »Ich habe den Eindruck, dass Sie innerlich noch gespalten sind. Ein Teil sieht sehr wohl, dass Sie alkoholabhängig sind und Hilfe brauchen. Ein anderer Teil möchte nicht auf den Alkohol verzichten und hat auch Angst, was in einer möglichen Behandlung passieren könnte. Sie stehen vor einer Entscheidung, bei welcher es Gründe dafür und dagegen gibt.«

■ **Phase 3: Handlungsphase**

Dazu gehört, die freie Wahlmöglichkeit zu betonen, zur Abstinenz zu ermutigen und gemeinsam mit dem Patienten einen Veränderungsplan zu erstellen.

Motivation wird nicht als etwas Statisches gesehen, sondern als ein dynamischer, prozesshafter Vorgang, der je nach Phase ein spezifisches Vorgehen notwendig macht.

■ **Phase 4: Aufrechterhaltungsphase**

Rückfälle sind eher die Regel als die Ausnahme. Es handelt sich dabei nicht um ein suchtspezifisches Phänomen, vielmehr gehören sie zum »normalen« Krankheitsverlauf. Ambulante Nachsorge (Selbsthilfegruppen, Beratung, Psychotherapie) beugt Rückfällen wirksam vor und kann beginnende Rückfälle wirksam auffangen. Rückfällige meiden Selbsthilfegruppen viel häufiger als Abstinente, obwohl die Gruppen gerade bei ihnen äußerst hilfreich sind.

Wie kann einem Rückfall im Einzelnen vorgebeugt werden?

- Frühzeitiges Erkennen und Akzeptieren von Risikosituationen.
- Vorbereitung und Üben von Handlungsmöglichkeiten in einer Risikosituation (Entwicklung geeigneter Abstinenzgedanken, Planen von Reaktionsmöglichkeiten).
- Veränderungen des Lebensstils vornehmen (positive Abhängigkeiten schaffen, langfristig vorbeugende Maßnahmen).
- Umgang mit dem Rückfallschock bei einem Ausrutscher.
- Kontinuierliche Begleitung.

Fallbeispiel – Gespräch nach Rückfall/Rückfallmanagement

P: »Ich weiß auch nicht, wie das passieren konnte. Ich dachte, ich habe das alles im Griff.«

A: »Sie sind verzweifelt und wütend. Aber das Wichtige ist, dass Sie hier erschienen sind.«

P: »Ich dachte, ich hätte das im Griff.«

A: »Rückfälle kommen vor. Das ist völlig normal. Wichtig ist nur, dass wir diesen Rückfall jetzt gemeinsam und konstruktiv bewältigen.«

Ehefrau: »Was machen wir denn jetzt mit ihm?«

A: »Mein Vorschlag ist, dass Sie sich jetzt unverzüglich ins Krankenhaus zum Entzug begeben.«

P: »Gleich ins Krankenhaus? Aber Herr Doktor, das muss doch nicht sein!«

A: »Doch. Das ist nun der sicherste Ort, wo Sie langfristig Ihre Abstinenz sichern können.«

Fallstricke

- Der Patient verführt im Erstkontakt den Arzt zu der Illusion, er sei der Einzige, der ihm in seiner verzweifelten Lage helfen könne. Der Arzt erkennt die Verführung nicht, engagiert sich und übernimmt die Verantwortung für die Probleme des Patienten. Früher oder später zerbricht dieses idealistische Engagement. Der Arzt zieht sich enttäuscht, erschöpft und ärgerlich zurück: »Niemals werde ich mich um einen Alkoholiker kümmern. Denen ist nicht zu helfen. Ich bin bitter enttäuscht.« Der Patient sucht sich den nächsten Retter.

- Übermäßige Abgrenzung. Es ist schwierig, die Balance zwischen therapeutischer Distanz und empathischer Nähe aufrechtzuerhalten. Die Abgrenzungsreaktion des Arztes gegen die Verschmelzungswünsche des Suchtkranken führt manchmal dazu, dass die Fähigkeit zur Einfühlung verloren geht. Das Verhalten gegenüber dem Suchtkranken wird formalisiert, ohne differenzierte Bewertung der aktuellen Situation wird mechanisch auf Regelverstöße reagiert. Zwischen Arzt und Patient herrscht Misstrauen und Distanz.

- Auf der anderen Seite ist der Verlust der Abgrenzung häufig dadurch gekennzeichnet, dass der Arzt in einem kumpelhaften Ton mit dem Patienten spricht, um ihm dadurch näher zu kommen. Er neigt dazu, offensichtliches Fehlverhalten des Patienten zu bagatellisieren und zu vertuschen, z. B. durch Ausstellen von Gefälligkeitsattesten. Er verleugnet das Ausmaß der Sucht, obwohl bereits mehrere ambulante Behandlungsversuche gescheitert sind und eine stationäre Behandlung dringend notwendig wäre.

- Der Arzt kann durch sein Verhalten kontraproduktiv, krankheitsverlängernd und somit co-abhängig wirken, wenn er glaubt, die Sucht sei durch ärztliche Gespräche oder ambulant mit Medikamenten behandelbar, ohne vom Patienten Abstinenz zu fordern.

Wirksamkeit ärztlicher Gespräche

Bereits eine hausärztliche Maßnahme wie Information, Aufklärung und Ratschlag von maximal 30-minütiger Dauer führt dazu, dass bis zu 50 % der Patienten ihren Alkoholkonsum reduzieren (Moyer et al. 2002). Etwas umfangreichere Kurzinterventionen zeigten bis zu 4 Jahren nach der Durchführung Effekte (Fleming et al. 2002).

Ein Leitfaden für Kurzinterventionen wurde von der deutschen Hauptstelle gegen die Suchtgefahren veröffentlicht (www.dhs.de). Speziell für den niedergelassenen Arzt wurde ein Manual mit praxisorientierten Leitlinien für Diagnostik und Beratung von Patienten mit Alkoholproblemen von der Bundeszentrale für gesundheitliche Aufklärung herausgegeben (www.bzga.de).

Psychotherapie

Eine wirksame Suchtbehandlung kann in der Regel nur in dafür spezialisierten ambulanten Behandlungsstellen und Fachkliniken erfolgen. Die Entzugsphase dauert 2–4 Wochen, eine längerfristige psychische Entwöhnungsbehandlung sollte folgen. Daran schließt sich sinnvollerweise eine mehrmonatige ambulante Nachbetreuung in einer Suchtberatungsstelle und die Teilnahme an einer Selbsthilfegruppe an.

Medikamentöse Behandlung

Zur medikamentösen Unterstützung der motivierenden Gespräche durch Hausarzt oder Krankenhausarzt können Medikamente, die den Suchtdruck reduzieren (sog. Anticraving-Substanzen) eingesetzt werden. Dazu gehören der Opiatrezeptorantagonist Naltrexon und der NMDA (N-Methyl-D-Aspartat)-Rezeptorantagonist Acamprosat. Die Behandlung mit Acamprosat verdoppelt bei motivierten Patienten die Abstinenzrate und die Wirksamkeit bleibt auch über die Behandlungsdauer von einem Jahr hinaus erhalten.

18.2.3 Behandlung bei Internetsucht

Professionelle Hilfsangebote werden erst sehr spät, meist nach einer Eskalation im familiären Umfeld, aufgesucht. Trotz erheblichem Leidensdruck der Betroffenen und deren Angehörige ist die Internetsucht bisher noch nicht als eigenständiges Störungsbild anerkannt. Es existieren weder einheitliche diagnostische noch empirisch-fundierte psychotherapeutische Behandlungskonzepte.

Hauptziele der Behandlung sind die Reduzierung der Online-Zeiten auf ein normales Maß und das Wiedererlernen von alternativen Verhaltensweisen. Auch psychoedukative Elemente und die Vermittlung funktionaler Stressbewältigungsstrategien stellen einen Baustein der Behandlung dar. Wichtig sind das soziale Kompetenztrainig und die Wiederaufnahme sozialer Kontakte.

Literatur

Zitierte Literatur

Bundesministerium für Gesundheit (2011) Prävalenz der Internetabhängigkeit (http://www.drogenbeauftragte. de/fileadmin/dateien-dba/DrogenundSucht/Computer-spiele_Internetsucht/Downloads/PINTA-Bericht-End-fassung_280611.pdf) (Zugegriffen Juni 2015)

Bush K, Kivlahan DR, McDonell MB et al. (1998) The AUDIT alcohol consumption questions (AUDIT-C): An effective brief screening test for problem drinking. Arch Int Med 158: 1789–1795

Diehl A, Mann K (2005) Früherkennung von Alkoholabhängig-keit. Probleme identifizieren und intervenieren. Dtsch Ärztebl 33: B 1894–1899

Fleming MF, Mundt MP, French MT et al. (2002) Brief physician advice for problem drinkers: long-term efficacy and benefitcost analysis. Alcohol Clin Exp Res 2002 26: 36–43

Jacobi F, Höfler M, Strehle J et al. (2014) Psychische Störungen in der Allgemeinbevölkerung – Studie zur Gesundheit Erwachsener in Deutschland und ihr Zusatzmodul Psy-chische Gesundheit (DEGS1-MH). Nervenarzt 85 (1): 77–87

Kobs J, Spenhoff M, Hartmann U (2011) Sexsucht- Diagnose, Differentialdiagnose, Therapieansätze und ein Fall-beispiel. Sexuologie 18 (1-2): 72–80

Miller WR, Rollnick S (1991) Motivational interviewing: Prepar-ing people to change addictive behaviour. New York: Guilford Press

Moyer A, Finney JW, Swearingen CE, Vergun P (2002) Brief interventions for alcohol problems: a meta-analytic review of controlled investigations in treatment-seeking and non-treatment-seeking populations. Addiction 97: 279–292

Prochaska JO, DiClemente CC (1986) Toward a comprehensive model of change. In W. Miller and N. Heather (Eds.), Addictive behaviors: Processes of Change. New York: Plenum Press, pp 3–28

Schweickhardt A, Fritzsche K (2009) Kursbuch ärztliche Kom-munikation. Grundlagen und Fallbeispiele aus Klinik und Praxis. 2. erweiterte Auflage, Deutscher Ärzteverlag, Köln

Weiterführende Literatur

Batraa, Bilke-Hentscho (Hrsg) (2002). Praxisbuch Sucht. Thieme, Stuttgart

Kräuß M, Haasen C (2004) Compendium Sucht. Thieme, Stuttgart

Akute und posttraumatische Belastungsstörung

Peter Schröder

K. Fritzsche et al. (Hrsg.), *Psychosomatische Grundversorgung*,
DOI 10.1007/978-3-662-47744-1_19, © Springer-Verlag Berlin Heidelberg 2016

19.1 Theoretischer Teil

19.1.1 Einführung

Das Psychotrauma ist eine schlimme Erfahrung, die viele unserer Patienten ein- oder mehrmals im Leben durchmachen. Diese Art von belastenden Ereignissen führt unbehandelt in 15–25 % der Fälle zur posttraumatischen Belastungsstörung (PTBS, engl. »posttraumatic stress disorder«). Bei Trauma ist es eben **nicht** so, dass »die Zeit alle Wunden heilt«. Innere Ressourcen des Patienten, seine Copingstrategien, äußere Faktoren und natürlich auch die Art des Traumas beeinflussen die Folgen eines Traumas. Die Diagnosen Psychotrauma oder PTBS werden in allgemeinärztlichen Praxen selten gestellt.

Dieser Beitrag soll Informationen über häufige Reaktionen auf ein durchgemachtes Trauma geben, er soll Verständnis wecken für die vielfältigen Symptome und Probleme, die Traumatisierte zeigen, und damit die Diagnose »posttraumatische Belastungsstörung« erleichtern. Der Beitrag soll außerdem Möglichkeiten der »ersten Hilfe« nach Trauma aufzeigen, die gerade nicht psychotherapeutisch geschulte Kollegen anwenden können.

19.1.2 Welche Patienten sind betroffen?

In der Allgemein- und Facharztpraxis

Da sind zunächst die Patienten, die ganz unerwartet einen geliebten Menschen verlieren. Diese trauernden Menschen kommen als erstes in die Praxis des Allgemeinarztes. Die Grenze zwischen einer Trauerreaktion und einer posttraumatischen Reaktion ist fließend. Hier geht es um eine frühe Erkennung einer schnell chronisch werdenden Einschränkung.

Allgemeinärzte haben außerdem häufig mit Patienten nach Schockerlebnissen zu tun, sei es nach einem Verkehrsunfall, einer erlebten oder bezeugten Gewalttat oder anderen unerwarteten schlimmen Ereignissen.

Dann sind es insbesondere ältere Menschen, die den Krieg miterlebt haben und die oft ein Psychotrauma zu verarbeiten haben. Diese unverarbeiteten früheren Erlebnisse kommen dann häufig bei den ganz alten verwirrten und »psychiatrisch kranken« Patienten zum Vorschein.

Bei Kindern, die Überlebende von Gewalttaten werden oder solche beobachten (u. U. auch im Fernsehen), kann ein Psychotrauma vorliegen, dessen Folgen Jahre bis Jahrzehnte andauern können. Der große Bereich der Vernachlässigung, der gewaltsamen und/oder sexuellen Traumatisierung, insbesondere in der Kindheit und Jugend, gehört ebenfalls hierher.

Migranten sind geflohen vor Krieg, Bürgerkrieg, Armut und politischer Verfolgung. Sie sind den Gefängnissen, den Schützengräben, den Minenfeldern oder der Folter in zahlreichen Ländern der ganzen Welt entkommen. Die Flucht selbst ist häufig sehr traumatisierend und mit viel Gewalterfahrung verbunden, selbst dann wenn Menschen nicht in wackeligen Booten über das Mittelmeer geflohen sind. Flüchtlinge sind in der großen Mehrzahl der Fälle schwer traumatisiert und brauchen besonders viel Aufmerksamkeit und Zuneigung. Viele Migranten erleben das Nicht-Willkommen-Sein in Deutschland als eine erhebliche Retraumatisierung, die sie in helle Angst versetzt.

Häufige Traumata in der Praxis und im Krankenhaus sind:

- plötzlicher Verlust von Angehörigen oder Freunden,
- Mitteilung einer schwerwiegenden Diagnose,
- medizinische Eingriffe, Krankenhausaufenthalte,
- Vergewaltigung,
- anderes Gewalterlebnis selbst- oder miterlebt,
- Unfälle,
- Arbeitsplatzverlust,
- Kriegserlebnisse (neue, alte).

Bei anderen Fachärzten und im Krankenhaus

Bei schwerwiegenden (z. B. multiple Sklerose) oder zum Tode führenden Erkrankungen, beim Gespräch mit Angehörigen vor und besonders nach dem Tod eines Patienten, nach erfolgreichen oder versuchten Suiziden, vor und nach größeren Eingriffen besteht ein zusätzlicher über die normale Pflege und Betreuung hinausgehender Bedarf an psychosozialer Unterstützung. Einige Beispiele aus verschiedenen Fachrichtungen:

- Chirurgie: nach Unfällen (ohne psychotherapeutische Behandlung: 18 % PTBS), nach Verletzungen, nach Gewalttaten, bei Selbstverletzungen.
- Pädiatrie: bei Krebserkrankungen der Kinder, bei sexueller Traumatisierung von Kindern und Jugendlichen, bei Behinderungen.
- Innere Medizin: bei chronischen Erkrankungen, die die Lebensqualität ernsthaft beeinflussen, z. B. Lebererkrankungen.
- Hautklinik: entstellende Verletzungen, Hautkrankheiten, nach sexuellen Infektionen.
- Gynäkologie: bei Schwangerschaftskonflikten, nach Vergewaltigungen, bei schweren Geburten, Gewalt in der Partnerschaft, Krebsdiagnosen, nach Entfernung wichtiger Organe (Brust, Uterus, Adnexe).
- Augen: bei drohendem oder tatsächlichem plötzlichen Sehverlust.

19.1.3 Was ist ein traumatisches Ereignis?

Die ICD-10 Definition lautet: »Ein belastendes Ereignis oder eine Situation außergewöhnlicher Bedrohung oder katastrophenartigen Ausmaßes (kurz- oder langanhaltend), die bei fast jedem eine tiefe Verzweiflung hervorrufen würde.« (WHO)

Der neue DSM-5 definiert das traumatische Ereignis folgendermaßen:

Kriterium A: traumatisches Ereignis.

Die Betroffenen waren über mindestens einen der unten genannten Wege (entweder tatsächlich oder angedroht) dem Tod, schwerwiegender Verletzung oder sexueller Gewalt ausgesetzt:

1. Direktes Erleben des traumatisierenden Ereignisses.
2. Persönliches Miterleben als Zeuge, wie das traumatisierende Ereignis anderen zustößt.
3. Erfahren, dass das traumatisierende Ereignis einem engen Familienmitglied oder Freund zugestoßen ist. Wenn das Ereignis echten oder drohenden Tod einschloss, muss dieser entweder gewaltsam oder unfallbedingt sein.
4. Wiederholter oder extremer Kontakt zu grausigen Details eines Ereignisses, meist im professionellen Bereich, z. B. Ersthelfer, die Körperteile einsammeln müssen, Berufsgruppen, die wiederholt mit Details von Kindesmissbrauch konfrontiert sind. (APA 2013)

19.1.4 Häufigkeit

Die 12-Monats-Prävalenz für eine posttraumatische Belastungsstörung (PTBS) liegt in der Allgemeinbevölkerung bei 2,3 % (Jacobi et al. 2014). Wesentlich höher ist die Wahrscheinlichkeit für das Auftreten von weniger ausgeprägten Störungen. Frauen sind doppelt so häufig betroffen wie Männer. Das Auftreten von PTBS ist abhängig von der Art des Traumas. Bei Opfern von sexualisierter Gewalt beträgt die PTBS-Prävalenz 50 %, bei anderen gewaltsamen Verbrechen 25 %, bei Kriegsopfern 20 %. Patienten mit der Diagnose einer schwerwiegenden, lebensbedrohlichen Erkrankung wie z. B. Krebs haben eine PTBS-Prävalenz von 15 % (Flatten et al. 2004). Bei Trauma durch Verkehrsunfall beträgt die PTBS-Prävalenz 18 % (Frommberger et al. 1998).

Etwa 60 % der Menschen erleben selbst oder bezeugen ein traumatisches Ereignis in ihrem Leben. Die Wahrscheinlichkeit, ohne eine spezifische Behandlung danach eine posttraumatische Belastungsstörung zu entwickeln, hängt von vielen Faktoren ab, u. a. der früheren psychischen Gesundheit der Betroffenen, von inneren Ressourcen, aber auch von äußeren Faktoren. In der Summe beträgt die Wahrscheinlichkeit etwa 20 %. Nur bei Vergewaltigungen liegt diese Zahl bei über 50 %.

19.1.5 »Opfer« oder »Überlebender«?

Das wehrlose, hilflose Opfer kommt oft erst nach Jahren aus dieser Rolle heraus und wird zum »Überlebenden«. Immer noch ist das überlebte Ereignis prägend für wichtige Teile des Lebens, es gehört unbedingt zur neuen Identität dieses Menschen. Der Begriff »Überlebender« schließt außerdem die individuellen Mechanismen des Coping, des »Damit fertig werden«, ein.

Tipps für die Praxis

Diesen Satz sagt der Autor zu traumatisierten Patienten:

— »PTBS-Symptome sind Ausdruck einer normalen Reaktion eines normalen Menschen auf etwas schrecklich Unnormales.«

Oft sogar noch deutlicher:

— »Dass Sie mir Ihre Symptome so schildern, beweist mir, dass Sie eine normale Reaktion zeigen. Sie sind ein psychisch gesunder Mensch. Es ist gut solche Symptome zu haben, wenn einem etwas Schreckliches passiert ist.«

19.1.6 Typische Folgen eines Traumas

Vier typische Reaktionen lassen sich bei Überlebenden eines Psychotraumas beobachten. Wichtig ist hier zu betonen, dass alle diese Symptome als Reaktionen eines gesunden Menschen verstanden werden sollten, dem etwas Schlimmes zugestoßen ist. Für Patienten ist es extrem wichtig, diese Normalität der Symptome vom Arzt bestätigt zu bekommen, weil sie selbst diese nicht richtig einordnen können.

1. Intrusionen Schmerzliche Erinnerungen sind unkontrollierbar immer wieder da, ausgelöst durch einen Anblick oder ein Geräusch oder einen Geruch, der an das vergangene Trauma erinnert. Zum Beispiel hatte ein kurdischer, lange vom türkischen Militär gefolterter Patient immer dann panische Angstanfälle, wenn er eine Uniform sah. Die ganze schreckliche Erinnerung kam dann wieder in ihm hoch und er konnte nur noch panisch davonlaufen. Auch Geräusche – eine Ambulanzsirene z. B. – können panische Reaktionen auslösen, wenn sie an das Trauma, etwa einen Verkehrsunfall, erinnern. Oder Gerüche, wie etwa der Geruch von Benzin an der Tankstelle, der an auslaufendes Benzin nach einem schweren Unfall erinnert.

Typisch ist, dass durch solche Auslöser (»Trigger«) alle Gefühle des überstandenen Traumas wiederkommen, oft noch stärker als während des Traumas selbst. Dies wird mit dem Ausdruck »Flash-

backs« beschrieben. Es handelt sich nicht um eine Erinnerung, sondern um ein Wiedererleben des Traumas.

Eine zweite Form der Erinnerung sind Alpträume, in denen das Erlebte mit allen damaligen Gefühlen immer wieder neu durchlebt wird. Die Betroffenen bleiben oft stundenlang wach, weil sie Angst vor den allnächtlichen Träumen haben. Solche Alpträume können Jahrzehnte anhalten.

2. Vermeiden, Dissoziation Dies ist ebenfalls eine zunächst vernünftige, in der Folge aber einschränkende Verhaltensweise nach Trauma. Der Verunfallte fährt nicht mehr Auto, er meidet den Platz des Unfalls, er geht einfach nicht mehr aus dem Haus. Es ist leicht ersichtlich, dass hier die Grundlage für Phobien und Zwangshandlungen gelegt ist.

Die Betroffenen fühlen sich wie »neben sich stehend«, »nicht richtig da«, »geistig abwesend«, »wie im falschen Film«. Diese Reaktion ist während des Traumas ein guter Selbstschutz für Situationen, die eigentlich nicht auszuhalten sind und denen man nicht mehr ausweichen kann, wie etwa bei einer plötzlichen unerwarteten Todesnachricht eines geliebten Verwandten, bei einer Vergewaltigung oder bei anhaltendem sexuellem Missbrauch. Nach der überstandenen Situation wird dies eine automatische Reaktion, die dann eher hinderlich ist. Diese Menschen isolieren sich selbst, können keine Kontakte ertragen, passen sich neuen Situationen nicht oder nur ungenügend an, haben alles Kämpferische aufgegeben. Sie bleiben in einem »dissoziierten« Zustand.

3. Übererregung Die zunächst vernünftige, maximale Stressreaktion mit Adrenalin- und Kortisonausschüttung dient der Vorbereitung des Körpers auf die nötige unmittelbare Flucht vor einer großen Gefahr oder auf den folgenden Kampf. Es handelt sich um eine auch aus dem Tierreich bekannte physiologische Reaktion. Diese hält dann leider sehr lange an. Nervosität, Magenbeschwerden, Herzbeschwerden, rasender Puls, hoher Blutdruck, Ruhelosigkeit und andere Zeichen sind dafür typisch. Die betroffenen Menschen können sich nicht entspannen, sie sind fahrig und leicht aufgeregt, sie schlafen schlecht und oft unterbrochen. Ursachen für diese recht typische Schlafstörung nach Trauma sind die Angst vor einer Wiederholung der Alpträume (»da mag ich gar nicht mehr einschlafen, wenn ich weiß, dass ich gleich wieder einen Alptraum haben werde«) und die allgemeine innere Unruhe, die die Menschen am Schlafen hindert. Viele Traumatisierte haben einen Ruhepuls von weit über 100 Schlägen/min und leiden unter einem behandlungsbedürftigen hohen Blutdruck.

Auch aggressives Verhalten ist durch diese innere Unruhe und die laufende Angst vor Störungen des labilen inneren Gleichgewichts erklärlich. Ein Patient aus Ex-Jugoslawien beschrieb das so: »Ich weiß nicht, was dann über mich kommt, aber immer, wenn einer eine falsche Bemerkung über meine Heimat macht, will ich gleich zuschlagen.« Er war ansonsten ein besonders friedlicher Mensch. Konzentrationsstörungen führen besonders bei traumatisierten Kindern zu Lernschwierigkeiten und dem falschen Eindruck einer Intelligenzstörung.

4. Psychosomatische Symptome stehen bei vielen Überlebenden im Vordergrund. Zum Teil sind diese zahlreichen Beschwerden, welche oft keinen organischen Befund haben, auf die anhaltende Dauer-Übererregung zurückzuführen, z. T. scheinen aber eigenständige psychosomatische posttraumatische Krankheitsbilder zu existieren. Einem Patienten tut über Jahrzehnte der Rücken weh, ohne dass dafür eine spezifische Ursache zu finden wäre (somatoforme Schmerzstörung). Bei genauerer Anamnese stellt sich heraus, dass der Patient seit einem schweren Unfall, den er mit seinem Vater im Alter von 16 Jahren hatte, darunter leidet. Sein geliebter Vater war damals ums Leben gekommen. Der Körper hatte sich diesen starken körperlichen und seelischen Schmerz gemerkt und reproduziert ihn immer wieder. Ohne eine Bearbeitung des Traumas wird man dem Leiden dieser Menschen nicht gerecht werden.

19.1.7 Gefühle traumatisierter Menschen

Eine Vielfalt unangenehmer und unklarer Gefühle bedrängen Traumatisierte oft jahre- und jahrzehntelang.

Wichtige **negative Gefühle** traumatisierter Menschen sind:

- Schreck und Überraschung,
- Fassungslosigkeit, Hilflosigkeit,
- Unsicherheit und Orientierungslosigkeit,
- Gefühllosigkeit, Leere,
- Verwirrung,
- Hoffnungslosigkeit, Sinnlosigkeit,
- Angst, Wut und Hass,
- Schmerz,
- Schwäche,
- Vorwurfshaltung, Selbstmitleid,
- Kränkung,
- Scham, Demütigung,
- Wertlosigkeit,
- schlechtes Gewissen und Schuldgefühle,
- Rachebedürfnis,
- Trauer und Lustlosigkeit.

Aber es gibt auch **positive Gefühle** wie Freude, Dankbarkeit, Stolz, Glück, Stärke und die Erleichterung, davongekommen zu sein.

19.1.8 Entwicklung einer post-traumatischen Belastungs-störung nach Trauma

Viele Traumatisierte verhalten sich ausgesprochen auffällig. Sie sind übererregt, nervös, aggressiv bis gewalttätig. Oder sie sind still und zurückgezogen, vermeiden Kontakte selbst mit ehemaligen Freunden und Familienangehörigen. Unklare Symptome und eine ausgeprägte psychosomatische Reaktion erschweren eine klare Diagnose. Abzugrenzen ist diese Symptomatik vor allem von

- Depression,
- Substanzmissbrauch,
- Schizophrenie,
- dissoziative Störungen,
- Übererregung,
- Angsterkrankung,
- Zwangserkrankungen und
- Phobien.

Die aktuell gültigen 8 Kriterien für das Stellen einer PTBS-Diagnose sind in der folgenden Übersicht dargestellt.

Diagnosekriterien einer posttraumatischen Belastungsstörung (nach DSM-5)
- Kriterium A: ein traumatisches Ereignis
- Kriterium B: Intrusionen (nach dem Trauma aufgetreten)
  - Verstörende Erinnerungen
  - Alpträume nachts und tags
  - »Flashbacks«
  - Psychologischer Stress bei bestimmten Gedanken
- Kriterium C: Anhaltendes Vermeiden
  - Vermeidung von Gedanken, Gefühlen, die ans Trauma erinnern
  - Vermeiden von äußeren Auslösern (Menschen, Orte, Aktivitäten, Objekte, Situationen)
- Kriterium D: Negative Veränderungen in Kognition und Stimmung
  - Vergessen eines Details, negative Gedanken, Entfremdung
  - anhaltende Emotionen wie Furcht, Horror, Ärger, Schuld, Scham
- Kriterium E: Übererregung
  - Herzrasen, hoher Blutdruck, schnelle Atmung
  - Ungewöhnliche Aggressivität
  - Rücksichtsloses und selbstzerstörendes Verhalten
  - Verstärkte Schreckreaktion
  - Konzentrationsprobleme
  - Schlafstörungen
- Kriterium F: Dauer mehr als 1 Monat
- Kriterium G: Ernsthafte Beeinträchtigung im Leben
- Kriterium H. Nicht einer Substanzwirkung oder einer anderen Krankheit zuzuordnen

Bei der Diagnosestellung soll man erwähnen, ob »mit oder ohne Dissoziation«, »mit oder ohne Depersonalisation und/oder Derealisation«.

Neben einer vollständigen PTBS-Diagnose gibt es auch eine partielle PTBS, bei der nicht alle Kriterien B–E gegeben sind: z.B. wenn jemand keine Übererregungssymptome mehr zeigt, sondern diese irritierenden Emotionen abgespalten hat. Die Dia-

gnose kann bei Bedarf durch einen Diagnostik-Fragebogen präzise gestellt werden.

19.2 Praktischer Teil

19.2.1 Das Konzept der Ressourcenarbeit bei Trauma

Alle PTBS-Symptome können als Zeichen eines überstandenen Traumas verstanden werden. Damit sind sie zuordenbar und behandelbar. Es gibt verschiedene Ansätze der Therapie. Immer aber sollte größter Wert auf die Eigenkräfte des Patienten gelegt werden. Alle vorhandenen Ressourcen sollten mobilisiert werden. Das hilft dem Betroffenen, auch schwerste Belastungen zu überstehen und als einen Teil seiner eigenen Geschichte zu begreifen. Zunächst sind die Traumatisierten oft nicht imstande, auch nur eine einzige gute Erfahrung bewusst zu erinnern. Jede Hilfe beim Erinnern an gute Dinge aus der Gegenwart oder der Vergangenheit ist wichtig. Es geht darum, so schnell wie möglich die Traumatisierten aus ihrer »Lethargie« zu holen und ihnen erstmals wieder eine positive Betrachtung des Lebens zu erlauben.

Fallbeispiel

Eine 16-jährige junge Frau findet ihren Freund erhängt im Flur ihrer Wohnung vor. Einen Tag später bittet sie um ein Gespräch in der Praxis, das am gleichen Tag stattfindet. Sie ist erschüttert, traurig, aber auch wütend über den Freund, der seinen Suizid so geplant hatte, dass sie ihn finden musste. Der Arzt betont die Wichtigkeit, auch widerstrebende Gefühle wahrzunehmen. Sie entwickelt keine PTBS. Durch eine große innere Stärke, die schon im ersten Gespräch sichtbar wird, gelingt es ihr, Trauer und Wut auseinanderzuhalten, sich Hilfe von Freunden zu holen, in eine Selbsthilfegruppe zu gehen, intensive Trauerarbeit zu leisten und nach wenigen Wochen wieder arbeiten zu gehen. Der Arzt begleitet sie unterstützend und ressourcenorientiert in diesem Prozess.

Nach etwa 6 Sitzungen stellt die Patientin fest, dass sie den Arzt jetzt nicht mehr brauche, sie käme alleine klar. Ein Nachgespräch nach einem halben Jahr zeigt erneut ihre Stärke: sie kann gut trauern um den Freund, hat sich aber – in Gedanken – von ihm die Erlaubnis geholt, sich erneut zu verlieben und das Leben zu genießen. Sie dankt dem Arzt für die Hilfe bei diesem Prozess, der es ihr im jugendlichen Alter ermöglicht hat, sich mit sehr ernsten Lebensfragen wie Tod und Sterben, Selbstbestimmung in allen Lebenslagen etc. auseinanderzusetzen. Sie selbst fühlt sich durch diese Erfahrung sehr gereift und innerlich gewachsen.

Voraussetzung für diese Art von Ressourcenarbeit ist allerdings eine stabile Beziehung zum behandelnden Arzt, der eindeutig zu verstehen geben sollte, dass er die Schwere des Traumas verstanden hat. Erst wenn dieser Teil der Passung gut funktioniert, ist Ressourcenarbeit möglich.

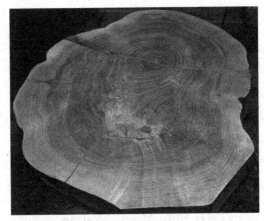

◨ **Abb. 19.1** Alte Esche

Diese alte Esche ist 1787 entstanden, hat 186 Jahresringe, die nach dem Fällen 1973 sichtbar wurden. Auf der linken Seite ist vor über 50 Jahren eine Katastrophe passiert, ein Blitzschlag oder ein Sturm hat einen großen Ast zerstört. Es dauerte etwa 25 Jahre, in denen der Baum diese schwere Wunde heilte, bevor sie nach außen unsichtbar wurde. Dieser Baum ist eine Metapher für die Heilungsfähigkeiten nach Trauma. Es dauert eine gewisse Zeit bis zur Heilung. Man wird das Ereignis nie vergessen können, es ist immer in der Lebensgeschichte da, aber es ist nicht von weitem sichtbar und es sollte nicht mehr wehtun, daran zu denken. Anhand dieses Bildes kann man dies mit betroffenen Patienten besprechen.

Beim Ressourcengespräch ist es wichtig, dass der Arzt Ressourcen beim Patienten wahrnimmt und festhält: »Patient ist mutig, kann auch mal lachen, hat eine unterstützende Familie, kann gut weinen, kann sehr traurig sein, zeigt Humor, kann gut kommunizieren«. Diese Einträge helfen dem Arzt, nicht in die angebotene Depression und Traurigkeit des Patienten zu verfallen. Er kann dadurch einen kleinen Abstand bewahren und genau dadurch mit dem Patienten zusammen Ressourcen entdecken. Denkbare Ressourcen sind (Lohse 2008):

- emotionale Ressourcen,
- kommunikative Ressourcen,
- selbstorganisatorische Ressourcen,
- geistig/spirituelle Ressourcen,
- materielle Ressourcen,
- soziale Ressourcen,
- weltanschauliche und
- kognitive Ressourcen.

Alle diese Kategorien sind sehr wertvoll für einen Patienten, der ein schlimmes Ereignis verarbeiten möchte. Es lohnt sich, mit dem Patienten zusammen nach solchen Ressourcen zu suchen. Dabei geht es **nicht** um die Ressourcen des Arztes, sondern um die des Patienten. Auch ein agnostischer Arzt kann einem Patienten helfen, in seinem Glauben Trost zu finden, Zuversicht zu gewinnen und eine Zukunftsperspektive zu entdecken.

Das »Schatzbuch« (Exkurs)

Der Arzt könnte einem traumatisierten Patienten vorschlagen, abends vor dem Einschlafen Einträge in ein »Schatzbuch« zu machen. Hier dürfen nur positive Momente des vergangenen Tages oder von früher eingetragen werden. Das Schatzbuch unterscheidet sich also von einem »Tagebuch« oder einem »Trauma Tagebuch«, in dem auch negative Gefühle vermerkt werden können. Es geht um kleine kurze Momente eines Tages, die in der Erinnerung eindeutig schön, angenehm und positiv waren, z. B. den Moment, in dem mich ein kleines Kind herzlich anlacht oder in dem ich eine schöne Blume erblicke oder eine lobende Bemerkung eines Freundes höre. Man kann diese oft sehr kurzen Momente finden, indem man chronologisch durch den Tag geht oder die fünf Sinnesorgane auf positive Momente prüft: »Haben Sie heute etwas Schönes gesehen, gehört, gerochen, geschmeckt, oder körperlich gefühlt?« Vor dem Einschlafen kann man 3, 5 oder mehr solcher Momente in ein schön gestaltetes Büchlein schreiben, man kann sie seinem Partner erzählen und man kann in der Erinnerung an das schönste dieser schönen Momente besser einschlafen. Das wirkt oft besser als manche Schlaftablette. Beim nächsten Besuch sollte der Arzt allerdings nach diesen Einträgen fragen, sie loben, wenn sie aufgeschrieben wurden, oder verstehen, warum der Patient sie nicht aufschreiben konnte. In diesem Fall suchen die Patienten nach bedeutsamen, großen Ereignissen, die sie gar nicht haben können und sind nicht zufrieden mit einem kurzen Lächeln eines Mitbürgers oder dem vergänglichen Duft eines angenehmen Parfums.

19.2.2 Erste Hilfe-Möglichkeiten nach Trauma

Erstaunlicherweise überstehen ca. 80 % der Trauma-Überlebenden auch schwerste Ereignisse ohne ernsthafte Probleme. Das »Coping«, das »Damit-fertig-werden«, funktioniert eben bei vielen, aber nicht bei allen. Eine bald nach dem Ereignis einsetzende Intervention (nicht unbedingt Therapie!) hilft allen Betroffenen zusätzlich und verhindert ein lang anhaltendes Leiden.

Die Helfer, die sich ja im Umgang mit Traumatisierten selbst oft hilflos fühlen, können einfache Techniken benützen, um den Betroffenen zu helfen. Damit helfen sich die Helfer übrigens auch selbst, da sie ja durch den dauernden Umgang mit Trauma selbst sekundär traumatisiert werden. Diese Techniken sind leicht erlernbar und sollten von allen Helfern, die mit Trauma-Überlebenden (z. B. auch nach Naturkatastrophen und Unfällen) zu tun haben, beherrscht werden.

Kommunikation

Dazu gehört an erster Stelle das Herstellen einer **tragfähigen Kommunikation**. Überlebende sind wie oben dargestellt unter anderem misstrauisch. Ein Teil des Grundvertrauens ist zerstört worden, umso schlimmer, je mehr das Trauma absichtlich von Menschen zugefügt wurde. Es geht also im Kontakt mit diesen Patienten zunächst vor allem um Vertrauen. Ohne dieses lassen sich weder unspezifische »Erste-Hilfe-Techniken« noch spezifische Traumatherapien durchführen.

Sicherer Ort

In dieser Phase, in der jeder Betroffene dauernd verunsichert wird, Ängste entwickelt, vermeiden möchte, weglaufen möchte, sind innere oder äußere **sichere Orte** wertvoll. Das können echte Orte sein, wie die eigene Wohnung oder ein bestimmtes Café, in dem man sich wirklich restlos sicher fühlt, es können aber auch innere Phantasieorte sein (wie ein schöner hoher sicherer Berggipfel), an denen man sich diese vollständige Sicherheit gut vorstellen kann. Mit Hilfe hypnotherapeutischer Techniken (Trance, Anker) können diese Orte verstärkt werden. Sie bilden wichtige Rückzugsorte für Betroffene, falls die äußere Welt einmal zu schwierig oder unsicher werden sollte.

Überregung gegensteuern

Es ist wichtig, früh der massiven **Übererregung gegenzusteuern**, unter denen die Überlebenden massiv leiden. Dazu gehören leicht erlernbare Atemübungen, vielleicht auch Entspannungstechniken wie die Progressive Muskelrelaxation (PMR) nach Jacobson, aber auch Aufklärung über die Ursachen dieser lästigen und zunächst unverständlichen Symptome wie Herzrasen, Nervosität, Schlafstörungen etc.. Auch Sport und Bewegung sind höchst wirksam bei der Verbesserung der Gefühlssituation eines traumatisierten Menschen.

Personal Debriefing

Das **Personal Debriefing** ist eine neue Technik, die es sehr früh nach dem Trauma erlaubt, u. a. strukturiert über das Erlebte zu sprechen und früh zu lernen, die kognitive Erinnerung von den Emotionen zu trennen. Es ist eine gute Methode zur Prävention (oder Behandlung) von »Flashbacks« und Alpträumen.

Information

Auch die **Information** (Psychoedukation) der Betroffenen über Trauma und die möglichen Folgen mit der Betonung der Normalität der Symptome hilft sehr deutlich, vor allem jenen, die glauben, allmählich »verrückt« zu werden. »Sie müssen diese Symptome haben, weil Sie etwas sehr Schweres hinter sich haben. Daran sehe ich, dass Sie nicht verrückt, sondern psychisch normal sind«, könnten etwa die Worte des Arztes lauten.

Erschütterte Vorannahmen

Der amerikanische Traumaexperte Horowitz spricht von »**shattered assumptions**«, also von erschütterten Vorannahmen. Immer wieder stellt sich heraus, dass die »objektive« Schwere eines Traumas nicht so sehr die posttraumatische Reaktion erklärt. Gerade bei Fast-Unfällen ist das gut studiert worden. Auch wenn eigentlich gar nichts Schlimmes passiert, leidet der Mensch später unter einer klaren posttraumatischen Reaktion. Fragen Sie in solchen Fällen die Patienten, was sich denn durch diesen Fast-Unfall in ihnen selbst geändert habe. Suchen Sie mit ihm zusammen nach solchen Vorannahmen, die durch das Ereignis erschüttert sein könnten.

Fallbeispiel

Der Freund einer 25-jährigen Patientin ruft an, sie habe vor Tagen einen Fast-Unfall gehabt, ein Autofahrer habe die Tür geöffnet, als sie mit dem Rad vorbeifahren wollte. Sie habe das rechtzeitig gemerkt, ihm noch etwas Böses hinterhergerufen und sei weitergeradelt. Nach 100 m habe sie zu zittern angefangen. Dann sei sie nach Hause gelaufen. Am nächsten Tag sei sie mit der Straßenbahn zur Arbeit gefahren. Abends habe sie in der Zeitung gelesen, dass es einen leichten Zusammenstoß mit einer Straßenbahn gegeben habe, bei der eine Frau verletzt wurde. Am nächsten Tag fährt sie mit dem Bus zur Arbeit. In der Tageszeitung liest sie von einem schweren Busunfall in der Türkei mit vielen Toten. Am nächsten Tag verlässt sie ihre Wohnung gar nicht mehr, sie schließt alle Fenster und Vorhänge und verlässt das Bett nicht mehr.

Vor diesem Unfall sei sie nie ängstlich gewesen, sie habe Fallschirmspringen und Bergklettern als Sport praktiziert und sei alleine durch Südamerika gereist. Dem Arzt fällt das Vermeidungsverhalten auf, was die Frau lernen ließ, dass zunächst Radfahren, dann der öffentliche Nahverkehr und schließlich die Öffentlichkeit gefährlich sein könnte. Also bleibt man am besten im Bett. Aber warum hatte sie überhaupt so ängstlich reagiert, nachdem dies ja keine übliche Eigenschaft von ihr war?

Es stellte sich nach 2–3 Gesprächen heraus, dass sie gefühlt unendlich viel Zeit im Leben hatte. Zeit, einen richtigen Partner zu suchen, mit dem sie irgendwann einmal ein Kind haben könne, Zeit für ein

weiteres Studium etc.. Durch diesen Fast-Unfall, der ja tödlich hätte enden können, erfuhr sie, dass die Lebenszeit begrenzt ist und das schönste Leben ganz plötzlich zu Ende sein kann. Das hat ihre traumatische Angstreaktion ausgelöst.

Als ihr dies bewusst wurde, ging es ihr besser, sie hat sich neu an diesem verlässlichen Freund gefreut, hat Babypläne für die Zukunft gemacht und ist schnell wieder Fahrrad gefahren, allerdings ab jetzt mit Helm. Die 3-stündige »Therapie« oder Kurzintervention war beendet, als sie beim dritten Mal selbst mit dem Fahrrad zur Praxis kam.

Wenn der behandelnde Arzt nicht auf die Vorannahmen zu sprechen gekommen wäre, wäre ihm völlig entgangen, was diese Patientin so erschüttert hatte. Es war ja schließlich eigentlich nichts passiert. Wie verhängnisvoll wäre es gewesen, sie mit angstlösenden oder sedierenden Medikamenten zu behandeln, ohne zu verstehen, was sie so aus der Bahn geworfen hatte.

> **Tipps für die Praxis**
> **Was kann der Arzt nach Trauma tun?**
> - Guten tragfähigen Kontakt herstellen, dem Patienten Verständnis für die Schwere des Traumas ausdrücken
> - Stabilisierungstechniken (s. Reddemann 2005)
> - Sichere Orte schaffen (echte oder in der Fantasie, »in sensu«)
> - Eigene Kräfte/Fähigkeiten des Betroffenen wieder entdecken und verstärken
> - Das verständliche Vermeiden des Patienten ansprechen und gegensteuern
> - Debriefing anwenden
> - Die Normalität der berichteten Symptome betonen
> - Das Denken traumatisierter Menschen ändert sich: Weltbild, Selbsteinschätzung, Menschenbild → sollte vom Arzt angesprochen werden!
> - Nicht sofort überweisen (der Patient fühlt sich dann noch kränker und hilfloser)
> - Nicht in die Traurigkeit des Patienten verfallen (dann kann man keine Ressourcen entdecken)

19.2.3 Ziele professioneller Therapie

Die eigentliche Traumatherapie durch erfahrene Traumatherapeuten sollte wenigen, ausgewählten Patienten vorbehalten bleiben. Verhaltenstherapeutische und hypnotherapeutische Kurztherapien sind effektiv und kostengünstig. Dazu gehört nach einer Stabilisierungsphase oft auch eine Konfrontation mit dem vergangenen Trauma. Ein gezielter Abbau der intrusiven Erinnerungen ist schnell und effektiv möglich und erleichtert das Leben der Betroffenen ganz erheblich. Neuere Methoden wie Hypnotherapie, Tapping, Eye Movement Desensitization and Reprocessing (EMDR) und viele andere können oft recht kurzfristig Besserung im Leid der Patienten herbeiführen, müssen aber in eine allgemeinere Traumatherapie eingebettet sein, die die folgenden Grundprinzipien beachtet.

> **Stufen der Traumabehandlung (mod. nach Horowitz 2003)**
> 1. **Stufe: Sicherheit**
>   Differenzierter Umgang mit Symptomen – soziale Ressourcen aktivieren, Erlernen von Atemtechniken, Vermeidungsverhalten reduzieren, therapeutische Beziehung – therapeutisches Setting, Sicherheit wahrnehmen und verfestigen
> 2. **Stufe: Stabilität**
>   Selbstwahrnehmung in der zwischenmenschlichen Beziehung, Grenzen aktivieren – Selbstakzeptanz, Verbesserung der Selbstwahrnehmung, Unsicherheiten wahrnehmen und bewältigen
> 3. **Stufe: Konfrontation**
>   Aktivierung früherer Erlebnisinhalte, kognitive und emotionale Arbeit an der Wirkung des Traumas, Grenzen aktivieren und aufrechterhalten
> 4. **Stufe: Integration**
>   Annahme des Traumas – annehmen der Veränderung, selbst bestimmen, wie wichtig das Trauma in der Lebensgeschichte sein soll

Mit Hilfe der sog. Mehrdimensionalen Psychodynamischen Traumatherapie (MPTT) werden inner-

halb von 10 Sitzungen Opfer von krimineller Gewalt und von Unfällen behandelt (Fischer 2002). Ähnlich erfolgreich sind auch kurzzeitige verhaltenstherapeutische Behandlungsprogramme. Bei länger zurückliegenden Traumen und Extremtraumatisierung (Krieg, Folter) oder wenn z. B. schwere und wiederholte Traumatisierungen in der Kindheit aufgearbeitet werden müssen (Beziehungstraumata), ist mit einer mehrjährigen Therapie, meist in Kombination mit einer stationären psychotherapeutischen Behandlung, zu rechnen.

Ziel ist ein neuer bewusster Umgang mit der traumatischen Erinnerung, das Wiedererleben von Gefühlen und damit das Wiedererlangen der Kontrolle über das Gefühlsleben. Erst dadurch ist die andauernde Integration des Traumas in die eigene Lebensgeschichte möglich.

19.2.4 Pharmakotherapie

Der Gebrauch von Benzodiazepinen ist bei der Behandlung von Traumafolgestörungen kontraindiziert. Sie stellen erstens eine große Suchtgefahr dar, die bei Trauma noch höher als normal ist, und zweitens können durch die induzierte Entspannung massive bedrohliche und beängstigende Flashbacks und Alpträume auftreten.

Bei einer begleitenden mittelschweren oder schweren Depression sind Antidepressiva (v. a. SSRI) indiziert. Bei schweren Schlafstörungen helfen Zopiclon 7,5 mg oder Mirtazapin 15 mg abends.

19.2.5 Fallsticke

Durch die Verwirrung, die Hilflosigkeit und das durchaus verständliche Gefühlschaos erscheinen kürzlich Traumatisierte oft sehr hilfebedürftig. Sie machen einen depressiven Eindruck, sprechen oft gar nicht oder sehr wenig, oder erzählen dauernd aber ohne Gefühle vom traumatischen Erlebnis. Ihre Zuhörer haben oft den Impuls, sie »an der Hand zu nehmen« und helfend zu begleiten. Hier sollte man sich klarmachen, dass im Trauma immer ein Moment völliger Ohnmacht, ein Moment massiven Kontrollverlustes, passiert, der sich dem Betroffenen gut einprägt. Die Hilflosigkeit bleibt bestehen. Wenn man dem Patienten Entscheidungen abnimmt oder für ihn Dinge beschließt, mag er sich oft unverstanden und sogar retraumatisiert fühlen. Die Grundhaltung des Arztes sollte sein, den Traumatisierten so bald wie möglich alle Entscheidungen selbst fällen zu lassen und nur in einer begrenzten Zwischenzeit ihm helfend zur Seite zu stehen.

Ein weiterer Hinweis sollte dem frisch Traumatisierten vom Arzt gegeben werden: nämlich in dieser außergewöhnlichen Zeit kurz nach dem Trauma keine wichtigen Entscheidungen zu fällen, sondern diese auf später zu verschieben, wenn der Patient wieder gesunde eigene Entscheidungen treffen kann.

Literatur

Zitierte Literatur

APA American Psychiatric Association (2013) Diagnostic and statistical manual of mental disorders, DSM V (5th ed.). APA, Washington DC

Fischer G (2002) Neue Wege aus dem Trauma. Information und Hilfen für Betroffene. Vesalius, Konstanz

Flatten G, Perlitz V, Pestinger M et al. (2004) Neural Processing of traumatic events in subjects suffering PTSD: a case study of two surgical patients with severe accident trauma. GMS 1:doc06(20040701)

Frommberger U, Stieglitz RD, Nyberg E et al. (1998) Die psychischen Folgen von Verkehrsunfällen I. Relevanz, diagnostische Kriterien und Therapie psychischer Störungen. Z Unfallchir 24: 115–121

Horowitz MJ (2003) Stress Response Syndromes. Jason Aronson Inc, Northvale

Jacobi F, Höfler M, Strehle J et al. (2014) Psychische Störungen in der Allgemeinbevölkerung. Studie zur Gesundheit Erwachsener in Deutschland und ihr Zusatzmodul Psychische Gesundheit (DEGS1-MH). Nervenarzt 85 (1): 77–87

Lohse TH (2008) Das Kurzgespräch in Seelsorge und Beratung. Vandenhoeck & Ruprecht, Göttingen

Reddemann L (2005) Imagination als heilsame Kraft – Zur Behandlung von Traumafolgen mit ressourcenorientierten Verfahren. Klett-Cotta, Stuttgart

Weiterführende Literatur:

Maercker A (1997) Therapie der posttraumatischen Belastungsstörungen. Springer, Heidelberg

Reddemann L (2004) Psychodynamisch Imaginative Traumatherapie. PITT – das Manual. Klett-Cotta, Stuttgart

Persönlichkeitsstörungen

Kurt Fritzsche, Werner Geigges, Michael Wirsching

K. Fritzsche et al. (Hrsg.), *Psychosomatische Grundversorgung*,
DOI 10.1007/978-3-662-47744-1_20, © Springer-Verlag Berlin Heidelberg 2016

20.1   Theoretischer Teil

20.1.1 Kennzeichen

Persönlichkeitsstörungen gehen einher mit Beeinträchtigungen in bestimmten Fähigkeiten, die zur Bewältigung der grundlegenden Herausforderungen des menschlichen Lebens wesentlich sind (Aufbau tragfähiger zwischenmenschlicher Beziehungen) (Zimmermann 2014). Ein Kennzeichen der Persönlichkeitsstörung ist es, dass diesen Patienten ihre sonderlichen Reaktionsweisen zumeist nicht zugänglich sind; sie halten das Verhalten der anderen Menschen ihnen gegenüber für unangemessen und sehen dabei den eigenen Anteil nicht. In der Tat sind die Reaktionen der Anderen teilweise brüsk, ablehnend oder ausnutzend. Dadurch kommt es bei Patienten mit Persönlichkeitsstörungen sehr häufig zu Beziehungsproblemen. Der Wechsel von Abkapselung oder Anklammern, von Idealisierung und Entwertung und der manipulative Umgang mit anderen Menschen lassen die Persönlichkeitsstörung nicht nur für den Betroffenen selbst, sondern auch für dessen Umfeld zu einer Qual werden.

Der Patient mit Persönlichkeitsstörung hinterfragt aber nicht, wodurch er ein solches Verhalten ausgelöst hat. Die Störung wird als ich-synton bezeichnet, weil den Patienten ihr auffälliges Beziehungsverhalten selbst nicht auffällt (◘ Abb. 20.1). Das Offenlegen des problematischen Beziehungsverhaltens wird von solchen Patienten daher abgelehnt.

Der Grund für die Aufnahme einer Psychotherapie ist daher auch nicht die Einsicht in die eigenen Beziehungsprobleme, sondern vielmehr eine psychosoziale Krise, die durch Ablehnung und Demütigung durch andere entstanden ist. So kann sich etwa eine depressive Störung mit Suizidalität als Folge wiederholter Kränkungen entwickeln.

20.1.2 Symptome

Starre des Denkens

Vorgefasste und unverrückbare Meinungen beherrschen die Gedanken. Die Betroffenen sind keinen vernünftigen Argumenten zugänglich. Charakteristisch sind Spaltungen, wie ausgeprägtes Schwarz-Weiß-Denken, entweder oder, Gut oder Böse, Alles oder Nichts. Sie schwanken zwischen der Bereitschaft, andere Menschen und Lebensmöglichkeiten stark zu idealisieren oder aufs Schärfste zu entwerten. Es besteht eine Unfähigkeit zur Ambivalenz, zum Zwiespalt. Grautöne werden nicht zugelassen.

Gestörte Gefühlsregulation

Die Patienten kämpfen mit stärksten Gefühlen der Wut, der Verzweiflung, der Enttäuschung, aber auch der Angst, der Scham, der Schuld, die sie kaum beherrschen oder auf angemessene Weise zum Ausdruck bringen können. Ausgelöst werden diese Gefühle oft aus nichtigem Anlass. Ein Stirnrunzeln oder eine harmlose Bemerkung des Gesprächspartners, ein verpasster Zug oder Warten in der Schlange kann Emotionen auslösen, die gegenüber dem Anlass inadäquat erscheinen.

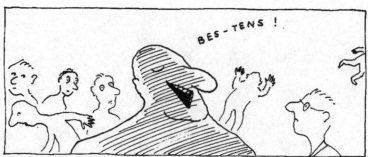

PERSÖNLICHKEITSGESTÖRTE PATIENTEN HABEN KEINEN LEIDENSDRUCK.

◘ Abb. 20.1 Cartoon: Keinen Leidensdruck. (Zeichnung: Gisela Mehren)

Problematische zwischenmenschliche Beziehungen

Der Kontakt zu anderen Menschen ist aufs Stärkste beeinträchtigt. Dies betrifft sowohl die engere Familie und Partner als auch Freunde, Berufskollegen und zufällig begegneten Menschen. Der Mangel an Empathie, an Dauerhaftigkeit und Zuverlässigkeit sind oft Folge von Bindungsstörungen in den ersten Lebensjahren (s. ▶ Abschn. 1.5.2. und ▶ Abschn. 8.2.1).

20.1.3 Diagnostische Einteilung

Die Persönlichkeitsstörungen lassen sich anhand ihrer charakteristischen Merkmale in folgende Kategorien unterteilen:

- **Paranoide Persönlichkeitsstörung (ICD-10: F 60.0)**
  Kennzeichen sind: übertriebene Empfindlichkeit gegenüber Zurückweisung; Misstrauen; freundliche Handlungen anderer werden als feindlich missdeutet.
- **Schizoide Persönlichkeitsstörung (ICD-10: F 60.1)**
  Kennzeichen sind: Rückzug von affektiven und sozialen Kontakten; einzelgängerisches Verhalten; in sich gekehrte Zurückhaltung; begrenztes Vermögen, Gefühle auszudrücken und Freude zu erleben.
- **Emotional instabile Persönlichkeitsstörung (ICD-10: F 60.3)**
  Kennzeichen sind: Impulse werden ohne Berücksichtigung der Konsequenzen ausagiert; impulsiver Typus und Borderline-Typus (s. unten).
- **Histrionische Persönlichkeitsstörung (ICD-10: F 60.4)**
  Kennzeichen sind: oberflächliche und labile Affektivität; Dramatisierung; theatralischer, übertriebener Ausdruck von Gefühlen, Egozentrik; Mangel an Rücksichtnahme; erhöhte Kränkbarkeit.
- **Anakastische (zwanghafte) Persönlichkeitsstörung (ICD-10: F 60.5)**
  Kennzeichen sind: Gefühle von Zweifel; Perfektionismus; übertriebene Gewissenhaftigkeit; ständige Kontrollen; Starrheit.
- **Ängstliche (vermeidende) Persönlichkeitsstörung (ICD-10: F 60.6)**
  Kennzeichen sind: Gefühle von Anspannung, Besorgtheit, Unsicherheit und Minderwertigkeit; andauernde Sehnsucht nach Zuneigung und akzeptiert werden; Überempfindlichkeit gegenüber Zurückweisung und Kritik; Neigung zu Überbetonung potentieller Gefahren oder Risiken alltäglicher Situationen.
- **Abhängige (asthenische) Persönlichkeitsstörung (ICD-10: F 60.7)**
  Kennzeichen sind: passives Verlassen auf andere Menschen; große Trennungsangst; Gefühle von Hilflosigkeit und Inkompetenz; Neigung sich den Wünschen Älterer und anderer unterzuordnen; Versagen gegenüber den Anforderungen des täglichen Lebens.
- **Sonstige spezifische Persönlichkeitsstörungen (ICD-10: F 60.8)**
  Hierzu gehören u. a. exzentrische, narzisstische und passiv-aggressive Persönlichkeitsstörungen.

Für den Alltagsgebrauch, vor allem in der psychosomatischen Grundversorgung, empfiehlt es sich, die Vielzahl der phänomenologisch unterscheidbaren Persönlichkeitsstörungen in 3 große Gruppen zu ordnen.

Borderline-Störung (ICD-10: F 60.31)

Patienten mit Borderline-Persönlichkeitsstörung sind emotional instabil. Emotionale Situationen, wie Kränkungen, Frustrationen, Verärgerung, Enttäuschung können nur sehr schwer verarbeitet werden. Patienten reagieren auf solche Gefühle impulsiv, meist mit Aggressionen gegen sich selbst und gegen andere in Form von Wutausbrüchen, Kränkungen oder der Drohung von Beziehungsabbruch. Die Folge sind instabile, wenig konstante und krisenhafte Beziehungen zu anderen Menschen, die oft zugleich sehr intensiv sind, im Positiven, wie im Negativen. Borderline Patienten haben häufig eine ausgeprägte Angst davor, verlassen zu werden. Im Zentrum steht der Wunsch, nach einer sicheren, zuverlässigen und innigen Beziehung. Meist aufgrund schlechter Erfahrungen, oft auch Traumatisierungen, fehlt aber die Toleranz gegenüber schwierigen Phasen in der Beziehung. Das Gefühl der Unberechenbarkeit aktiviert sofort die Trennungsangst und führt zu einem Entgleisen der Emotionen. Die Beziehungen sind daher geprägt von Schwankungen, die im Positiven sehr innig und im Negativen sehr aggressiv sind. Die Schwankungen in der Beziehung bestätigen die Annahme, sich des Partners nie sicher sein zu können.

Fallbeispiel

Bei der 25-jährigen Elisabeth fallen dem Hausarzt sowohl frische als auch teilweise vernarbte Schnittverletzungen an beiden Unterarmen und den Oberschenkeln auf. Verlegen und abweisend reagiert sie auf sein Nachfragen.
P: »Ja, ich schneide mich. Das mache ich schon lange. Das hilft mir Stress abzubauen.«
A: »Wie schaut es denn sonst aus in Ihrem Leben?«
P: »Nichts Besonderes. Mit dem Studium der Soziologie und Philosophie komme ich nicht zurecht, weiss aber nicht, was ich sonst machen soll. Einen Partner habe ich nicht. Ich habe noch vom letzten die Nase voll. Manchmal gehe ich mit jemandem mit, oder nehme jemanden mit nach Hause, dann fühle ich mich mies.«
A: »Wie steht es mit zu Hause?«
P: »Was soll schon sein? Mein Vater ist gegangen, als ich keine 3 Monate alt war. Der hatte wohl eine andere, mehr weiß ich nicht. Die Mutter ist ständig überfordert gewesen mit der Situation, schwer depressiv, immer wieder in Kliniken, voller düsterer Prophezeiungen. Als Kind habe ich mich sehr verantwortlich und überfordert gefühlt, die Mutter am Leben zu erhalten. Manchmal packt mich die kalte Wut und Verzweiflung, dann will ich gar nicht mehr. Zweimal habe ich schon versucht, mir mit Tabletten das Leben zu nehmen. Das nächste Mal wird es bestimmt klappen.«

Ängstlich, vermeidende (ICD-10: F 60.6) und abhängige (ICD-10: F 60.7) Persönlichkeitsstörung

Kennzeichen sind Überempfindlichkeit und ständige Besorgtheit, den eigenen oder fremden Erwartungen und Ansprüchen nicht zu genügen. Das Selbstwertgefühl ist stark herabgesetzt. Alle Arten von Anstrengungen, Herausforderungen und Beziehungen zu anderen Menschen werden ängstlich vermieden. Manchmal findet sich die Fixierung auf

einen oder wenige Menschen, die stark idealisiert werden.

Fallbeispiel

Eine Mutter spricht den Hausarzt an:
»Irgendwas stimmt mit meiner Tochter Monika nicht. Sie ist jetzt 19, geht kaum aus dem Haus, die Schule hat sie abgebrochen. Auch verschiedene Versuche eine Lehre zu beginnen sind erfolglos geblieben. Sie schläft viel, hört Musik, manchmal rafft sie sich auf zum Handarbeiten. Das ist doch kein Leben.
Wenn man sie anspricht oder nicht tut, was sie will, wird sie pampig, aufbrausend. Neulich hat der Vater versucht eine Frist zu setzen: wenn sie nicht jobbe, flöge sie raus. Da ist die Hölle los gewesen, das ist doch auch keine Lösung. Was sollen wir tun?
Still und zurückgezogen, schüchtern ist die Monika schon immer gewesen, auch im Kindergarten.
Der ältere Bruder und die jüngere Schwester sind ganz anders. Ich mache mir Sorgen. Wenn ich und mein Mann einmal nicht mehr für Monika da sind, kommt sie mit Sicherheit nicht mehr im Leben zurecht.«

Paranoide (ICD-10: F 60.0), schizoide (ICD-10: F 60.1) und narzisstische (ICD-10: F 60.80) Persönlichkeitsstörung

Personen mit paranoider Persönlichkeitsstörung glauben, andere wollen ihnen schaden und hegen böse Absichten. Aus dieser Annahme entsteht ein Groll gegen andere und eine Neigung zur Streitsüchtigkeit. Im Gegensatz zur paranoiden Psychose handelt es sich um Fehlinterpretationen, nicht um Halluzinationen, auch wenn dies teilweise schwer auseinanderzuhalten ist. Häufiger ist aber die **narzisstische Selbstüberschätzung**. Bewunderung, Erfolg, Beifall machen süchtig. Solche Menschen wirken anspruchsvoll, ausbeuterisch, neiderfüllt und arrogant. Wenn dazu noch eine hohe Intelligenz und Eloquenz kommt, finden wir diese Persönlichkeitsgestörten in höchst erfolgreichen Positionen in Politik, Wissenschaft und Wirtschaft.

Fallbeispiel

Die Arzthelferin kommt ins Sprechzimmer: »Herr W. will nicht mehr warten, was soll ich tun?«
A: »Sagen Sie ihm in 5 Minuten.«

Bleich vor Wut, gespannt und schmallippig, bricht es aus Herrn W. hervor: »Ich warte über eine halbe Stunde.«

A: »Es tut mir leid, ein unvorhergesehener Zwischenfall, hat die Helferin Ihnen das nicht gesagt?«

P: »Das interessiert mich nicht. Wenn ich meinen Laden so schleifen ließe, was meinen Sie was da los wäre.«

A: »Was führt Sie zu mir?«

P: »Wie schön, dass ich endlich mein Anliegen vortragen darf. Also, Stress auf allen Ebenen, die Firma will mich loswerden, ich werde gemobbt, ich sei gesundheitlich nicht mehr den Anforderungen gewachsen. Das müssen Sie mir bescheinigen, dass ich topfit bin. Ich lasse mich doch nicht verarschen. Mein Anwalt wird Sie anrufen, was in dem Attest zu stehen hat. Geht das in Ordnung?«

A: »Dazu muss ich Sie erst untersuchen und brauche noch einige Angaben von Ihnen.«

P: »Ich habe doch gesagt, ich bin topfit, reicht das nicht? Glauben Sie mir etwa nicht? Geht das hier schon wieder los?«

A: »Beruhigen Sie sich doch. Schließlich soll ich Ihnen helfen, aber da müssen Sie schon mitziehen.«

P: »Also, das mach ich nicht mehr mit, so was tu ich mir nicht an, das hab ich mir gleich gedacht, wie das hier läuft.«

Spricht's und verlässt Türen knallend die Praxis.

Von der **Psychose** unterscheidet die Persönlichkeitsstörungen vor allem der intakte Realitätsbezug. Fließend ist der Übergang zu eigentümlichen Menschen mit bestimmten Persönlichkeitsstilen, die als Sonderlinge, Exzentriker, Kreative oder Hochbegabte auffallen. Persönlichkeitsstörungen sind die extreme Ausprägung von Persönlichkeitsstilen.

■ **Persönlichkeitsstile**

Jeder Mensch hat bestimmte bevorzugte soziale Verhaltensweisen und erwartet auch ein bestimmtes Auftreten von seinen Mitmenschen. Diese Werthaltungen sind Teil des Charakters und damit unerlässlich für soziale Vielfalt und soziales Miteinander. Beharren Menschen zu sehr auf ihren Positionen, Werten und sozialen Erwartungen, so wird aus einem Charaktertypen schnell ein Querulant oder ein komischer Kauz. Solche Persönlichkeitsstile bestimmen nicht nur das soziale Verhalten, sie bestim-

□ **Tab. 20.1** Vergleich Persönlichkeitsstile und Persönlichkeitsstörung

Persönlichkeitsstil	Persönlichkeitsstörung
Wachsam	Paranoid
Ungesellig	Schizoid
Exzentrisch	Schizotypisch
Abenteuerlich	Antisozial
Sprunghaft	Borderline
Dramatisch	Histrionisch
Selbstbewusst	Narzisstisch
Sensibel	Selbstunsicher
Anhänglich	Dependent
Gewissenhaft	Zwanghaft
Lässig	Passiv-aggressiv
Aufopfernd	Selbstschädigend
Aggressiv	Sadistisch

men auch die Wahrnehmung und die Bewertung der anderen und damit einhergehend die eigenen Emotionen. Sind die Persönlichkeitsstile zu rigide und unbeweglich, kommt es zu verzerrten Wahrnehmungen und in deren Folge zu unangemessenen Emotionen. Diese lösen dann Verhaltensmuster wie Aggression, Unterordnung, Anbiederung oder Beziehungsabbruch aus, die für den Gesprächspartner nicht nachvollziehbar und der Situation nicht angemessen sind.

Es können verschiedene Persönlichkeitsstile beschrieben werden, die bei zu starrer Ausformung zu unterschiedlichen kommunikativen Problemen führen können (□ Tab. 20.1)

Ausblick Die Validität der oben genannten Charakterisierungen wird von Forschern und Kliniken seit langem infrage gestellt. Im Rahmen einer operationalisierten psychodynamischen Diagnostik (OPD) werden stattdessen strukturelle Beeinträchtigungen in den basalen Funktionen der Persönlichkeit im Umgang mit sich selbst und mit anderen beschrieben (Zimmermann 2014).

Die künftigen Klassifikationssysteme für Persönlichkeitsstörungen bestehen wahrscheinlich aus zweidimensionalen Modulen zur Erfassung des Schweregrads und der Art der Persönlichkeitsproblematik.

20.1.4 Häufigkeit und Verlauf

Ca. 5–10 % der Bevölkerung leiden unter einer der verschiedenen Störungstypen, die unter den Sammelbegriff Persönlichkeitsstörung gefasst werden (Fiedler 2007).

20.1.5 Entstehungsbedingungen

Bei der Entstehung der Persönlichkeitsstörungen kommt es zu einem Zusammenwirken von folgenden **Risikofaktoren**, die mit einer Verletzung bzw. dem Versagen emotionaler Grundbedürfnisse verbunden sind:

- Überforderte Eltern oder andere Bezugspersonen im Umfeld,
- fragwürdige Erziehungsmethoden (überverwöhnender, ablehnender, autoritärer oder ambivalenter Erziehungsstil)
- alle Formen der Kindeswohlgefährdung (Verwahrlosung, physischer und/oder psychischer Missbrauch, Gewalterfahrungen, Suchterkrankung der Eltern),
- Trennung/Scheidung der Eltern,
- Eltern mit einem oder mehreren problematischen Persönlichkeitsstilen,
- Parentifizierung (dem Kind zu früh Aufgaben übertragen, die eigentlich von den Bezugspersonen übernommen werden müssten),
- sonstige Traumatisierungen.

Das auffällige Verhalten, Erleben und Denken der Betroffenen ist vor diesem lebensgeschichtlichen Hintergrund als **Reaktualisierungen** früherer mental abgespeicherter, unbewältigter schmerzlicher Erfahrungen zu verstehen. Die Patienten erleben die Gefühle gleich stark wie in früheren Lebenssituationen, wenngleich es nur Auslöser (Trigger-Situation) waren, die das Reaktionsmuster aktiviert haben. Neurobiologisch betrachtet, handelt es sich um Vorgänge die im **prozeduralen Gedächtnis** gespeichert sind, welches sich durch Unmittelbarkeit, ge-

ringe Steuerbarkeit und ein Gefühl der Aktualität auszeichnet. Es ist, als wäre das Unglück gerade wieder geschehen. Um psychisch überleben zu können, bilden die Patienten **Gegenreaktionen**. Sie erstarren oder sie spalten das Gefühl vom körperlichen Vorgang ab, d. h. sie empfinden nur die vegetativen Begleiterscheinungen der Angst und der Wut. Diese Formen der Gefühlsbewältigung sind unzulänglich und laufen Gefahr, in steter Folge zu versagen, sodass der Patient schutzlos seinen massiven Affekten ausgeliefert ist.

Die so erworbenen kognitiven, emotionalen und interpersonellen Defizite müssen ausgeglichen werden. Daraus ergeben sich Kompensationsmechanismen, wie Rückzug, Isolation, Gefühlsabspaltung, Unterwerfung oder der Versuch, die Welt zu beherrschen. Als Zeichen misslungener Kompensation entwickeln sich weitere psychische Störungen wie Depressionen, somatoforme Störungen (z. B. chronische Schmerzerkrankung), Essstörungen (z. B. Bulimie) oder Suchterkrankungen.

20.2   Praktischer Teil

20.2.1 Haltung in der Arzt-Patient-Beziehung

Patienten mit Persönlichkeitsstörungen werden von Ärzten in der Regel als »schwierige Patienten« erlebt und lösen heftige Gefühls- und Handlungsimpulse aus. Als Beziehungsstörung begriffen, lassen sich für jeden Störungstyp spezifische, sog. **maladaptive Beziehungszirkel** beschreiben. Sie beinhalten in Form eines Teufelskreises die Wünsche und Erwartungen der Patienten, das eigene Verhalten und die Reaktion der Anderen. Aufgrund früher, meist in der Kindheit liegender, schlechter Erfahrungen sind bei den Patienten **Glaubenssätze** entstanden, die besagen, dass die Wünsche und Erwartungen nur unter besonderen Bedingungen in Erfüllung gehen. Diese Erwartungen führen i. S. einer sich selbst erfüllenden Prophezeiung zu dem ungewöhnlichen, gestörten Beziehungsverhalten. Ein Patient, dessen Glaubenssatz beispielsweise nahelegt, dass er sich nur frei entfalten kann, wenn er sich gegen die anderen durchsetzt, zeigt ein stark konkurrierendes bis teilweise schon aggressives Verhalten, um sich

20

auf Kosten anderer die eigene Autonomie zu sichern. Die Reaktionen der anderen werden abweisend oder gar feindselig sein. Diese negativen Reaktionen führen aber nicht zur Korrektur des Verhaltens, sondern im Gegenteil zu einem Mehr desselben. Im Beispiel wird der Patient seinen Glaubenssatz durch die negativen Reaktionen der Anderen bestätigt finden.

So zentral der Glaubenssatz für die zugrunde liegende Störung ist, er ist nur sehr schwer zu verändern. Eine solche Veränderung bedarf der psychotherapeutischen Behandlung und benötigt viele Monate. Für den Arzt ist es dennoch hilfreich, den Glaubenssatz als letztlich ungenügenden Lösungsversuch vor dem Hintergrund enttäuschter kindlicher Grundbedürfnisse zu verstehen, es erleichtert ihm, sein eigenes Verhalten auf den Patienten einzustellen. Die im Beziehungszirkel enthaltenen meist unbewussten **Wünsche und Erwartungen** können dagegen direkt genutzt werden. Durch ein entsprechendes Beziehungsverhalten im Gespräch versucht der Arzt die Wünsche ernst zu nehmen. Gewährt der Arzt dem Patienten Autonomie, ohne dass dieser darum kämpfen muss, kann mittelfristig eine stabile und hilfreiche Beziehung entstehen, die vergleichsweise frei von Beziehungsstörungen und -abbrüchen bleibt.

Die Hauptaufgaben sind:
- Beherrschung der eigenen emotionalen Impulse wie Ärger, Wut und Empörung gegen den Patienten.
- Gefühle der Hilflosigkeit, der Hoffnungslosigkeit und des Mitleids bei sich selbst wahrnehmen und respektieren, statt sie zu überspielen.
- Achtsamer Umgang mit Nähe und Distanz in der Beziehungsregulierung.
- Den Patienten vor dem Hintergrund seiner Lebensgeschichte verstehen.
- Den Blick auch auf die kreativen gesunden Bereiche zu richten und Ressourcen zu stärken.
- Klare Absprachen und Verlässlichkeit aber auch Toleranz im Hinblick auf Absagen von Terminen und Beziehungsabbrüchen seitens des Patienten.

20.2.2 Behandlung

Die Grenzen dieses theoretischen Konzeptes sind klar erkennbar. Von den drei oben genannten Fallbeispielen bieten allenfalls die ersten beiden die Möglichkeit zum weiterführenden Kontakt, wogegen das dritte Beispiel des Patienten mit paranoider Persönlichkeitsstörung durch den für diese Störung charakteristischen Beziehungsabbruch von vorneherein scheitert. Hier ein Beispiel für einen einigermaßen gelungenen Erstkontakt:

Paranoide Persönlichkeitsstörung
Fallbeispiel
P (direkt nach der Begrüßung): »Wozu dient eigentlich der Fragebogen hier?«
A: »Das erleichtert uns die Behandlung, wenn wir über die wichtigsten gesundheitlichen Punkte Bescheid wissen.« (Information, Transparenz schaffen)
P: »Ach so, ich habe jedenfalls einige Punkte offen gelassen, bei den aktuellen politischen Diskussionen um risikoabhängige Krankenkassenbeiträge schienen mir manche Informationen gefährlich. Wenn es wirklich wichtig werden sollte, werde ich Ihnen schon sagen, gegen welche Medikamente ich allergisch bin.«
A: »Gut, wir kommen dann darauf zurück, wenn wir über die Medikamente sprechen. Das ist mir auch am liebsten, wenn Patienten selber mitdenken und mir, wenn es drauf ankommt, die Informationen geben. Ich kann Ihnen auch versichern keinerlei Informationen weiterzuleiten, ohne das vorher mit Ihnen zu besprechen. Entscheiden tun das immer Sie.« (Information zum Vorgehen, Transparenz und Kontrolle herstellen)
P: »Das ist gut, ich hoffe nur, Sie halten sich dran, ich habe da schon so manches erlebt.«

- **Kommentar**

Die Behandlung von paranoiden Patienten sollte durch größtmögliche Offenheit und Transparenz gekennzeichnet sein. Der Patient benötigt das Gefühl der Kontrolle; die Techniken der gemeinsamen Entscheidungsfindung (s. Kap. 4 zur Beziehungsgestaltung) sind sehr hilfreich. Bereits in der Eingangssequenz wird ein deutlich paranoider Denkstil deutlich. Der unverfängliche Fragebogen der Praxis führt zu wilden Spekulationen, was mit der Information gemacht wird. Der Arzt merkt an dieser Äußerung, dass er es offensichtlich mit einem sehr misstrauischen und möglicherweise schwierigen Patienten zu tun hat. Er hält bei der Vermutung des Patienten deshalb auch nicht gegen, sondern akzeptiert seine Haltung. In leicht suggestiver Form unterstreicht er die Bereitschaft des Patienten, sich offen über mögliche Unverträglichkeiten bei Medikamenten zu unterhalten und stärkt den Selbstwert, indem er betont, dass er es schätzt, wenn Patienten mitdenken. Dabei macht der Arzt an jeder Stelle die Kontrolle des Patienten deutlich, auch als er am Schluss die Richtigstellung bringt, dass alle Informationen vertraulich behandelt werden, unterstreicht er erneut die Kontrolle durch den Patienten. Die Reaktion des Patienten zeigt, dass auch diese Versicherungen noch misstrauisch aufgenommen werden. Ein in dieser Form dargebrachtes Einverständnis ist für eine Weiterbehandlung jedoch ausreichend.

Im weiteren Verlauf nutzt der Arzt das Mittel der Metakommunikation:

Fallbeispiel Fortsetzung

A: »Ich bräuchte dann noch eine Urinprobe von Ihnen und die Arzthelferin wird Ihnen noch Blut abnehmen. Machen Sie dann für Ende der Woche einen weiteren Termin aus, dann wissen wir, ob es sich wie erwartet um eine Entzündung handelt.«

P: »Und was wird da noch alles untersucht?«

A: »Wir schauen uns die Blutsenkung an und die Anzahl der weißen Blutkörperchen, um zu sehen, ob es Anzeichen für eine Entzündung gibt.«

P: »Und wahrscheinlich wissen Sie dann auch, wie viel ich trinke und was ich esse.«

A: »Sie bringen mir wenig Vertrauen entgegen.« (Metakommunikation)

P: »Vertrauen ist gut, Kontrolle ist besser. Das ist nicht persönlich gemeint, aber ich habe schon so viel erlebt, da wird man irgendwann vorsichtig.«

A: »Verstehe, mir wäre es aber sehr wichtig, dass Sie wissen, woran Sie bei mir sind. Wenn Sie möchten, zeige ich Ihnen gerne den Laborbericht im Original. Würde Ihnen das helfen, mir in diesem Punkt zu vertrauen?«

P: »Wichtiger wäre mir eigentlich zu sehen, was Sie dazu so schreiben. Aber wer kann mir garantieren, dass nicht doch hinten rum ein Brief an die Krankenkasse geht.«

A: »OK, Sie merken, dass es die absolute Sicherheit nicht gibt, dass immer ein Risiko bleibt. Was würde Ihnen helfen, das Risiko einzugehen?«

P: »Naja, wenn Sie mir zusichern, alles vorher mit mir durchzusprechen, dann werde ich Ihnen das erstmal glauben. Immerhin müssen Sie ja immer noch damit rechnen, dass ich mir bei der Krankenkasse Akteneinsicht verschaffe und das könnte dann richtig unangenehm werden, wenn Sie sich dann nicht an die Vereinbarungen halten.«

A: »Ja, letztlich können Sie das kontrollieren. Ich finde es gut, dass Sie sich trotz aller Bedenken auf die Untersuchung einlassen.«

▪ Kommentar

Über die Metakommunikation kann das Thema Misstrauen angesprochen werden. Die Bedenken kommen hervor und können so weit gelöst werden, dass sich der Patient bewusst für eine Behandlung entscheidet. Auch hier bleiben Zweifel, die für den Arzt nicht leicht zu schlucken sind, da der Patient versucht über Drohungen die Kontrolle zu bewahren. Das offene Gespräch und die Zusicherungen sind im Umgang mit dem Patienten wichtig, sie reichen aber nicht aus, aus dem Denkmuster auszubrechen (◘ Abb. 20.2).

Da paranoide Patienten oft rechthaberisch sind, muss der Arzt aufpassen, sich nicht mit dem Patienten zu »verkeilen«. Meinungen und Einstellungen des Patienten sollten daher nur dann revidiert werden, wenn es wirklich nötig ist. Dem Patienten widersprechende Positionen können als Differenzierung der Meinung des Patienten eingebracht werden. Wehrt sich der Patient zum Beispiel gegen die Medikamente, so könnte folgender Satz helfen: »Sie haben Recht, mit Medikamenten muss man sehr vorsichtig umgehen. Ich sehe es wie Sie, dass man nur das unbedingt Notwendige nehmen sollte.« Dieses Vorgehen erfordert viel Fingerspitzengefühl und sollte auf wirklich wichtige Punkte beschränkt bleiben.

Borderline-Störung

Im Gegensatz zu anderen Patienten mit Persönlichkeitsstörungen haben Borderline-Patienten oft eine Einsicht in ihre Probleme. Daher kann der Arzt bei diesen Patienten versuchen relativ bald die Möglichkeit einer Psychotherapie anzusprechen, die in

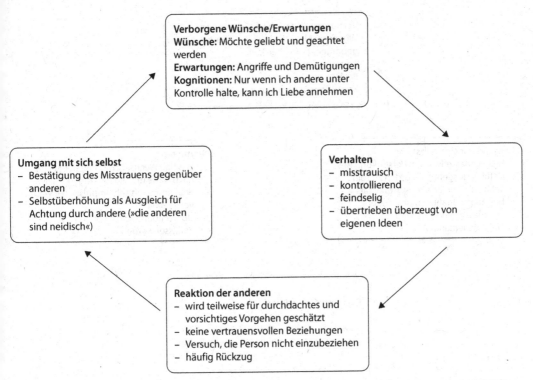

○ **Abb. 20.2** Maladaptiver Beziehungszirkel bei paranoider Persönlichkeitsstörung. (Aus Schweickhardt u. Fritzsche 2009, S. 225; mit freundlicher Genehmigung des Ärzte-Verlages)

jedem Fall indiziert ist. Aufgrund der Trennungsängste sollte der Arzt deutlich machen, dass die psychotherapeutische Behandlung eine weitere Begleitung durch den Arzt nicht beeinflussen wird. Insgesamt sollte die Behandlung dieser Patienten besonders von Respekt, Wohlwollen und Akzeptanz geprägt sein, die auch dann noch deutlich wird, wenn der Patient emotional reagiert.

Fallbeispiel

Die 23-jährige Frau B. ist Patientin in der Praxis von Dr. K. Sie ist vor Jahren zum Studium nach Heidelberg gezogen. Vor einem Jahr fielen zum ersten Mal Schnittverletzungen an beiden Armen auf. Darauf angesprochen, war Frau B. zunächst verlegen, berichtete aber offen darüber, dass sie sich bereits seit der 12. Klasse immer wieder schneide, wenn es ihr schlecht ginge. Weiter sprach sie von häufigen Alkoholexzessen. Kurz vor dem Abitur hatte sie einen Suizidversuch mit Schlaftabletten unternommen, der rechtzeitig entdeckt wurde. Die darauffolgende Psychotherapie brach sie nach einem halben Jahr wieder ab.

Seit das Schneiden vom Arzt aufgegriffen wurde, kommt Frau B. 1–2 Mal im Quartal wegen Bagatellerkrankungen und nutzt die Gelegenheit, mit Dr. K. über ihre Beziehungsprobleme zu sprechen. Als sie dieses Mal zum Gespräch kommt, gibt sie sich keinerlei Mühe, die Schnittverletzungen an den Unterarmen zu kaschieren.

A: »Ich sehe, Sie haben sich wieder geschnitten, wie kam denn das?«

P: »Mein Freund ist ausgezogen, weil er es mit mir unter einem Dach nicht aushält. Und Sie haben mich das letzte Mal ja auch ziemlich hängen lassen damit.«

A: »Sie sind enttäuscht von mir.«

P: »Ja, ich hatte das letzte Mal von meinen Problemen erzählt, Sie haben sich das auch alles voller Verständnis angehört, aber letztlich ist es wohl rein professionell, solange ich hier bin.«

A: »Aha, hier mit mir auch über persönliche Dinge zu sprechen, tut Ihnen gut, aber es ist halt nicht genug.«

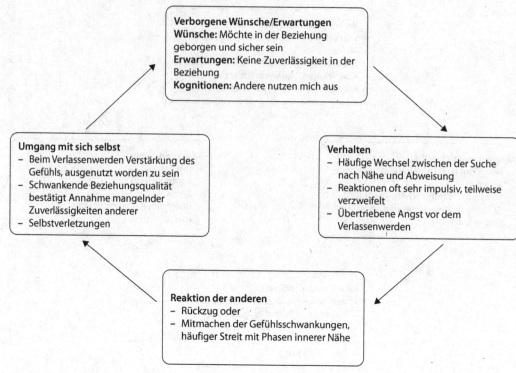

Verborgene Wünsche/Erwartungen
Wünsche: Möchte in der Beziehung geborgen und sicher sein
Erwartungen: Keine Zuverlässigkeit in der Beziehung
Kognitionen: Andere nutzen mich aus

Umgang mit sich selbst
– Beim Verlassenwerden Verstärkung des Gefühls, ausgenutzt worden zu sein
– Schwankende Beziehungsqualität bestätigt Annahme mangelnder Zuverlässigkeiten anderer
– Selbstverletzungen

Verhalten
– Häufige Wechsel zwischen der Suche nach Nähe und Abweisung
– Reaktionen oft sehr impulsiv, teilweise verzweifelt
– Übertriebene Angst vor dem Verlassenwerden

Reaktion der anderen
– Rückzug oder
– Mitmachen der Gefühlsschwankungen, häufiger Streit mit Phasen innerer Nähe

◘ **Abb. 20.3** Maladaptiver Beziehungszirkel bei Borderline-Persönlichkeitsstörung. (Aus Schweickhardt u. Fritzsche 2009, S. 227; mit freundlicher Genehmigung des Ärzte-Verlages)

P: »Genau, aber ich weiß ja, dass Sie das nicht leisten können.«
A: »Ich bin immer gerne für Sie da, auch wenn es vielleicht mal keinen klaren medizinischen Grund gibt. Was Sie wollen, ist aber jemand, der Sie wirklich versteht und für Sie da ist und da reicht das, was ich Ihnen anbieten kann nicht aus. Ich biete Ihnen an, in der jetzigen Form auch weiterhin zusammenzuarbeiten, würde es aber für sinnvoll halten, wenn Sie zugleich einen psychotherapeutisch arbeitenden Kollegen aufsuchen. Der kann sehr viel mehr Zeit für Sie aufbringen und für Sie da sein, als es mir möglich ist.«

▪ **Kommentar**
Auch hier gilt zunächst, sich nicht durch die Abwertungen und Angriffe aus der Ruhe bringen zu lassen. Der Arzt schaut hier trotz der Schuldvorwürfe hinter die Kulissen und benennt den Beziehungswunsch klar. Er macht ein Angebot, dass aber nicht zu viel verspricht, sondern seine Grenzen klar auf-

zeigt. Dabei bleibt er sehr bemüht um den Patienten und versucht eine Lösung zu finden. Die Möglichkeit einer Psychotherapie könnte eine solche Lösung sein. Der Arzt betont die Zusätzlichkeit eines solchen Angebotes, um vorzubeugen, dass der Patient sich abgeschoben fühlt (◘ Abb. 20.3).

Psychotherapie

Die Behandlung von Persönlichkeitsstörungen ist aufwändig und langwierig. Sie ist dem Erfahrenen vorbehalten und erfordert die Berücksichtigung verschiedener Komponenten (multimodale Behandlung). Oft werden ambulante und (teil)stationäre Maßnahmen kombiniert (**Intervallbehandlung**). Die Psychotherapie soll,

▬ konkrete Aufgaben bearbeiten
Im verhaltenstherapeutischen Behandlungsteil werden Denk- und Verhaltensweisen auf die Probe gestellt. Welches ist das störendste Verhaltensmuster? Welche Denkmuster blockieren alles Weitere? Wie können die quälendsten

Gefühle beherrschbar gemacht werden? Hier ist Übung (sogenanntes Skills-Training), genaueste Verhaltensanalyse, Protokollierung auf der Grundlage von Behandlungstagebüchern angezeigt.

- **Reaktualisierungen aufdecken.**
Wenn der Patient seine eigene Verletzbarkeit erkennt, zugleich aber auch merkt, dass er etwas tun kann, den Gefühlsimpulsen nicht hilflos ausgesetzt ist, ist viel gewonnen. Der Patient lernt verstehen, dass immer wieder die alten dramatischen Muster aktualisiert werden. Er lernt verstehen, dass es sich hier aber um Erinnerungen handelt, dass »ein alter Film« abläuft, dass, bildhaft gesprochen, »ein inneres Kind« sich zu Wort meldet, das auf diese Weise seine verletzten emotionalen Bedürfnisse ausdrückt und das pfleglich behandelt werden will.

- **Das Umfeld einbeziehen.**
Dies geschieht entweder durch direktes Hinzuziehen von Partnern und Familienangehörigen oder, wenn diese nicht zur Verfügung stehen, im Rahmen einer Familienrekonstruktionsarbeit.

- **Eine Langzeitperspektive geben.**
Die Behandlung von Persönlichkeitsstörungen braucht Zeit. Dies muss nicht eine sehr hohe Zahl von Sitzungen bedingen. Wichtig ist die Lebensstrecke, die begleitet wird. Oft wird in Episoden gearbeitet, z. B. können immer wieder stationäre oder tagesklinische Behandlungsintervalle eingeschaltet werden, in denen die Behandlung intensiviert und durch Hinzunahme weiterer Therapiemaßnahmen (Kunsttherapie, Musiktherapie, Körpertherapie) verbreitert und wirksamer gemacht wird. Solche geplante (teil)stationäre Intervallbehandlung hat große Vorzüge gegenüber dem Festhalten am ambulanten Setting bis es zur großen Krise kommt und die stationäre Einweisung unumgänglich geworden ist.

Psychopharmaka

Zur Behandlung der Angstsymptomatik, der depressiven Symptome und der gestörten Stressregulation in Krisensituationen werden atypische Neuroleptika und selektive Serotonin-Wiederaufnahmehemmer (SSRI) eingesetzt.

20.2.3 Prognose

Wir finden Persönlichkeitsstörungen an allen Orten der Gesellschaft. In Randgruppen, als gescheiterte, vielfach belastete Nischenexistenzen, bis hin in höchsten Machtpositionen von Politik, Wirtschaft, Kultur und Wissenschaft. Ca. ein Drittel der Betroffenen schaffen es trotz starker psychischer Beeinträchtigungen auf bewundernswerte Weise durch eigene Anstrengung und therapeutische Hilfe ihr Leben zu meistern. Dazu gehört das Wissen um die eigene Verletzlichkeit, ebenso wie die Erfahrung, dass durch kompensatorische konstruktive Mechanismen ein Ausgleich geschaffen werden kann. Dies mit dem Patienten und seinen Angehörigen zu besprechen, ist ehrlicher und wirksamer, als ihm vollständige »Heilung« in Aussicht zu stellen, was unweigerlich in Enttäuschung und letztlich Resignation mündet.

Evidence Based Medicine Die Wirksamkeit von Psychotherapie ist vor allem bei Borderline-Störung und bei ängstlich-vermeidender Persönlichkeitsstörung gesichert. Am besten untersucht ist die dialektisch behaviorale Therapie (DBT) bei Borderline-Störungen, aber auch modifizierte psychodynamische Behandlungsansätze haben sich als erfolgreich erwiesen.

Literatur

Fiedler P (2007) Persönlichkeitsstörungen. 6. Auflage Weinheim: Beltz-PVU

Schweickhardt A, Fritzsche K (2009) Kursbuch ärztliche Kommunikation. Grundlagen und Fallbeispiele aus Klinik und Praxis. 2. erweiterte Auflage, Deutscher Ärzteverlag, Köln

Zimmermann J (2014) Paradigmenwechsel in der Klassifikation von Persönlichkeitsstörungen. Die neuen Modelle in DSM-5 und ICD-11. Psychotherapie im Dialog 3: 16–20

Sexualmedizin

Dietmar Richter, Daniela Wetzel-Richter

K. Fritzsche et al. (Hrsg.), *Psychosomatische Grundversorgung*,
DOI 10.1007/978-3-662-47744-1_21, © Springer-Verlag Berlin Heidelberg 2016

21

21.1   Theoretischer Teil

21.1.1 Definition und Dimensionen der Sexualität

Sexualität umfasst vielfältige emotionale und physiologische Zustände, Motivationen, Emotionen und Verhaltensweisen, die mit Geschlechtsidentität, Intimität, Lust, Erregung, Orgasmus und Befriedigung zu tun haben, aber auch mit Berührung, Geborgenheit, Bindung und Kinderwunsch.

Man unterscheidet 3 Motivationen, warum wir überhaupt Sex haben: 1. Die Lustdimension (neurobiologisch verankert und von Hormonen gesteuert), 2. Der Fortpflanzungswunsch, 3. Der Wunsch nach emotionaler Nähe, Bindung und Partnerschaft.

Neurobiologie des sexuellen Begehrens

Nach Helen Fisher (2002) bestimmen 3 Systeme das sexuelle Begehren:
1. Das System Lust – Sexualtrieb,
2. Das Attraktionssystem,
3. Das Bindungssystem.

Diese Systeme müssen nicht synchron sein und können auch auseinanderlaufen, d. h. man kann sich an einen Menschen sehr eng gebunden fühlen, gleichzeitig aber mit einem anderen Menschen eine sexuelle Beziehung eingehen, mit welchem man sich aber keinesfalls näher und längerfristig binden würde.

▪ System: Lust – Sexualtrieb

Dass wir überhaupt das Risiko eingehen, uns mit einem anderen Menschen sexuell einzulassen, hängt entscheidend von verschiedenen Hormonen und Neurotransmittern ab. Es sind die Androgene – insbesondere das Testosteron – welche darüber entscheiden, ob es überhaupt zu einem sexuellen Impuls kommt.

▪ Attraktionssystem

Beim »Sich-Verlieben« gewinnt man relativ rasch einen – im genetischen Sinne – »ganzheitlichen Eindruck« von der anderen Person. Die folgenden Sinnesqualitäten informieren uns: **das Riechen** (»Ich kann Dich nicht riechen« - »der Stallgeruch«),

das Sehen, das Hören und das Schmecken. Die sexuelle Selektion wird bestimmt durch unbewusst bleibende vomeronasale (Pheromone) und olfaktorische Signale.

▪ Bindungssystem

Das Bedürfnis nach emotionaler Nähe und Bindung gehört zu den neurobiologisch verankerten psychosozialen Grundbedürfnissen. Die Sehnsucht nach dauerhafter, stabiler Partnerbeziehung stellt für viele Menschen ein derart alles überragendes Lebensziel dar, dass eine befriedigende Sexualität in den Hintergrund treten oder ganz verschwinden kann.

Bevor es zu einer erkennbaren peripheren sexuellen Reaktion kommt (Lubrifikation, Anschwellen der Labien, Beginn der Erektion) sind eine Reihe komplizierter Prozesse im Gehirn abgelaufen, die darüber entscheiden, ob es zu einer Zunahme der Erregung und zu einer sexuellen Handlung kommt oder ob die Erregung gehemmt wird. An diesen unbewusst bleibenden Vorgängen im Gehirn sind maßgeblich der Hippocampus, die Amygdala, der Nucleus accumbens und das Frontalhirn beteiligt. Wichtiger Neurotransmitter im ZNS für Sexualverhalten sind das Dopamin (DA), das Stickstoffmonoxid (NO) und v. a. das Testosteron.

Entwicklungsgeschichtlich jüngere, hemmende Systeme im präfrontalen Kortex führen zu einer Kontrolle und Hemmung sexueller Reize und entscheiden darüber, dass wir im wahrsten Sinne des Wortes nicht »den Kopf verlieren«, sondern eher einen »kühlen Kopf bewahren«.

Das Dual-Control-Modell der sexuellen Erregung nach Perelman (2006) zeigt (◘ Abb. 21.1). Das Zusammenspiel von Mechanismen der Erregung und Hemmung erzeugt ein individuelles Niveau der sexuellen Reaktionsfähigkeit.

21.1.2 Sexualphysiologie der Frau

Der sexuelle Reaktionszyklus der Frau ist gekennzeichnet durch sexuelles Begehren, gefolgt von Erregungsphase, Plateauphase, Orgasmus- und Refraktärphase. Im Gegensatz zum Mann ist die Frau zu mehrfachen Orgasmen in kurzer Zeitfolge fähig. Dies liegt an der geringeren Prolaktinausschüttung

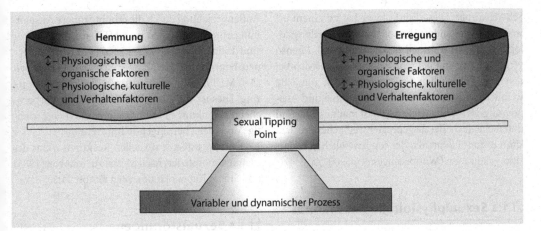

◘ Abb. 21.1 Hemmung und Erregung der sexuellen Reaktion. (Mod. nach Perelman 2006; mit freundlicher Genehmigung)

beim Orgasmus. Intensität, Dauer und erlebte Erregungs- und Plateauphase können intraindividuell und partnerabhängig große Unterschiede aufweisen. Obwohl etwa 30 % der Frauen von der Plateauphase aus keinen Orgasmus erreichen, können sie sich doch in einem umfassenden Sinne »befriedigt« fühlen, wenn die sexuelle Situation ausreichend lang und mit Zärtlichkeit und dem Gefühl emotionaler Nähe stattgefunden hat, ganz im Gegensatz zum Mann, der fast immer zu »seiner Befriedigung« einen Orgasmus mit Ejakulation erlebt.

◘ Abb. 21.2 stellt den ungestörten sexuellen Reaktionszyklus der Frau dar, modifiziert nach Masters u. Johnson (1985) und Singer Kaplan (2006).

1998 wurde die Klitoris als kleine sichtbare Spitze eines viel ausgedehnteren Schwellkörpers beschrieben. Beidseits finden sich Corpora carvernosa in ähnlicher Ausdehnung wie die männlichen

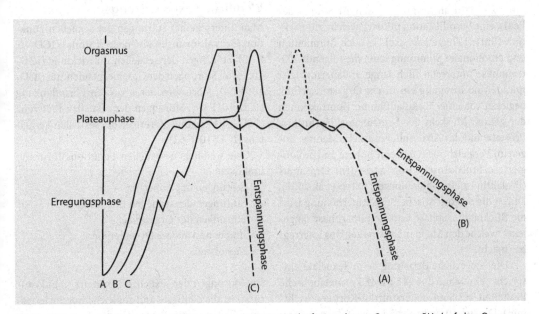

◘ Abb. 21.2 Der ungestörte sexuelle Reaktionszyklus der Frau. *A* Verlauf mit mehreren Orgasmen, *B* Verlauf ohne Orgasmusphase, *C* Verlauf mit einmaligem Orgasmus

Schwellkörper. Diese Entdeckung hat zu einem erweiterten Verständnis der weiblichen Sexualphysiologie geführt (O'Connell u. Sajeraan 2006). Ebenso verhält es sich mit der Entdeckung, dass es sich bei den sog. Skene'schen Drüsen eigentlich um eine weibliche Prostata handelt. Die Anatomie und Ausprägung der weiblichen Prostata ist mannigfaltig und unterschiedlich. Bei ausgeprägter weiblicher Prostata kann es zum Phänomen der sog. »weiblichen Ejakulation« kommen (Wimpissinger et al. 2007).

21.1.3 Sexualphysiologie des Mannes

Die sexuelle Erregung beginnt mit der Verarbeitung von sexuellen Reizen im Gehirn.

Optische, taktile und andere Sinnesreize werden unbewusst vom männlichen Gehirn registriert und geprüft. Fehlen negative Vorerfahrungen, hat der Partner das richtige Geschlecht und erlebt der Mann die erotische Situation in einer für ihn emotional angenehmen Atmosphäre, so wird der biologische Reaktionszyklus »angeworfen« und die Erregung bewusst.

Über sympathische und parasympathische Nervenbahnen wird die Erregung in die Peripherie vermittelt. Über Botenstoffe, insbesondere Stickstoffmonoxid wird am Endorgan, den Arteriolen des Penis, eine Vasodilatation initiiert, welche zur Erektion führt (Erregungsphase). Je nach Stimulation und emotionaler Stimmung kann die folgende Plateauphase unterschiedlich lange andauern. Meist mündet die Erregung ein in ein Orgasmusgefühl, begleitet von einer Ejakulation und Kontraktionen der glatten Muskeln der Samenleiter, Harnröhre, Prostata und des Analschließmuskels. Männer zeigen im Vergleich zu Frauen eine höhere und prolongiertere Prolaktinsekretion nach dem Orgasmus (Prolaktin ist ein Libidoblocker; Exton et al. 2001). Durch die postorgastische Prolaktinerhöhung wird die Rückbildungsphase und Refraktärphase eingeleitet, welche den Mann meist eine zeitlang unerregbar macht.

Die körperliche Belastung beim Sexualakt entspricht beim Mann 2–6 MET (MET = metabolische Einheiten = 3,5 ml Sauerstoff/kg/Körpergewicht/min). Die Belastung ist abhängig von der sexuellen Situation und steigt beispielsweise im Rahmen einer

Außenbeziehung durch die erhöhte innere Anspannung unter Umständen bis 6 MET an. Vergleichbar sind Tätigkeiten wie Golf spielen (4–5 MET), Treppensteigen (4–5 MET) oder schwere Hausarbeit (3–6 MET). Die Gefahr der Überbelastung ist gering. Dies ist vor allem für Männer nach körperlichen Erkrankungen wie z. B. Herzinfarkt eine wichtige und meist beruhigende Information.

Den ungestörten sexuellen Reaktionszyklus des Mannes, modifiziert nach Masters u. Johnson (1985) und Singer Kaplan (2006), zeigt ◘ Abb. 21.3.

21.1.4 Sexualstörungen

Eine Sexualstörung liegt vor, wenn die von einem Menschen gewünschte und ersehnte Sexualität derart von der real gelebten Sexualität abweicht, dass der Mensch darunter leidet. Sexualstörungen haben häufig keine monokausale Ursache, sondern sind bedingt durch das Zusammenwirken biologischer, psychologischer, partnerschaftlicher und soziokultureller Faktoren.

Bei der Sexualmedizin handelt es sich um eine mehrdimensionale Disziplin, wie in ◘ Abb. 21.4 dargestellt.

Weibliche Sexualstörungen

Man unterscheidet Störungen der sexuellen Funktion (Sexualstörungen im engeren Sinne) (ICD-10: F 52), Störungen der sexuellen Entwicklung (ICD-10: F 66), Störungen der Geschlechtsidentität (ICD-10: F 64), Störungen der sexuellen Fortpflanzung (ICD-10: F 69), Störungen der sexuellen Präferenz (ICD-10: F 65) und Störungen des sexuellen Verhaltens (ICD-10: F 63).

Die weiblichen sexuellen Funktionsstörungen umfassen:

- Störungen der Appetenz,
- Störungen der sexuellen Erregung,
- Störungen des Orgasmus,
- innere und äußere Dyspareunie,
- Vaginismus.

Die Störungen der sexuellen Appetenz (Libidostörung) ist die häufigste und zugleich am schwierigsten zu behandelnde Störung in der Praxis (Cedzich u. Bosinski 2010).

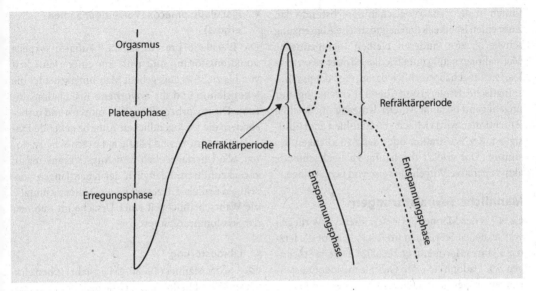

Abb. 21.3 Der ungestörte sexuelle Reaktionszyklus des Mannes

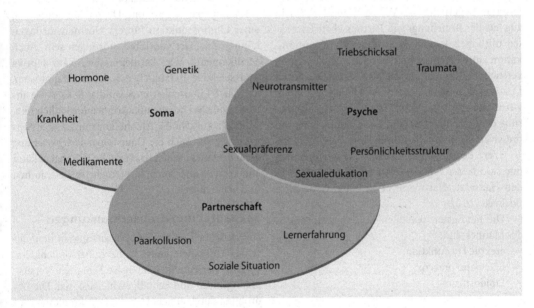

Abb. 21.4 Sexualmedizin – eine mehrdimensionale Disziplin

- **»Larvierte« funktionelle Sexualstörungen der Frau**

Das Pelipathiesyndrom (chronische Unterbauchschmerzen der Frau, »chronic pelvic pain«), der chronische Pruritus genitalis, der chronische Fluor genitalis, zahlreiche Miktionsstörungen wie das Reizblasensyndrom, das funktionelle sekundäre Amenorrhoesyndrom als auch zahlreiche Nebenwirkungen von Ovulationshemmern gehören zu den sog. Somatisierungsstörungen (Richter 1999a,b; ► Kap. 9 »Somatoforme Störungen«). Patientinnen mit Unterbauchschmerzen stellen Problempatientinnen in der gynäkologischen Sprechstunde dar. Zum einen ist bereits die diagnostische Abgrenzung schwierig, zum anderen bleiben therapeutische Maßnahmen häufig unbefriedigend oder gar erfolglos. Dies liegt hauptsächlich daran, dass der psychosomatische Hintergrund dieser Erkrankung nur ungenügend bekannt ist. Der Umgang mit solchen Patientinnen wird vielfach von Gefühlen der Hilflosigkeit, der Frustration oder der Ärgerlichkeit bestimmt. Das erklärt die häufig zu beobachtende aktiv-operative Vorgehensweise von Gynäkologen,

Männliche Sexualstörungen

Ca. 40 % der Männer berichten über das Vorliegen von sexuellen Störungen im Rückblick auf die letzten 3 Jahre (Hartmann et al. 2002). Seltene Störungen wie Pädophilie oder Geschlechtsidentitätsstörungen spielen in der Praxis eine unwesentlichere Rolle. Treten bei Männern Störungen ihrer sexuellen Funktion auf, so führt dies häufig zu einem Teufelskreis, beginnend mit Versagensängsten, Rückzug aus der Beziehung, ggf. Partnerschaftskonflikten mit einer deutlichen Störung der Kommunikation im Partnerschaftsbereich. Nicht selten versuchen Männer »sexuelles Versagen« durch Leistung in anderen Lebensbereichen, wie z. B. im Beruf, zu kompensieren, was zu einer Verschlechterung der Sexualstörung und Entwicklung einer depressiven Symptomatik führen kann.

Trotz des hohen Leidensdrucks wenden sich nur ca. 5 % der Männer aktiv an einen Arzt, z. B. den Hausarzt (Hartmann et al. 2002; Cedzich u. Bosinski 2010).

Die häufigsten sexuellen Funktionsstörungen des Mannes sind:
- erektile Dysfunktion,
- Ejaculatio praecox,
- Libidostörung.

▪ Erektile Dysfunktion

Die Häufigkeit der erektilen Dysfunktion liegt bei 40–79-jährigen Männern um 18 % (Fisher et al. 2002; Laumann et al. 1999; Braun et al. 2000). Ursächlich für die erektile Dysfunktion sind häufig psychogene Faktoren, aber mit zunehmendem Alter auch vermehrt somatische Erkrankungen, wie Diabetes mellitus, arterielle Hypertonie und Arteriosklerose (Schaefer u. Ahlers 2006).

▪ Ejaculatio praecox (Vorzeitiger Samenerguss)

Die Ejaculatio praecox ist die häufigste sexuelle Funktionsstörung und wird mit einer Häufigkeit von bis zu 30 % angegeben. Man unterscheidet die **lebenslange** und die **erworbene** Ejakulationsstörung. Die erworbene Ejaculatio praecox und insbesondere die im jugendlichen Alter bestehende Ejakulationsstörung sind häufig auf psychische Faktoren, wie Unerfahrenheit und Angsterkrankungen, zurückzuführen. Bezüglich der lebenslangen vorzeitigen Ejakulation zeigen neuere Untersuchungen die Wahrscheinlichkeit einer Ursache im Rahmen der Serotoninrezeptoren.

▪ Libidostörung

Ca. 8 % der Männer (40–80. Lebensjahr) geben eine verminderte Libido an. Die Ursachen für männliche Appetenzstörungen sind mannigfaltig: Neurotische Konflikte, Partnerschaftskonflikte, psychiatrische Erkrankungen, Ängste und Depression können zu einer Libidoreduktion führen. Hormonstörungen können Auslöser von Libidostörungen sein. Auch Medikamente, wie Antidepressiva, Neuroleptika und selektive Betablocker, Kalziumantagonisten, aber auch Lipidsenker und Antidiabetika sowie antihormonelle Therapeutika können ursächlich sein. Adipositas und hoher Alkoholkonsum können Mitursache sein. Auch die Dauer einer Paarbeziehung verändert nicht selten das sexuelle Verlangen, kann andererseits aber auch zu vermehrter Vertrautheit und Nähe führen.

Sexualität und Krebserkrankungen

Der Ausbruch einer Krebserkrankung an den Geschlechtsorganen kann je nach Persönlichkeitsstruktur der Patienten intensive Fantasien, Versündigungsideen und Schuldgefühle auslösen. Die Bedrohung durch eine u. U. tödliche Erkrankung lässt sexuelle Fantasien und Wünsche ganz in den Hintergrund treten. Das taktvolle Ansprechen sexueller Probleme im Rahmen der Krebserkrankung zeigt, dass der Arzt für die Patienten eine lebenswerte Zeit mit und nach Überwindung der Krankheit erwartet.

Sexualität des älteren Menschen

Die Vorstellung eines älteren weiblichen oder männlichen Körpers in sexueller Erregung löst bei vielen Menschen noch immer ein Gefühl der Peinlichkeit aus. Studien haben belegt, dass sich ein hoher Prozentsatz älterer Menschen jedoch nach sexuellen Zärtlichkeiten sehnt.

Die Zahl älterer und häufig auch allein lebender Patienten nimmt zu. Diese Patienten erwarten ein einfühlsames Gespräch über Alterssexualität.

Weibliche Sexualstörungen bei organischen Erkrankungen

Nahezu alle endokrinen Erkrankungen (Diabetes mellitus, Hypothyreose, Morbus Cushing, Galaktorrhoe-Amenorrhoe-Syndrom, aber auch das Nachlassen der Ovarialfunktion in der Peri- und Postmenopause) können Auslöser von Sexualstörungen sein. Ebenso führen genetisch bedingte Störungen der Geschlechtsdifferenzierung (Turner-Syndrom, testikuläre Feminisierung, Gonadendysgenisie, adrenogenitales Syndrom AGS, Rokitansky-Küster-Mayer-Syndrom) zu Sexualstörungen. Daneben können auch spezielle gynäkologisch erklärbare Befunde Auslöser von Sexualstörungen sein wie anatomische Besonderheiten, chronische Entzündungszustände, Lageanomalien der Genitalorgane, Endometriose, Uterus myomatosus, Verwachsungen im Genitalbereich, posttraumatische Zustände im Genitalbereich, z. B. schmerzhafte Narbenverhältnisse nach einer Geburt, Schmerzen nach gynäkologischen Operationen, Z. n. Strahlentherapie und natürlich die »trockene Scheide« in der Postmenopause.

Männliche Sexualstörungen bei organischen Erkrankungen

Die erektile Dysfunktion kann ein erstes Alarmzeichen für eine allgemeine endotheliale Dysfunktion sein. Die Erektionsstörung ist ein sensibler Prädiktor für eine stumme, noch unbemerkte **koronare Herzkrankheit**, vor allem dann, wenn entsprechende kardiovaskuläre Risikofaktoren vorliegen (Levine et al. 2012). Die Störung tritt durchschnittlich 3 Jahre vor dem koronaren Ereignis auf.

Im Rahmen des **Diabetes mellitus**, vor allem bei Typ 1 Diabetikern, entwickeln sich bei schlechter Blutzuckereinstellung im Verlaufe der Erkrankung häufig Nervenschäden im Sinne einer Polyneuropathie. Ca. 23 % der Männer mit Erektionsstörungen haben eine unentdeckte diabetische

Erkrankung. Andererseits haben 20–70 % der Diabetiker Erektionsstörungen (Fedele et al. 2000).

Nach **radikaler Prostatektomie** kommt es – je nach OP-Verfahren im Ausmaß variierend – zu Inkontinenz und Erektionsstörungen. In einer Studie zeigten postoperativ nur 9,9 % der Patienten eine Erektionsfähigkeit, 4,7 % eine Penetrationfähigkeit ohne Hilfsmittel oder Medikation. Die postoperative Befragung der betroffenen Paare ergab, dass die Orgasmusfähigkeit beider Partner deutlich gesunken war. Dafür war aber der Austausch von Zärtlichkeit mehr in den Mittelpunkt gerückt (Rösing et al. 2004).

21.2   Praktischer Teil

21.2.1 Kommunikationshemmung

Wir haben es im Bereich der Sexualmedizin mit einer Kommunikationshemmung in der täglichen Sprechstunde zu tun. Es existieren unterschiedliche Hemmschwellen bei Patienten und Ärzten.

Hemmungen auf Seiten der Patienten sind:
- Hat der Arzt dafür überhaupt Zeit?
- Ist der Arzt hinreichend kompetent?
- Patienten fühlen sich minderwertig, schämen sich oder haben Angst, über sexuelle Probleme zu sprechen.
- Patienten fehlt es an Wissen über Behandlungsmöglichkeiten bei sexuellen Störungen.
- Unsicherheit, ob es der rechte Ort ist, beim Arzt über sexuelle Probleme zu sprechen.
- Geschlecht, Alter, kommunikative Fähigkeiten des Arztes können darüber entscheiden, ob der Patient den Mut hat, sein sexuelles Problem anzusprechen.

Hemmungen auf Seiten der Ärzte umfassen:
- Fehlendes Bewusstsein für sexuelle Störungen.
- Fehlendes Wissen über Sexualität und ihre Störungen.
- Fehlendes Wissen über Therapiemöglichkeiten von Sexualstörungen.
- Angst vor Sexualisierung der Situation.
- Ökonomische Gründe (Zeit, Einkommensverlust, Angst vor langen Gesprächen).
- Angst vor der Selbstreflektion: Wie geht es mir selbst mit meiner Sexualität?

Die Sprache in der Sexualmedizin

Es gibt nicht die »eine« allgemeinverbindliche Sprache im Bereich der Sexualmedizin. Grundsätzlich wichtig ist, dass man sich mit dem Patienten auf eine klare verständliche Sprache mit eindeutigen Bezeichnungen einigt. Die Sprache, welche die meisten Patienten bei sexualmedizinischen Problemen benutzen, ist die Umgangssprache. Darüber hinaus gibt es eine medizinische Fachsprache, die Bürokratensprache, die Kindersprache, die blumige Sprache, die Vulgärsprache. Vermeiden sollte man, sich auf eine Vulgärsprache mit zweideutigen Formulierungen einzulassen, sollte der Patient diese Sprache benutzen.

21.2.2 Erkennen – die sexual-medizinische Erstanamnese

Folgende Punkte haben sich bei der Erhebung der sexualmedizinischen Erstanamnese bewährt:
- Spontanangaben zur sexuellen Situation.
- Genaue Schilderung der Symptomatik.
- Seit wann besteht die Störung?
- Wann tritt diese Störung auf, in welchen Situationen? Mit welchem Partner oder Partnerin?
- Wie häufig tritt diese Störung auf?
- Mit welchem Partner gibt es das sexuelle Problem?
- Hat dieses sexuelle Problem bereits Auswirkungen auf die Partnerschaft?
- Hat der Patient Leidensdruck?
- Haben bereits eigene Lösungsversuche stattgefunden?
- Warum kommt der Patient gerade jetzt?
- Kommt der Patient von sich aus oder wurde er evtl. vom Partner/von der Partnerin geschickt?

Fallbeispiel

Ein 60-jähriger Lehrer leidet an einer vollständigen erektilen Dysfunktion. Risikofaktoren sind eine Arteriosklerose und ein obstruktives Schlafapnoesyndrom. Er erwähnt im Rahmen eines hausärztlichen Konsultationsgesprächs seinen Wunsch, ein erektionsförderndes Medikament, z. B. Viagra, einzunehmen.
P: »Wir haben beide noch Freude am Sex und Schmusen gerne. Im Moment klappt gar nichts mehr. Leider hat meine Frau Angst, mir könnte etwas passieren, wenn ich ›Viagra‹ einnehme. Sie will nicht, dass ich mir dies Medikament aufschreiben lasse.«
In einem daraufhin vorgeschlagen Paargespräch wird mit dem Paar die Haltung der Ehefrau zu Partnerschaft und Sexualität geklärt und das Paar gefragt, was sie sich für ihr zukünftiges Sexualleben wünschen. Beide sind sich einig, dass sie weiterhin sexuell aktiv sein wollen. Es folgt eine Information über den Gesundheitszustand des Ehemannes und über die Wirkungsweise von »Viagra«. Daraufhin äußert die Frau die Angst, dem Mann könne durch die Anstrengung beim Sex »etwas passieren«, stimmt aber letztlich einer Behandlung zu, wenn ihr Mann einen Belastungstest, welcher der sexuellen Aktivität entspricht (75 W auf dem Ergometer) absolviert. Durch die Aufklärung bzgl. der medikamentösen Wirkung i. S. der Durchblutungsförderung und nicht i. S. einer Luststeigerung ist die Frau beruhigt und entlastet. Der 60-jährige erscheint hoch motiviert zum Belastungs-EKG und kann problemlos 100 W Leistung erbringen. Das Paar, das offensichtlich positiv verbunden ist, kann daraufhin den Phosphodiesterasehemmer (Viagra) erfolgreich einsetzen ohne Nebenwirkungen. Bei der nächsten Konsultation bedankt sich der Patient für die Unterstützung seines Anliegens mit den Worten: »Es klappt wieder und wir sind sehr froh darum!«

21.2.3 Gesprächsführung

Die ärztliche Haltung sollte eine offene Gesprächsbereitschaft signalisieren, ohne drängend und invasiv zu wirken, gleichsam mit »Takt und Taktik« (Nijs 2002).

Um dem Patienten evtl. Ängste und Hemmungen zu mindern, haben sich Formulierungen bewährt, die wir als »Türöffner« bezeichnen. Solche Formulierungen wären etwa:

»Gibt es etwas zum Thema Sexualität zu sagen?« oder »Gibt es Probleme im Bereich der Sexualität?« oder »Viele meiner Patientinnen erleben in den Wechseljahren Veränderungen in ihrem Sexualleben. Geht es Ihnen ähnlich?« oder »Wirken sich Ihre Beschwerden auf Ihre Sexualität aus?« ...

Diese offenen Fragen geben dem Patienten die Möglichkeit, in das Thema Sexualität »einzusteigen« ohne sich zu sehr gedrängt zu fühlen.

Vermeiden sollte man geschlossene, suggestive oder indirekte Fragen, wie: »Sie haben doch sicherlich als Diabetiker bereits Erektionsprobleme?« oder »Wenn Sie mit Ihrer Frau zusammen sind, klappt es dann noch?«

Das sexualmedizinische Erstgespräch sollte immer mit einer offenen Frage beginnen. Der Arzt sollte dem Patienten entspannt zuhören und möglichst nicht sofort unterbrechen.

Kommt es im Rahmen einer voll einbestellten Routinesprechstunde überraschenderweise zu einem sexualmedizinischen Erstgespräch, weil der Leidensdruck sehr groß geworden ist oder weil sich ein Patient vielleicht nach längerem inneren Zweifel endlich entschlossen hat, über das für ihn schwierige Problem zu sprechen. So kann man mit dem Verweis auf die jetzt sehr beschränkte Zeit dem Patienten innerhalb von 2 Wochen einen neuen Termin anbieten mit einem größeren Zeitrahmen. Wichtig ist, dem Patienten zu signalisieren, dass man sein Anliegen verstanden hat und es wichtig ist, darüber ausführlicher zu sprechen.

21.2.4 Sexualmedizinische Behandlungsmöglichkeiten

Im Rahmen der psychosomatischen Grundversorgung, beim Hausarzt aber auch bei anderen Fachärzten, ist es gut möglich und manchmal auch sehr wichtig, die Partnerin oder auch den Partner einzuladen, um ein gemeinsames, klärendes, häufig auch edukatives Gespräch zu führen. Allein eine solche Paarberatung kann manche sexuelle Problematik lösen (Buddeberg 2005). Im Rahmen solcher Erstgespräche – in der Einzel- oder Partnersituation – können weibliche oder männliche Sexualmythen korrigiert werden. Paarinterne und paarexterne Stressoren (Kinder, Schwiegermutter, Arbeitsplatzkonflikt u. a.) können thematisiert und Lösungsvorschläge erarbeitet werden. Eine solche Paarberatung kann therapeutisch zu einer Lebensstilberatung mit Stressreduktion werden (▶ Kap. 8).

Das Ansprechen des sexuellen Problems und eine sexualmedizinische Edukation können bereits deutlich entlasten. Wenn dies nicht ausreicht und eine umfangreichere Sexualstörung, wie z. B. eine Libidostörung oder ein tiefergehender Partnerkonflikt, thematisiert wird, so bedarf es einer umfangreicheren **Sexualanamnese** unter Berücksichtigung **psychischer** (Persönlichkeitsstruktur, Sexualpräferenz, Geschlechtsidentität, Biographie, Lerngeschichte, psychische Erkrankungen) **biologischer** (Medikamente, Hormone, Chromosomenaberration, körperliche Erkrankungen) und **sozialer** (Partnerschaft, Beruf, Umfeld) **Faktoren**. Meist ist dann eine Überweisung an einen spezialisierten Facharzt, bzw. zu einer Sexual-, Einzel- oder Paartherapie erforderlich.

21.2.5 Spezifische Behandlung

Libidostörungen

Therapeutisch kann hier eine Lebensstilberatung mit Stressreduktion, eine Paarberatung, eine Umstellung hin zu weniger Libido einschränkenden Medikamenten, eine – falls erforderlich – Testosteronsubstitution hilfreich sein. Eine Depression, Angststörung oder andere psychische Erkrankungen als häufige »Lustkiller« müssen erkannt und entsprechend in die sexualmedizinische Behandlung mitintegriert werden.

Erektile Dysfunktion:

Seit 1998 sind orale erektionsfördernde Medikamente auf dem Markt, welche die Phosphodiesterase hemmen und somit zu einer vermehrten Durchblutung der penilen Gefäße führen. Voraussetzung für die Wirkung ist eine erotische Stimulation sowie die Intaktheit der penilen Nerven. Über die Wirkungsweise und ggf. Nebenwirkungen (z. B. Kopfschmerzen) sowie Kontraindikationen (z. B. Kombination mit Nitraten) muss eingehend aufgeklärt werden. Es ist von Vorteil die Beratung zusammen mit der Partnerin durchzuführen und weitere Gespräche als Rückmeldung für den Therapieerfolg anzubieten. Um den Leistungsdruck zu reduzieren und auch um der biologischen Funktion Zeit zu geben, sich wieder zu etablieren, empfiehlt sich, den Patienten darüber zu informieren, dass 8–10 Versuche notwendig sind, um eine Wirkung der Phosphodiesterasehemmer (z. B. Sildenafil, Tadalafil, Vardenafil) zu beurteilen. Nach mehreren erfolglosen medikamentösen Therapieversuchen sollten eine fachurologische Untersuchung und ggf. auch

21

eine weiterführende psychosomatische Abklärung erfolgen.

Ejaculatio praecox

Bei der psychogenen Ejaculatio praecox haben sich verhaltenstherapeutisch-sexualmedizinische Verfahren, wie die »Start-Stop-Technik« und die »Squeeze-Technik« bewährt. Hierbei erlernt der Mann durch Stimulation und Beendigung der Stimulation eine bessere Kontrolle über die Ejakulation zu gewinnen. Auch ein Schmerzreiz durch Zusammenpressen des Penis kann zum Erlernen der Kontrolle beitragen. Die lebenslange Ejaculatio praecox zeigt sich durch die verhaltenstherapeutischen Verfahren nicht ausreichend behandelbar. Serotonerge Medikamente, wie Serotonin-Wiederaufnahmehemmer (SSRI), welche die Störung im Rezeptorbereich positiv modulieren, können zu einer verlängerten Ejakulation beitragen (z. B. Dapoxetin).

Nach Prostatakarzinomoperation

Nach Prostatakarzinomoperationen und bei nervalen Schädigungen anderer Ursache (z. B. Diabetes mellitus) bedarf es einer lokalen Behandlung. Hier hat sich die Schwellkörper-Auto-Injektions-Therapie (SKAT) etabliert. Der Mann spritzt sich i. S. einer Selbstinjektion ein Prostaglandin mittels einer dünnen Kanüle in den Penisschaft, was zu einer lokalen Gefäßdilatation mit nachfolgender Erektion führt. Alternativ kann eine Vakuumpumpe eingesetzt werden. Nach Erreichen einer ausreichenden Erektion des Penis wird dieser mittels Gummiring gestaut gehalten, so dass eine Penetration möglich ist. Bei eigentlich allen medikamentösen und mechanischen »Hilfen« empfiehlt sich eine ärztlich-sachkundige und empathische Begleitung des Paares. Es kann sehr bereichernd für das Paar sein, wenn es – unter wohlwollender taktvoller sexualmedizinischer Begleitung – bei einer Art »Entdeckungsreise« neuer sexueller Erfahrungen unterstützt wird. Dabei zeigt die Erfahrung, dass das Bedürfnis nach Zärtlichkeit und Bindung einen immer größeren Raum einnimmt.

Vaginismus

Diese Einzel- und/oder Paarbehandlung geht von der Erfahrung aus, dass diese Patientinnen, unab-

hängig von möglichen Ursachen, keine »inneren Bilder« von ihren äußeren und inneren Geschlechtsorganen besitzen. Schon bei der Erstkonsultation – nach der gynäkologischen Untersuchung – lässt man sich von der Patientin ihr äußeres Genitale als Bild zeichnen. Unabhängig vom Bildungsgrad zeichnen dies nahezu ausnahmslos alle Patientinnen, ausgenommen Ärztinnen, anatomisch falsch. Anhand von anatomischen Bildern erfolgt eine sofortige Korrektur hin zu der wahren Topographie. Die Patientin erhält nun die Aufgabe täglich sich vor einem größeren Spiegel bei geöffneten Beinen zu betrachten und ihre äußeren Geschlechtsorgane zu benennen und zu einem späteren Zeitpunkt auch zu berühren. Während dieser Anleitung zum Selbstbetrachten und Selbstberühren unter Zuhilfenahme von Gleitmitteln und später auch Dilatatoren finden Paartherapiesitzungen in 2-wöchigen Abständen statt. Nach Vereinbarung eines Koitusversuchverbots durchlaufen die Paare vorgeschriebene Körperberührungsübungen, die vom zunächst nur Rückenstreicheln schließlich bis zum Berühren der Geschlechtsorgane führen und zuletzt ein Einführen des Penis ermöglichen. Während der Paartherapiesitzungen wird über die bei den Übungen erlebten Gefühle und das daraus resultierende Verhalten gesprochen.

Literatur

Braun M, Wassmer G, Klotz T et al. (2000) Epidemiology of erectile dysfunction: results of the »Cologne Male Survey« In J Impot Res 12: 203–311

Buddeberg C (2005) Sexualberatung – eine Einführung für Ärzte, Psychotherapeuten und Familienberater. Thieme, Stuttgart, S 58–60

Cedzich D, Bosinski H (2010) Sexualmedizin in der hausärztlichen Praxis; Gewachsenes Problembewusstsein bei nach wie vor unzureichenden Kenntnissen. Sexuologie 17 (1–2), 5–13

Exton MS, Krüger THC, Koch M et al. (2001) Coitus induces orgasm stimulatet prolactin secretion in healthy subjects. Psychoneuroendocrinology 25(2): 187–199

Fedele D, Bortolotti A, Coscelli C et al. (2000) ED in type 1 and type 2 diabetics in Italy. Int J Epidemiol 29: 524–531

Fisher HE, Aaron A, Mashek D et al. (2002) Defining the brain systems of lust, romantic attraction and attachement. Arch Sex Behav 31: 413–419

Hartmann U et al. (2002) Sexualität in der Arzt-Patient-Kommunikation. Ergebnisse der »Globalen Studie zu sexuellen Einstellungen u. Verhaltensweisen«. Sexuologie 9, 50–60

Laumann EO, Paik A, Rosen RC (1999) Sexual dysfunction in the United States: prevalence und predictors. JAMA 281: 537–44

Levine G et al. (2012) Sexual Activity and Cardiovascular Disease: A Scientific Statement from the American Heart Association. Circulation 125: 1058–1072

Masters WH, Johnson VE (1966) Human Sexual Response. 1st ed., Little, Brown and Company, London

Masters WH, Johnson VE (1970) Die sexuelle Reaktion. Rowohlt, Hamburg. Originaltitel: Masters WH, Johnson VE (1966) Human sexual response. Little, Brown and Company, Boston

Masters WH, Johnson VE (1985) Die sexuelle Reaktion – Rororo Taschenbuch

Nijs P (2002) Therapie als Begegnungskunst – Eine klinisch-therapeutischer Leitfaden für Sexualmedizin und Psychosomatik. Peeters, Leuven 74–77

O'Connell HE, Sajeraan KV (2006) Anatomy of female genitalia In: Goldstein I, Meston CM, Davis SR, Trais AM (eds): Womens sexual function und dysfunction. Taylore & Francis, London, S 105–112

Perelman (2006) A new combination treatment for premature ejaculation: a sex therapist's perspective. J Sex Med. 3(6): 1004–1012

Richter D (1999a) Chronischer Pruritus genitalis – psychosomatischer Fluor. In Stauber M, Kentenich H, Richter D (Hrsg) Psychosomatische Geburtshilfe und Gynäkologie. Berlin, Springer

Richter D (1999b) Chronischer Unterbauchschmerz. In Stauber M, Kentenich H, Richter D (Hrsg) Psychosomatische Geburtshilfe und Gynäkologie. Berlin, Springer

Rösing D et al. (2004) Krankheits- und behandlungsbedingte Sexualstörungen nach radikaler Prostatektomie – eine bio-psycho-soziale Betrachtung. Urologe 43: 291–295

Schaefer GA, Ahlers CJ (2006) Differentialdiagnostische Diskussion der Erektionsstörung. Urologe 445: 967–974

Singer Kaplan H (2006) Sexualtherapie bei Störungen des sexuellen Verlangens. Thieme, Stuttgart

Wimpissinger F, Stifter K, Grin W, Stackl W (2007) The female prostate revisited. Perinael ultrasound and biochemical studies of female ejaculate, J Sex Med 4: 1388–1393

Psychosomatik im Alter

Kurt Fritzsche, Margrit Ott

K. Fritzsche et al. (Hrsg.), *Psychosomatische Grundversorgung,*
DOI 10.1007/978-3-662-47744-1_22, © Springer-Verlag Berlin Heidelberg 2016

Fallbeispiel

Frau K., eine 68-jährige Patientin mit bekanntem Asthma bronchiale, wird in der medizinischen Klinik stationär aufgenommen, nachdem 14 Tage vorher eine Verschlechterung des Allgemeinzustandes, vermehrt Husten und Atemnot aufgetreten sind. Die hausärztliche Behandlung hat zu keiner dauerhaften Stabilisierung geführt. Unter der üblichen Therapie mit Cortison, Euphyllin und Inhalationen tritt stationär rasch eine Besserung der Atemnot auf. Nach der Entlassung erfolgt eine Wiederaufnahme 5 Tage später wegen Verdacht auf eine erneute Exazerbation. Auch jetzt ist das Asthma bronchiale sowohl klinisch als auch nach Werten der Lungenfunktionsprüfung lediglich mäßig bis mittelgradig ausgeprägt. Erneut tritt eine rasche Besserung der Bronchospastik ein. Die Patientin lehnt jedoch eine erneute Entlassung nach Hause ab.

22.1   Theoretischer Teil

22.1.1 Symptome – der Altersprozess als ein psychosomatisches Paradigma

Prävalenzdaten gehen von 23 % psychisch oder psychiatrisch erkrankter alter Menschen aus (Heuft et al. 2006). Das gemeinsame Vorkommen von somatischen Erkrankungen wie Schlaganfall, Morbus Parkinson und psychischen Störungen wie Depression stellt große Herausforderungen an die Krankheitsverarbeitung alter Menschen (Barnett et al. 2012). Aber auch Ärzte sind mit der Zunahme von körperlichen Befunden immer wieder vor diagnostische Herausforderungen gestellt, inwieweit die körperlichen Beschwerden z. B. Schmerzen, einem organisch begründeten Schmerzerleben oder einer somatoformen Störung zuzuordnen sind. Auch ein rein körperbezogenes Krankheitsverständnis (Depression) vieler älterer bzw. hochaltriger Menschen aus der letzten Kriegsgeneration kann die Diagnostik erschweren, da vorwiegend somatische Beschwerden in der hausärztlichen Sprechstunde benannt werden. Im Alter sind die körperliche, die funktionale, die seelische und die soziale Ebene von Gesundheit noch enger miteinander verzahnt als in der Jungend oder in der ersten Hälfte des Erwachsenenalters.

Während für jüngere Menschen hauptsächlich Beruf, Familie und Freunde im Mittelpunkt stehen, nimmt für Menschen über 60 Jahre die Gesundheit und körperliche Leistungsfähigkeit einen zentralen Stellenwert ein (Hodek et al. 2009). 90 % der über 76-jährigen leiden unter Glieder- und Gelenkschmerzen (Gunzelmann et al. 2002).

Depressive Störungen und Angststörungen

Einschränkungen in Aktivitäten des täglichen Lebens und die damit verbundenen psychischen Belastungen bestärken sich gegenseitig. Der drohende Verlust der Selbstständigkeit und der damit verbundene Wechsel der Wohnumgebung und Vereinsamung erklären die erhöhte Häufigkeit von leichteren depressiven Störungen und Angststörungen (Heuft et al. 2006; Riedel-Heller u. Luppa 2013). Typische Beispiele sind das Zusammenwirken von Depression und Schlaganfall (Kringler 2001, neu 2009; Busch et al. 2013). Auslöser für Suizidversuche sind psychische Erkrankungen wie Depression, schmerzhaft und chronisch verlaufende schwere körperliche Erkrankungen und kritische Lebensereignisse wie Partnerverlust und Wohnungswechsel (Statistisches Bundesamt 2013; Robert Koch-Institut, Berlin 2014; Wächtler 2009; Wilk et al. 2007; Wolfersdorf 2008).

Somatoforme Störungen

Die Differenzialdiagnose für somatoforme Störungen ist wegen dem Überlappen mit körperlichen Krankheiten im Alter schwierig. Während die nach außen hin sichtbar laute und teilweise dramatische Symptomatik von Neurosen und Persönlichkeitsstörungen im Alter eher abnimmt und Neuerkrankungen gering sind, finden im Bereich der psychosomatischen Probleme und Störungen und körperlichen Erkrankungen eine deutliche Zunahme. Bei den funktionellen Störungen sind Magenbeschwerden mit Sodbrennen, Obstipation, Schwindel, Schlafstörungen unklarer Genese zu nennen. Eine deutliche Ersteigerung erfahren ebenfalls körperbezogene hypochondrische Ängste und abweichend von der oben genannten Tendenz, depressive Symptome, sicherlich bedingt durch gehäufte Verluste und Einsamkeit im Alter (Radebold 1992).

Das häufige Auftreten mehrerer sich gegenseitig beeinflussender Krankheiten, vor allem des Herz-Kreislauf-Systems, des Stütz- und Bewegungsapparates und des Stoffwechsels, verbunden mit einer Zunahme von seelischen und sozialen Problemen, machen das Krankheitsbild zunächst unüberschaubar und führen zu erheblichen Problemen bei Differenzialdiagnose und Behandlung. Es zeigt sich, dass gerade im Alter die körperliche Krankheit, der seelische Zustand und die aktuelle Lebenssituation, wie Wohnverhältnisse, finanzielle Ressourcen und soziale Unterstützung, unlösbar miteinander verbunden sind und bei der Anamnese erfasst und bei der Therapieplanung berücksichtigt werden müssen. Gerade im Alter besteht oft eine Diskrepanz zwischen subjektivem Erleben und objektivem Befund, sodass sich nur ein Teil aller körperlichen Erkrankungen rein organisch erklären lässt. Häufig finden wir Probleme der Krankheitsverarbeitung, chronische seelische Belastungen, pathologische Trauerreaktionen und konflikthafte soziale Situationen, die das subjektive Krankheitserleben erklären (Fritzsche u. Dornberg 1992).

Trauma

Traumatische Erlebnisse können im Alter wieder reaktiviert werden (Heuft et al. 2006). Alte Menschen, die während dem 2. Weltkrieg in irgendeiner Weise traumatisiert wurden, reagierten auf politische Krisen wie z. B. den Beginn des Golfkrieges 1991 mit akuten Traumasymptomen. Sie erlebten Bilder und Geräusche im Fernseher als sehr bedrohlich, als ob es erst gestern gewesen wäre. Eine Retraumatisierung kann durch eine der traumatischen Erfahrung ähnelnden Situation ausgelöst werden: Eine jüdische Überlebende des KZ Ausschwitz reagierte mit Panik, als eine junge Pflegende ihr die Medikamente in den Mund geben wollte. Diese Situation erinnerte sie an die zwangsweise Verabreichung von Medikamenten zu Versuchszwecken, welche sie monatelang hatte über sich ergehen lassen müssen (Dominguez 2007). Frauen, die während ihres Lebens Opfer einer Vergewaltigung geworden waren, reagieren auf die Intimpflege durch eine männliche Person aber auch durch weibliche Pflegekräfte mit starker Abwehr.

22.1.2 Einsamkeit im Alter

Ca. 10–30 % der alten Menschen in Deutschland berichten über ausgeprägte Einsamkeitsgefühle. Bis zum 85. Lebensjahr ist zwischen Frauen und Männern kein Unterschied festzustellen (Zebhauser et al. 2014). Erst ab 85 Jahren sind Frauen häufiger betroffen. Je ausgeprägter und intensiver Freundschaften und soziale Kontakte sind, desto geringer ist die Gefahr an Einsamkeit zu leiden. Risikofaktoren sind eine bestehende Depression, geringe Resilienz und körperliche Gebrechlichkeit. Einsamkeit ist auch ein eigenständiger Risikofaktor für die Einnahme von Psychopharmaka, hauptsächlich bei Frauen. Geringere soziale Eingebundenheit ist auch mit erhöhter Mortalität verbunden (Holt-Lunstad et al. 2010). Personen mit ausgeprägten sozialen Netzwerken hatten eine um 50 % erhöhte Wahrscheinlichkeit im jeweiligen Untersuchungszeitraum zu überleben, als Patienten mit niedrigem sozialem Netzwerk. Einsamkeit hatte ähnlich negative Auswirkungen wie die etablierten Risikofaktoren Alkohol und Rauchen. Auch bestehen Zusammenhänge mit Bluthochdruck, Diabetes mellitus, Entzündungsparametern und Schlafqualität. Auch in langjährigen Paarbeziehungen gibt es Einsamkeit durch liebloses nebeneinanderher Leben, verbunden mit ständigen Streitigkeiten und Nörgeleien. Die Pflege der Paarbeziehung ist im Alter besonders wichtig, weil andere Faktoren wie Arbeit, Kinder oder Freundeskreis zunehmend wegfallen.

22.1.3 Probleme älterer Patienten im Krankenhaus

Die psychosozialen Schwierigkeiten von über 65-jährigen Patienten im Krankenhaus sind v. a. Einsamkeit, fehlende Lebensperspektive, Probleme sich zu Hause weiter wie bisher selbstständig zu versorgen, Suizidalität und Verlusterlebnisse. Bei 58 % der Patienten ist das Beschwerdebild oder die Entscheidung sich ins Krankenhaus einweisen zu lassen, durch oben genannte psychosoziale Schwierigkeiten wesentlich beeinflusst. Bei vielen dieser Patienten ist ein befriedigender Abschluss der Behandlung im Allgemeinkrankenhaus nur erreichbar, wenn dieser psychosoziale Hintergrund gezielt be-

22

achtet wird. Für Ärzte und Pflegepersonal werden auf der Station täglich die Themen Einsamkeit, Sinnlosigkeit, Suizidalität, Tod und Sterben relevant und sind nicht nur für den Patienten selbst, sondern auch für Ärzte und Pflegepersonal schwierig und belastend (Schmeling-Kluders u. Odensass 1994).

22.1.4 Krankheit als Lösungsversuch

Aus psychosomatischer Sicht verstehen wir das gehäufte Auftreten von körperlichen Beschwerden bei nur geringem Organbefund nicht nur als eine pathologische Reaktion des Körpers, sondern als sinnvolle Reaktion auf eine oft als unerträglich erlebte Lebenssituation. Bei vielen alten Menschen hat sich durch die Reduktion der körperlichen Leistungsfähigkeit das Gefühl verstärkt, überflüssig zu sein. Ein bisher wichtiger Mechanismus der Kontaktaufnahme und Pflege zwischenmenschlicher Beziehungen, nämlich für andere da zu sein, ist nur noch beschränkt möglich. Bei fehlender sozialer Unterstützung und zunehmender sozialer Isolation greift der Körper zu Selbsthilfe: Der regelmäßige Arztbesuch oder die Aufnahme ins Krankenhaus scheint die einzige Möglichkeit, menschliche Kontakte herzustellen. Die körperliche Krankheit sichert in diesem Fall ein begrenztes Maß an Aufmerksamkeit und Körperkontakt mit anderen Menschen. Sie schützt auch vor schmerzhaften Gefühlen, die mit dem Älterwerden und dem Verlust wichtiger Bezugspersonen verbunden sind (Overbeck 1984; Haag 1985). In diesem Sinne sind körperliche Beschwerden Selbstheilungsversuche des Organismus, ein Versuch der Anpassung an eine neue Situation und eine Möglichkeit, Gefühle des Überflüssigseins, der Leere und der Sinnlosigkeit zu kompensieren und ggf. ein neues Gleichgewicht zu finden (Fritzsche u. Dornberg 1992).

Neben den krankmachenden Faktoren im Alter ist es unter salutogenetischer Perspektive auch sehr interessant zu fragen, was hält uns im Alter gesund? Während das Konzept eines »erfolgreichen Alterns« immer populärer wird, ist wenig über die psychophysiologischen und biopsychosozialen Mechanismen bekannt, die psychisches und körperliches Wohlbefinden und eine erfolgreiche Anpassung an die Lebensbedingungen und die Einschränkungen

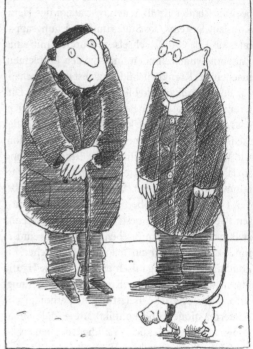

UND IHNEN ? – ICH MUSS HEUTE WIEDER ZUR SALUTOGENESE.

☐ **Abb. 22.1** Cartoon: Salutogenese. (Zeichnung: Gisela Mehren)

im Alter, trotz oft negativer Lebenserfahrungen, ermöglichen (Lacruz et al. 2010; ☐ Abb. 22.1).

22.2   Praktischer Teil

22.2.1 Erkennen

Der Arzt macht sich im Sinne einer biopsychosozialen Anamnese ein umfassendes Bild über die Lebenssituation, die Beziehungen, die sozialen Umstände wie auch über mögliche Probleme und Konflikte des Patienten (Heuft 2010).
- Welche Aktivitäten, Interessen und Fähigkeiten bestehen zum Ausgleich der körperlichen und seelischen Probleme?
- Über welche Beziehungen (Partner, Familie, Verwandte, Freunde) verfügt der Patient?
- Wie ist die soziale Situation (Status, Einkommen, Wohnung, Versorgung)?

Tab. 22.1 Unterscheidung Depression und Demenz	
Depression	**Demenz**
Vorwiegend rascher, erkennbarer Beginn Belastungsfaktoren oft vorhanden	Schleichender, unklarer Beginn Belastungsfaktoren nicht fassbar
Episodischer Verlauf	Chronischer Verlauf
Stimmung ist beständig depressiv Klassisches Morgentief	Stimmungs- und Verhaltensauffälligkeiten fluktuieren Eher Sundown Phänomene
»Weiß nicht«-/«Kann nicht«-Antworten sind typisch	Angenähert richtige Antworten überwiegen
Patient stellt Defizite besonders heraus, klagt über kognitive Einbußen	Patient versucht, Defizite zu bagatellisieren, zu verbergen
Selbstanklage, evtl. Schuldgefühle Urteilsfähigkeit erhalten, depressiv gefärbt Alt- und Neugedächtnis altersentsprechend beeinträchtigt	Orientierungs-/Gedächtnisstörungen Zunehmende Einschränkung der Urteilsfähigkeit Neugedächtnis mehr gestört als Altgedächtnis

— Wie erlebt und beurteilt der Patient selbst seine augenblickliche Situation? Wie sieht die weitere Entwicklung aus? Wie sind früher ähnliche Schwierigkeiten bewältigt worden?

»Late onset depression«

Eine Depression im höheren Lebensalter ist schwieriger als im Erwachsenenalter zu diagnostizieren. Ältere Menschen tendieren eher dazu, weniger Niedergeschlagenheit und Selbstwertzweifel oder Schuldgefühle zu berichten als jüngere Menschen. Somatische Beschwerden wie Schlaflosigkeit und Energieverlust stehen im Vordergrund. Hinter einem risikoreichen Gesundheitsverhalten z. B. wenig Bewegung, Übergewicht, unzureichend behandelter Bluthochdruck, erhöhte Blutfette und Diabetes mellitus kann sich auch eine unerkannte Depressivität oder auch eine latente Suizidalität verbergen. Nicht immer bildet sich das Vollbild einer Major Depression aus. Häufig finden sich im Alter unterschwellige sog. subsyndromale depressive Krankheitsbilder. Diese zeigen ein erhöhtes Risiko für die Entwicklung einer Major Depression (Riedel-Heller u. Luppa 2013; Luppa et al. 2012)

Hinzu kommt, dass somatische Beschwerden und kognitive Beeinträchtigungen i. S. einer kognitiven Störung bei Depression (bis zu 32 %), früher auch als »depressive Pseudodemenz« benannt, gegenüber den emotionalen Symptomen einer Depression deutlich häufiger sind. (Konrad et al. 2015).

Es gibt aber einen wechselseitigen Zusammenhang zwischen dem Auftreten von Demenz und Depression. Ca. 30–50 % der Menschen mit Demenz entwickeln im Verlauf ihrer dementiellen Erkrankung eine depressive Episode. Aber auch die Depression selbst stellt ein 1,5- bis 3-fach erhöhtes Risiko für die Entwicklung einer Demenz dar (Green et al. 2003).

In Tab. 22.1 sind Unterschiede zwischen Depression und Demenz aufgelistet (Konrad et al. 2013; Hegerl et al. 2001; Woltersdorf et al. 2005).

Fallbeispiel Fortsetzung – Erstgespräch

Es handelt sich um eine 1,60 m große, schmale, zerbrechlich wirkende Patientin, Gewicht 56 kg, mit grauen Haaren, unsicherem Gang und Stock bei Zustand nach zweimaliger Hüft-TEP. Die Patientin hat einen wachen und aufmerksamen Gesichtsausdruck. Sofort bei der Begrüßung und beim Eintreten ins Zimmer nimmt die Atemnot zu. Spontan berichtet die Patientin mit anklagender, aber auch fordernder Stimme ihre Probleme: »Zu dem anderen Stationsarzt habe ich keine Antenne. Ich glaube, er will mich wieder entlassen. Meine Befürchtung ist, dass es mir schon nach wenigen Tagen schlechter gehen wird, ich wieder in die Klinik muss. Ich habe Sorge, dass man mich hochbringt, scheinbar alles okay ist, nach Hause schickt und ich dann im Pflegeheim lande. Manchmal habe ich den Eindruck, dass man mich entmündigen will. Nirgendwo geht's menschlich zu. Keiner sagt mir etwas. Niemand nimmt sich Zeit. Ich

22

kann keine Fragen stellen, bekomme keine Antworten. Lange mache ich das nicht mehr mit! Ich denke ans Schlussmachen. Es ist ja auch niemand da, der um mich weint.«

Nachdem der Stationsarzt ruhig und aufmerksam zugehört hat und sein Verständnis signalisiert hat, schweigt die Patientin kurz und spricht dann zögernd weiter: »Ich muss immer erst ausloten, wie sich die Leute mir gegenüber verhalten. Ich habe Angst, dass das, was ich berichte, sich zu meinem Nachteil auswirkt, z. B. Altenheim oder Altenwohnung. Sehen Sie, ich bin wie eine Regenbogenforelle: Ein standorttreuer Mensch, v. a. wenn ich Vertrauen gefasst habe. Ich möchte gerne, dass man mich nicht nur körperlich, sondern auch seelisch auf Vordermann bringt.«

- **Psychosoziale Anamnese**

Die Patientin ist in Oberschlesien geboren und mit 26 Jahren den Eltern zuliebe in die Bundesrepublik ausgesiedelt. Damals manifestierte sich erstmals das Asthma bronchiale. Nach dem Tod der Mutter, die sie viele Jahre lang gepflegt hat und im Rollstuhl spazieren fuhr, zog sie sich ebenfalls eine Schenkelhalsfraktur zu. In der Folgezeit klagte sie ständig über Schmerzen in der linken Hüfte, ohne dass dafür ein Organbefund feststellbar war. Im letzten Jahr traten gehäuft Stürze auf, für welche sich trotz exakter Diagnostik keine Ursache fand. Die vom Hausarzt in Aussicht gestellte Aufnahme in ein Altenheim, was die Patientin auf keinen Fall wollte, brachte die Symptomatik wieder zum Verschwinden. Abgelöst wurden diese Beschwerden nur durch das erneute Auftreten des Asthma bronchiale.

- **Kommentar**

Die Patientin hat immer mit ihren Eltern zusammengelebt, hat große Opfer gebracht, Verzicht geleistet bis zum Tod der Mutter, ein Verzicht auf ein eigenes Leben. Nach dem Tode der Mutter hat sie nun ein Alter erreicht, in dem ein großer Teil des Lebens schon vorbei ist. Jetzt möchte sie eine Gratifikation für ihre Aufopferung. Sie wünscht sich das Gleiche, was sie ihren Eltern gegeben hat, nun für sich. Hinter ihrer Anklage steht die Forderung: Die Ärzte müssen mich mit der gleichen Sorgfalt, Hingabe und Liebe behandeln, wie ich meine Mutter behandelt habe. So klagt sie im Rahmen des medizinischen Versorgungssystems etwas ein, was sie quasi als Vorleistung in Form einer umfassenden Versorgung der Eltern gegeben hat. In diesem Verständnis ist das Angebot eines Altenheims natürlich keine Wiedergutmachung, sondern muss als Ohrfeige empfunden werden. In der symbiotisch anmutenden Beziehung zur Mutter war sie wahrscheinlich immer das kleine Mädchen geblieben. Notwendige Schritte der Separation und Individuation fanden nur unzureichend statt. Dies erklärt auch ihre starke Abneigung gegen den Kontakt mit anderen alten Menschen, da sie in ihrer Phantasie ja noch jung ist. Das Beispiel zeigt die Schwierigkeit und Grenzen einer psychosomatischen Behandlung im Alter auf. Aber allein schon ein psychosomatisches Verständnis der Symptome im Sinne eines biopsychosozialen Krankheitsmodells kann dem Arzt helfen, die Patientin und ihre Krankheit besser zu verstehen und zu akzeptieren.

22.2.2 Haltung

Das psychosomatische Krankheitsverständnis versucht, die in den Krankheitsäußerungen enthaltenen Anklagen ernst zu nehmen und die Inszenierung der Krankheit als einen – sicherlich nicht optimalen – Lösungsversuch innerhalb einer ausweglos empfundenen Lebenssituation zu sehen. Das Verhalten der Patienten wird manchmal als Erpressung erlebt und nach anfänglicher Zuwendung und Anteilnahme ziehen sich die beteiligten Personen wieder zurück. Das verstärkt die ohnehin schon vorhandene Wut und Ohnmacht des Patienten, der sie dann entweder gegen sich selbst – in Form eines Selbstmordversuchs – oder wieder verstärkt nach außen richtet. Im Idealfall wird der Sinn der körperlichen Symptomatik vom Primärarzt erkannt und mit der Patientin besprochen, sozialtherapeutische Hilfen eingeleitet und eine begrenzte gesprächstherapeutische Begleitung von ihm selbst übernommen. Dies führt in der Regel zum Verschwinden oder zum Abschwächen der Beschwerden.

> **Ältere Menschen brauchen mehr Zeit.**

Obwohl ältere Patienten in der Regel eher zu wenig Zeit erhalten, benötigen sie im Gegenteil mehr Zeit. Der Arzt braucht Zeit um ihre Biografie und ihre

Lebenssituation besser kennenzulernen. Die Patienten selbst benötigen Zeit um über ihre Probleme und Sorgen zu sprechen, sich an verändernde oder geänderte Lebensumstände zu gewöhnen, Konfliktlösungen im Gespräch zu finden oder einen Trauerprozess zu durchleben (Radebold 1992).

22.2.3 Arzt-Patient-Beziehung

Die Wahrnehmung des Älterwerdens seiner Patienten konfrontiert den Arzt mit seinen eigenen Vorstellungen, Phantasien und Ängsten bezüglich seines eigenen Alters. Bei jüngeren Patienten kann er sich mit ihrer Entwicklung, ihren Erfolgen identifizieren und die Auseinandersetzung mit dem eigenen Älterwerden verdrängen. Ein gemeinsames Altern von Arzt und Patient erleichtert für den Arzt die Identifizierung mit dem älteren Menschen. Bei jungem Arzt und älterem Patienten besteht jedoch eine Beziehung zwischen zwei Menschen unterschiedlicher Entwicklungs- und Altersstufen mit unterschiedlichen Lebenserfahrungen. Dadurch kommt es zur Umkehrung der klassischen Übertragungskonstellation.

Jeder Arzt hat Wünsche und Erwartungen an die Erwachsenen seiner Kindheit gehabt, hat Enttäuschungen erlebt und erinnert sich an die Altersveränderungen, die Behinderungen, die Krankheiten, die erlebte Pflege- und Hilfsbedürftigkeit der Großeltern und später auch der eigenen Eltern. Bewusste und unbewusste Ängste, Befürchtungen und Wünsche, Sehnsüchte und Konflikte werden in der Interaktion mit einem älteren Patienten reaktiviert. Der jüngere Arzt sieht in dem älteren Patienten eigene Eltern- oder Großelternfiguren und umgekehrt sieht der ältere Patient in dem jüngeren Behandler sich selbst oder seine Kinder, auf die frühere Wünsche, Vorstellungen, Ängste und Konflikte übertragen werden. Dadurch befindet sich der jüngere Arzt nicht mehr in der Sicherheit, Anerkennung und Stabilität des Elternteils, wie es seinen Vorstellungen über seine Position als Arzt entspricht. Der Arzt sieht sich mit seinen eigenen Vorstellungen, Phantasien, aber auch Ängsten bezüglich seines eigenen Alterns konfrontiert. Aus diesen Übertragungs- und Gegenübertragungsgefühlen erklären sich viele Arzt-Patient-Interaktionen mit älteren Patienten in Klinik und Praxis (Heuft et al. 2006; Maercker 2003)

Durch eine Teilidentifizierung mit dem Patienten gelingt es dem jüngeren Arzt, sich in die Krankheits- und Lebenssituation des älteren Patienten hineinzufühlen. Wie empfindet man es viele Tage bettlägerig und ständig auf fremde Hilfe angewiesen zu sein? Wie belastet fühlt man sich durch die große Anzahl verordneter Medikamente oder durch die durchgeführten Untersuchungen? Wie erlebt man ständige Verluste an wichtigen Beziehungspersonen? Eigene gute Erfahrungen mit Eltern und Großeltern erlauben einen stützenden, warmherzigen und liebevollen Zugang zum alternden Patienten (Heuft 2010).

Bei fortschreitender Behandlung mit erfolgreicher Hilfestellung und vom Patienten erlebter Kompetenz des Arztes entwickelt sich dann trotz des großen Altersunterschiedes eine stabile Arzt-Patient-Beziehung, in der der Arzt die Führung hat, aber je nach Bedarf und Persönlichkeit des Patienten auch einen partnerschaftlichen Modus und eine gemeinsame Entscheidungsfindung praktiziert.

22.2.4 Behandlung

Ziel der hausärztlichen Interventionen ist es, die Autonomie des Patienten solange wie möglich aufrechtzuerhalten. Für die Arzt-Patient-Interaktion bedeutet dies:

- Überlegungen und Wünsche des älteren Patienten werden respektiert, er wird nach seiner eigenen Meinung gefragt.
- Fördernde, aktivierende oder rehabilitative Maßnahmen werden eingeleitet, anstatt pflegende, bewahrende oder sogar kontrollierende Vorgehensweisen z. B. durch Partner und Familie.
- Diagnostische Eingriffe und Behandlungsmaßnahmen werden sowohl mit dem Patienten als auch mit den Familienangehörigen im Beisein des Patienten besprochen.
- Gezieltes Aufgreifen von Konflikten und Schwierigkeiten, drohenden Verlusten oder sozialen Notständen.
- Kummer, Trauer und Verzweiflung des Patienten werden empathisch begleitet.

22

- Alternative Lösungsmöglichkeiten werden im gemeinsamen Gespräch abgeklärt und gegeneinander abgewogen.

Fallbeispiel Fortsetzung – weiterer Verlauf

Der Stationsarzt brachte viel Geduld und Verständnis für die extreme Empfindlichkeit, Verletzbarkeit und Kränkbarkeit der Patientin auf. Vor allem wenn sie Behandlungsangebote ablehnte und entwertete. Dieses Aushalten und Mittragen der Resignation und Hoffnungslosigkeit der Patientin führte dann nach einer Woche zu einem belastbaren Arbeitsbündnis. Die Patientin akzeptierte ein geriatrisches Konsil und die Einschaltung einer Sozialarbeiterin. Nach 10 Tagen erfolgte die Verlegung in eine sozialtherapeutische Betreuung im Rahmen der Tagesklinik der psychiatrischen Universitätsklinik.

Psychotherapie

Der Bedarf nach geronto-psychosomatischer Versorgung ist hoch. Der psychotherapeutische Behandlungsbedarf wird auf bis zu 10 % geschätzt (Hirsch u. Schneider 1999). Die geringe Inanspruchnahme erklärt sich einmal aus den Vorurteilen der Behandler selber, wo über lange Jahre ältere Menschen als nicht mehr therapiefähig angesehen wurden, und noch aus den aus dem Nationalsozialismus stammenden Stigmatisierungen von psychischen Störungen als Zeichen der Schwäche, mit denen man selber fertig werden musste.

Metaanalysen belegen die Wirksamkeit psychotherapeutischer Verfahren bei älteren Menschen mit Depressionen (Pinquart et al. 2006; Francis u. Kumar 2013).

Weitere wirksame Behandlungsverfahren sind die »Life-Review«-Methoden und die Problemlösetherapie. Ziele der Lebensrückblicktherapie sind eine Reduktion von bestehenden Verbitterungsgefühlen sowie die Förderung einer positiven Sicht auf die eigene Lebensgeschichte und die Wiederentdeckung von Ressourcen. In der Problemlösetherapie lernen die Patienten ihr eigenes Leben besser zu organisieren, ihr Stressniveau zu reduzieren und die damit einhergehende depressive Symptomatik und Angst zu lindern. Sie lernen Handlungsalternativen zu schaffen und lernen als letzten Schritt, Probleme wieder alleine zu lösen.

Literatur

Zitierte Literatur

Barnett et al (2012) Epidemiology of multimorbidity and implications for health care, research, and medical education: a cross-sectional study. Lancet Vol 380

Busch MA, Maske UE, Ryl L et al. (2013) Prävalenz von depressiver Symptomatik und diagnostizierter Depression bei Erwachsenen in Deutschland. Bundesgesundheitsblatt-Gesundheitsforschung-Gesundheitsschutz, 56(5-6), 733–739

Dominguez J (2007) Bedeutung der Psychosomatik im hohen Alter. Vertiefungsarbeit Gerontologie Modul C. Internet

Francis J, Kumar A (2013) Psychological treatment for late-life depression. Psychiatr Clin North Am 36: 561–575

Fritzsche K, Dornberg M (1992) Krankheit als Lösungsversuch. Eine Kasuistik zum psychosomatischen Krankheitsverständnis im Alter. Z Gerontol 25: 466–470

Green RC, Cupples LA, Kurz A et al. (2003) Depression as a risk factor for Alzheimer disease: the MIRAGE Study. Arch Neurol 60 (5): 753–759

Gunzelmann, T, Schuhmacher J, Brähler E (2002) Prävalenz von Schmerzen im Alter: Ergebnisse repräsentativer Befragungen der deutschen Altenbevölkerung mit dem Giessener Beschwerdebogen. Schmerz 4: 249–254

Haag A (1985) Psychosomatische Aspekte funktioneller Störungen bei der Bewältigung von Verlusten im Alter in Bergener M, Kark B (Hrsg.) Psychosomatik in der Geriatrie. Steinkopff, Darmstadt S 25

Hegerl U, Zaudig M, Möller HJ (2001) Depression und Demenz im Alter: Abgrenzung, Wechselwirkung, Diagnose, Therapie. Springer, Heidelberg

Heuft G, Kruse A, Radebold H (2006) Lehrbuch der Gerontopsychosomatik und Alterspsychotherapie, 2. Aufl. Ernst Reinhardt Verlag, München

Heuft G (2010) Gerontopsychosomatik. In Adler RH et al. (Hrsg). Uexküll. Psychosomatische Medizin. Theoretische Modelle und klinische Praxis. Elsevier, Amsterdam S 1185–1193

Hirsch RD, Schneider HK (1999) Gegenwärtige Grenzen und notwendige Entwicklungen der Alterspsychotherapie, Spektrum 28: 94–97

Hodek et al. (2009) Multimorbidity and health-related quality of life among elderly persons. Bundesgesundheitsblatt Gesundheitsforschung Gesundheitsschutz 52: 1188–1201

Holt-Lunstad J, Smith TB, Layton JB (2010) Social relationships and mortality risk: a meta-analytic review. PLoS Med 7(7): e1000316

Konrad C, Losekam S, Kirchner T (2013) Gedächtnisstörungen bei Depressionen. In: Bartsch T, Falkai P (Hrsg) Gedächtnisstörungen. Springer, Berlin, S 264–278

Konrad C, Losekam S, Zavorotny M (2015) Kognitive Störungen bei unipolarer Depression. Nervenarzt 1-2015

Kringler W (2001) Prävalenz depressiver Störungen bei Patienten mit Schlaganfall. Z Neurophysiol 12: 4

Lacruz ME, Emeny R, Bickel H et al. (2010) Mental health in the aged: prevalence, covariates and related neuroendocrine, cardiovascular and inflammatory factors of successful

aging. BMC Medical Research Methodology 10: 36, http://
www.biomedcentral.com/1471-2288/10/36 (Zugegriffen
Juni 2015)

Luppa M, Sikorski C, Luck T et al. (2012) Age- and gender-
specific prevalence of depression in latest-life-
systematic review and meta-analysis J Affect Disord
136(3): 212–221

Maercker A (2003) Alterspsychotherapie. Aktuelle Konzepte
und Therapieaspekte. Psychotherapeut 48: 132–149

Neu P (2009) Wechselwirkungen zwischen Depression und
Schlaganfall. Nervenarzt 80: 772–780

Overbeck G (1984) Krankheit als Anpassung. Suhrkamp,
Frankfurt

Pinquart M, Duberstein PR, Lyness JM (2006) Treatments for
later-life depressive conditions: a meta-analytic compari-
son of pharmacotherapy and psychotherapy. Am J Psychiatry 163(9): 1493–1501

Radebold H (1992) Psychodynamik und Psychotherapie
Älterer. Springer, Heidelberg S 45–54

Riedel-Heller SG, Luppa M (2013) Depression im Alter – was
trägt die aktuelle epidemiologische Forschung bei.
Psychiat Prax 40: 173–175

Robert Koch-Institut (2014) Beiträge zur Gesundheitsbericht-
erstattung des Bundes Gesundheitliche Lage der Männer
in Deutschland Kapitel 2: Wie geht es Männern?

Schmeling-Kluders C, Odensass C (1994) Zur bio-psycho-
sozialen Situation über 65-jähriger internistischer Patienten eines allgemeinen Krankenhauses im Vergleich
mit jüngeren Kranken. In Lamprecht F und Johnen R
(Hrgb.) Salutogenese. Ein neues Konzept in der Psychosomatik? VAS, Frankfurt a. M.

Statistisches Bundesamt (2013) Todesursachenstatistik,
Fortschreibung des Bevölkerungsstandes: Sterbefälle,
Sterbeziffern (je 100.000 Einwohner, altersstandardisiert)
(ab 1998). www.gbe-bund.de (Stand: 24.01.2014)

Wächtler C (2009) Suizidalität im höheren Lebensalter.
Psychotherapie 14. Jahrg. Bd 14, Heft 2, CIP-Medien,
München

Wilk K, Havers I, Bramesfeld A et al. (2007) Früherkennung von
Depression und Prävention von Suizidalität im Alter.
Public Health Forum 15 (57): 26–28

Wolfersdorf M (2008) Depression und Suizid. Bundesgesundheitsblatt, Gesundheitsforschung, Gesundheitsschutz 51
(4): 443–450

Woltersdorf M, Schüler M (2005) Depressionen im Alter.
Kohlhammer, Stuttgart

Zebhauser A, Hofmann-Xu L, Baumert J et al. (2014) How
much does it hurt to be lonely? Mental and physical
differences between older men and women in the
KORA-Age Study. Int J Geriatr Psych 29(3): 245–252

Weiterführende Literatur

Radebold H (1992) Psychodynamik und Psychotherapie
Älterer. Springer-Verlag Berlin Heidelberg New York

Heuft G, Kruse A, Radebold H (2006) Lehrbuch der Gerontopsychosomatik und Alterspsychotherapie, 2. Aufl. Ernst
Reinhardt Verlag, München

Unheilbar Kranke und Sterbende

Kurt Fritzsche, Gerhild Becker

K. Fritzsche et al. (Hrsg.), *Psychosomatische Grundversorgung*,
DOI 10.1007/978-3-662-47744-1_23, © Springer-Verlag Berlin Heidelberg 2016

23

23.1 Theoretischer Teil

23.1.1 Gefühlsambivalenz und illusionäre Verkennung der Wirklichkeit

»Im Grunde glaubt niemand an seinen eigenen Tod oder, was dasselbe ist ... im Unbewussten ist jeder von uns von seiner Unsterblichkeit überzeugt«, mutmaßt Sigmund Freud 1915 in seiner Schrift *Zeitgemäßes über Krieg und Tod*.

Dieses Zitat befremdet vielleicht, irritiert, ärgert auch. Wir sind natürlich nach außen hin gerne bereit zu vertreten, dass der Tod der notwendige Ausgang allen Lebens sei, dass man sich darauf vorbereiten müsse, dass der Tod natürlich, unleugbar und unvermeidlich sei. Daneben kennen wir aber auch alle die Tendenz, den Tod beiseitezuschieben, ihn zu verleugnen, ihn nicht als zum Leben dazugehörig zu eliminieren. Diese Haltung beschreibt die Psychoanalyse als »Gefühlsambivalenz«.

Dies bedeutet, dass gegensätzliche Gefühle vorhanden sind, von denen nur eines die Zensur zum Bewusstsein durchschreiten durfte, das andere bleibt latent oder unbewusst.

In den Gesprächen mit unheilbar Kranken fällt immer wieder auf, wie sehr diese Patienten an Bildern, Wünschen, Zukunftsperspektiven festhalten, die für Außenstehende etwas Irreales, Utopisches, Illusionäres verkörpern. Es scheint wie eine Illusion oder illusionäre Verkennung der Wirklichkeit (Faller 1993). Dieses Festhalten an scheinbaren Illusionen hat für die Patienten einen ganz wichtigen Stellenwert und eine Beurteilung von außen, von dem Standpunkt einer scheinbar sicheren Realität und einem sogenannten gesunden Menschenverstand, wird diesem Phänomen nicht gerecht.

23.1.2 Palliativmedizin

Die psychosoziale Begleitung von unheilbar Kranken und Sterbenden gehört zum Aufgabengebiet der Palliativmedizin. Palliative Care bedeutet, »die aktive und umfassende Betreuung von Patienten, deren Erkrankung nicht auf kurative Behandlung anspricht« (WHO und European Association for Palliative Care [EAPC]). Neben der Symptomkontrolle, zu der die Schmerztherapie, die Behandlung internistischer Symptome sowie die Therapie neuropsychiatrischer Symptome gehören, wird die psychosoziale und spirituelle Begleitung als ebenso wichtig angesehen. Ziel ist es, den Patienten bis zuletzt ein erfülltes Leben am Ort seiner Wahl zu ermöglichen (Aulbert et al. 2012).

Bei Erwachsenen benötigen etwa 10 % der Tumorpatienten und etwa 5 % der an unheilbaren nicht-onkologischen Erkrankungen erkrankten Schwerstkranken und Sterbenden eine spezialisierte Palliativversorgung (SPV). Der Großteil der sog. allgemeinen Palliativversorgung (APV) wird jedoch von Hausärzten und anderen Ärztegruppen getragen. Die Begleitung unheilbar Kranker und sterbender Patienten und ihrer Familien ist im Team mit ambulanter oder stationärer Pflege, Sozialarbeitern, Psychologen, Seelsorgern und ehrenamtlichen Hospizbegleitern am besten zu bewältigen.

Die frühzeitige Einbindung palliativmedizinischer Maßnahmen kann nicht nur die Lebensqualität der Patienten verbessern, sondern möglicherweise auch die Lebenszeit signifikant verlängern (Temel et al. 2010; Bakitas et al. 2009; Zimmermann et al. 2014).

- **Schmerzen**

In der Endphase einer Erkrankung leiden etwa 60 % der Patienten an chronischen Schmerzen und bedürfen einer symptomatischen medikamentösen Therapie (Singer et al. 2015). Emotionale Faktoren wie Angst, Depression und Einsamkeit können das Schmerzempfinden verstärken. Umgekehrt können langanhaltende Schmerzen Ängste und depressive Verzweiflung steigern. Schmerz kann aber auch Ausdruck einer seelischen Verletzung oder Kränkung sein. Dann ist verstärkte emotionale Zuwendung notwendig. Dieses wird in der Palliativmedizin ausgedrückt mit dem Konzept von »total pain«, dem mit »total care« begegnet werden soll. (Saunders u. Sykes 1993)

- **Spirituelle Grundbedürfnisse**

Der Verlust des Lebenssinns angesichts des Todes weist auf unerfüllte Grundbedürfnisse im spirituellen Bereich hin. Die Befriedigung dieser führt bei einem großen Teil der Patienten zu einer Verbesserung des Lebenssinns. Diese, in der Literatur als »spiritual care« beschriebene Patientenbetreuung meint nicht unbedingt religiöse oder gar konfessionell gebundene Begleitung, sondern die Förderung der meistens schon vorhandenen, manchmal verlorengegangenen spirituellen Bindungen und Riten, die helfen, die terminale Situation besser zu bewältigen (Frick et al. 2006).

■ **Einbeziehung der Familie**

Eine frühzeitige Einbeziehung der Familie, wie sie bei Kindern selbstverständlich ist, sollte auch bei Erwachsenen erfolgen. Patienten in ihrer letzten Lebensphase benötigen im hohen Maße Unterstützung durch ihre Familienangehörigen (Köhle 2011). Partner und andere Familienmitglieder sind durch die schwere Erkrankung eines Familienmitglieds selbst erheblich mitbelastet und brauchen vor allem emotionale Unterstützung.

23.1.3 Arzt-Patient-Gespräch über palliative Behandlung

Trotz der Gefühlsambivalenz gegenüber Sterben und Tod wünschen über 90 % aller Patienten über die Prognose und ihre Behandlungsmöglichkeiten aufgeklärt zu werden (Fallowfield et al. 2002). Aber nicht nur die Information ist entscheidend, sondern die emotionale Unterstützung bei der Verarbeitung der Information. Gespräche mit dem Thema Übergang zu palliativer Behandlung werden von Ärzten als schwierig und belastend erlebt.

Ärzte halten prognostische Informationen häufig zurück und beantworten Fragen von Seiten des Patienten eher ausweichend (Fallowfield u. Jenkins 2004). Die prognostischen Informationen sind für den Patienten besonders wichtig. Sie helfen ihm, die verbleibende Zeit zu gestalten. Informationen über die Prognose führen nicht zu erhöhter Ängstlichkeit. Im Gegenteil, unaufrichtige Kommunikation vergrößert die emotionale Belastung des Patienten und führt zu Verunsicherung. Patienten nehmen Inkongruenz zwischen verbaler und nonverbaler Kommunikation sehr genau wahr.

23.2 Praktischer Teil

23.2.1 Kommunikation über Diagnose und Prognose

Das Überbringen der Diagnose einer lebensbedrohlichen Erkrankung wird im ▶ Kap. 13 »Krebserkrankung« ausführlich behandelt. Bei einer unheilbaren Krankheit und der damit verbundenen palliativen Behandlung kommt eine Schwierigkeit dazu: Das »Syndrom der leeren Hände«. Das Vorgehen ist das gleiche wie beim Überbringen der Erstdiagnose. Der Arzt sollte sich an dem Vorwissen und dem Informationsbedürfnis des Patienten orientieren und die Informationen vermitteln, die der Patient braucht, um am weiteren Behandlungsprozess kooperativ teilzunehmen. Das bedeutet, auch seine Bewältigungsfähigkeiten adäquat einzuschätzen und Bedürfnisse nach Verleugnung und Nichtwissen zu akzeptieren. Dennoch ist empirisch gesichert, dass eine offene Kommunikation die Situation sowohl für den Arzt als auch den Patienten entlastet, die Kooperation und die Lebensqualität verbessert und nicht mit einer erhöhten Suizidgefahr einhergeht.

Grundlagen der Gesprächsführung

Die Grundlagen der Gesprächsführung nach Köhle (2005) sind:

- Zeit haben, offen sein, sich zur Verfügung stellen.
- Sich im Gespräch v. a. zu Anfang zurückhalten, Ruhe ausstrahlen, dem Patienten Raum geben.
- Das Gespräch soll den Patienten entlasten, daher keine vergangenen oder gegenwärtigen Konflikte vertiefen.
- Sich weder durch Hoffnungslosigkeit bestimmen lassen, noch zu unrealistischen zwangsläufig in Enttäuschung mündenden Rettungsphantasien verleiten lassen.
- Gefühle der Angst, der Verzweiflung, der Wut und des Ärgers vom Patienten aufgreifen und ihm helfen, diese Gefühle auszudrücken.
- Anknüpfen an frühere erfolgreiche Bewältigungsstrategien.

Informationen über die Prognose

Bei der Kommunikation über die Prognose ist es wichtig, die Balance zwischen dem Geben einer realistischen Einschätzung und dem Nähren von Hoffnung zu wahren. Die Informationsvermittlung sollte an das Sprachverständnis des Patienten und der Bezugsperson angepasst werden. Dazu sollten klare und allgemein verständliche Wörter verwendet werden. Ein Großteil der Bevölkerung versteht Worte wie »Metastasen« oder den Ausdruck »palliativ« nicht oder nicht richtig.

Um den Schock der Nachricht etwas abzuschwächen, ist es sinnvoll, als Einstieg einen Ausdruck oder einleitenden Satz zu verwenden, der auf die Mitteilung einer schlechten Nachricht hinweist.

Beispiele für das Mitteilen einer schlechten Prognose
- »Leider sind die Untersuchungsergebnisse nicht so gut, wie wir erhofft haben.«
- »Ich muss Ihnen leider mitteilen, dass die Behandlung den Tumor nicht verkleinern konnte.«

Hilfreich ist auch, im Gespräch den Bezug zum aktuellen Befinden herzustellen und dadurch eine Brücke für die Überbringung der schlechten Nachricht zu bauen:
- »Sie haben vorhin gesagt, dass Sie Schwierigkeiten mit dem Atmen haben. Der Grund dafür liegt darin, dass …«

Auch wenn das aktuelle Befinden positiv ist, lässt sich diese Strategie anwenden:
- »Sie haben vorhin gesagt, dass Sie zurzeit wenige Beschwerden haben und sich fit fühlen. Das ist wunderbar und freut mich sehr. Ich hoffe, dass wir diesen Zustand möglichst lange aufrechterhalten können. Im CT sieht man nämlich leider einen ungünstigen Befund, der erstmal gar nicht zu Ihrem Befinden passt …«

Empathisches Eingehen auf die emotionalen Reaktionen

Wenn Patienten erfahren, dass ihr Leben bedroht ist, reagieren sie und ihre Angehörigen häufig stark emotional. Für die emotionale Unterstützung von Patienten und Bezugspersonen ist eine Orientierung an folgendem 5-stufigem Schema hilfreich (Back et al. 2007):
1. Emotionen benennen: vorsichtig, fragend, als Angebot formuliert, eventuell im Konjunktiv.

2. Eigenes Verständnis prüfen: weiterfragen, aktiv zuhören, Pausen machen.
3. Wertschätzung für die Situation und den Versuch, diese zu bewältigen: verbal und/oder nonverbal durch Mimik, Veränderung der Sitzposition evtl. Berührung.
4. Ernstgemeinte und machbare Unterstützung anbieten.
5. Wenn passend, vertieftes Nachfragen.

Ein Arzt, der sowohl Empathie als auch medizinische Kompetenz zeigt, vermittelt dem Patienten und der Bezugsperson Sicherheit und Vertrauen.

Beispiele für ein empathisches Eingehen
- »Ich kann mir vorstellen, dass Sie dieser Befund sehr durcheinander bringt.«
- »Ich kann mir vorstellen, dass Sie jetzt sehr enttäuscht sind.«
- »Das ist wahrscheinlich jetzt sehr schwer auszuhalten.«
- »Ich kann mir vorstellen, dass das, was ich Ihnen gerade gesagt habe, Ihnen Angst macht (Pause, auf zustimmendes Signal warten). Das ist sehr nachvollziehbar und würde sicherlich fast jedem so gehen.«
- »Ich kann mir sicherlich nicht wirklich vorstellen, wie das gerade für Sie ist.«

Wichtig ist, dass der Arzt die jetzt auftretenden Emotionen aushält und damit dem Patienten als Beispiel dient. Auf diese Weise verinnerlicht der Patient das emotionale Geschehen und ist eher offen für die Besprechung der palliativen Behandlungsschritte.

23.2.2 Palliatives Behandlungskonzept entwickeln, Reanimation besprechen

Der Arzt versucht mit dem Patienten und seinen Angehörigen herauszufinden, wie unter den jetzigen Bedingungen ein möglichst erfülltes Leben aussehen kann. Dazu ist es wichtig, die aktuelle Lebenssituation, Werte, Wünsche und Befürchtungen von Patient und Bezugsperson zu kennen.

Beispiele für das Einführen eines palliativen Behandlungsplans

- »Die bisherige Krebsbehandlung war nicht so erfolgreich und es ist auch ziemlich sicher, dass die jetzt geplante Chemotherapie Ihre Krankheit nicht heilen wird. Ich möchte deshalb mit Ihnen darüber sprechen, wie Sie Ihr Leben jetzt am besten gestalten können. Dazu müsste ich etwas mehr über Ihre Vorstellungen und Wünsche wissen.«
- »Ich möchte jetzt gemeinsam mit Ihnen den Behandlungsplan für die nächste Zeit besprechen. Wie gesagt, gehen wir zum jetzigen Zeitpunkt nicht mehr davon aus, dass wir die Krebserkrankung heilen können. Wir werden aber alles in unserer Macht stehende tun, damit Sie möglichst lange möglichst gut leben können. Lassen Sie uns überlegen, was dabei für Sie besonders wichtig ist.«

Im Weiteren informiert der Arzt über palliative Behandlungsmöglichkeiten, die auch psychosoziale und spirituelle Unterstützungsmöglichkeiten beinhalten. Auch die besonderen Konzepte einer Palliativstation und eines Hospizes sollten besprochen werden. Bei der Antizipation des Verlaufs ist es wichtig zu beachten, dass Patienten häufig nur grob wissen möchten, welche Symptome sie in der Sterbephase erwarten und welche Möglichkeiten der Schmerzbehandlung bestehen, dem gegenüber pflegende Angehörige sehr genau über alle möglichen Szenarien in der Sterbephase informiert werden möchten, um sich besser auf die Situation einstellen zu können. Pflegende Angehörige haben oft auch Bedenken, wie sie dem Wunsch des Patienten, zuhause zu sterben, gerecht werden können. Hier können vom medizinischen Behandlungsteam Hilfen und Entlastung angeboten werden. Ein weiteres, hauptsächlich für Angehörige relevantes Thema ist die Frage nach dem Vorgehen nach dem Tod des Patienten. Es kann daher sinnvoll sein, Bezugspersonen zu einem separaten Gespräch einzuladen.

Beispiele für das Besprechen der Palliativsituation

- »Wir wissen aus Erfahrung mit anderen Patienten, dass es einige Dinge gibt, die den Menschen in dieser Behandlungsphase am meisten beschäftigen. Es handelt sich dabei um (Beispiele):

- Schmerzfreiheit und Linderung anderer belastender Symptome,
- die Beziehung mit nahen Angehörigen und anderen wichtigen Bezugspersonen – etwas zu sagen, was Sie ihnen immer schon sagen wollten, Meinungsverschiedenheiten klären, Abschied nehmen,
- die Belastung für die Familie reduzieren,
- die Kontrolle über die Behandlung solange wie möglich erhalten,
- eine nicht adäquate Verlängerung des Sterbensprozesses vermeiden – nicht an einer Maschine sterben.«

Die Klärung des Wunsches nach **Reanimation** sollte ebenfalls frühzeitig mit dem Patienten besprochen werden. Hierdurch kann die Situation vermieden werden, dass der Patient so krank wird, dass er keine Entscheidungen mehr treffen kann und diese Entscheidung dann von den Familienmitgliedern getroffen werden muss, die nicht immer die Wünsche des Patienten bezüglich dieses Themas kennen und durch diese Entscheidung zusätzlich emotional belastet werden.

Beispiel für das Dokumentieren des Patientenwunsches hinsichtlich Reanimation

- »Damit Ihre eben genannten Wünsche auch umgesetzt werden können, empfehle ich, dass wir eine Notiz in die Akte aufnehmen, dass Sie keine Reanimation möchten, falls Sie jetzt in eine akut lebensbedrohliche Situation geraten. Stattdessen werde ich anordnen, dass alles getan wird, dass Sie sich so gut wie möglich fühlen.«

23.2.3 Die psychosoziale Begleitung

Der Umgang mit Verleugnung

Es gibt Patienten, die, obwohl offen über ihre Erkrankung und ihre Prognose informiert, sich so verhalten, als hätten sie keinerlei Wissen über ihre Erkrankung und als würden sie die Lebensbedrohlichkeit ihrer Situation verleugnen. Es handelt sich um ein Hin- und Herbewegen zwischen Wissen und Nichtwissen. Es ist wichtig, diese Verleugnungsvorgänge zuzulassen, da sie unter Umständen auch einen sinnvollen Schutz darstellen. Niemand kann schließlich im vollen Bewusstsein tödlicher Bedrohung leben. Auch sonst im Alltag brauchen wir unsere Illusionen, unsere kleinen Fluchten – Hollywood-Filme, Theater, Alkohol u. a. – um die Realität und unsere eigene Kleinheit und Nichtigkeit angesichts der bestehenden politischen, ökonomischen und auch persönlichen Probleme ertragen zu können (Meerwein 1991).

Dieser Mangel an Objektivität sich selbst gegenüber und der Umwelt und die Phantasie, unverletzlich, unendlich und unsterblich zu sein, werden als Lebensnotwendigkeiten aufgefasst. Um die Kränkung einer zu kurzen Lebenszeit zu bewältigen, schafft sich der kranke Mensch die Illusion von Unsterblichkeit, die Illusion einer Welt ohne Todesbedrohung. Wird vom Arzt die Verleugnung als schützende Illusion erkannt, so wird er ein forciertes Konfrontieren mit der Realität vermeiden.

Die Annahme des Todes geschieht nur selten in vollem Einverständnis. Seine Annahme erfolgt viel häufiger im Verlaufe eines stillen, mehr oder weniger resignierenden Nachgebens, eines Sich-Anpassens.

Der Arzt als Übergangsobjekt

Welche Haltung sollte der Arzt in dieser Situation einnehmen, um dem Patienten einen Tod in seelischem Frieden zu ermöglichen? Im Idealfall gelingt es, dem sterbenden Patienten ein Gefühl zu vermitteln, das einer frühen Entwicklungsstufe, in der Schutz, Sicherheit und Geborgenheit herrschte, in der Regel mit der Mutter, entspricht. Das Bedürfnis nach Nähe nimmt dann zu. »Er wollte, dass man zärtlich zu ihm sei, ihn küsse und über ihn weine, wie man Kinder liebkost und tröstet« (aus Leo Tolstoi: Der Tod des Iwan Iljitsch).

Es ist wichtig, dass man dem Todkranken diese Bedürfnisse zugesteht. Er befindet sich in einem Zustand, der vergleichbar ist mit einem Kind, das vorbehaltlos geliebt wird und diese empfangene Zuneigung versetzt den Sterbenden in einen Zustand von großer Sicherheit. Vertrauen in die ärztliche Behandlung gibt Mut und Trost. Es schützt vor der Angst, verlassen zu werden und verhindert eine Depression. Psychoanalytisch ausgedrückt geht es um die Wiederbelebung von frühen Selbst- und Objektanteilen, in denen die »primäre Liebe« der Eltern oder anderer Bezugspersonen ihren Niederschlag

gefunden hat. Diese Gefühle werden wieder belebt und zu sich selbst gehörig erlebt (Eissler 1978).

Der Arzt stellt sich dem Patienten zur Verfügung, damit dieser seine Illusionen und Phantasien leben kann, begleitet ihn ein Stück dabei, bleibt jedoch immer auf dem Boden der Realität und lässt sich von den illusionären Verkennungen des Patienten nicht überwältigen.

Der Arzt wird zum Umgangsobjekt. Mit einem Jahr haben Kinder gewöhnlich einen oder mehrere weiche Gegenstände, Teddybär, Stoffpuppe, Schmusetuch oder eine bestimmte Melodie. Sie sind zunächst Ersatz für die Brust und mit der Zeit repräsentieren sie auch Übergänge zur Welt des Vaters und der Mutter. Ein Übergangsobjekt ist ein Zwischenobjekt zwischen dem Selbst und der Außenwelt. Im typischen Fall sehen wir, wie ein Kind einschläft, ein solches Objekt fest in die Hand nimmt, während es zugleich am Daumen lutscht. Jedes Kind hat dabei ein persönliches Verhaltensmuster und dieses Muster, das zur Zeit des Einschlafens oder wenn sich das Kind einsam oder traurig fühlt oder Angst hat, aktiviert wird, kann bis in die späte Kindheit oder sogar bis ins Erwachsenenalter erhalten bleiben. All dies gehört zu einer normalen emotionalen Entwicklung. Sie befähigen das Kind, Frustrationen und Benachteiligungen und die Konfrontation mit neuen Situationen zu bestehen.

Holding Function und Containing

Jeder Mensch braucht eine Art Zwischenbereich der Illusion als einen Ruheplatz, zum Kraftholen vor der nächsten Anstrengung und Bewältigung bevorstehender Aufgaben, umso mehr der Patient im Sterbeprozess. Der Arzt stellt dem Patienten diesen Raum zur Verfügung, den er braucht, um seine Gedanken, Gefühle, seien sie zärtlich oder aggressiv, erleben zu können, ohne dass der Arzt sich davon selbst zu sehr mitreißen oder sogar zerstören lässt. Der Arzt muss also seine eigene Gefühlsambivalenz neutralisieren.

Für den Patienten ist es hilfreich, die Bereitschaft von Ärzten und Pflegepersonal zu spüren, trotz des ungünstigen Verlaufes, trotz des bevorstehenden Todes und trotz der eigenen therapeutischen Ohnmacht, dem Patienten beizustehen, die Beziehung zu ihm aufrecht zu erhalten. Nicht das, was gesagt wird, ist entscheidend, sondern die Haltung, in der es gesagt wird. Sie sollte aufrichtig sein und von Herzen kommen. Nur so wird sie vom Patienten emotional auch erfasst.

Es fragt sich, ob das nicht ein zu hoher Anspruch ist, den der Arzt an sich stellt, ob er diesem genügen wird und ob es nicht zu einer übermäßigen Idealisierung und auch Überhöhung der eigenen Person kommen könnte. Schutz davor bietet die Überlegung, dass der Arzt Funktionen der primären Bezugspersonen des Patienten übernimmt, die im Sterbeprozess reaktiviert werden. Im Gegensatz zu einer psychoanalytischen Behandlung ist die Übertragung auf den Arzt jedoch kein Werkzeug im therapeutischen Prozess, das später wieder aufgelöst wird, sondern Selbstzweck, der bis zum Tod stehen bleibt (Eissler 1978).

Der Arzt, der Kranke, der Tod und der Teufel

Der Theologe Michael Nüchtern hat in einer Betrachtung über Emil Noldes Bild »Der Arzt, der Kranke, der Tod und der Teufel« eindrucksvoll herausgearbeitet, wie wichtig es für den Todkranken sein kann, dass der Arzt auch in dieser Situation bei ihm bleibt (Köhle 2011).

Wäre der Arzt nicht mit auf dem Bild, wäre der Patient alleine mit dem Tod und v. a. mit dem Teufel, der für den Anteil des Todes steht, der Angst, Schrecken, Schuld und Verzweiflung auslöst. Das Dasein des Arztes hält dem Patienten sozusagen den Teufel vom Leibe. Er nimmt dem Tod den Schrecken. Der Patient scheint in Frieden mit sich selbst und seinen Tod anzunehmen. Die Autoren behaupten, dies ist durch das scheinbar einfache Dasein des Arztes möglich. Es ist ein Beispiel für die oben erwähnte Beschreibung des Übergangsobjektes, das Halt und Schutz gibt und vermittelt zwischen einem »ozeanischen« Gefühl (Freud 1999) der unbegrenzten Macht und der Realität des bevorstehenden Todes. Der Arzt tut nichts, er ist einfach da und sein Blick und seine Haltung zeigen, dass er dem Kranken sehr nahe ist. Und nicht nur der Patient scheint davon zu profitieren, auch der Arzt und wir als Betrachter kommen zu einer wichtigen Erkenntnis: Der Mensch kann in Frieden sterben, wenn er von einer liebevollen Beziehung getragen wird, die ihn im Prozess des Sterbens eine bedingungslose Liebe fühlen lässt, seinen tiefen Schmerz,

seine Angst und seinen Kummer erträgt und ihn an der Illusion der Unsterblichkeit seines Erlebens und dadurch seiner Selbst festhalten lässt.

- **Wichtige Informationen**
- Die Zusatzqualifikation »Palliativmedizin« ist seit 2003 aufgenommen in die Musterweiterbildungsordnung für Ärzte. Von den Ärztekammern und anderen Anbietern werden Schulungskurse zur Erlangung dieser Zusatzbezeichnung durchgeführt.
  Die Universität Freiburg bietet in Zusammenarbeit mit dem Universitätsklinikum und der Klinik für Palliativmedizin ein Masterprogramm für Ärzte, Psychologen und andere Gesundheitsberufe an. Kontakt: http://www.palliativecare.uni-freiburg.de/postgraduate (Zugegriffen Juni 2015).
- Grundsätze der Bundesärztekammer zur ärztlichen Sterbebegleitung, Deutsches Ärzteblatt Jahrgang 108, Februar 2011:
  »Aufgabe des Arztes ist es, unter Achtung des Selbstbestimmungsrechtes des Patienten Leben zu erhalten, Gesundheit zu schützen und wiederherzustellen sowie Leiden zu lindern und Sterbenden bis zum Tod beizustehen.«
  In den Grundsätzen der Bundesärztekammer werden folgende Fragen behandelt: ärztliche Pflichten bei Sterbenden, Verhalten bei Patienten mit infauster Prognose, Behandlung bei schwerster zerebraler Schädigung, Ermittlung des Patientenwillens, Betreuung von Schwerstkranken und sterbenden Kindern und Jugendlichen und vorsorgliche Willensbekundung des Patienten (z. B. die Patientenverfügungen).

Literatur

Zitierte Literatur

Aulbert E, Nauck F, Radbruch L (2012) Lehrbuch der Palliativmedizin. 3. aktualisierte Auflage, Stuttgart, New York, Schattauer

Back AL, Arnold RM, Baile WF et al. (2007) Efficacy of communication skills training for giving bad news and discussing transitions to palliative care. Arch Intern Med. 167, 453–460

Bakitas ML et al. (2009) Effects of a palliative care intervention on clinical outcomes in patients with advanced cancer. JAMA 302 (7): 741–749

Eissler KR (1978) Der sterbende Patient. Zur Psychologie des Todes. Holzboog, Stuttgart

Faller H (1993) Zum Umgang mit Illusionen bei der psychotherapeutischen Betreuung terminal Krebskranker. Prax Psychother 38: 210–218

Fallowfield L, Jenkins V (2004) Communicating sad, bad, and difficult news in medicine. Lancet 363, 312–319

Fallowfield LJ, Jenkins VA, Beveridge HA (2002) Truth may hurt but deceit hurts more: communication in palliative care. Palliat Med 16, 297–303

Freud S (1999) Das Unbehagen in der Kultur in: Gesammelte Werke. Bd XIV, Frankfurt S 421

Frick E, Riedner C, Fegg MJ et al. (2006) A clinical interview assessing cancer patients' spiritual needs and preferences. Eur J Cancer Care 15, 238–243

Köhle K (2005) Manual ärztliche Gesprächsführung und Mitteilung schwerwiegender Diagnosen. Köln: AG Medizindiagnostik Universität Köln, S 1224–1250

Köhle K (2011) Sprechen mit Krebskranken. In: Adler RH, Herzog W, Joraschky P, Köhle K, Langewitz W, Söllner W, Wesiack W (Hrsg.) Lehrbuch der Psychosomatischen Medizin. 7. Aufl., München: Elsevier GmbH, Urban & Fischer Verlag, 989–1008

Meerwein F (1991) Einführung in die Psychoonkologie. Huber, Bern Stuttgart Wien

Singer AE et al. (2015) Symptom trends in the last year of life from 1998 to 2010: a cohort study, Ann Intern Med 162 (3): 175–183

Saunders C, Sykes N (1993) The management of terminal malignant disease. Edward Arnold, London

Temel JS et al. (2010) Early palliative care for patients with metastatic non-small-cell lung cancer. NEJM 363: 733–774

WHO und European Association for Palliative Care (EAPC), http://who.int/cancer/palliative/definiton/en (Zugegriffen Juni 2015)

Zimmermann C et al. (2014) Early palliative care for patients with advanced cancer: a cluster-randomised controlled trial; Lancet 383: 1721–1730

Weiterführende Literatur

Aulbert E, Nauck F, Radbruch L (2012) Lehrbuch der Palliativmedizin. 3. aktualisierte Auflage, Stuttgart, New York: Schattauer

Familie und Partnerschaft

Michael Wirsching, Werner Geigges

K. Fritzsche et al. (Hrsg.), *Psychosomatische Grundversorgung*,
DOI 10.1007/978-3-662-47744-1_24, © Springer-Verlag Berlin Heidelberg 2016

Am Ende des 2. Weltkrieges (1945) schrieb der New Yorker Internist Henry D. Richardson sein weitsichtiges Werk *Patienten haben Familien*, das großes Interesse fand. Darin beschreibt er die »Entwicklung der Medizin vom erkrankten Organ, über die Persönlichkeit des Patienten zum Verständnis des Patienten als Teil seiner Familie in einem bestimmten sozialen Umfeld«. Dieser familienmedizinische Zugang ist wegweisend für die hausärztliche (primärmedizinische) Praxis in allen Ländern und bestimmt auch unser Verständnis der psychosomatischen Grundversorgung. Im Folgenden werden die Grundannahmen solcher Systemsicht zusammengefasst und auf Grundthemen angewandt, wie sie für den ärztlichen Alltag typisch sind: Partnerschaft, Erziehung, alte Menschen und familiäre Belastungen durch schwere oder chronische Krankheiten (◘ Abb. 24.1). Fallbeispiele und Hinweise zum diagnostischen Vorgehen sollen die Praxisrelevanz hervorheben. Dabei ist der Übergang zur Paar- und Familientherapie fließend.

24.1   Familie als System

Grundlegend für die Einbeziehung von Familien ist ein, wie wir heute sagen, systemisches Verständnis der Medizin. Dessen Elemente sind die folgenden (s. auch ► Kap. 1, ► Kap. 7 und 8):

1. **Multiperspektivität:** In einem biopsychosozialen System stehen körperliche, seelische und soziale (auch familiäre) Prozesse in beständiger Wechselwirkung. Deren Berücksichtigung ist eine wesentliche Voraussetzung für das Gelingen der Behandlung. Je kränker der Patient, umso belasteter ist er selbst und seine Familie, und je belasteter der Patient und die Familie sind, umso höher ist das Risiko eines komplizierten und chronischen Krankheitsverlaufes.

2. **Selbstorganisation** (Autopoese): Menschliche Systeme lassen sich nur begrenzt planen, beeinflussen oder in ihrer Entwicklung vorherbestimmen. Vielmehr folgen sie dem Prinzip der Autopoese durch wechselseitige Interaktionen. Die »Behandlung« hat also das Ziel, die Entwicklung des Einzelnen wie der Familie zu optimieren durch Information, Unterstützung und Begleitung. Information meint im syste-

mischen Sinne, Unterschiede herausarbeiten und Optionalität herstellen, um bei festgefahrenen Kommunikations- und Verhaltensmustern wie z. B. Opfer-Täter-Zuschreibungen veränderte Sichtweisen anzubieten. Notwendige neue Entscheidungen, die Überwindung von Stagnationen und krisenhaften Zuspitzungen und die Vermeidung von Sackgassen und Abwegen (z. B. Symptomentwicklungen, Suizid, etc.) sind das Ziel der therapeutischen Arbeit. Ob und wenn ja wann und in welchem Umfang tatsächlich Neues entsteht (wir sprechen von Veränderungen zweiter Ordnung) oder ob es bei quantitativen Schwankungen bleibt (mehr oder weniger vom Gleichen), ist nicht vorhersagbar und erst recht lässt sich nicht voraussehen, was das Ergebnis eines etwaigen strukturellen Wandels sein wird.

3. **Konstruktivismus** – wie wirklich ist die Wirklichkeit? Diese alte Frage der Erkenntnisphilosophie ist von dem bekannten Familientherapeuten Paul Watzlawick (1978) wieder aufgegriffen worden. Er zeigt, dass menschliche Kommunikation niemals objektive Wahrheiten vermittelt, sondern von Eindrücken, Interessen, Schlussfolgerungen und wechselseitigen

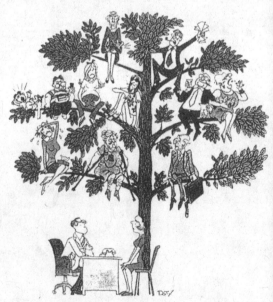

◘ **Abb. 24.1** Cartoon: Patienten kommen selten allein zum Arzt. (Aus Crouch u. Roberts 1987)

Erfahrungen bestimmte »Konstrukte« zugrunde legt. Die gleiche Geschichte, z. B. der Konflikt eines Paares, wird ohne bösen Willen von den Streitenden selbst, von deren Kindern und den Großeltern, von den Freunden, Nachbarn oder Kollegen sehr unterschiedlich wahrgenommen, geschildert und beurteilt, selbst wenn die Fakten – der Mann hat eine Geliebte und der Mann wohnt nicht bei seiner Familie – allen bekannt sind. Für den Arzt stellt sich die Aufgabe, diesen unterschiedlichen Sichtweisen Gehör und Geltung zu verschaffen, ohne sich zum Detektiv oder Schiedsrichter (wer hat was getan oder verschuldet) zu machen oder machen zu lassen. Stattdessen wird der konstruktivistische Ansatz Neutralität oder, noch besser, Allparteilichkeit (jede Position hat ihre Berechtigung) naheliegen.

Mit diesem systemischen Grundkonzept im Kopf wollen wir nun die häufigsten Anlässe zur Einbeziehung der Familie in der psychosomatischen Grundversorgung betrachten. Für die allgemeinen methodischen Grundlagen des gemeinsamen Familiengesprächs verweisen wir auf die Ausführungen in ▶ Kap. 7 »Das Paar- und Familiengespräch«.

24.2 Paarkonflikte

Beginnen wir mit einem kurzen, recht typischen Fallbeispiel:

Fallbeispiel Frau M.

A: »Haben Sie denn Belastungen oder Sorgen? Wie sieht's denn zu Hause aus?«
P: »Ach wissen Sie, mein Mann ...« (weint)
A: »Ja, was ist mit ihm?«
P: »Er hat eine andere und ich bin ganz sicher. Er weiß aber noch nicht, dass ich dahintergekommen bin.«
So oder ähnlich könnte ein hausärztliches Gespräch beginnen. Die 42-jährige Frau M. sucht ihren Arzt wegen diffuser, körperlich schwer begründbarer (somatoformer) Beschwerden auf. Gleich zu Anfang stellen sich mehrere schwierige Fragen: Soll der Arzt das Thema ausweiten? Soll er der Frau raten, ihr Wissen dem Mann zu offenbaren? Soll er sie einladen, ihren Mann zu einem nächsten, ausführlicheren Gespräch

mitzubringen? Soll er mit dem Mann allein reden? Soll er eine Eheberatung empfehlen? Weiterzusprechen ist wohl unvermeidbar und notwendig, sonst bliebe das Thema unerledigt und offen. Bei Zeitmangel könnte ein weiterer Termin außerhalb der Kernsprechzeit vereinbart werden. Zugleich wird der Hausarzt auf diese Weise Mitwisser, vielleicht sogar Verbündeter, und verliert seine Neutralität gegenüber dem Ehemann. Er wird also versuchen, dieses Gespräch auf das Notwendigste zu begrenzen: Was ist geschehen? Weiß die Frau schon, was sie will? Was würde geschehen, wenn sie mit ihrem Mann spräche? Was könnte helfen, die Krise zu überwinden?

Frau M. geht in ein benachbartes Café und kommt 1½ h später, am Ende der Sprechstunde, wieder. Sie erzählt das Folgende: beim Ausräumen der Taschen hat sie eine Hotelrechnung gefunden, über ein Doppelzimmer von einer Dienstreise letzte Woche, die ihr Mann angeblich allein gemacht hat. Sie habe unter einem Vorwand dort angerufen und die Bestätigung erhalten, dass er mit einer Frau übernachtet hat. Seither sei sie wie betäubt, habe Magenschmerzen, könne kaum essen und schlafe schlecht. Ihr Mann verhalte sich betont freundlich und besorgt. Sie könnte platzen. Die beiden Kinder fragen schon, was los sei. Was würde geschehen, wenn sie ihren Mann offen ansprüche? Er würde alles abstreiten, in die Enge getrieben zum Gegenangriff antreten. Es gäbe massiven Streit. Wie ist die Ehe sonst? Vielleicht etwas lahm geworden, nach Kindern, Haus und Beruf. Vielleicht sei sie nicht mehr attraktiv genug für ihren Mann. Sie hat Angst, alles zu verlieren. Wäre es nicht besser, über all das miteinander zu reden? So eine Krise kann ja auch eine Chance sein. Sie will es sich überlegen, ob sie mit ihrem Mann spricht. Der Hausarzt schlägt vor, das Gespräch auf jeden Fall in der kommenden Woche fortzusetzen. Wenn sie bis dahin mit ihrem Mann gesprochen hat, sollte sie versuchen, mit ihm zusammen zum Gespräch zu kommen.

Kommentar Das Paar steckt in einer Krise. Wird der Ehebruch alles zerstören? Wird das unausgesprochene »Geheimnis« die Beziehung auf Dauer belasten oder werden die Partner das Beste aus den Geschehnissen machen: Kränkung, Enttäuschung, Wut überwinden und einen »neuen Anfang« suchen?

24

Alle Paare stehen in den mittleren Jahren, vor allem wenn die Kinder das Haus verlassen, vor wichtigen Entwicklungsaufgaben: die Partnerschaft wird wieder wichtiger und dies kann ein Gewinn sein, kann aber auch zur Belastung werden, wenn das Paar sich entfremdet oder in Konflikte verstrickt hat. Viele Ehen zerbrechen in dieser Lebensphase ohne dass die Beteiligten sich die Gelegenheit gegeben haben, zu entscheiden, ob Trennung und Neuanfang die beste Lösung ist. Beides kann wichtig und richtig sein: eine lieblos und destruktiv gewordene Beziehung versuchen auf faire Weise zu beenden oder einer ermüdeten und erkalteten Partnerschaft neues Leben zu geben. Die Entscheidung, was möglich und nötig ist, kann durch gemeinsame Gespräche mit einem in Paarentwicklung geschulten Außenstehenden unterstützt werden.

Fortsetzung Fallbeispiel Frau M.

Zweites Gespräch: Tatsächlich kommen Frau M. und ihr Mann eine Woche später gemeinsam. Es ist von Vorteil, dass Herr M. den Hausarzt schon lange kennt und wie seine Frau dessen Wohlwollen und Vernunft schätzt. Der Mann verhält sich zuerst zerknirscht, später rechtfertigend: »Bei uns ist schon lange nichts mehr los, alles dreht sich um die Kinder und um die Schwiegermutter, mich gibt es überhaupt nicht mehr. Sie vernachlässigt sich und im Bett läuft auch nichts mehr. – Schau Dich doch selbst an und auf Kommando kann ich schon gar nicht. Außerdem finde ich es reichlich unverschämt, dass Du mir so kommst. Nach dem, was Du angestellt hast, bin ich jetzt noch selber schuld daran?«

Kommentar Beide drohen, in einen schnell eskalierenden Kampf einzutreten, der vermutlich nicht weiterführt. Deutlich wird jedoch: beide sind enttäuscht und unzufrieden, sehen aber keinen Ausweg. Hinderlich sind die Verletzungen und die Wut der Frau und das »schlechte Gewissen« des Mannes. Der Hausarzt bemerkt dies und schlägt gemäß dem obengenannten Prinzip der Neutralität (bzw. Allparteilichkeit) sowie der Ressourcenorientierung das Folgende vor:

Fortsetzung Fallbeispiel Frau M.

A: »Stellen wir uns einen Augenblick vor, Sie wären nicht fremdgegangen, wie würden Sie beide dann über die Ehe sprechen?«

Frau M. zögert: »Ich kann mir das nicht vorstellen, der Stachel sitzt zu tief.«

A: »Versuchen Sie's trotzdem.«

Frau M.: »Ja, ich glaube, wir sollten was ändern, wieder mehr aufeinander schauen, mal was zusammen machen, wie früher Sport, Kino, Disco, Wochenendtrips oder ähnliches.«

Herr M.: »Habe ich nichts dagegen, man muss nur mal den Hintern hochkriegen, statt der ewigen Fernsehglotzerei.«

A: »Ja, gut, überlegen Sie's beide nochmal und lassen Sie uns in 2 Wochen wieder zusammenkommen, dann wissen wir schon eher, was geht. Wegen der anderen Geschichte empfehle ich, mal abzuwarten.«

A zu Frau M.: »Natürlich werden diese Gefühle immer wieder hochkommen.«

A zu Herrn M.: »Es wird darum gehen, ob Sie es schaffen, wieder das Vertrauen Ihrer Frau zu gewinnen.«

A zu beiden: »Ich halte es für eine gute Idee, jetzt mal etwas gemeinsam anzupacken, statt nur in dem Alten zu wühlen.«

Bei weiteren 3 Gesprächen im Verlauf der nächsten ca. 6 Monate überwindet das Paar die akute Krise. Es zeigt sich, dass die beiden großes Interesse daran haben und auch viele Möglichkeiten haben, ihre Ehe weiterzuentwickeln. Neben der Entwicklung von Gemeinsamkeiten wird als wichtige Grundlage einer befriedigenden Beziehung auch die Autonomie der beiden Partner hervorgehoben. Ideal ist, nicht alles gemeinsam machen zu wollen, sondern auch eigene Interessen zu pflegen (z. B. berufliche Neuorientierung der Frau, sportliche Hobbies des Mannes). Auf der Grundlage gegenseitigen Vertrauens und eines starken Zusammengehörigkeitsgefühls sind solche Alleingänge nicht gegen die Beziehung gerichtet. Im Gegenteil, der Hausarzt fasst es am Ende so zusammen: »Jetzt wissen Sie etwas besser, dass Sie zusammenleben, weil Sie dies lieber wollen als alleine oder mit jemand anderem zu leben. Sie wissen jetzt, dass die Beziehung auch enden könnte, aber Sie leben nicht weiter zusammen, weil Sie Angst vor der Trennung haben, sondern weil Sie es wollen und weil Ihnen diese lange Zeit, die Sie schon zusammenleben, so viel wert ist.«

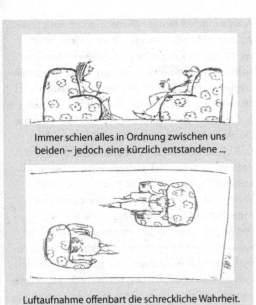

Immer schien alles in Ordnung zwischen uns beiden – jedoch eine kürzlich entstandene ...

Luftaufnahme offenbart die schreckliche Wahrheit. Wir haben 13 1/2 Jahre aneinander vorbeigeredet!

Abb. 24.2 Cartoon: Die schreckliche Wahrheit. (Zeichnung: Peter Gaymann, mit freundlicher Genehmigung)

In diesem Beispiel hat also eine begrenzte Zahl von 5 Paargesprächen geholfen, die Krise nicht nur zu überwinden, sondern eine Neuentwicklung des Paares in einem kritischen Lebensabschnitt zu fördern. Dies ist nicht ungewöhnlich, denn nicht alle Menschen entwickeln sich ausschließlich mit psychotherapeutischer Hilfe!

Wäre der Fall anders verlaufen, hätte sich zum Beispiel ein schwerer wiegender Partnerschaftskonflikt entwickelt oder hätte die Frau eine schwere depressive Reaktion gezeigt oder wäre im Zuge der Gespräche eine bereits vorher bestehende psychische Störung des Mannes zutage getreten, dann wäre der Rahmen der Grundversorgung gesprengt worden. Aber in jedem Fall, gleich ob schwerwiegender Paarkonflikt oder schwere psychische Störung eines oder beider Partner (und meist kommt mehreres zusammen) wäre die Berücksichtigung des Paares bzw. der ganzen Familie nicht nur unvermeidbar, sondern sogar unverzichtbar (**Abb. 24.2**).

Stehen Paarkonflikte im Vordergrund, können kommunale und freie oder kirchliche Ehe-, Familien- oder Lebensberatungsstellen oder eine Paartherapie bei einem niedergelassenen Psychothera-

peuten sinnvoll sein. Der Unterschied zwischen Paarberatung und Paartherapie ist fließend, wenngleich die erstere eher an aktuellen, konkreten Konflikten ausgerichtet ist und letztere auf die langdauernden, auch psychopathologisch relevanten Beziehungsstörungen ausgerichtet ist. Die Finanzierung dieser Leistungen muss im Einzelfall geklärt werden. Bei Beratungsstellen wird ein einkommensabhängiger Unkostenbeitrag erwartet, bei kassenzugelassenen, niedergelassenen Psychotherapeuten ist die Einbeziehung des Partners im Rahmen einer von den Krankenkassen genehmigten Psychotherapie, die jedoch ausschließlich der Behandlung der psychischen Störung eines der Partner dienen muss, möglich.

24.3 Eltern und Kinder

Die Beziehungen zwischen den Generationen sind manchmal problematisch. Bei kleinen Kindern zeigt sich dies im Gedeihen und in der Entwicklung: Schreien, Schlafen, Ernährung, Motorik, Sauberkeitstraining, soziale Kontakte und Konzentration. All dies kann Anlass zur Konsultation des Kinderarztes oder Hausarztes geben. In der Pubertät rücken Disziplin, Grenzüberschreitungen und Schulprobleme in den Vordergrund. Immer bleibt zu prüfen, wie weit familiäre Konflikte zu diesem Problem beitragen oder durch die Schwierigkeiten mit Kindern verschärft werden. Und wieder gilt natürlich: beides ist auf unauflösbare Weise miteinander verschränkt. Dennoch ist die Einbeziehung der Familie nicht so einfach, wie bei dem eben dargestellten Paarkonflikt. Öfter wird wohl über die Familie statt mit der Familie gesprochen.

Am häufigsten sind Klagen über aufsässige, unordentliche, unmotivierte Jugendliche. Diese in ein gemeinsames Gespräch einzubeziehen, sprengt meist den Rahmen der Grundversorgung und scheitert oft an mangelnder Gesprächsbereitschaft. Eher kann es gelingen, bei langjährigen hausärztlichen Kontakten mit den Streitenden, also den Eltern und den Jugendlichen, getrennt zu sprechen. Wieweit auch »unproblematische« Geschwister einbezogen werden, muss im Einzelfall entschieden werden, ist aber meist noch komplizierter und aufwendiger. Im Fall, dass doch ein gemeinsames Fa-

24

miliengespräch zustande kommt, ist eine strukturierte Gesprächsführung unerlässlich: Welche Zielen sollen (können) erreicht werden? Für welche Bereiche (z. B. Schule, Ausgehen, Fernsehen, Taschengeld, Mithilfe im Haushalt) sollen (müssen) Regeln gefunden werden? Was geschieht, wenn die Vereinbarungen nicht eingehalten werden?

Fallbeispiel Frau S.

Die alleinerziehende Sozialarbeiterin Frau S. und ihr 16-jähriger Sohn Fabian sind heftig verstritten. Frau S. ist in psychotherapeutischer Behandlung seit ihr Mann sich aus dem Staub gemacht hat. Der Hausarzt wird seit langer Zeit immer wieder wegen geringfügiger Anlässe aufgesucht. Oft klagt Frau S. über den Sohn, der bei seinen eigenen Arztbesuchen eher verschlossen wirkt. Jetzt wird überlegt, ob der Sohn in eine betreute Wohngemeinschaft zieht. Der Hausarzt soll sagen, was er davon hält und bietet an, mit Mutter und Sohn gemeinsam nachzudenken. Das Gespräch ist sehr aufschlussreich, zeigt es doch die hohe Ambivalenz der Mutter-Sohn-Beziehung. Beide haben das Verschwinden von Herrn S. nicht verkraftet. Beide hängen aneinander. Beide werfen sich (unausgesprochen) diese Abhängigkeit vor. Die Frau erkennt Züge des Mannes im rücksichtslosen Verhalten ihres Sohnes und schämt sich, wenn sie ihm dies im Streit vorwirft. Der Sohn wird durch die Vorwürfe der Mutter an den früheren Elternstreit erinnert und ärgert sich über sich selbst, wenn er ihr im Streit zuschreit: «Kein Wunder ist der Papa abgehauen, bald hast Du auch mich soweit!»

Alle mit therapeutischer Hilfe erarbeiteten Schul-, Arbeits-, Aufräum-, Ausgeh-, Telefon- Taschengeld-Vereinbarungen sind gescheitert, vergessen oder unmerklich verwässert worden. Die Mittlere Reife ist gefährdet, das Zimmer ist eine Müllhalde und neulich sind 20 Euro verschwunden. Beide wollen ihre Ruhe und beide haben Angst und sind traurig, wenn sie an die Trennung denken.

Was soll hier der Hausarzt raten? Das haben schon andere getan und werden auch weiterhin viele andere tun: Lehrer, Nachbarn, Freunde, Verwandte, Therapeuten. Was fehlt: ein Ort, eine Person zu haben, wo nicht wieder endlos verhandelt, gestritten, gerungen wird. Stattdessen einfach mal hereinhören in die Familie: Wie geht's Dir, Fabian, bei dem Gedanken an die WG? Wie wird's Ihnen, Frau S., gehen, ohne Ihren

Aufregungslieferanten? Werden Sie sich nach seinem Auszug mehr oder weniger sehen als jetzt? Was werden Sie tun, wenn Sie den anderen sehen oder sprechen wollen und was werden Sie tun, wenn das Gegenteil der Fall ist? Wie könntest Du, Fabian, die Mutter am sichersten und schnellsten herbeiholen (z. B. durch alarmierendes Verhalten)? Wie könntest Du die Mutter am sichersten auf Abstand halten (z. B. durch beleidigende Pöbeleien)? Gibt es Alternativen? Zum Beispiel, einfach zu sagen, was man »eigentlich« will. Könnte ein neutraler Gesprächspartner, wie z. B. der Hausarzt, hilfreich sein, die Anlaufschwierigkeiten zu überwinden?

Das Angebot wird angenommen und passt in den hausärztlichen Rahmen: Regelmäßig, aber in größeren Abständen (6 Wochen) zusammenkommen um zu hören, was gut geht und was nicht und zu überlegen, ob es Alternativen gibt. Alles andere bleibt, wie es ist, einschließlich der Beratung durch Therapeuten, Lehrer, Familie, Nachbarn und Freunde. Dies mag wenig erscheinen, ist aber sehr viel in einer Situation, die durch hochschießende Gefühle, Zynismus und intensives Intervenieren bestimmt ist. Einen Ort der Ruhe, der Besinnung und der Anspruchslosigkeit zu haben, der immer wieder aufgesucht wird, um den Boden etwas weniger schwanken zu lassen.

Eine wichtige und anspruchsvolle Voraussetzung für die Beratung einer Familie ist, dass der Hausarzt selbst seine Hilfs-, Beratungs-, Schiedsrichter- und Harmonisierungsimpulse beherrschen kann, also neutral, allparteilich, ressourcengeleitet und entwicklungsorientiert, mit anderen Worten gelassen bleibt.

24.4   Hilfe im Alter

Die Menschen werden älter und viele bleiben bis ans Lebensende körperlich und psychisch so wenig beeinträchtigt, dass sie ein erfülltes und eigenständiges Leben führen können. Andere sind durch Alterskrankheiten wie Krebs, Herz-Kreislauferkrankungen, Diabetes, etc. auf die Unterstützung durch andere angewiesen, bis hin zur Pflegebedürftigkeit. Dazu kommen psychosoziale Anforderungen. Menschen, die mit den Anforderungen früherer Lebensabschnitte nicht zurechtgekommen sind, laufen Gefahr, auch an den Anforderungen des Alters zu scheitern. Wer niemals allein sein konnte, wird Verluste oder Trennungen (Wegzug der erwachsenen Kinder, Tod des Partners) schwer ertragen. Wer in seinem Lebensstil und in seinen Lebenszielen sehr einseitig orientiert war, wird anfällig für den Wegfall solcher »Lebensinhalte«: Das Unglück, wenn das Berufsleben endet; das Unglück, wenn die körperlichen Kräfte und die Attraktivität abnehmen; Einsamkeit, wenn der Kontakt zu anderen Menschen nicht aufgebaut oder gepflegt wurde.

Das Alter ist nur ein neuer Lebensabschnitt mit vielfältigen Facetten und Verläufen und birgt, wie jeder der früheren Lebensabschnitte, Anforderungen, aber auch neue Möglichkeiten. Gefragt ist also auch am Lebensabend die Anpassungs- und Entwicklungsfähigkeit des Einzelnen wie der Familie.

Angehörige sind schon weit vor einer eigentlichen »Pflege« beteiligt. Im günstigen Falle sind Großeltern ein bereichernder Teil der erweiterten Kernfamilie mit eigenen Lebensinteressen, die von dem Kontakt mit jüngeren Kindern, Enkeln, emotional und geistig profitieren und die auch wichtige Hilfen geben können, mit Ratschlägen, Überbrückung von Engpässen z. B. bei der Kinderbetreuung oder materiellen Zuwendungen durch Schenkungen, Überschreibungen etc. Im Gegenzug können sie sich darauf verlassen, dass »immer jemand für sie da ist«, wenn sie physisch, psychisch oder materiell in Not geraten. Sie erleben, wie ihre Familie sich über Generationen weiterentwickelt und sie haben als Ältere ihren Platz in dieser Entwicklung, der mit Wertschätzung und Zuneigung bedacht wird, ohne im eigentlichen Sinn verantwortlich zu sein, d. h. sie brauchen sich nicht einzumischen.

Ärzte in der Praxis wie im Krankenhaus wissen, dass solche Ideale oft nicht erfüllt werden. Sie erleben ganz entgegengesetzte Entwicklungen, die von Enttäuschung, Verbitterung oder gar Hass bestimmt sind. Sie fühlen sich oft ohnmächtig, einer oft über Jahrzehnte hinweg negativ verlaufenen Entwicklung eine andere Wendung zu geben. Sie fühlen sich außerstande, emotional oder lebenspraktisch Ersatz zu geben, für das, was in der Familie fehlt, mögen die an sie gerichteten Hoffnungen und Erwartungen noch so hoch sein. Und sie erleben, dass sie handeln müssen, wenn ein alter Mensch körperlich oder geistig hinfällig geworden ist. Zeitdruck, Armut und

Mangel an geeignetem »Familienersatz«, wie Heime, Wohnstätten ziehen unwürdige Entscheidungen nach sich. Umgekehrt erleben Ärzte, wie Menschen, v. a. Frauen, die selbst am Rande körperlicher, emotionaler oder finanzieller Erschöpfung stehen, von alten Menschen, die nicht vorgesorgt haben, zur Pflege erpresst werden oder sich verpflichtet fühlen, jenseits ihrer eigenen Lebenswünsche, Lebensinteressen und Lebensmöglichkeiten Hilfen zu geben. Dies zieht nicht nur gesundheitliche Risiken für die Betroffenen selbst, sondern auch Belastungen für ihre Ehe und oft auch für die nachwachsende Generation nach sich, wenn z. B. kleine oder jugendliche Kinder mit im Haushalt leben.

Fallbeispiel Familie K.

Die 22-jährige Josefa ist magersüchtig. Herr K. steht in leitender Position beim Finanzamt und kümmert sich wenig. Die 48-jährige Frau K. ist Lehrerin mit halbem Deputat. Im Haus lebt noch deren 80-jährige Mutter. Nach mehreren Schlaganfällen infolge einer langjährigen Diabeteserkrankung ist sie motorisch und sprachlich beeinträchtigt. Ihr Zimmer, ihr Essen, ihre Wäsche müssen versorgt werden. Sie hatte ihre Tochter schon zeitlebens »unter ihrer Fuchtel«. Sie behandelt sie immer noch wie ein kleines Kind. Dem Hausarzt ist diese Situation seit Jahren auch durch Hausbesuche vertraut. Er sieht, wie spätestens seit Josefa anorektisch wurde, die Situation unhaltbar geworden ist. Frau K. hat Schlafstörungen und zeigt auch andere Erschöpfungssymptome. Der Vater ist unzufrieden, weil er zu kurz kommt, z. B. sind Reisen, Urlaube mit seiner Frau nicht mehr möglich. Josefa hat Schuldgefühle, dass sie ihrer Mutter Sorgen bereitet, zugleich fühlt sie sich, trotz ihres Studiums, zu stark in die Pflege der Großmutter, die zudem noch an ihr herumkrittelt, eingebunden. Die Großmutter will am liebsten sterben, sie sei nur noch im Weg, keiner kümmere sich um sie.

Nachdem der Hausarzt Frau K. wegen akuter Erschöpfung – sie ist im Unterricht heulend zusammengebrochen – krankschreiben musste, vereinbart er ein Gespräch mit ihr und ihrem Mann. Hier wird beschlossen, dass die beiden regelmäßig sich »etwas Gutes tun«, z. B. in die Sauna gehen, ein Restaurant besuchen, ins Kino gehen oder Sport treiben. Für einen längeren Urlaub wird eine 14-tägige Kurzzeitpflege der Großmutter in einer akzeptablen Einrichtung vorgeschlagen. Josefa soll in der Zeit die Großmutter regelmäßig besuchen. Der ambulante Pflegedienst setzt in der Zeit aus, mit Josefa soll geklärt werden, dass sie die schon lange geplante Psychotherapie mit einem stationären Aufenthalt in einer Fachklinik in den Semesterferien beginnt. Danach ist geplant, dass sie in eine WG oder ein Studentenheim zieht. An ihrer Stelle soll ein »Omasitter« die gemeinsamen Abende der Eltern ermöglichen. Mit der Großmutter wird besprochen, dass sie sich eine Tagespflege in der Nähe anschaut, wo sie an den Vormittagen hingebracht werden könnte, an denen ihre Tochter in der Schule arbeitet.

Dies sind alles nur Vorschläge und vieles wird in der Familie K. an finanziellen, emotionalen oder räumlichen Hindernissen scheitern und dennoch ist viel geholfen. Versucht wird, die Balance von gegenseitiger Fürsorge und Eigeninteressen bzw. Eigenverantwortung wiederherzustellen.

Niemand soll von der Familie abgeschoben, in der Not verstoßen werden. Aber niemandem ist gedient, wenn sich Einzelne oder gar die Familie als Ganzes aus übertriebener und einseitiger Fürsorge und Verpflichtung verausgaben. Zu helfen, das Gleichgewicht zu halten, durch Rat und ggf. Entlastung sowie durch praktische Vorschläge, ist eine der häufigsten und wirkungsvollsten Aufgaben heutiger, so stark von Altersproblemen bestimmter Medizin und dies gilt für Krankenhaus und ambulante Praxis gleichermaßen.

24.5 Schwere und chronische körperliche oder psychische Erkrankung

In mancher Hinsicht vergleichbar den Fragen des Alters ist die Begleitung von Familien, die sich mit Lebensbedrohung oder Verwirrung in einer Krankheitskrise auseinandersetzen oder die auf Dauer den Anforderungen eines schwer Kranken oder schwer psychisch Beeinträchtigten standhalten. Mehr noch als bei alten Menschen, wo die Familie auf Vorerfahrungen zurückgreifen kann, ist vieles neu, für den Patienten wie für das Umfeld. In jungen und mittleren Jahren bricht die Krankheit unerwartet und unvorbereitet herein und in diesem Lebensabschnitt ist eine chronische Krankheit schwer zu akzeptieren.

In wachsendem Umfang sind Haus- und Klinikärzte auch bei psychischen Leiden gefordert und dies sind in der Regel nicht die eher seltenen, großen psychiatrischen Krankheiten (z. B. Schizophrenie), sondern viel häufiger Depressionen, Ängste, somatoforme Störungen und Essstörungen.

Die Familie ist bei jeder schweren und chronischen körperlichen und psychischen Erkrankung beteiligt, sei es, dass die Familie in Mitleidenschaft gezogen wird: emotionale Belastung (Bewältigung), materielle Belastung (Verdienstausfall, Zusatzkosten), Übernahme von Aufgaben und Verantwortung (z. B. wer ersetzt die kranke Mutter). Im anderen Fall können familiäre Konflikte und Belastungen die Bewältigung, möglicherweise sogar den Verlauf der Krankheit beeinträchtigen.

Bei alledem darf jedoch nicht übersehen werden, dass eine schwere und chronische Krankheit für die Familie als Ganzes auch durchaus positive reifungs- und entwicklungsfördernde Wirkungen haben kann: die Relativierung von Konflikten, das bewusstere Leben, das Zusammenwachsen durch geteiltes Leid und überstandenen Kummer.

Die Aufgaben des Arztes in der Familie, unterscheiden sich nicht von den Aufgaben bei der Betreuung des einzelnen akut oder chronisch erkrankten Patienten:

— Die **Aufklärung,** d. h. die verständliche und annehmbare Information über die Krankheit, ihre Folgen und ihre Behandlung möglichst kontinuierlich über einen längeren Zeitraum. Selbstverständlich muss der Patient der Information, z. B. des Ehepartners, vorab zustimmen. Er sollte jedoch ermutigt werden, im gemeinsamen Paargespräch, möglicherweise sogar im gemeinsamen Familiengespräch, über die Krankheit zu reden. Dies gilt für körperliche wie auch psychische Leiden, wobei letztere meist Schuldgefühle und Verunsicherung in der Familie nach sich ziehen: Was haben wir falsch gemacht? Hätten wir die Krankheit verhindern können? Will er nicht oder geht es wirklich nicht? Deshalb ist ein wesentlicher Teil der Aufklärung, ein entlastendes, entwicklungsförderliches, systemisches Krankheitsmodell im Sinne des oben Gesagten zu vermitteln.

Bei jeder Krankheit, gleich ob sie psychische oder körperliche Symptome zeigt, kommt vieles zusammen: angeborene oder erworbene Dispositionen, der Versuch, mit den gespürten oder erahnten Beeinträchtigungen zurechtzukommen, zusätzliche Belastungen, die den Krankheitsausbruch fördern und den Verlauf ungünstig chronifizierend beeinflussen können, und Versuche, die Krankheitsfolgen zu überwinden.

Fallbeispiel Frau A.

Die 72-jährige Frau A. mit dekompensierter Leberzirrhose im Rahmen einer chronischen Hepatitis B wird zunächst im kleinen Heimatkrankenhaus, dann auf Druck der Angehörigen in einem Krankenhaus der Maximalversorgung und zuletzt im Schwerpunktkrankenhaus in Heimatnähe internistisch behandelt. Hier erkennt die zuständige Stationsärztin die palliative Situation der Patientin, spürt aber gleichzeitig einen hohen Erwartungs- und Handlungsdruck von Seiten der beiden erwachsenen Kinder der Patientin. Sie entschließt sich zu einem geplanten Angehörigengespräch am Krankenbett von Frau A., zu dem beide Kinder und der 74-jährige Ehemann anreisen. Deutlich wird, dass die Kinder in großer Sorge sind, die Mutter könnte sterben und dass im Grunde beide heftige Schuldgefühle haben, da sie sich, bedingt durch räumliche Entfernung und berufliche Verpflichtungen, nicht in ausreichendem Maße um die Mutter kümmern konnten. Der Ehemann wirkt eher hilflos und überfordert. Die Stationsärztin zeigt Verständnis für die Not der Angehörigen, sorgt gleichzeitig für Entlastung, indem sie die medizinische Situation und die Krankheitsentwicklung in verständlicher Form nochmals darstellt und alle Fragen der Angehörigen beantwortet. Frau A. wirkt während des Gespräches zwar emotional beteiligt, mischt sich in ihrem somnolenten Zustand jedoch nicht in das Gespräch ein. Die Tochter der Patientin hält der Mutter während des gesamten Gespräches die Hand. Die Ärztin erklärt der Familie die palliative Situation und rät zu einer Betreuung der Patientin zuhause. Sie bietet an, den Kontakt zu dem in Palliativmedizin geschulten Hausarzt herzustellen. Frau A. wird 14 Tage mithilfe vom Hausarzt und ambulantem Pflegedienst in Anwesenheit der gesamten Familie gepflegt, bis sie zu Hause stirbt.

= Die **Begleitung und Unterstützung** auch der Angehörigen, z. B. der Partner oder der Kinder, in getrennten und gemeinsamen Gesprächen: Dies ist ganz besonders bei psychischen Erkrankungen wichtig, deren Behandlung oft von verunsichernden Veränderungen, krisenhaften Zuspitzungen und Rückfällen geprägt ist. Eine intensive stationäre oder ambulante Psychotherapie kann alle Beteiligten sehr verunsichern, durch die Veränderungen der Persönlichkeit des Patienten, durch existenzielle Neuentscheidungen und durch das Aufbrechen bislang verdeckter Konflikte. Der Hausarzt kann hier ermutigend und beruhigend wirken.

= **Konfliktklärung und Konfliktlösung:** Wie auch sonst, kann die psychosomatische Grundversorgung bei akuten oder chronischen körperlichen oder psychischen Erkrankungen helfen, durch die Krankheit ausgelöste oder die Krankheit auslösende Konflikte zu klären und unter Umständen sogar überwinden zu helfen. Bei schweren psychischen Erkrankungen erreicht die psychosomatische Grundversorgung jedoch ihre Grenzen.

= **Motivation und Weitervermittlung:** Auch bei körperlichen Krankheiten kann es vorkommen, dass der Patient und die Familie zögern, einer medizinisch notwendigen Behandlung zuzustimmen oder dass es über die Behandlung geteilte Meinungen in der Familie gibt, z. B. einen Streit zwischen mehr schulmedizinisch oder alternativ orientierten Mitgliedern. Unter strikter Beachtung der Entscheidungsautonomie des Patienten sind gemeinsame Gespräche hilfreich, zu einem von allen Beteiligten getragenen Behandlungskonzept zu gelangen. Dies gilt noch mehr für die Psychotherapie, wo die Betroffenen selbst und erst recht die Angehörigen anfänglich oft skeptisch sind. Hier ist der Hausarzt besonders geeignet, den Patienten Mut zu machen und die Unterstützung der Angehörigen, z. B. der Ehepartner, der Eltern eines kranken Kindes etc., zu gewinnen. In der Psychotherapie kommt noch eine wichtige Aufgabe hinzu, nämlich bei der Suche eines geeigneten Therapeuten zu helfen. Hier sind verschiedene Schulrichtungen und Settings zu beachten (z. B. psychoanalytisch, tiefenpsychologisch oder verhaltenstherapeutisch, bzw. einzel-, gruppen- oder familientherapeutisch oder auch ambulant, teilstationär oder stationär). Die Erreichbarkeit des Therapeuten, die Finanzierung und die emotionale »Passung« sind im Weiteren bei der Behandlungsentscheidung zu berücksichtigen. Es gibt bei gegebener Qualifikation nicht gute oder schlechte Therapeuten, aber passende oder unpassende. Auch hierbei können Angehörige entscheidende, hilfreiche oder hinderliche Wirkungen entfalten, die vom Hausarzt, aber auch schon im Krankenhaus, in eine entwicklungsbegünstigende Richtung zu lenken sind.

Fallbeispiel Frau L.

Frau L: hatte kein einfaches Leben und dies hat seine Spuren hinterlassen. Früh wurde sie von einem Verwandten sexuell missbraucht, später entwickelte sie eine Essstörung (Bulimie), wurde Außenseiterin in der Herkunftsfamilie und scheiterte in ihrer Ehe. Geblieben ist ein (zu?) inniges Verhältnis zum erwachsenen Sohn, der aber durch ihre dauerhaften Beschwerden (Depression und Schmerz) schon einigermaßen »genervt« ist. Vor 3 Jahren hat sie, mit Mitte 50, ihren Beruf aufgegeben. Kürzlich hat der Sohn, nach seinem Studienabschluss, die gemeinsame Wohnung verlassen und ist in eine weiter entfernte Stadt gezogen. Zur Entfernung eines Darmpolypen begibt sie sich ins Krankenhaus. Was als Routineeingriff geplant war, wird zur Tragödie: Darmkrebs! Der Zusammenbruch erfolgt unmittelbar nach der Diagnosemitteilung. Sie will sofort das Krankenhaus verlassen, es habe sowieso keinen Zweck mehr, am besten, sie würde nicht mehr leben. Der Sohn reist sofort an. Das ist ihr peinlich, sie will ihn doch nicht schon wieder belasten.

Die Stationsärztin setzt sich mit beiden eine halbe Stunde zusammen. Wie gefährlich ist die Krebskrankheit? Welche Behandlungsmöglichkeiten gibt es? Wie sind die Folgen? Erhält Frau L. einen künstlichen Darmausgang und v .a. und immer wieder: wie sind die Überlebenschancen und schließlich, warum diese Krankheit und warum jetzt, ist das Ganze auch psychisch bedingt? Geduldig und fachkundig klärt die Stationsärztin auf und lenkt die Aufmerksamkeit auf die nächsten bevorstehenden Schritte von Frau L.: »Danach wissen wir mehr und dafür ist es wichtig,

dass Sie wieder mehr Ruhe und Zuversicht finden und dabei kann Ihr Sohn uns helfen.«

Das funktioniert. Die Operation verläuft erfolgreich und komplikationslos. Der Enddarm bleibt erhalten. Die Histologie zeigt einen begrenzten, weit im Gesunden entfernten Tumor. Wieder sitzen die drei, Patientin, Sohn, Stationsärztin, beisammen. Die Erleichterung ist groß. Jetzt drängt wieder die Frage an, woher kommt der Krebs und warum jetzt gerade? Bin ich (der Sohn) schuld, weil ich die Mutter verlassen habe? Hat sie die Scheidung nicht verkraftet (ist der geschiedene Mann schuld)? Bin ich (die Patientin) selbst schuld, weil ich mit meinem Leben nicht zurechtkomme? Ist der Krebs die Quittung für ein verfehltes Leben oder kommt alles von früher, vom Missbrauch, von der schwierigen Familie? Das Dilemma der Psychoonkologie wird hier deutlich: psychische »Ursachen« = Schuld (selbst- oder fremdverursacht). Der Stationsärztin hilft die Orientierung am biopsychosozialen Systemdenken: »Wir wissen nicht, was letztlich die Krebserkrankung auslöst. Sicher werden, neben anderen, angeborenen oder erworbenen Faktoren, auch längere Belastungen als Gesundheitsrisiko diskutiert und niemand kann ausschließen, dass solches bei Ihrem belastungsreichen Leben eine Rolle gespielt hat. Aber ist das nicht eine akademische Frage? Ist es nicht viel wichtiger, wie es weitergeht, wie Sie mit der Operation fertig werden und was Sie tun können, um gesund zu bleiben?«

Mutter und Sohn stimmen erleichtert zu: »Ja, genau, so ist es.« Was folgt daraus?

Sohn: »Ja, ich weiß nicht, ob ich nicht wieder zur Mutter zurückkehren sollte.«

Frau L.: »Bloß nicht, das würde ich mir niemals verzeihen.«

Ärztin: »Wie könnten Sie Ihren Sohn überzeugen, dass Sie alleine zurechtkommen?«

Frau L.: »Na, ich hab doch meine Freundinnen. Außerdem habe ich beschlossen, eine Psychologin aufzusuchen, vielleicht sogar im Anschluss an die Klinik eine psychosomatische Kur zu machen. Die Krankheit war mir jedenfalls eine Warnung, dass es so nicht weitergehen kann, mit mir und meinem Leben; jetzt, nachdem ich gesehen habe, wie schnell das Leben gefährdet sein kann.«

In der Tat begibt sich die Patientin in eine psychosomatische Anschlussheilbehandlung und danach in ambulante Psychotherapie. Zu den Gesprächen wird in Abständen auch der Sohn hinzugezogen, der inzwischen am Wohnort eine neue Partnerschaft gefunden hat.

- **Zusammenfassung**

Wir hoffen gezeigt zu haben, dass Richardsons Zitat von 1945 auch heute noch gilt: Patienten haben Familien. Wir können hinzufügen: und es lohnt sich, sie zu beachten und oft ist es sogar einfacher, miteinander als übereinander zu reden.

Wem als Behandler daran gelegen ist, die Unterstützung der Beteiligten zu gewinnen und wer dabei auch noch den Überblick über die Aufgaben und Verantwortlichkeiten in unübersichtlichen Behandlungssystemen behalten will, der kommt an der Familie nicht vorbei. Dabei ist unsere Überzeugung und Erfahrung, dass erst eine systemische, d. h. familienorientierte, psychosomatische Grundversorgung ihren Namen verdient. Wer den Blick für den Patienten und seine Familie gewonnen hat und wer gelernt hat, die Familie als Ganzes in sein Handeln einzubeziehen, der ist im großen Vorteil gegenüber jedem noch so engagierten »Einzelkämpfer«.

Literatur

Zitierte Literatur

Crouch M, Roberts L (1987) The family in medical practice. A family systems primer. Springer, Berlin Heidelberg New York

Richardson HB (1945) Patients have Families. Commonwealth Fund, New York

Watzlavick P (1978) Wie wirklich ist die Wirklichkeit? Piper, München Zürich

Weiterführende Literatur

Hepworth J, Doherty W (1997) Familientherapie in der Medizin, Carl Auer, Heidelberg

Levold T, Wirsching M (2014) Systemische Therapie und Beratung. Carl Auer, Heidelberg

Von Schlippe A, Schweizer J (1976) Lehrbuch des Systemischen Therapie und Beratung. Vandenhoeck & Ruprecht, Göttingen

Krisenintervention

Kurt Fritzsche, Daniela Wetzel-Richter

K. Fritzsche et al. (Hrsg.), *Psychosomatische Grundversorgung*,
DOI 10.1007/978-3-662-47744-1_25, © Springer-Verlag Berlin Heidelberg 2016

25.1   Was ist eine Krise?

Jeder Mensch wird im Laufe seines Lebens häufig mit kritischen Situationen konfrontiert. In einer Krise versagen die üblichen seelischen Regulationsmechanismen zur Bewältigung des Problems und es kommt zu einer akuten Störung im seelischen Gleichgewicht. Anlässe für psychosoziale Krisen sind:

- Diagnose einer lebensbedrohlichen Krankheit, wie Herzinfarkt oder Krebserkrankung,
- ein schwerer Arbeits- oder Verkehrsunfall,
- plötzlicher Verlust des Partners oder eines nahen Angehörigen durch Trennung oder Tod,
- schwere berufliche oder private Kränkungen, z. B. Partnerschaftskonflikte, Nichtbestehen einer Prüfung, Zurückweisung bei selbstunsicheren Persönlichkeiten (s. auch Fallbeispiele),
- scheinbar unlösbare finanzielle Probleme,
- die Kombination von Verlusterlebnissen im Alter, wie Verlust des Partners, der sozialen Integration oder der körperlichen Integrität,
- unerwartete Erinnerung an eine traumatisch verarbeitete Situation, z. B. Hilflosigkeitserleben und Schmerz bei einem medizinischen Eingriff.

Es gibt Krisen unterschiedlicher Schwere und Gefährlichkeit: eine Ehekrise kann mit einer verbalen Auseinandersetzung und Türen knallen beginnen und auch enden. Bei Fortbestehen besteht die Gefahr von aggressiven oder autoaggressiven Handlungen, der akuten Verschärfung einer vorbestehenden depressiven Symptomatik, des Auftretens von schweren Angstzuständen bis hin zu Panikattacken. Als höchste Stufe der Eskalation kann es zu Suizidhandlungen oder zu einer psychotischen Dekompensation kommen.

25.2   Wie äußern sich Krisen?

Die häufigsten Reaktionen in Krisensituationen sind eine depressive Symptomatik mit Verzweiflung, Unruhe, innerer Anspannung, Schlafstörungen, sozialem Rückzug und Suizidgedanken bis hin zur Suizidalität. Häufig sind auch Angstzustände bis zu Panikattacken mit begleitenden körperlichen Symptomen wie Hyperventilation, Schwindel, linksthorakale Schmerzen, Parästhesien und Ohnmachtsneigung. Auch akute, organisch nicht ausreichend erklärbare Schmerzen sind häufig als Ausdruck der Somatisierung eines verdrängten, nicht wahrnehmbaren oder nicht ausdrückbaren seelischen Konfliktes. Erregungszustände, die unter Umständen mit Kontrollverlust und aggressiven Verhaltensweisen verbunden sein können, entstehen häufig unter dem Einfluss von Alkohol oder anderen psychotropen Substanzen.

Es gibt laute und stille Krisen (Abb. 25.1). Menschen, die sich in Krisensituationen eher zurückziehen und verstummen, sind kurzfristig und auch langfristig am meisten gefährdet. Der Mensch selbst und seine Umwelt können die vorhandenen Gefühle nicht einschätzen und darauf reagieren. Die nicht geäußerten Affekte sind entweder wie abgespalten oder wenden sich gegen die eigene Person in Form von Suizidalität oder bringen sich durch vielfältige psychosomatische Symptome zur Sprache.

Menschen, die akut im Rahmen eines Unfalles, eines Überfalles oder sonstiger Gewalterfahrung traumatisiert wurden, berichten oft spontan über eine verzweifelte Stimmung, neigen zum Weinen, zu erhöhter Schreckhaftigkeit, Gefühle der Hilflosigkeit und Ohnmacht, gastrointestinalen Symptomen, Schmerzsyndromen und sozialem Rückzug. Im Gegensatz dazu stehen bei Menschen, welche Traumata erlebt haben, die schon lange, teilweise mehrere Jahre zurückliegen, eher depressive oder Angstsymptome, manchmal auch Suchtprobleme im Vordergrund. Auslöser für die Krise sind dann geringfügige Anlässe, die oft unbewusst an das Trauma erinnern und der Zusammenhang zu der zurückliegenden traumatischen Situation ist weder für die Betroffenen noch für den Arzt auf Anhieb erkennbar (▶ Kap. 19 »Akute und Posttraumatische Belastungsstörung«).

Die folgende Auflistung zeigt die häufigsten Krisensituationen im Rahmen der Hausarztpraxis in absteigender Reihenfolge (Fritzsche et al. 2007):

- depressive Krise,
- Atemnot/Hyperventilation,
- akute Schmerzzustände,
- akute funktionelle Herzbeschwerden,
- akute Partnerschaftskrise,

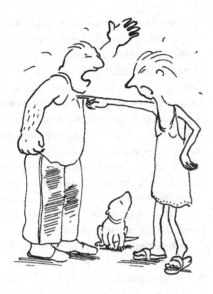

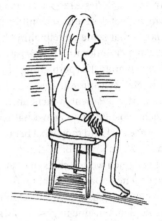

ES GIBT LAUTE   UND STILLE KRISEN.

◘ **Abb. 25.1** Cartoon: Laute und stille Krisen. (Zeichnung: Gisela Mehren)

- Somnolenz,
- Panikattacke,
- Erregungszustand,
- akuter Verwirrtheitszustand,
- Wahn,
- Halluzination,
- Suizidalität,
- Intoxikation und
- Stupor.

25.3 Behandlungsschritte bei Krisen

Es handelt sich von vornherein um eine kurzfristig angelegte therapeutische Intervention, die sich je nach Kontext von 1 Tag bis maximal 1–2 Wochen bewegt. Die wichtigste Intervention im Rahmen der psychosomatischen Grundversorgung bei einer Krise ist das entlastende und unterstützende Gespräch. Für dieses Gespräch sollten mindestens 20 Min. zur Verfügung stehen. Bei Zeitmangel ist ein weiteres zeitnahes Gesprächsangebot für den Patienten notwendig.

Das Vorgehen im Krisengespräch umfasst 3 Schritte:

1. Minderung von Angst und depressiver Symptomatik,
2. Klärung der aktuellen Konfliktsituation,
3. Beratung und Unterstützung.

25.3.1 Erster Schritt: Minderung von Angst und depressiver Symptomatik

Erster Behandlungsschritt bei einer Krise
- Begrüßung
- Behandlungsrahmen klären
- Emotionale Entlastung zulassen

Krisenintervention heißt immer, etwas gegen die Angst des Patienten und die Angst des Arztes zu unternehmen. Erstes Ziel ist die Angstminderung. Angst und das Gefühl, die Kontrolle über die Situation und sich selbst zu verlieren, führen zu Ohnmacht und zu Panik. Das Gefühl des Scheiterns führt zu Resignation, Rückzug und Hoffnungslosigkeit. Hauptziel bei der Krisenintervention ist deswegen, die Angst, die Hilflosigkeit und die Hoffnungslosigkeit des Patienten zu mindern. Alles, was diese Angst und Hoffnungslosigkeit verhindert, ist hilfreich. Das Angebot eines ärztlichen Gespräches ist der erste Schritt.

Die Anwesenheit des Arztes als Person, die zuhört, sich in die Not des Patienten einfühlt und verbal oder nonverbal seine Anteilnahme bekundet, wirkt direkt angstmindernd. Zum Beispiel signalisiert eine entspannte Körperhaltung des Arztes, dass er sich jetzt Zeit nimmt. Der Arzt sollte sich durch die Angst des Patienten nicht anstecken lassen, d. h. sich selbst Bedingungen schaffen, die ihn entspannt, ungestört und möglichst bequem zuhören lassen. Dazu gehört z. B. Türen zu schließen, bestimmte Personen wegzuschicken oder auch andere hinzuzuziehen. Das Personal (z. B. Krankenschwestern oder Sprechstundenhilfen) sollten kurz informiert werden, um eine ungestörte Atmosphäre zu ermöglichen. Auch Strukturierung ist angstmindernd, dabei gilt so viel Struktur wie nötig, soviel Offenheit wie möglich. Es kann – wenn möglich – hilfreich sein, die zur Verfügung stehende Zeit (»Wir können uns jetzt mindestens 20 Min. Zeit nehmen ...«) anzusagen, um dem Patienten den besonderen Rahmen des Gesprächs als Sicherheit zu vermitteln. Der Arzt sollte in dieser Situation körperlich und geistig völlig präsent sein. Er sollte Ruhe vermitteln und darauf achten, dass er die Situation in der Hand hat.

Fallbeispiel Schreiner

Ein 38-jähriger Schreiner hat sich seit einigen Tagen, bevor er den Arzt aufsucht, unruhiger und unkonzentrierter gefühlt, plötzlich Angst bekommen, seine Arbeit nicht mehr zu schaffen. Er schläft schon seit längerer Zeit schlechter, wacht früh morgens auf und hat seit Monaten Magenbeschwerden.

Nun hat er heute Morgen ganz weiche Knie gehabt, sich »wie im Schraubstock« gefühlt und den Eindruck bekommen, dass »irgendwas mit mir geschieht, ohne dass ich Einfluss habe«. Seine Gedanken kreisen nur noch um ihn selbst, was ihn immer ratloser werden lässt.

A: »Was ist passiert?«

Der Arzt stellt Kontakt zum Patienten her und lässt ihn ca. 3 Min. ohne Unterbrechung sprechen. Er signalisiert ihm mit Körperhaltung, Gestik und Augenkontakt, dass er aufmerksam zuhört. Bei längerem

Sprechen besteht die Gefahr, dass der Patient sich verliert und nicht zum Wesentlichen findet.

A: »Was haben Sie dabei empfunden?«

Wenn der Patient z. B. weint, lässt der Arzt diese Gefühle zu. Er kann z. B. seine Hand auf den Arm des Patienten legen und ihm damit seine Unterstützung vermitteln. Er signalisiert dem Patienten, dass er das Ausmaß seiner Beunruhigung oder Verängstigung, seine Sorge »verrückt zu sein« oder »unheilbar krank zu sein« wahrnimmt und sieht, wie sehr er darunter leidet. Er versucht dann zu vermitteln, dass die Reaktionen des Patienten durchaus nachvollziehbar sind, indem er das grundsätzlich normale Erleben und Verhalten in Krisensituationen betont:

A: »In Ihrer Situation ist es völlig normal, dass Sie sich Sorgen machen. Wir sollten uns aber fragen, warum Ihre Sorgen und Ihre Angst so übermächtig geworden sind, dass Sie sich völlig hilflos fühlen.«

A: »Ich kann mir vorstellen, dass auch jeder andere Mann in Ihrer Situation nicht mehr weiter wüsste und verzweifelt wäre.«

Die Gesprächsführung ist strukturiert, so dass es auch notwendig ist, den Patienten manchmal zu unterbrechen und konkret nachzufragen, wenn etwas unklar bleibt oder vom Patienten weggelassen wird. Das unterscheidet die Krisenintervention von einem psychosomatischen Erstgespräch. Der Arzt kann dem Patienten erklären, warum er an dieser Stelle nachfragt, er zeigt, dass er in der Krise Verantwortung übernimmt und Übersicht schaffen möchte. Diese Klarheit und Übersicht hilft dem Patienten, seine eigenen Gedanken und Gefühle wieder unter Kontrolle zu bekommen.

A: »Was meinen Sie damit, ›ich kann für nichts mehr garantieren‹?«

Auch wenn der Arzt den Patienten zunächst nicht versteht, kann das angstmindernd und entlastend wirken, weil der Arzt sein Nichtverstehen erklärt und die Ungereimtheiten offenlegt. Der Patient spürt, dass der Arzt sorgfältig zuhört und sich eine eigene Meinung von der belastenden Situation bildet.

25.3.2 Zweiter Schritt: Klärung der aktuellen Konfliktsituation

Zweiter Behandlungsschritt bei einer Krise
- Krisenauslöser finden
- Hintergrund und Anamnese erfragen
- Subjektive Vorstellungen und Verhalten des Patienten klären und verstehen

Gemeinsam mit dem Patienten versucht der Arzt eine Erklärung für die psychische Dekompensation des Patienten zu finden. Dazu sind folgende Fragen, die der Arzt sich selbst oder auch dem Patienten stellt, hilfreich:

- Welche aktuellen Probleme, z. B. im Beruf, in der Partnerschaft, betreffend Finanzen oder eine schwere Krankheit, stehen hinter der Krisensituation (◘ Abb. 25.2)?
- Falls es sich um ein schon länger bestehendes Problem handelt: Welche Mechanismen machen gerade jetzt aus dem schon länger bestehenden Problem eine Krise?
- Stellt das Verhalten des Patienten in der Krisensituation vielleicht einen Lösungsversuch zur Bewältigung eines schon länger bestehenden Konfliktes dar? Z. B.:
  - Mobilisierung von Unterstützung durch Partner, Familie oder Arzt,
  - heimliche Anklage gegenüber nahen Bezugspersonen,
  - Minderung von Schuldgefühlen, z. B. bei Einnahme von Drogen,
  - Ablenken von Eheproblemen durch Verschieben auf Randthemen,
  - Rache an geliebten Personen,
  - Selbstbestrafung,
  - unbewusste Sicherung von Zuwendung, z. B. anorektische Krise.
- Welche subjektiven Vorstellungen hat der Patient über die Auslöser der Krise? Die Gedanken und Phantasien enthalten Hinweise dazu, was der Patient unbewusst erreichen will und wie er auf vielleicht destruktive Weise die Kontrolle und Handlungsfähigkeit zurückgewinnen möchte. Diese Vorstellungen zu kennen, ist hilfreich zur Bewältigung der Krise.

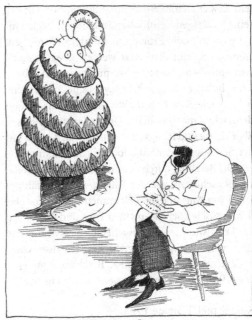

WAS AN IHRER DERZEITIGEN SITUATION IST DENN AM BELASTENDSTEN FÜR SIE?

◘ **Abb. 25.2** Cartoon: Belastungen erfragen. (Zeichnung: Gisela Mehren)

- Was wünscht sich der Patient in der aktuellen Situation vom Arzt?

25.3.3 Dritter Schritt: Beratung und Unterstützung

Dritter Behandlungsschritt bei einer Krise
- Copingstrategien entwickeln
- Ressourcen aktivieren
- Lösungsmöglichkeiten aufzeigen
- Zukunftsperspektiven eröffnen

Ziel dieses Schrittes ist die Schaffung einer inneren Distanz zu dem den Patienten zunächst überwältigenden Problem.

Frage: »Was könnte Ihnen helfen, die Situation durchzustehen?«

Diese Frage zielt auf körperliche und seelische Ressourcen, die zur Verfügung stehen, die jetzige Krise zu bewältigen. Der Arzt erklärt dem Patien-

25

ten, dass er sich in einer Situation befindet, in der seine bisherigen Konfliktbewältigungsstrategien im Umgang mit dem Problem nicht mehr ausreichen. Gemeinsam mit dem Arzt werden neue Bewältigungsmöglichkeiten durchgesprochen und vorhandene, bisher nicht genutzte psychische, körperliche und soziale Ressourcen aktiviert. »Was hat Ihnen denn schon mal geholfen?« Der Patient lernt, dass er über Kräfte und Fähigkeiten verfügt, auch selbst mit der Bewältigung der Situation zurechtzukommen.

Die Beratung durch den Arzt sollte sich deutlich von Ratschlägen, wie der Patient sie in vielfältiger Form von Angehörigen bekommen hat, unterscheiden. Sie sollte über allgemeinen Trost und Ratschläge zur Lebensführung hinausgehen und als deklarierte Expertenmeinung das spezifische Fachwissen zum Patientenproblem beinhalten. Beschwichtigungen, wie z. B. »Das schaffen Sie schon«, nützen nichts.

Fallbeispiel (Hohage 1993)

Ein Facharbeiter aus einfachen Verhältnissen, Vater zweier Kinder, kommt in eine suizidale Krise als er hört, dass seine Ehefrau ihn wegen eines italienischen Gastarbeiters verlassen will. Die Kränkung, die er erleidet, ist offensichtlich. Beide haben sehr jung geheiratet; die recht attraktive Ehefrau hat ihm den Vorzug vor anderen jungen Männern gegeben, weil er als aufrichtig und treu galt und sexuell nicht so ein Draufgänger war wie die anderen. Jetzt ist sie zunehmend sexuell desinteressiert geworden, bis sie ihn betrogen hat. Sie versichert ihm aber, dass sie ihn nicht verlassen wolle, schon wegen der Kinder nicht. Ihren Freund will sie aber auch nicht aufgeben, hier lasse sie sich von ihrem Mann keine Vorschriften machen. All dies schildert der Patient mit einer Mischung aus Zorn, Anklage und Verzweiflung. Er liebe seine Frau und wolle sie behalten. Aber er hat angefangen, sich so zu schämen, dass er sich nicht mehr im Dorf blicken lassen will, deshalb hat er einen nicht sehr konsequent durchgeführten Selbstmordversuch unternommen. Im Gespräch besteht kein Zweifel, welche Rolle er dem Arzt zugedacht hat: »Sagen Sie mir, was ich machen soll; ich bin völlig durcheinander, ich weiß nicht mehr weiter!« Spürbar ist, dass auch der Suizidversuch Appell und Anklage enthält.

Was tun? Man könnte seine Frage zunächst nicht beantworten, sondern man könnte versuchen, durch Klärung seine eigenen Anteile am Ehekonflikt näher zu beleuchten. Der Erfolg dieser Klärung ist zweifelhaft; denn der Patient wird dieses Vorgehen als Stellungnahme für die Ehefrau auffassen.

Der Arzt könnte sich mit ihm identifizieren und ihm sagen, er solle sich bloß trennen von dieser Frau, sie sei offenbar nicht sehr viel wert mit ihrer ungenierten Untreue. Das haben andere gründlich getan, und sie haben bewirkt, dass er umso unerschütterlicher daran festhält, dass er seine Frau liebt und ohne sie nicht leben kann.

Der Arzt kann irgendwann ärgerlich werden und ihm sagen, dass er schließlich nicht der erste Mann ist, der fortgesetzt betrogen wird, und dass er sein Schicksal ertragen müsse. Der Patient wird zustimmen, aber dann ist der zweite Selbstmordversuch nicht mehr fern. In beiden Fällen hätte man ihm eine Entscheidung weggenommen; er hätte sich entweder gefügt und dem Arzt die Konsequenzen zum Vorwurf gemacht, oder er hätte nur zugehört, ohne selbst zu handeln.

Der Expertenstandpunkt kann z. B. in der Feststellung liegen, dass der Patient umso hilfloser und schutzbedürftiger geworden ist, je schlechter seine Frau ihn behandelt hat. Sein Verzicht auf Rache oder auf heftige Auseinandersetzungen bringt seine Frau gerade nicht zur Umkehr, sondern trägt dazu bei, dass sie sich umso fester an ihren Italiener bindet, der offensichtlich alle wichtigen männlichen Attribute bei sich vereinigt. Das, so die Expertenmeinung, ist logisch, wenn man unterstellt, dass die Ehefrau Männlichkeit bei ihrem Mann vermisst. Dann ist er im Laufe der Auseinandersetzung immer unmännlicher geworden, hat also an Attraktivität verloren, statt für sich zu gewinnen.

Diese Feststellung enthält keine persönliche Wertung, obwohl von Unmännlichkeit die Rede ist. Der Patient hat diese Überlegung akzeptiert. Dass seine Reaktion an die Reaktionen kleiner Kinder erinnert, die sich umso fester an ihre Mütter binden, je schlechter sie von denen behandelt werden, hat dazu geführt, dass der Patient über die Parallele von Ehefrau und Mutter nachzudenken begann. Die Konsequenz des Gespräches war jedenfalls, dass er, ohne sich zu trennen, konsequenter und distanzierter der Ehefrau gegenüber auftrat.

Der Patient braucht das Gefühl, dass seine Not und innere Bedrohung ernst genommen werden.

Gleichzeitig sollte der Arzt diese Gefühle nicht übernehmen, sondern sich eine entsprechende professionelle Haltung, »detached compassion« (distanziertes Mitgefühl) zu eigen machen (Pattison 1981). Wenn der Arzt sich von der Angst und Ausweglosigkeit des Patienten vereinnahmen lässt, dann können ihm keine Alternativen mehr einfallen, er verliert die notwendige Distanz und Unparteilichkeit.

Zum Abschluss drückt der Arzt in ehrlichen Worten aus, was er beim Zuhören empfunden hat. Beispiel:

- »Das muss sehr schwer für Sie gewesen sein!«
- »Es tut mir leid was Ihnen widerfahren ist.«
- »Ihre Erzählung hat mich sehr bewegt.«

Auf diese Weise erlebt der Patient das Mitgefühl des Arztes. Er erfährt, dass ihm jemand aufmerksam und interessiert zuhört und dass er nicht alleine ist. Die dadurch entstehende vertrauensvolle Bindung an den Arzt sichert die Umsetzung der vereinbarten nächsten Schritte.

Die oben beschriebenen Schritte sind nicht durchführbar bei akut psychotischen und geistig verwirrten Patienten. Sie setzen ein Minimum an sprachlicher Verständigung voraus. In diesen Fällen ist eine sofortige, manchmal auch zwangsweise Einweisung des Patienten in eine geschlossene psychiatrische Klinik unumgänglich.

25.4 Einbeziehung von Angehörigen und anderen Bezugspersonen

Zunächst ist es wichtig, sich unbedingt zuerst dem Patienten zuzuwenden und ihm klar zu signalisieren, dass er im Zentrum der ärztlichen Aufmerksamkeit steht. Dies sollte auch Angehörigen und anderen Anwesenden in höflicher, aber bestimmter Form klargemacht werden. Gleichzeitig bietet der Arzt an, die Angehörigen zu einem späteren Zeitpunkt hinzuziehen. Auch gegenüber dem Patienten macht der Arzt deutlich, dass er primär an seiner Sicht der Dinge interessiert ist.

Wenn der Patient seine Situation geschildert hat und der Arzt ein erstes Bild gewonnen hat, können die Angehörigen miteinbezogen werden. Dazu ist der Patient um seine Zustimmung zu fragen:

»Ich würde jetzt gerne hören, was Ihr Mann/ Ihre Frau dazu sagt. Sind Sie damit einverstanden?«

Das Gespräch sollte immer in Anwesenheit des Patienten stattfinden. Dadurch hat der Patient das Gefühl, dass nicht über ihn, sondern mit ihm gesprochen wird. Er hat die Möglichkeit, die Äußerungen seiner Angehörigen zu bestätigen, zu ergänzen oder zu korrigieren. Für den Arzt ergibt sich ein guter Einblick in die Interaktionen zwischen allen Beteiligten.

Von einem Gespräch des Arztes mit Angehörigen im Beisein des Patienten sollte man jedoch absehen, wenn schon die Eingangssituation gezeigt hat, dass eine massivste aggressive Aufladung zwischen allen Beteiligten besteht und dadurch eine Deeskalation nur schwer möglich ist.

Über die Regeln der Gesprächsführung im Paar- und Familiengespräch unterrichtet ▶ Kap. 7.

25.5 Weiterbehandlung und Weitervermittlung

Die meisten Patienten bedürfen nach der Krisenintervention einer Weiterbehandlung in Form von betreuenden oder unterstützenden Maßnahmen für sich und ihr Umfeld. In schwierigen Fällen ist es sinnvoll, zu Beginn der Beratung dem Patienten mitzuteilen, dass der Arzt versucht ihm zu helfen, dass es aber auch die Möglichkeit einer fachpsychotherapeutischen Weiterbehandlung gibt. Darüber hinaus kann es notwendig sein, bei fortbestehender Krisensituation die Patienten in eine stationäre Behandlung einzuweisen. Das hat den Vorteil, dass der Patient zunächst einmal aus dem Konfliktfeld herausgenommen ist und mehr Möglichkeiten hat, innere Distanz zu gewinnen. Oft sind Patienten solchen Vorschlägen gegenüber misstrauisch und ablehnend. Geht der Arzt gezielt auf die spezifischen Ängste des Patienten ein, dann wird dieser Schritt von ihm nicht als Abschieben interpretiert, sondern als Ausdruck von Fürsorge aufgenommen.

Fortsetzung Fallbeispiel Schreiner

Im Gespräch mit dem Arzt kann der Patient sich erstmals wieder besser entspannen, als dieser ihm mitteilt, er wirke bereits in Verhalten und Ausdruck auf ihn ganz deutlich depressiv und so lasse sich auch diese Veränderung verstehen, die der Patient selbst an sich wahrgenommen hat. Als der Arzt dem Patienten zusätzlich bestätigt, dass das Magenmedikament (Metoclopramid), das er seit Monaten einnimmt, wie er es selbst bereits vermutet hat, durchaus diesen Zustand mit ausgelöst haben kann, fühlt sich dieser spürbar sicherer und beide können die nächsten Behandlungsschritte besprechen. Der Arzt erklärt dem Patienten, welche medikamentöse Therapie aus seiner Sicht sinnvoll ist, und beide überlegen gemeinsam, ob und wie lange der Patient krankgeschrieben werden muss.

Im Laufe einiger weiterer Gespräche lässt sich auch eine typische Auslösesituation für die Krise herausarbeiten. Der Patient hatte über mehrere Jahre in sehr guter kollegialer Zusammenarbeit mit einem älteren Kollegen eine Werkstatt aufgebaut, bis dieser Kollege vor einigen Monaten ankündigte, er werde die Werkstatt demnächst verlassen und sich beruflich umorientieren. Bei aller Überraschung und auch leichter Enttäuschung hatte der Patient zunächst gedacht »nun, was soll‹s?« und sich auch zugetraut, die Arbeit selbständig fortzuführen. Erst jetzt, im Nachhinein, wird klar, wie sehr er sich im Stich gelassen und verloren gefühlt hat, was biographisch vor dem Hintergrund verständlich ist, dass der Patient unehelich geboren worden war und ohne Vater aufwachsen musste.

Unter gleichzeitiger konsequenter Therapie mit einem antidepressiven Medikament vom Amitriptylin-Typ erholt sich der Patient relativ rasch, kann nach kürzerer Zeit seine Arbeit wieder aufnehmen und ist auch unter dem Eindruck dieser schweren Krise ohne Probleme bereit, das Medikament zur weiteren Rezidivprophylaxe für mindestens ein halbes Jahr einzunehmen.

25.6   Technik der Gesprächsführung in der Krisenintervention

Häufig sind die ersten 3 Min. ausschlaggebend dafür, ob ein fruchtbarer Gesprächskontakt aufgebaut werden kann oder nicht. Die Anwesenheit des Arztes als Person, die zuhört, sich in die Not des Patienten einfühlt und verbal sowie nonverbal Anteilnahme bekundet, bewirkt beim Patienten schon eine merkliche Entlastung. Der Arzt kann schon mit den

ersten Begrüßungsworten deutlich machen, dass er gekommen ist, um zu verstehen und zu helfen.

Die Beruhigung des Patienten gelingt am besten, wenn der Arzt in der Initialphase des Gespräches

- signalisiert, dass er sich Zeit nimmt,
- dem Patienten genügend Raum gibt,
- ihm aufmerksam zuhört und die Bereitschaft signalisiert, sich seines Problems anzunehmen,
- ihn bei der Verbalisierung von Gefühlen, z. B. Angst, Trauer, Wut und Verzweiflung, unterstützt.

Der Arzt unterstützt den Patienten bei der Verbalisierung von Gefühlen. Das Ausdrücken von Wut, Trauer, Angst, Enttäuschung und Verzweiflung stellt bis auf wenige Ausnahmen, z. B. bei einer psychotischen Krise, eine Entlastung dar und ermöglicht Verständnis und Zugang zur Problematik. Darüber hinaus kommt es zu einer körperlichen Entspannung und Mobilisierung von Energiereserven.

25.7   Beispiele zur Krisenintervention

25.7.1 Der ängstliche, somatisierende Patient

Bei diesen Patienten drückt sich ihre Überforderung und innere Not überwiegend durch körperliche Beschwerden aus (▶ Kap. 9 »Somatoforme Störungen«). Schmerzen im Magen-Darm-Bereich, als bedrohlich empfundenes Herzrasen und ein thorakales Druckgefühl, Atemnot oder Kopfschmerzen werden geschildert. In der Regel besteht jedoch kein relevanter organischer Befund.

Der Arzt ist für diese Patienten eine wichtige Kontaktperson, von der sie unausgesprochen Schutz und Zuwendung erwarten. Oft bestehen eine deutliche ängstliche Hilflosigkeit und depressive Verstimmung. Andere Patienten können ihre Angst nicht offen zugeben und überbetonen eher ihre körperlichen Schwierigkeiten.

Die Zuwendung zum Patienten, z. B. in Form eines Gesprächs, aber auch in Form von Entspannungsübungen, stellt in der Regel ein wesentliches therapeutisches Moment dar.

Viele dieser Patienten sind bereit, sich ganz dem Arzt zu unterwerfen, solange er ihre Versorgungswünsche erfüllt. Die Verordnung eines Medikaments kann für sie ein magisch erlebtes Kontaktsymbol sein. Der Arzt läuft dadurch Gefahr, die Abhängigkeitswünsche des Patienten zu fördern. Folgendes ist daher wichtig:

- Ressourcen des Patienten zu erfassen,
- Verantwortung wieder abzugeben,
- selbständiges Handeln des Patienten zu fördern.

Eine Sondergruppe stellen Patienten mit herzphobischen Anfällen dar (▶ Kap. 11 »Angststörungen«). Der Anfall ist neben den bekannten Herzsensationen von massiver Todesangst und einer Reihe anderer vegetativer Symptome begleitet. Der Patient drängt auf eine kardiologische Diagnostik, die zu einer Fixierung auf die Rolle eines Herzkranken beitragen kann. Folgende Schritte haben sich bewährt:

- Entlastung durch Information über psychophysiologische Zusammenhänge,
- die Person des Arztes als stabiles, vertrauensvolles Objekt besetzen,
- Vermeiden nicht unbedingt notwendiger weiterer medizinisch-diagnostischer Maßnahmen,
- engmaschige Gesprächsangebote.

Die Verordnung von Tranquilizern darf nur erfolgen, wenn durch andere Maßnahmen keine Stabilisierung erzielbar wird, und maximal nur über wenige Tage.

25.7.2 Der verleugnende, nicht krankheitseinsichtige Patient

Diese Patienten geben auffällig wenig seelische oder körperliche Beschwerden an, auch wenn sie sich, für den Außenstehenden sichtbar, in der Regel in einer massiven körperlichen oder seelischen Krise befinden. Sie verleugnen ihre Krankheit, wissen aber insgeheim um ihren Zustand. Diese Erkenntnis wird jedoch auf verschiedene Weise, wie etwa durch hypomanische Selbstüberschätzung oder Überaktivität, abgewehrt. Es besteht ein Widerstand gegen die Wahrnehmung eigener Schwächen. Oft handelt es sich um Personen in leitenden Positionen.

Der Arzt wird als Gefahr erlebt, da er die Verdrängungsmechanismen schon dadurch stört, dass er dem Patienten objektive Befunde mitteilt. Verordnungen und therapeutische Maßnahmen werden häufig nicht befolgt.

Bricht der Arzt den Widerstand eines solchen Patienten, kann eine zuvor gut abgewehrte Depression manifest werden und unter Umständen eine gravierende Verschlechterung des Allgemeinzustandes nach sich ziehen. Im Gespräch ist also größte Vorsicht vor Labilisierung durch überschnelle Zuordnungen geboten. Das subjektive Krankheitsverständnis des Patienten ist zu beachten.

25.7.3 Der Verlust einer nahen Bezugsperson

Psychische Krisen sind häufig durch Verlusterlebnisse im zwischenmenschlichen Bereich ausgelöst (▶ Kap. 12 »Depression und Suizidalität«). Neben dem Tod eines geliebten Menschen oder Trennungssituationen können auch einschneidende Veränderungen in Bezug auf angestammte Rollen in Beruf, Familie etc. mit den daraus resultierenden Konsequenzen für zwischenmenschliche Beziehungen auslösend wirken.

Im Krankenhaus ist es meist der plötzliche Tod einer nahen Bezugsperson oder der Tod des Ehepartners, die bei Angehörigen psychische Krisen auslösen. Beispiele sind Frauen nach einer Fehl- oder Totgeburt, wobei die Symptomatik in eine postpartale Depression übergehen kann; der Tod auf der Intensivstation nach schwerem Unfall, v. a. wenn Kleinkinder betroffen sind z. B. nach einem Badeunfall oder Sturz vom Balkon, oder der Tod nach einer plötzlich eingetretenen Aneurysmablutung auf der neurologischen Intensivstation.

Nicht selten kommt es dann zu psychischen Krisen, wenn die Trauer nicht gelebt werden kann. Nicht gelebte Trauer prädestiniert zu Depression ebenso wie Trauerarbeit prophylaktisch gegen Depression wirksam ist. Der Arzt sollte deshalb Gefühle der Traurigkeit aufgreifen, um es dem Patienten zu erleichtern, darüber sprechen zu können.

25

> **Phasen des normalen Trauerprozesses (nach Bowlby, übernommen in modifizierter Form aus Hell 2006)**
> 1. Phase der Betäubung
> 2. Phase der Sehnsucht und Suche
>   Die Sehnsucht nach dem verlorenen Menschen vermischt sich mit Traurigkeit, Zorn und Hadern mit dem Schicksal. Der verlorene Mensch wird nicht ganz aufgegeben. Diese Phase dauert meist monatelang. Ein Stehenbleiben auf dieser Stufe kann zu chronischer Trauer und Depression führen
> 3. Phase der Verzweiflung
>   Das Empfinden von Verzweiflung steht während dieses, meist kürzeren Zeitraums im Vordergrund des Erlebens. Dahinter steht die Erkenntnis der Endgültigkeit des Verlustereignisses.
> 4. Phase der Reorganisation
>   Die Trauer wird überwunden, indem auch auf der emotionalen Ebene vollständig akzeptiert wird, dass der Verlust endgültig ist und dass der oder die Zurückgebliebene ohne Schuldgefühle und ohne fortgesetzte Trauer dableiben darf. Dies führt zu einer Neudefinition der Lebenssituation.

Die ärztliche Aufgabe richtet sich ganz wesentlich danach, in welchem Stadium des Trauerprozesses der Patient sich befindet.

In Phase 1 reicht es zunächst, den Patienten von störenden Außenreizen abzuschirmen, ihm einen sicheren Ort anzubieten, wo er sich unter dem Schutz von Arzt, Pflegepersonal oder einer nahen Bezugsperson kognitiv und emotional mit dem Verlust auseinandersetzen kann. Besonders in Phase 2 und Phase 3 kann eine zusätzliche Intervention notwendig sein:

Am Anfang müssen Verlust, Schmerz und Trauer bejaht und als angemessen für die Situation angesehen werden. Wenn eine starke Abwehr gegen Trauer und Schmerz da ist, dann kann es eine sinnvolle ärztliche Intervention sein, dem Patienten zu einer Annahme dieser Gefühle zu verhelfen, nicht dagegen sofort Durchhalteparolen zu verbreiten oder zu beschwichtigen.

In den meisten Fällen ist die Verschreibung von Medikamenten, wie Tranquilizern, eher ungünstig zu bewerten, weil auf diese Art und Weise ein an sich natürlicher Zustand den Charakter des Krankhaften zugeschrieben bekäme. Dies könnte eine Haltung begünstigen, dass die Betroffenen Gefühle, die Bestandteil normaler menschlicher Erfahrung sind, als therapiebedürftig ansehen würden, anstatt sie anzunehmen, und könnte letztendlich einer Abwehr und einem »Einfrieren« dieser Gefühle Vorschub leisten.

25.7.4 Der suizidale Patient

Bei jedem Verdacht auf eine depressive Erkrankung soll ganz gezielt nach Todeswünschen respektive Suizidgedanken gefragt werden. Suizidalität besteht – besonders auch bei älteren Patienten – nicht selten monatelang und ist dabei nach außen (»man spricht nicht darüber«), aber auch nach innen tabuisiert, d. h. der Patient gesteht sich selbst diese Wünsche die meiste Zeit nicht ein, sondern wird nur zu gewissen Zeiten von diesen zum Teil als persönlichkeitsfremd, gleichwohl drängend erlebten Gedanken überwältigt. Nicht selten kommt er in einer solchen suizidalen Krise erstmals in ärztliche Behandlung.

Über diese tabuisierten und meist schambesetzten Gedanken kann der Patient oft nur sprechen, wenn der Arzt das Thema als etwas Häufiges und zu den menschlichen Möglichkeiten Gehörendes anspricht und dem Patienten gleichzeitig signalisiert, dass er selbst keine Angst vor diesem Thema hat. Entscheidend ist, Suizidalität zu erkennen bzw. die suizidale Gefährdung einzuschätzen und Suizidalität offen und konkret aufzugreifen (▶ Kap. 12 »Depression und Suizidalität«).

25.7.5 Der feindselige, aggressive Patient

Aggressive Erregung bis hin zu höchstgradiger Gespanntheit kann sich bei unterschiedlichen psychischen Erkrankungen entwickeln. Sie kommt reaktiv bei zwischenmenschlichen Krisen, ferner bei Rauschzuständen, bei Schizophrenie (katatoner Erregungszustand, aggressive Aufladung unter dem Einfluss von Wahn), bei Persönlichkeitsstörungen insbesondere vom narzisstischen Typus (narzisstische Wut) und bei verschiedenen anderen psychischen Störungen vor. Häufig wird die Erregung noch durch die enthemmende Wirkung von Alkohol oder anderen psychotropen Substanzen verstärkt.

Gerade wenn man aggressiv gespannten Patienten gegenübertritt, ist eine klare Konturierung und Festigkeit vonnöten. Eine einfache Sprache ist von Vorteil.

Häufig äußern Patienten im aggressiven Ausnahmezustand Schuldvorwürfe, Kränkungen und globalisierende Abwertungen, die von früheren Erlebnissen herstammen. Äußerungen dieser Art sollte der Arzt mit Aufmerksamkeit begegnen, dann aber entschieden den Fokus des Gesprächs auf das »Hier und Jetzt« lenken, was im Allgemeinen umso leichter gelingt, je mehr der Arzt dem Patienten zuvor das Gefühl des Ernstgenommen Werdens vermitteln konnte.

Wenn immer der Arzt in seiner Zuwendung oder Beurteilung ambivalent ist oder wenn er selber Angst hat, dann soll er unbedingt weitere Hilfe (z. B. Sanitäter) anfordern. Manchmal kann es gelingen, im Sinne eines »Talking down« den Patienten im Laufe des Gesprächs weitgehend zu beruhigen. Dazu ist unbedingt notwendig, dass man ggf. vorherrschende aggressive sprachliche Interaktionen mit anderen Personen komplett unterbindet und ganz deutlich macht, dass man den Patienten zuerst allein anhören will.

25.7.6 Akutes Trauma

Ein besonderes therapeutisches Vorgehen ist bei potentiell traumatisierenden äußeren Einwirkungen notwendig (Fischer 2002, Reddemann 2006). Diese erfordern in der Akutsituation die Schaffung eines sicheren Ortes, in der Folgezeit Unterstützung zur Distanzierung und Selbstberuhigung. Bei inadäquat übersteigerter Reaktion auf einen Auslöser sollte der Arzt an vorausgegangene Traumata beziehungsweise das Vorliegen einer posttraumatischen Belastungsstörung (PTBS) denken (▶ Kap. 19 »Akute und Posttraumatische Belastungsstörung«).

■ **Wichtige Internetseiten**
– Deutsches Institut für Psychotraumatologie DIPT e. V.
  http://www.psychotraumatologie.de/
– Deutschsprachige Gesellschaft für Psychotraumatologie
  http://www.degpt.de/
– Fachverband für Anwender der psychotherapeutischen Methode Eye Movement Desensitization and Reprocessing, EMDRIA Deutschland e. V, mit Suchfunktion geschulter Psychotraumatherapeuten
  http://www.emdria.de/

Literatur

Zitierte Literatur
Fischer G (2002) Neue Wege nach dem Trauma – Information und Hilfen für Betroffene. Vesalius, Konstanz
Fritzsche K, Stadtmüller G, Hewer W (2007) Therapeutische Gesprächsführung in der Akut- und Notfallpsychiatrie. In: Hewer W, Rössler W (Hrsg.) Akute psychische Erkrankungen. Management und Therapie. Urban & Fischer, München
Hell D (2006) Welchen Sinn macht Depression? Ein integrativer Ansatz. Rowohlt Taschenbuch, Reinbek
Hohage R (1993) Die Krisenintervention in der psychosomatischen Grundversorgung (unveröffentlichtes Einführungsreferat im Rahmen des Kurses Psychosomatische Grundversorgung am 13.02.1993, Freiburg)
Pattison EM (1981) Detached compassion and its detortions in thanatology. In: Schoneberg B et al. (Hrsg) Education of the Medical Student in Thanatology. Arno Press, New York
Reddemann L (2006) Psychotraumata, Primärärztliche Versorgung des seelisch erschütterten Patienten, Deutscher Ärzte-Verlag, Köln

Weiterführende Literatur
Dross M (2001) Krisenintervention. Hogrefe, Göttingen
Fischer G, Riedesser P (2009) Lehrbuch der Psychotraumatologie. Ernst Reinhardt-Verlag Stuttgart, UTB

Als Arzt genormt und geformt – Wie erhalte ich die Freude an meinem Beruf?

Psychosomatik in der Hausarztpraxis

Peter Schröder, Kurt Fritzsche

K. Fritzsche et al. (Hrsg.), *Psychosomatische Grundversorgung*,
DOI 10.1007/978-3-662-47744-1_26, © Springer-Verlag Berlin Heidelberg 2016

»Der Schlüssel zur Verbesserung der Versorgung psychisch Kranker liegt nicht im großzügigen Ausbau psychiatrischer Dienste, sondern eher in der Stärkung des Hausarztes in seiner therapeutischen Rolle.« (Shepherd et al. 1966)

Fallbeispiel

Eine junge Patientin, Frau A., die nur ab und zu in die Praxis kommt, stellt sich innerhalb von 3 Monaten 3-mal mit einer Mandelentzündung vor. Beim dritten Mal untersucht der Arzt sie, schließt klinisch eine Streptokokken-Infektion aus, rät ihr, sich auszuruhen und schreibt sie für ein paar Tage krank. In die dabei entstehende Pause fragt er: »Warum sind Sie eigentlich so oft krank in der letzten Zeit?« Die Patientin ist zunächst verwundert, erzählt dann, wieviel Stress sie gerade habe, sie müsse ihre Mutter pflegen, der kleinere Bruder brauche dauernd Geld, ihr Lehrmeister behandele sie unfreundlich und ihr Freund habe sie vor 3 Monaten verlassen. Es schließt sich ein etwa 10-minütiges Gespräch über diese Belastungen an. Beide werden sich einig, dass vielleicht eine ganze Woche Krankschreibung angemessen wäre, die der Arzt dann erneut ausfüllt.

Dieses Gespräch dauert etwa 12 Min. Die Patientin fühlt sich nun besser verstanden, hätte aber von sich aus, nicht auf die schwierigen Umstände hingewiesen. Es braucht eine offene Frage des Arztes, der sich auch jenseits der Tonsillitis für die Patientin interessiert.

26.1 Der Hausarzt zwischen Psyche und Soma

Der Alltag in der Praxis des Niedergelassenen sieht anders aus als in der Klinik. Das Grundproblem ist jedoch das gleiche: Wie kann der Arzt bei der Integration der psychosomatischen Grundversorgung in den Praxisalltag die Spaltung zwischen Körpermedizin und Seelenmedizin vermeiden? Ist es schlimm, bei einigen Patienten eine krankheits- oder organorientierte Medizin und bei anderen Patienten eine salutogenetische oder psychosoziale Medizin zu praktizieren? Bei der psychosomatischen Grundversorgung handelt es sich darum, neue Kenntnisse, Fertigkeiten und Fähigkeiten zu entwickeln, die die gesamte hausärztliche (und natürlich ebenso die

fachärztliche) Vorgehensweise verändern. Diese Veränderungen brauchen Zeit und schaffen natürlich auch Probleme. Zeitweise berichten die an den Kursen teilnehmenden Ärzte, dass sie das Gefühl haben, sich mit zwei Berufen identifizieren zu müssen, nämlich mit dem eines schulmedizinisch ausgebildeten Arztes und mit dem eines Psychotherapeuten.

Zitat eines Kursteilnehmers:

»Beschäftige ich mich mit den körperlichen Symptomen und Befunden des Patienten, so hat der Psychotherapeut in mir ein schlechtes Gewissen. Wende ich mich der Psyche zu, so schwebt der Körperarzt in mir ständig unter dem Damoklesschwert des Kunstfehlers. Ist die gleichzeitige psychotherapeutische und somatische Versorgung eines Patienten nicht eine Überforderung? Geraten wir mit diesem Anspruch nicht immer nur zwischen die Fronten?«

Diese künstliche Trennung aufzuheben, ist das Ziel unserer Kurse. Eine gute Medizin berücksichtigt immer psychische, soziale und körperliche Aspekte je nach Situation in unterschiedlicher Gewichtung. Im Notfall, z. B bei einer Reanimation, wird es zunächst nur um medizinische Aspekte gehen, später auch um die Einbeziehung der Familie. Ein depressiver Mensch wird bei allen somatischen Begleitsymptomen eher eine psychosoziale Betreuung erfahren wollen.

Der Hausarzt sollte jedoch nicht versuchen, die Arbeit des Fachpsychotherapeuten zu übernehmen oder zu kopieren. Wichtig für die Identitätsfindung ist es, die ureigene Identität als Arzt in seinem Fachgebiet zu wahren und gleichzeitig die psychosomatische Sichtweise zu integrieren.

Fallbeispiel

Die neue Patientin B. (23 Jahre) konsultiert den Arzt wegen einer Blasenentzündung. Nach der Untersuchung und der Therapieempfehlung spricht der Arzt an, was er die ganze Zeit beobachtet und gesehen hat: »Sie sehen so traurig aus, wie geht es Ihnen denn sonst so?« Die Patientin beginnt zu weinen und berichtet von der schweren Erkrankung ihres Freundes, von ihrem misslungenen Examen, vom Streit mit ihren Eltern. Der Arzt bietet daraufhin an, doch bei einem späteren Gespräch darüber in Ruhe weiterzusprechen, was die Patientin dankbar annimmt und einen neuen, etwas längeren Termin ausmacht.

Das ganze Gespräch dauerte nicht mehr als 5 Min. (Balint 1977). Wie viel wäre dem Arzt verlorengegangen, wenn er diese (oder eine ähnliche) simple Frage nicht gestellt hätte? Wie viel mehr als von den Blasenbeschwerden hätte er von seiner neuen Patientin erfahren? Wie unwahrscheinlich wäre es gewesen, dass diese Patientin mit ihrem Kummer sich verstanden fühlte und wiedergekommen wäre?

26.2 Die systematische biopsychosoziale Anamnese in der Hausarztpraxis

Fallbeispiel

Frau C., 84 Jahre alt, kommt seit 23 Jahren in die Praxis. Bei einem Hausbesuch durch eine Medizinstudentin erzählte sie, dass ihre Lieblingsschwester kürzlich gestorben sei und sie deshalb ganz traurig sei und nicht gut schlafen könne. Beim Hausbesuch des Praxisinhabers eine Woche zuvor, hatte sie ihm das nicht erzählt. Als er sie später darauf ansprach, erklärte sie, dass der Arzt bei seinem Besuch einen abgehetzten Eindruck gemacht habe und sie ihn diesmal nicht mit solchen persönlichen Dingen belästigen wollte. Der Arzt schämte sich dann etwas, entschuldigte sich, es folgte dann ein längeres Gespräch über ihre Schwester, von der der Arzt bis dahin noch nie gehört hatte.

Im Nachgespräch wurde es Dr. S. klar, dass er sich in der letzten Zeit einfach nicht genug Zeit für Frau C. genommen und ihr nicht genug Raum gegeben hatte für ihre persönlichen Dinge, die sie natürlich auch medizinisch belasten. Sie brauchte in diesem Fall keine Schlaftablette, sondern ein verständnisvolles Gespräch.

Da Hausärzte ihre Patienten lange kennen und sie in ihrem täglichen Umfeld erleben, wird öfter behauptet, dass die so »erlebte Anamnese« ein Ersatz für eine systematische Anamnese ist. In vielen Fachgebieten werden nur noch fachspezifische kurze Anamnesen erhoben, selbst die Internisten beschränken sich leider oft auf das aktuelle Problem. Es kann als extrem wichtig erachtet werden, sich immer wieder mal Zeit zu nehmen und ein anamnestisches Gespräch zu führen. Obwohl Hausärzte ihre Patienten oft seit über 20 Jahren kennen, erfahren sie doch immer wieder etwas Neues und Wichtiges, wenn ein Studierender oder eine Assistentin eine solche Anamnese bei einem eigentlich bekannten Patienten erhebt.

Die Kunst bei einer biopsychosozialen Anamnese in der Hausarztpraxis ist es, einerseits mit vielen geschlossenen Fragen (also arztzentriert) viele Fakten aus der früheren und aktuellen Geschichte des Patienten zu erfahren, andererseits mit offenen Fragen, also patientenzentriert dem Patienten die Chance zu geben, über andere wichtige Dinge in seinem Leben zu berichten (s. auch ▶ Kap. 6 zur biopsychosozialen Anamnese).

Vertrauen zwischen Hausarzt und Patient entsteht nicht nur durch Kompetenz, Auftreten, Räumlichkeiten etc., sondern vor allem durch ein gutes Gespräch nicht nur über medizinische Fragen, sondern auch über Persönliches, und hierbei darf, soll, kann und muss der Arzt auch mal eine persönliche Frage beantworten. Vertrauen wächst vor allem durch nichtmedizinische Gespräche. Das sollte dann auch ein Teil einer guten Anamnese sein.

Wie entsteht ein gutes Verhältnis zwischen Hausarzt und Patient, wie wächst Vertrauen, wie lösen Patient und Arzt gemeinsam Krisen? Bis heute fällt es immer noch schwer, diese oft wunderbare Begegnung zwischen Arzt und Patient gut und nachvollziehbar zu beschreiben. Einige Arbeitsgruppen, z. B. die »HAMLET-Gruppe« (Rueter 2012), bemühen sich darum.

»Um das Geschehen in einer Hausarztpraxis erfassen und auswerten zu können, wird als Instrument der Selbstreflexion das Mikroszenenprotokoll vorgestellt. Es gibt einerseits Auskunft über das Arzt-Wissen bzgl. der Geschichte der Krankheit, des Kranken, der Arzt-Patient-Beziehung und der Stimmung auf Patienten- und Arztseite im individuellen Kontakt und zeigt andererseits die Einbettung der Begegnungen in den gesamten Tagesablauf. Es werden Überlegungen zu Passung und Passungsstörungen angestellt sowie über Kennzeichen einer gelungenen Arzt-Patient-Interaktion. Dabei wird auf das Modell der Integrierten Medizin nach Thure von Uexküll Bezug genommen« (Volck u. Kalitzkus 2012).

Patienten suchen keine Diagnose- und Behandlungsautomaten, sondern ein menschliches Gegenüber (Bahrs 2007).

26

26.3   Schaffen einer neuen gemeinsamen Wirklichkeit

Manche Ärzte mit Qualifikation in psychosomatischer Grundversorgung glauben, dass psychosomatische Medizin nur in einem bestimmten Setting und mit viel Zeit funktionieren könne. Gelegentlich betätigt sich der Arzt auch als Detektiv, der die psychosozialen Konflikte seiner Patienten aufdeckt und den Patienten zu einer umfassenden Veränderung ihrer Lebensverhältnisse verhelfen sollte. Dies ist oft unrealistisch und endet in beidseitiger Enttäuschung. Realistischer erscheint, dass Arzt und Patient gemeinsam versuchen, begrenzte Bereiche des Lebens eines Patienten vorsichtig zu ergründen. Der Arzt sollte sich dabei immer an dem orientieren, was der Patient anbietet bzw. »den Patienten dort abholen, wo er gerade ist«, er sollte kleine Fortschritte nutzen und sich von Rückschlägen nicht entmutigen lassen. Von Uexküll (von Uexküll u. Wesiak 2011) nennt das das »Schaffen einer neuen gemeinsamen Wirklichkeit«. Dies ist nicht unbedingt die Meinung des Patienten, der muss uns Ärzten auch entgegenkommen, wir aber ihnen auch – eine neue gemeinsame Wirklichkeit eben.

26.4   Nehmen Sie sich Extrazeit!

Ärzte haben oft Angst davor, sich auf längere Gespräche mit den Patienten einzulassen, weil diese zu viel Zeit in Anspruch nehmen könnten. Es ist jedoch eine alte Erfahrung vieler psychosomatisch orientierter Ärzte, dass gerade die Extraminuten eines Erstgesprächs, die einem helfen, den Patienten etwas besser kennen zu lernen, in allen weiteren Gesprächen Zeit sparen. Und außerdem kommt natürlich nur der Patient wieder, der sich von seinem Arzt als Person ernstgenommen fühlt. Und in einer ganz anderen Lebensphase, nämlich bei schwer kranken oder sterbenden Patienten ist es gerade diese Extrazeit, die der Arzt seinen Patienten anbieten kann, die für Menschen in solchen Krisen so wichtig ist. Es ist natürlich richtig, dass es mehr Zeit in Anspruch nimmt, eine gute therapeutische Beziehung herzustellen und aufrechtzuerhalten, als schnell ein Medikament zu verschreiben.

Buddhistische Weisheit: »Wenn Du eilig bist, geh' langsam!«

Es ist inzwischen klar belegt: Je mehr Zeit Sie sich am Anfang einer neuen Arzt-Patient-Begegnung nehmen, desto mehr Zeit »sparen« Sie bei allen weiteren Kontakten. Dazu kommt noch der inhaltliche Gewinn durch besseres Verständnis.

> **Ideen zur Integration von Psychosomatik in die tägliche Sprechstunde**
> — Bei neuem Termin am Anfang die zur Verfügung stehende Zeit erwähnen und darauf achten, dass sie nicht überschritten wird
> — Freiräume für längere Gespräche schaffen, z. B. vor und nach der üblichen Bestellpraxis
> — Gehen Sie auf den emotionalen Teil einer Erzählung ein. Sprechen Sie von Ihnen empfundene Emotionen an, z. B. wie Dr. S bei Patientin B.: »Sie sehen so traurig aus«
> — Ermutigen Sie Patienten zur Problemdarstellung
> — Strahlen Sie eine ruhige Aufmerksamkeit aus
> — Hören Sie zu. Es gibt ein schönes Gedicht von einer weisen Eule, die deutlich mehr hört, nachdem sie weniger redet. Das gilt doch für uns Ärzte auch

Der Comiczeichner Charles M. Schulz schreibt in seinem Eulengedicht (◨ Abb. 26.1):
»A wise old owl sat on an oak;
The more he saw the less he spoke;
The less he spoke the more he heard;
Why aren't we like that wise old bird.«

- **Do Less**
— »Do Less!« Weniger aktiv sein, nicht immer gleich nach Lösungen suchen, erstmal zuhören, auf die Ressourcen des Patienten achten und abwarten!
— »Do less« ist das Motto der Kurse in psychosomatischer Grundversorgung. Wir treffen dort zunächst auf intensiv agierende Ärzte und Ärztinnen, die angestrengt und unter Zeitdruck Behandlungsentscheidungen treffen wollen. Im Laufe des Kurses werden die Teilnehmer ruhiger, etwas weniger aktiv. Sie werden wieder als ganze Menschen sichtbar.

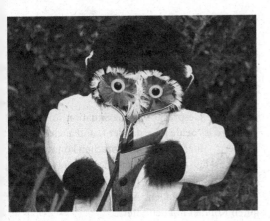

Abb. 26.1 Eule im Kittel

━ Sprechen Sie die Ressourcen (die Kräfte, Fähigkeiten …) des Patienten an, entdecken Sie neue Ressourcen mit ihm. Ihre Beziehung zum problembeladenen Patienten wird sich ändern, nur über den Umweg der Ressourcen werden Sie manche Probleme lösen können.

━ Bei wenig Zeit: Bieten Sie dem Patienten bald ein längeres Gespräch an, das ist besser und leichter planbar, als heute das Problem nur kurz anzureißen.

26.5 Chancen der Integration einer psychosomatischen Medizin in die Hausarztpraxis

━ Die psychosomatische Grundversorgung ist in die Sprechstunde integriert. Körperliche und seelische Probleme kommen gemeinsam zur Sprache und können in ihrem Wechselspiel erkannt werden. Ein Gespräch über seelische Konflikte im Rahmen der Sprechstunde erlebt der Patient nicht als Stigma. Hausärzte bieten das ganz selbstverständlich an, der Patient kann das Angebot annehmen, obwohl er sonst nie zu einem »Psycho-Doktor« ginge.

━ Die körperliche Untersuchung gehört natürlich mit zur Diagnostik und ermöglicht vielfältige Beobachtungen und Rückschlüsse auf körperlich-seelische Zusammenhänge. Der Zugang über den Körper ist für den Patienten und den Arzt weniger ängstigend, da vertrauter. Die Berührung, im doppelten Sinne, findet zuerst auf der körperlichen Ebene statt und kann dann den Weg zu einem Sprechen über seelisches Erleben fördern.

━ Der Hausarzt hat nur begrenzte technische Hilfsmittel und diagnostische Möglichkeiten zur Hand, muss aber oft weitreichende Entscheidungen fällen. Das zwingt ihn dazu, wesentliche Probleme der Patienten schnell zu erkennen und sich auf Lösungen zu konzentrieren.

━ Die durchschnittliche Patientenbindung zu einer Hausarztpraxis beträgt in Deutschland weit mehr als 10 Jahre. Hausärzte bilden fast die einzige Arztgruppe, die durch Hausbesuche einen Einblick in die häusliche Lebenssituation und in die familiären Beziehungen bekommt. Wohn- und Arbeitsbereiche des Arztes und der Patienten berühren sich häufig. Er begleitet den Patienten über Jahre, oft Jahrzehnte hinweg bei unterschiedlichen Erkrankungen und auch in Notlagen. Anders als im Krankenhaus, wo der Patient immer wieder andere Ärzte und Pflegepersonal trifft, ist der Hausarzt mit dem persönlichen Hintergrund des Patienten vertraut. Er erhebt nicht nur, sondern »erlebt« auch die Anamnese, er kennt durch Hausbesuche das familiäre Milieu und kann zutreffender als jeder außenstehende Arzt beurteilen, ob Probleme in der Familie oder der Partnerschaft vorliegen und am Krankheitsgeschehen beteiligt sind. Er kann bei einer großen Zahl seiner Patienten eine Langzeitbeobachtung betreiben, die bisher für wissenschaftliche Fragestellungen noch kaum genutzt wurde. Durch diese Langzeitbetreuung entsteht eine sehr starke persönliche Beziehung und Bindung zwischen Arzt und Patient, häufig bis in die Sterbesituation hinein.

━ Diagnostik und Therapie stehen beim Hausarzt in noch viel engerem Zusammenhang als beim Spezialisten und beim Kliniker. Diagnostische und therapeutische Interaktionen greifen ineinander und sind nicht immer klar zu trennen, weil sie zeitlich, personell und räumlich stark miteinander verbunden sind. Dazu kommt die spezielle Chance der Allgemeinpraxis, häufig vor einer genauen Diagnostik schon mit einer Therapie beginnen zu müssen. Aber auch das sogenannte »abwartende Offenhalten« bzw. besser auf English »watchful waiting« gehört dazu. Nicht immer muss sofort etwas getan werden. Ein wirklich erfahrener Hausarzt schließt im Geist alle »abwendbar gefährlichen Verläufe« inkl. möglicher psychischer und sozialer Folgen aus, und kann dann in aller Ruhe zuwarten und den Patienten regelmäßig z. B. täglich beobachten. Das löst ohne großen Aufwand viele der Alltagskonsultationen beim Hausarzt.

— Durch rechtzeitiges Eingreifen kann der Hausarzt Chronifizierungen verhindern. Ein wesentlicher Teil seiner Arbeit ist Primärprophylaxe, die Früherkennung und Frühbehandlung von psychosomatischen Fehlentwicklungen oder Erkrankungen. Er kann z. B. junge Mütter, die nach der Geburt des ersten Kindes überfordert sind, beraten, er kann Eltern Hilfestellungen geben bei schwierigen Entwicklungsstufen der Kinder. In allen Schwellensituationen einer Familie und natürlich bei Life Events wie Heirat, Geburt, Trennung oder Tod kann er schon lange vor dem Auftreten von Problemen im Gespräch mit den Betroffenen Lösungen finden.

Fallbeispiel

Der Patient D. ist in der Praxis schon lange bekannt. Seine Frau leidet unter einer Angststörung, die auch den Patienten beunruhigt. Die Ängste der Frau beziehen sich auf Phantasien über Leere und Alleinsein, wenn die Kinder den elterlichen Haushalt verlassen werden. Zum Zeitpunkt des ersten Gesprächs sind die drei Kinder 14, 16 und 17 Jahre alt. Der Mann klagt im Gespräch über Kopfschmerzen und Sorgen: »Ich zerbreche mir so oft den Kopf, was aus meiner Frau wird.« Der Arzt bestätigt nur, dass er dies verstehe: »Das finde ich prima, dass Sie wegen Ihrer Frau mal zu mir kommen, ich kann Ihnen anbieten, mal davon zu sprechen.«
Durch eine Reihe von kurzen Gesprächen mit dem Patienten und seiner Ehefrau, mal zusammen, mal allein, gelingt es, das Ehepaar wieder zum Miteinander-Reden zu bringen. Die Ängste der Frau, so stellt sich heraus, beziehen sich auch auf das Verlassen werden vom Ehemann, weil dieser nach ihrem Gefühl, sie überhaupt nicht mehr liebe. Er wiederum hat Angst, kritische Dinge wie das Erwachsenwerden der Kinder anzusprechen, und spricht deshalb kaum noch mit ihr. Was wiederum ihre Befürchtungen zu bestätigen scheint.

Durch 4–5 Gespräche war die Situation soweit verändert, dass beide miteinander – und auch mit den Kindern – über die Zukunft sprechen konnten. Beider Angst ließ erheblich nach, der spätere tatsächliche Auszug der Kinder ging ohne größeren Trennungsstress vonstatten. Alle 3 Kinder haben noch guten Kontakt mit den Eltern.

Diese Begegnung mit Herrn D. beschreibt einen sehr häufigen Verlauf hausärztlicher Gespräche, die durchaus als »psychosomatisch« erkannt werden können, und der dadurch verbesserten Betreuung von Patienten.

— Bei Patienten mit chronischen Erkrankungen kann der Hausarzt die Bewältigung der Einschränkungen und die Schwere des Verlaufs und das Verhalten bei Rezidiven weiter beeinflussen.

— Eine wichtige Rolle nimmt die Zusammenarbeit mit Fachärzten und Klinikärzten ein. Durch den permanenten Kontakt und den Informationsaustausch – darunter fällt auch das schnelle Telefonat mit Vermittlung eines bestimmten Eindrucks über die Symptomatik des Patienten – können Fehlentwicklungen und Teufelskreise korrigierend beeinflusst werden. Der ganzheitliche Blick des psychosomatisch orientierten Hausarztes mit all seinen Kenntnissen über den Patienten kann somit auch Fachkollegen behilflich sein, sofern dieser für eine solche Sichtweise und Hilfestellung offen ist.

26.6   Lösungen

Durch jahrelange systematische psychosomatische Angebote, schon im Studium, aber auch als Pflichtkurse in der Facharztweiterbildung, hat sich das Profil des niedergelassenen Hausarztes verändert. Es ist heute viel selbstverständlicher, nach sozialen und psychischen Aspekten der Krankheit zu fragen, die Patienten erwarten es und der Arzt ist häufig gut geschult in diesem Bereich.

Immer noch gilt natürlich, dass eine Passung zwischen Arzt und Patient hergestellt werden muss. Ein rein auf eine organische Ursache orientierter Patient, z. B. ein somatoform Erkrankter, wird sich mit einem eher psychosomatisch orientierten Arzt eher schwertun, obwohl genau dieser Arzt seine Hauptchance ist, sein Leiden zu beenden oder zu lindern. Auch an dieser Passung sollte der Arzt mit den Patienten arbeiten: wie viele psychische und soziale Hintergründe sollen wir hier besprechen. Je selbstverständlicher der Arzt dies findet, umso mehr dazu passende Patienten wird er haben und sich daran erfreuen.

Wir verstehen unsere Patienten besser, wir finden bessere Lösungen, weil es nur in der Integration Lösungen für sonst verfahrene Situationen gibt. Nur durch eine Erweiterung, auch des Horizontes der Patienten in den psychischen und sozialen Bereich, werden wir passende Lösungen für Patientenprobleme finden. Das erste Beispiel der Patientin A. mit einer »banalen« Tonsillitis und die Entwicklung dieses Gesprächs über relevante Teile ihres Lebens demonstrieren diesen Punkt sehr deutlich. Und wenn wir noch Ressourcen mit den Patienten finden, ist es tatsächlich durchaus ein Genuss.

Ein niedergelassener Chirurg fragte in einem unserer Seminare sehr ernsthaft, warum er denn überhaupt mit seinen Patienten viel reden solle, das gehöre einfach nicht zu seiner Arbeit, auch der Patient wolle von ihm nur saubere chirurgische Handlungen. Unsere Arbeitsgruppe ist fest davon überzeugt, dass jeder Patient, jede Patientin von jedem Arzt wünscht, dass er den ganzen Menschen berücksichtigen möge bei seinen Entscheidungen, Vorschlägen und Gesprächen.

»Auch im gesundheitspolitischen Rahmen wird der organische Krankheitsbegriff weiterhin bevorzugt. Das wirkt sich besonders nachteilig auf die Vergütung von Leistungen aus: Technische Leistungen werden immer noch höher vergütet als der persönliche Einsatz und das ärztliche Gespräch. In den vergangenen Jahren ist hier zwar eine Verbesserung eingetreten, aber der Trend bleibt bestehen. Dieses Missverhältnis zeigt sich umso deutlicher, je mehr im Einzelfall eine unsinnige Stufenleiter diagnostischer oder therapeutischer Eingriffe dem Patienten keine wirkliche Hilfe bringt und auch auf Seiten der Ärzte Unzufriedenheit, ja Aggressionen hinterlässt.

Eine von Beginn an psychosomatisch orientierte Haltung und Handlungsweise würde manchen Irrweg mit all seinen persönlichen Schicksalen vermeiden helfen« (Bahrs 2007).

- **Fazit für die Praxis**

Psychosomatisches Denken und Handeln macht Spaß! Die Arzt-Patient-Beziehung kann besser werden. Und dies ist ja gerade in der Hausarztpraxis ein ganz zentraler Teil des ärztlichen Tuns. Nur durch eine völlig selbstverständliche und alltägliche Psychosomatik können Hausärzte ihren Patienten eine gute an Patientenbedürfnissen ausgerichtete Versorgung bieten. Das erhält die Freude am Arztberuf. Etwa so, wie Eugen Roth den guten Arzt beschreibt (Roth 1934):

Der gute Arzt

Der gute Arzt ist nicht zu zärtlich,
Doch ist er auch nicht eisenbärtlich.
Nicht zu besorgt und nicht zu flüchtig,
Er ist mit einem Worte: tüchtig.
Er ist ein guter Mediziner,
Erst Menschheits- und dann Geldverdiener.
Gesunde fühlen sich wie Götter
Und werden leicht am Arzt zum Spötter.
Doch bricht dann eine Krankheit aus,
Dann schellen sie ihn nachts heraus
Beim allerärgsten Sudelwetter
Und sind ganz klein vor ihrem Retter.
Der kommt – nicht wegen der paar Märker,
Die Nächstenliebe treibt ihn stärker
(Schlief er auch noch so süß und fest),
Zu kriechen aus dem warmen Nest.
Behandelt drum den Doktor gut,
Damit er Euch desgleichen tut.

Literatur

Bahrs O (2007) Der Bilanzierungsdialog. Der Mensch 38, 29–32

Balint E, Norell JS (1977) Fünf Minuten pro Patient. Eine Studie über die Interaktion in der ärztlichen Allgemeinpraxis. Suhrkamp, Frankfurt a. M.

Roth E (1934) Der Wunderdoktor. Alexander-Duncker, Weimar

Rueter G (2012) Interaktion von Arzt und Patient – die Personale Medizin wiederentdecken. Allgemeinarzt 12, 60–61

Shepherd et al. (1966) Psychiatric illness in General Practice. Oxford University Press, London

Volck G, Kalitzkus V (2012) Passung im Minutentakt – die
    Komplexität einer Hausarztpraxis, Mikroszenenprotokoll
    als Instrument zur Selbstreflexion. Z Allg Med, 88,
    105–111
Von Uexküll T, Wesiak W (2011) Integrierte Medizin als
    Gesamtkonzept der Heilkunde: ein bio-psycho-soziales
    Modell. In: Adler RH, Herzog W, Joraschky P, Köhle K,
    Langewitz W, Söllner W Wesiack W (Hrsg). Lehrbuch der
    Psychosomatischen Medizin. Urban & Fischer, München

26

Psychosomatik im Krankenhaus

Kurt Fritzsche, Martin Dornberg

K. Fritzsche et al. (Hrsg.), *Psychosomatische Grundversorgung*,
DOI 10.1007/978-3-662-47744-1_27, © Springer-Verlag Berlin Heidelberg 2016

27

27.1 Psychische und psychosomatische Störungen und Probleme im Krankenhaus

Nach verschiedenen Untersuchungen ist je nach Krankenhausfachabteilung bei 30–50 % der dortigen Patienten von einer seelischen Belastung entweder im Zusammenhang mit der jeweiligen körperlichen Erkrankung oder im Sinne einer eigenständigen psychischen Störung auszugehen (Arolt et al. 1997; Fritzsche et al. 2007).

Die psychosozialen Belastungen sind auf folgende Ursachen zurückzuführen (Weidner et al. 2014):

- Reaktive psychische Störungen im Rahmen der Krankheitsverarbeitung, am häufigsten Angst und Depression z. B. bei Krebs, Herzinfarkt oder vor und nach lebensbedrohlichen chirurgischen Eingriffen.
- Entwicklung einer eigenständigen psychischen Störung im Kontext der somatischen Erkrankung z. B. Panikattacken nach Implantation eines Defibrillators.
- Körperliche Beschwerden ohne Organbefund (somatoforme Störungen) auf dem Hintergrund einer Depression oder Angststörung oder als Ausdruck psychosozialer Belastungen.
- Primär körperliche Erkrankungen, bei denen psychische Belastungen bei der Auslösung und bei der Intensität der Beschwerden eine wichtige Rolle spielen z. B. Neurodermitis, Asthma bronchiale, Colitis ulcerosa oder Hypertonus.
- Vorbestehende psychische Erkrankungen, die nicht in unmittelbarem Zusammenhang mit der aktuellen körperlichen Erkrankung stehen z. B. posttraumatische Belastungsstörung, rezidivierende depressive Störung, Suizidversuch, Suchterkrankungen.
- Hirnorganisches Psychosyndrom in der Folge der medizinischen Behandlung z. B. Delir nach Herzoperation.
- Psychosoziale Belastungen wie Partnerschaftsprobleme, Einsamkeit, berufliche Stresssituation, die in unmittelbarem kausalem Zusammenhang mit der körperlichen Erkrankung z. B. koronare Herzerkrankung stehen, nicht aber die Kriterien einer ICD-F Diagnose erfüllen.

27.2 Ziele und Umsetzung einer psychosomatischen Grundversorgung im Krankenhaus

Auch im Krankenhaus sind die Hauptziele der psychosomatischen Grundversorgung:

1. Das rechtzeitige Erkennen psychosozialer Belastungen, deren Bewertung für den somatischen Krankheitsverlauf und deren Integration in die weitere Behandlungsplanung.
2. Begrenzte Gesprächsangebote.
3. Die rechtzeitige und gezielte Hinzuziehung des psychiatrischen und/oder psychosomatischen Konsildienstes und/oder die direkte Weitervermittlung in ambulante oder stationäre Fachpsychotherapie.

Die Umsetzung einer psychosomatischen Grundversorgung im Krankenhaus ist im Idealfall mit einer Reihe organisatorischer Veränderungen verbunden:

- Fallbesprechungen von Ärzten und Pflegepersonal (sowie ggf. mit anderen Berufsgruppen), bei der v. a. komplexe Krankheitsbilder unter biopsychosozialer Sicht besprochen werden und bei denen das weitere Vorgehen gemeinsam abgestimmt wird.
- Gruppensupervision durch den psychosomatischen Konsil- und Liaisondienst für alle ärztlichen Mitarbeiter (oder z. B. für Stationsteams), bei der schwierige Patienten vorgestellt werden können.
- Einzelsupervision durch den psychosomatischen Konsil- und Liaisondienst für Ärzte, Pflegeteams und andere Berufsgruppen.
- Die Stationsvisite, die Oberarzt- und Chefarztvisite sind patientenzentriert gestaltet. Patienten, bei denen die kürzeren 5- bis 10-minütigen Gesprächskontakte nicht ausreichen, bekommen zusätzlich längere Einzelgespräche oder/und spezifische psychotherapeutische Angebote (z. B. Entspannungsverfahren).

Diese Veränderungen können nur schrittweise eingeführt und sollten rechtzeitig geplant, mit allen Beteiligten abgesprochen und von allen Behandlern mitgetragen werden.

Probleme bei der Umsetzung ergeben sich häufig bei folgenden Punkten:

1. Akutfälle, bei denen apparative Diagnostik und Akutinterventionen Vorrang haben und es erst im weiteren Verlauf des stationären Aufenthaltes möglich ist, ein Gesamtbild vom Patienten zu gewinnen.

2. Hierarchische Gliederung bei den ärztlichen (aber auch pflegerischen) Mitarbeitern versus partnerschaftliche Behandler-Patient- und Behandler-Behandler-Beziehung. Ein psychosomatisches Denken und Handeln kann nicht von oben verordnet werden, sondern ist Teil einer veränderten Haltung, die der Arzt/Pflegende oft erst im Laufe seiner Aus- und Weiterbildung entwickelt.

3. Nicht selten ist das Pflegepersonal trotz gegenteiliger verbaler Bekundungen nicht bereit oder geschult, im Team eine patientenzentrierte Medizin mitzutragen. Unflexible Dienstpläne, autoritäre Strukturen, geringe Bereitschaft, sich mit psychosomatischen Aspekten des Krankseins auseinanderzusetzen und fehlende Fortbildungsmöglichkeiten für psychosomatische Pflege, stehen einer Integration des Pflegepersonals in ein biopsychosoziales Gesamtkonzept immer wieder im Wege. Dennoch gibt es auch ermutigende Erfahrungen, bei denen einzelne Stationen oder Abteilungen andere Wege einer integrierten Medizin beschreiten (Schmeling-Kludas u. Wedler 1997).

Die Umsetzung einer stärker biopsychosozial ausgerichteten Medizin hängt auch von dem Ausmaß der persönlichen psychosomatischen Qualifikation aller Beteiligter ab. Durch fortlaufenden Ausbau der psychosomatischen Versorgung in Form von Umstrukturierungen und Weiterbildung der Mitarbeiter in Psychosomatik und Psychotherapie kann es gelingen, schrittweise eine bessere Versorgung zu etablieren. Im Schnitt sind dafür Entwicklungszeiträume von 5–10 Jahren zu veranschlagen. Für explizit psychotherapeutische Tätigkeiten, schätzten Schmeling-Kludas et al. (1991), wird etwa ein Zehntel der Arbeitszeit eines (internistischen) Stationsarztes verwendet. Es sei jedoch nicht realistisch, allen Patienten gleichermaßen auf der somatischen und der psychischen Ebene gerecht zu werden.

27.2.1 Weiterbildungsergebnisse eines Kurses in psychosomatischer Grundversorgung für Krankenhausärzte

Ärzte aller Fachrichtungen, die den Kurs Psychosomatische Grundversorgung im Rahmen ihrer Facharztweiterbildung absolviert haben, dokumentierten ausgewählte Behandlungsfälle. 2028 dokumentierte Behandlungsfälle von 367 Ärzten wurden insgesamt ausgewertet. Ängste, Depressivität und familiäre Probleme waren dabei die häufigsten psychosozialen Belastungen. In über 40 % der Fälle fanden sich keine Angaben zur Vorgeschichte. Diagnostische und therapeutische Gespräche fanden bei fast der Hälfte der Patienten (45 %) statt.

Patienten mit diesen psychodiagnostischen und therapeutischen Interventionen erzielten signifikant höhere Werte beim gegenseitigen Verständnis, dem Behandlungserfolg und der Patientenzufriedenheit als Patienten ohne diese Maßnahmen. Ein kollegialer Austausch wurde für über die Hälfte der Patienten gewünscht und fand dann hauptsächlich im Stationsteam statt. Die Unterschiede der Einschätzungen zwischen chirurgisch und nicht-chirurgisch tätigen Ärzten beschränkten sich auf wenige, allerdings bedeutsame Items, z. B. mehr Überweisungen in Physiotherapie und häufigere Krankschreibungen bei den chirurgisch tätigen Ärzten und mehr psychosoziale Interventionen und Psychopharmaka bei den nicht-chirurgischen Fachabteilungen.

Die Ergebnisse zeigen, dass zumindest im Rahmen der Kurse zur Psychosomatischen Grundversorgung eine psychosomatische Diagnostik und Behandlung durch Klinikärzte im Allgemeinkrankenhaus möglich ist und stattfindet. Die dokumentierten Interventionen und Behandlungsergebnisse weisen dabei eindeutig auf einen positiven Effekt von psychosozialen Interventionen durch Klinikärzte hin. Die fehlenden Angaben in der psychosozialen Anamnese und die in der Studie festgestellte geringe Umsetzung des als wichtig eingeschätzten kollegialen Austauschs zeigen strukturelle Defizite auf.

27.3   Die Stationsvisite

Wir betrachten im Folgenden die Stationsvisite unter 3 Gesichtspunkten:

1. Welche Voraussetzungen bietet die Visite für ein gelingendes Arzt-Patient-Gespräch (»Passung«)?
2. Wie lassen sich diese Rahmenbedingungen für das Gespräch mit dem Patienten im Sinne der psychosomatischen Grundversorgung verbessern?
3. Gibt es Möglichkeiten, die Visite für therapeutische Interventionen zu nutzen?

27.3.1 Die Stationsvisite in ihrer bisherigen Form

Bei der Stationsvisite in ihrer bisherigen Form ist für die subjektive Seite des Patienten wenig Zeit. Im Durchschnitt dauert nach Fehlenberg et al. eine Visite ca. 2,5 min pro Patient. Der zeitliche Gesprächsanteil des Arztes hat freundlich geschätzt einen Anteil von 60 %, der von dem Patienten 30 % und das Pflegepersonal hat einen Anteil von 10 %. Der Arzt stellt dabei im Durchschnitt 11 Fragen, denen eine Frage des Patienten gegenübersteht. 94 % aller Unterbrechungen im Gespräch erfolgen durch den Arzt. Informationen zu seiner Erkrankung erfährt der Patient bei der Visite meistens in indirekter Weise, d. h. aus dem Gespräch, das die Ärzte neben seinem Bett führen. Besonders bei schwerkranken Patienten beschränken sich die Ärzte auf das Gespräch unter sich. 90 % der Fragen von Patienten mit schlechter Prognose werden leider nicht oder nur unangemessen beantwortet (Fehlenberg et al. 1990).

Die Ergebnisse zeigen, dass die Person des Arztes das Gespräch dominiert. Je kränker der Patient ist, desto weniger Einflusschancen hat er auf das Gespräch. Eine Feinanalyse des Gesprächsverhaltens von Arzt und Patient deckt auf, dass fast alle Ansätze des Patienten, seine Beschwerden und sein Befinden aus seiner Sicht darzustellen, vom Arzt durch Rückfragen, durch Abwiegeln, Hinhalten, Leerlaufen lassen und andere Abweisungsstrategien geblockt werden. Der Arzt bestimmt das Gespräch also anhand eines rein somatisch

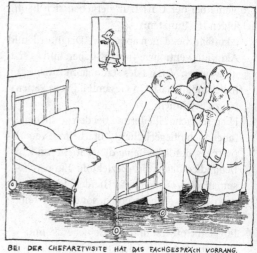

BEI DER CHEFARZTVISITE HAT DAS FACHGESPRÄCH VORRANG.

◨ **Abb. 27.1** Cartoon: Chefarztvisite. (Zeichnung: Gisela Mehren)

objektiven Krankheitsmodells. Das subjektive Krankheitsverständnis des Patienten fällt damit unter den Tisch.

27.3.2 Die psychosomatische Stationsvisite

Vor der Zimmertür erfolgen die Kurvenvisite, die Organisations- und Arbeitsbesprechung zwischen Arzt und Schwester sowie der Austausch über den Patienten. Im Zimmer steht dann das Gespräch zwischen Arzt und Patient im Mittelpunkt. Der für den Patienten zuständige Arzt übernimmt die Gesprächsführung. Der Arzt versucht mit dem Patienten räumlich auf einer Ebene zu sein, z. B. setzt er sich mit dem Stuhl ans Bett oder setzt sich auf das Bett und signalisiert, dass er sich ihm zuwendet und Zeit für ihn hat. Nach einer offenen Frage: »Wie geht es Ihnen heute?«, hat der Patient Gelegenheit, seine unmittelbaren Anliegen mitzuteilen.

Als Alternative zu dieser Standardfrage kann der Arzt dem Patienten auch eine Rückmeldung geben, wie er ihn im Moment erlebt:

A: »Ich habe den Eindruck, dass es Ihnen heute Morgen nicht so gut geht.«

P: »Naja, es geht so.«

A: »Das klingt etwas zögerlich.«

P: »Ich mache mir Sorgen über das Ergebnis der morgigen Darmspiegelung. Wenn ich nun operiert werden muss?«

A: »Sie befürchten, dass die Entzündung so schwer ist, dass nur eine Operation helfen kann?«

P: »Ja, das belastet mich am meisten.«

Nach dieser ersten Gesprächsphase kann sich der Arzt nunmehr den medizinischen Aspekten zuwenden, z. B. bisherige Ergebnisse des Labors in Bezug auf Entzündungsparameter, Ergebnisse des Ultraschalls und anderer bildgebender Verfahren. Er kann den Patienten kurz körperlich untersuchen und ihm das weitere diagnostische und therapeutische Vorgehen erläutern. Zum Abschluss der Visite sollte der Patient noch die Möglichkeit haben, Unklarheiten zur Sprache zu bringen, etwas mitzuteilen, was ihm noch eingefallen ist oder Fragen zu stellen.

Bei problematischen Patienten ist eine Nachbesprechung auf dem Flur sinnvoll. Sie dient dazu, dass Ärzte und Pflegepersonal ein gemeinsames Verständnis für den Patienten entwickeln und dieses auch gegenüber dem Patienten gemeinsam vertreten.

Diese Visitenform lässt sich auch auf Oberarzt- und Chefvisiten übertragen. Dabei ist es entscheidend, wie der Ober- oder Chefarzt den Stationsarzt behandelt und einbezieht. Bei Patienten werden die Aussagen des Oberarztes oder des Chefarztes besonders hoch bewertet. Wichtig ist, dass der Stationsarzt oder die Stationsschwester dem Patienten die Chefarztvisite ankündigt, ihm Ablauf und Funktion erklärt und den Patienten bittet, eventuelle Fragen aufzuschreiben. Der Patient sollte auch darauf vorbereitet sein, dass bei der Chefarztvisite das Fachgespräch Vorrang hat und dass in der nachfolgenden Stationsvisite der Stationsarzt ihm noch einmal alles genauer erklären wird.

Ein Beispiel für Visitengestaltung zeigt die folgende Übersicht.

Visitengestaltung (modifiziert nach Schmeling-Kludas 1988)

Teil I (vor der Zimmertür)

- **Kurvenvisite**
  - Organisations- und Arbeitsbesprechung zwischen Arzt und Pflege
  - Austausch zwischen Arzt und Pflegenden über den Patienten

Teil II (im Patientenzimmer)

- **Gespräch mit dem Patienten**
  - Begrüßung: »Wie geht es Ihnen heute?«
  - Einbeziehung der Gefühle ins Gespräch
  - Eingehen auf neu aufgetretene Symptome und auf Fragen
- **Körperliche Untersuchung** (bei Bedarf)
- **Gespräch mit dem Patienten**
  - Diskussion der Kurvenwerte (u. U. anhand der Kurve)
  - Diskussion weiterer diagnostischer und therapeutischer Maßnahmen
  - Zusammenfassung und Bewertung der Befunde für und durch den Patienten
  - Abschluss: »Haben Sie noch Fragen?«

Teil III (vor der Zimmertür)

- **Nachbesprechung**
  - Kurze Auswertung des Patientengesprächs, ggf. neue Arbeitsverteilung

---

Teile der oben beschriebenen Veränderungen wurden im »Ulmer Modell« (Köhle et al. 1977) entwickelt. Dabei handelte es sich aber um eine internistisch-psychosomatische Krankenstation mit etwa 10 min Visitenzeit pro Patient. Die Ärzte hatten neben der internistischen auch eine psychotherapeutische Weiterbildung.

Die Visite in dem oben beschriebenen Ablauf kann u. U. zunächst nur zimmerweise bei einzelnen Patienten geübt werden. Dadurch wird verhindert, dass der gesamte Stationsablauf durcheinander kommt und der neue Ansatz Gefahr läuft zu scheitern.

27.4 Der psychosomatische Konsil- und Liaisondienst

In Anlehnung an die in der Medizin übliche Konsultation werden darunter diagnostische und therapeutische Leistungen verstanden, die ärztliche oder psychologische Psychotherapeuten auf Anfrage einer Station »vor Ort« erbringen. In der Praxis gehören dazu die Vor- und Nachbesprechungen mit Ärzten und Pflegepersonal, 2–3 Patientengespräche, evtl. mit der ganzen Familie, und Empfehlungen für das weitere Vorgehen, z. B. Weiterleitung in eine ambulante oder stationäre Fachpsychotherapie. Psychosoziale Aspekte der Behandlung sollen in Zusammenarbeit zwischen Stationsärzten, Pflegeteam und Psychosomatiker in das Gesamtbehandlungsprogramm eingefügt werden. Dadurch entsteht eine »Integration durch Kooperation« (Wirsching 1990).

Beim **Konsiliarmodell** sind Austausch und Kooperation begrenzt und beschränken sich überwiegend auf kurze Kontakte zwischen Ärzten und Pflegepersonal und auf schriftliche Empfehlungen.

Das **Liaisonkonzept** – die psychotherapeutischen Mitarbeiter sind kontinuierlich auf der Station anwesend und sind in das Behandlungsteam integriert – hat sich gegenüber dem herkömmlichen Konsilmodell als erheblich wirkungsvoller erwiesen. Abteilungen, die nach dem Konsiliarmodell arbeiten, haben eine Inanspruchnahme psychotherapeutischer Leistungen zwischen 0,5–2 % ihrer Patienten. Bei Abteilungen mit einem Liaisondienst können hingegen 20–30 % der Patienten kurz- oder längerfristig psychotherapeutisch betreut werden. Dies führt zu größerer Zufriedenheit bei den Patienten und bei den Behandlern. Ärzte und Pflegepersonal fühlen sich unterstützt und entlastet. Regelmäßige Teilnahme an den Teambesprechungen, regelmäßige Fortbildungen für Ärzte und Pflegepersonal, kurzfristige Fallbesprechungen bei schwierigen Patienten führen zu einer kontinuierlichen Integration psychosomatischen Denkens und Handelns auf der Station. Besonders wichtig sind Liaisondienste dort, wo Patienten, Angehörige und das medizinische Team starken Belastungen ausgesetzt sind, bzw. wo häufiger konflikthafte Situationen entstehen z. B. in der Onkologie, der Transplantationsmedizin, der Dialyse oder der Intensivstation.

Die Liaisonarbeit folgt damit dem Prinzip »Integration durch Kompetenzsteigerung« (Wirsching 1990).

27.4.1 Wirksamkeit des psychosomatischen Konsil- und Liasondienstes

Systematische Reviews belegen die Effektivität der Interventionen in Bezug auf die Verminderung psychischer Beschwerden der behandelten Patienten als auch auf die Zunahme der psychosozialen Kompetenz der anfordernden Ärzte (Herzog et al. 2003; Leentjens et al. 2011). Oft reichen dabei wenige Gespräche aus, um die psychische und körperliche Symptomatik sowie die Lebensqualität und die Zufriedenheit der Patienten zu verbessern. Die Motivation, poststationär eine psychotherapeutische Behandlung in Anspruch zu nehmen, wird gefördert. Teamorientierte Interventionen wie Fort- und Weiterbildungsangebote oder Supervisionen führen zu positiven Effekten bei Krankenhausärzten und Pflegepersonal. Die Kompetenz des Behandlungsteams, psychosoziale Probleme zu identifizieren, nimmt zu. Teamsupervisionen verbessern die Kommunikationsprobleme. Strukturierte Kommunikationstrainings führen zu einer Verbesserung der kommunikativen Kompetenz (Barth u. Lannen 2011).

Fallbeispiel

Ein 20-jähriger Patient wendet sich an die Urologische Abteilung zur Abklärung einer erektilen Dysfunktion. Die sexuellen Probleme seien erstmals ca. 2 Monate nach einem Autounfall mit Kniegelenkstrümmerbruch aufgetreten. Damals sei auch ein Hämatom im Beckenbereich nachgewiesen worden, das möglicherweise zu einer Nervenschädigung geführt habe. Der junge Mann wirkte ansonsten körperlich und psychisch unauffällig. Die Belastungen wegen der sexuellen Dysfunktion und der Auswirkungen auf die Partnerschaft werden adäquat und glaubhaft dargestellt. Im Aufnahmebefund wird vom Urologen zunächst der Verdacht auf eine organische Genese der sexuellen Störung gestellt.

Im Rahmen einer erweiterten psychosozialen Anamnese am folgenden Tag ergeben sich folgende zusätzliche Informationen: Seine Mutter sei 16 Jahre alt gewesen, als er »produziert« wurde. Der Vater habe sich schon vor der Geburt »verdrückt«. Er habe bis heute keinen Kontakt zu ihm. Er sei zuerst zusammen mit seiner Mutter bei den Großeltern aufgewachsen und habe dann mit der Mutter alleine eine Wohnung bezogen. Die Mutter habe verschiedene Partnerschaften gehabt, aber er habe schon als Kind sehr schnell gespürt, dass aus diesen Beziehungen nichts wird. Er habe sich diesen Männern auch überlegen gefühlt. Nach einigen enttäuschenden Erfahrungen mit Mädchen hat er mit 17 Jahren seine jetzige Freundin kennengelernt. 1½ Monate später ereignete sich der schwere Autounfall, der in der Folge zu Alpträumen und zu weiteren Symptomen einer posttraumatischen Belastungsstörung führte.

Im gemeinsamen Gespräch mit dem Kollegen vom psychosomatischen Konsildienst wird die sexuelle Dysfunktion als Passungsstörung verstanden: Der Körper drückt auf seine Weise aus, dass körperliche, kognitive und emotionale Funktionen und Anteile der Persönlichkeit nicht mehr zusammenpassen. Die Frage, ob die Beschwerden körperlich oder seelisch sind, führt in eine Sackgasse. Die Lebensgeschichte und die Präsentation der Beschwerden weisen auf ein komplexes Wechselspiel von körperlichen, psychischen und zwischenmenschlichen Aspekten hin. Neben einer symptomatischen Therapie zur Wiederherstellung der Erektionsfähigkeit motiviert der Urologe den Patienten zur Vorstellung bei einem Psychotherapeuten mit dem Ziel, mit einem männlichen Gegenüber die bisher abgespaltenen Teile seiner Lebensgeschichte einschließlich des Autounfalls aufzuarbeiten und in seine Persönlichkeit zu integrieren.

27.5 Integrierte internistische Psychosomatik

Vor allem in Nordamerika gibt es an fast allen Universitätskliniken und großen Lehrkrankenhäusern sogenannte Medical-Psychiatric Units (MPU), die entweder unter psychosomatisch/psychiatrischer Leitung oder internistischer Leitung stehen und psychosomatische Kompetenzen auf dem Gebiet der Onkologie, Dialyse, AIDS/HIV-Therapie, Diabetologie u. a. anbieten (Wullsin et al. 2006). Eine integrierte internistische Psychosomatik hat sich im deutschsprachigen Raum an den Universitätskliniken in Heidelberg, Ulm und Bern entwickelt (Herzog u. Schwab 2011).

In Heidelberg existiert ein sog. 3-Stufen-Modell: 1. Stufe ist die »normale« internistische Station,

die wie alle anderen Stationen in die internistische Notfallversorgung eingebunden ist, zusätzlich allerdings durch eine wöchentliche Balintgruppe und durch Stationsärzte in psychosomatischer Weiterbildung und die Bereitstellung eines psychosomatischen Liaisondienstes charakterisiert ist. 2. Stufe ist eine integrierte internistisch-psychosomatische Station, die spezifische psychosomatische Behandlungsangebote als Einzel-, Gruppen- oder Familientherapie anbieten. Die 3. Stufe der Integration ist eine Psychotherapiestation für Patienten mit psychischen und psychosomatischen Störungen im engeren Sinne (Essstörungen, somatoforme Störungen, Persönlichkeitsstörungen, komplexe Trauma-Folgestörungen), deren Stationsärzte ebenfalls über eine internistische Kompetenz verfügen.

Insgesamt gesehen sind jedoch integrierte internistisch-psychosomatische, integrierte neurologisch-psychosomatische und integrierte gynäkologisch-psychosomatische Stationen selten. Gründe dafür sind v. a. das DRG Entgeltsystem und der hohe organisatorische und inhaltliche Aufwand. Qualifikationen auf hohem Niveau auf zwei Gebieten vorzuhalten ist zeitaufwändig und damit auch teuer.

Literatur

Arolt V, Driessen M, Dilling H (1997) Psychische Störungen bei Patienten im Allgemeinkrankenhaus. Dtsch Arztebl 94, 1354–1358

Barth J, Lannen P (2011) Efficacy of communication skills training courses in oncology: a systematic review and meta-analysis. Ann Oncol 22, 1030–1040

Fehlenberg D, Simons C, Köhle K (1990) Die Krankenvisite – Probleme der traditionellen Stationsarztvisite und Veränderungen im Rahmen eines psychosomatischen Behandlungskonzepts. In: Uexküll von Th (Hrsg) Psychosomatische Medizin. Urban & Schwarzenberg, München, S 265–286

Fritzsche K, Spahn C, Nübling M, Wirsching M (2007) Psychosomatischer Liaisondienst im Universitätsklinikum. Bedarf und Inanspruchnahme. Nervenarzt 78, 1037–1045

Herzog T, Stein B, Söllner W, Franz M (2003) Psychosomatisch-psychotherapeutischer Konsiliar-/ Liasondienst – Leitlinien und Quellentext. In: Herzog T, Stein B, Konsiliar-/Liasonpsychosomatik und -psychiatrie: Leitlinien und Qualitätsentwicklung. Schattauer, Stuttgart

Herzog W, Schwab M (2011) Integrierte stationäre Psychosomatik. In: Adler RH, Herzog W, Joraschky P, Köhle K, Langewitz W, Söllner W, Wesiack W (Hrsg) Psycho-

27

somatische Medizin. Theoretische Modelle und klinische Praxis. 7. komplett überarb. Aufl. Urban & Fischer, München

Köhle K, Böck D, Grauhan A (Hrsg) (1977) Die internistisch-psychosomatische Krankenstation – ein Werkstattbericht. Roche, Basel

Leentjens AF, Rundell JR, Wolcott DL et al. (2011) Reprint of: Psychosomatic medicine and consultation-liason psychiatry: scope of practice, processes, and competencies for psychiatrists working in the field of CL psychiatry or psychosomatics. A consensus statement of the European Association of Consultation-Liason Psychiatry and Psychosomatics (EACLPP) and the Academy of Psychosomatic Medicine (APM). J Psychosom Res 70, 486–491

Schmeling-Kludas C, Niemann BM, Jäger K, Wedler H (1991) Das Konzept der integrierten internistisch-psychosomatischen Patientenversorgung. Psychother Psychosom Med Psychol 41, 257–266

Schmeling-Kludas C, Wedler H (1997) Integrierte psychosomatische Medizin in der internistischen Abteilung eines Allgemeinen Krankenhauses. VAS, Frankfurt

Schmeling-Kludas C (1988) Die Arzt-Patient-Beziehung im Stationsalltag. VCH, Weinheim Basel

Weidner K, Zimmermann K, Stein B, Söllner W (2014) Psychosomatische Medizin am Allgemeinkrankenhaus. Ärztliche Psychotherapie 4, 201–210

Wirsching M (1990) Der psychosomatische Konsiliar- und Liaisondienst. Evaluation, Forschungsansätze und Beiträge zur Lehre. Psychother Psychosom Med Psychol 40, 363–368

Wullsin LR, Söllner W, Pincus HA (2006) Models of integrated care. MedClin North Am 90, 647–677

Die Balintgruppe

Kurt Fritzsche, Werner Geigges

K. Fritzsche et al. (Hrsg.), *Psychosomatische Grundversorgung*,
DOI 10.1007/978-3-662-47744-1_28, © Springer-Verlag Berlin Heidelberg 2016

»At the centre of medicine there is always a human relationship between a patient and a doctor.« (Balint 1957)

28.1   Theoretischer Teil

Fallbeispiel
Eine Internistin berichtet in der Balintgruppe, dass sie sich in der letzten Zeit über einen Patienten mit Diabetes mellitus, der zunehmend arroganter mit ihr umginge, geärgert habe. Schon beim Hereinkommen begrüße Herr M. sie herablassend mit: »Na, wie geht's Ihnen heute, Frau Doktor?« und »Na, heute sehen Sie aber nicht gut aus.« Sie ärgere sich mittlerweile schon, wenn sie den Patienten nur sehen würde.

28.1.1 Definition

- **Was ist eine Balintgruppe?**

Balintgruppen beschäftigen sich mit der Beziehung zwischen dem Arzt, seinem Patienten und dessen Krankheit (Balint 2001). Ein Arzt stellt einen Patienten, der ihn aus den unterschiedlichsten Gründen beschäftigt, in einer Gruppe von 8–12 Kollegen vor. Die Gruppe spiegelt die Arzt-Patient-Beziehung aus verschiedenen Blickwinkeln wider, die es dem Arzt ermöglichen, andere Sichtweisen zu erlangen und störende unbewusste Einflüsse sowie eigene Anteile wahrzunehmen. So entstehen ein neues Verständnis und eine neue Qualität der Beziehung. Diese neuen Perspektiven helfen dem Arzt, sich selbst und den Patienten besser zu verstehen, und geben Anstöße für einen befriedigenderen Behandlungsverlauf.

- **Was sind Ziele der Balintgruppenarbeit?**

Ziele der Arbeit in den Balintgruppen sind:
- Dem vorstellenden Arzt zu helfen, ein neues, differenziertes Verständnis über den Patienten zu gewinnen.
- Eigene blinde Flecken wahrzunehmen und die zugrundeliegenden eigenen Gefühle sowie die Annahmen über die Beziehungsgestaltung des Patienten zu hinterfragen.
- Auf diese Weise bisher wenig bewusste Aspekte der Arzt-Patient-Beziehung wahrzunehmen und zu reflektieren.

- Dem Arzt zu helfen, sich weniger mit dem Patienten und der Beziehungsproblematik allein gelassen zu fühlen, weniger Scham zu empfinden über die Schwierigkeiten mit Patienten und sich mehr zu öffnen für neue Erfahrungen.

28.1.2 Relevanz

Eine gute Arzt-Patient-Beziehung spielt die entscheidende Rolle für eine erfolgreiche und zufriedenstellende Behandlung. Für Diagnostik und Therapie ist es dabei wichtig, einerseits die Verhaltensmuster des Patienten genau zu beobachten, andererseits kann der Arzt auch durch Beachtung seiner eigenen Gedanken, seiner Gefühls- und Verhaltensimpulse wichtige Erkenntnisse erhalten.

Patienten, welche sich ganzheitlich im Sinne einer biopsychosozialen Anamnese verstanden fühlen, sind zufriedener und zeigen eine bessere Compliance. Nicht zuletzt werden sie dadurch weniger Geld kosten. Der Arzt hat weniger Stress mit diesen Patienten und mehr Freude an seiner Arbeit.

28.1.3 Wer war Michael Balint?

Michael Balint wurde am 3. Dezember 1896 in Budapest als Sohn eines Allgemeinarztes geboren. Nach einem Medizinstudium emigrierte er wegen zunehmendem Antisemitismus nach Berlin, arbeitete am biochemischen Institut bei Otto Heinrich Warburg, promovierte 1924 in Chemie, Physik und Biologie und absolvierte die Ausbildung zum Psychoanalytiker. Er untersuchte Medikamente auf ihre Wirkungen und Nebenwirkungen, was ihn auf die Idee brachte, den Arzt ebenso zu betrachten (»the doctor as a drug«). Nach der Rückkehr nach Budapest emigrierte er 1939 erneut wegen neuer antisemitischer Gesetze, dieses Mal nach England. Ab 1949 arbeitete er mit seiner zweiten Frau Enid an der Londoner Tavistock Klinik. Sehr früh schon interessierte er sich für psychosomatische Krankheiten und beschäftigte sich mit der Bedeutung eines angemessenen psychologischen Verständnisses in der ärztlichen Tätigkeit. Er wollte Allgemeinärzte dafür sensibel machen, dass bei Krankheitssymptomen neben organischen Ursachen auch seelische Vorgänge eine Rolle spielen. Der Schwerpunkt lag dabei auf der genauen Beobachtung der Arzt-Patient-Beziehung, deren erwünschten Wirkungen und Nebenwirkungen.

Sein bekanntestes Buch ist *Der Arzt, sein Patient und die Krankheit* (Balint 2001). Die Balintgruppe entwickelte sich aus der Forschungsarbeit Michael Balints zu frühen Objektbeziehungen und deren Störungen, von ihm Grundstörungen genannt. Frühe Beziehungsmuster finden sich wieder unter anderem in Arzt-Patient-Beziehungen: »Meine Beschreibung lässt erkennen, dass ich das Hauptgewicht auf den Mangel des ›Zueinander-Passens‹ von Kind und jenen Personen lege, aus denen seine Umwelt sich zusammensetzt« (Balint 1973).

28.1.4 Grundannahmen der Balintarbeit

Die Grundannahmen der Balintarbeit sind:
1. Die meisten psychischen Prozesse sind unbewusst, zunächst nicht zugänglich, aber beeinflussbar.
2. Es geht nicht um die Frage, was richtig oder falsch ist, nicht um entweder/oder, sondern um sowohl als auch. Widersprechende Gedanken und Ideen können ausgesprochen werden und das Aushalten dieser ambivalenten Gefühle ist wichtig.
3. Es ist nicht entscheidend, alles über den Patienten zu wissen. Gerade das, was vergessen und beim Erzählen ausgelassen wurde, hat oft eine entscheidende Bedeutung. Kindheitserlebnisse sind wichtig. Sie prägen unsere Beziehungen als Erwachsene.
4. Ärzte sind für den Patienten wichtige Bezugspersonen, auf die positive wie negative Gedanken, Gefühle, Hoffnungen und Wünsche übertragen werden. Der Arzt sollte sich dessen bewusst sein, ohne sie zu interpretieren.
5. Das Verhalten und die Gefühle des Patienten beeinflussen Gedanken, Gefühle und Handeln des Arztes und können ihn im Extremfall verwirren und handlungsunfähig machen. Auch der Arzt hat seine emotionale Entwicklungsgeschichte mit Stärken und Schwächen, die er kennen sollte.
6. So wie Wörter eine mehrfache Bedeutung haben, können auch Schilderungen und Krankheitssymptome des Patienten auf mehreren Ebenen, die sich nicht gegenseitig ausschließen, verstanden werden. Wenn ein Patient scheinbar nur über das Wetter spricht und dabei erwähnt, wie stark es draußen stürmt, wie trüb der Himmel ist und dass sicher bald ein Unwetter kommt, spricht er möglicherweise auch über seinen inneren Zustand.
7. Der Erfolg einer Balintgruppe hängt von der Aufrichtigkeit, dem Respekt und der gegenseitigen Unterstützung der Gruppenmitglieder ab. Die Inhalte der Balintgruppenarbeit sind vertraulich. Je länger eine Balintgruppe dauert (Monate, Jahre), desto stärker werden die Gruppenkohäsion und das Vertrauen ineinander.

28.1.5 Gegenübertragung und Parallelprozess

Balintgruppenarbeit ist fokussiert auf die Gegenübertragungsphänomene, die der Patient beim Arzt auslöst und die sich in der Gruppe widerspiegeln.

Als **Gegenübertragung** bezeichnet man in der Psychoanalyse eine Form der Übertragung, bei der ein Therapeut auf den Patienten reagiert und seinerseits seine eigenen Gefühle, Vorurteile, Erwartungen und Wünsche auf diesen richtet. Der Therapeut verlässt hierbei aus verschiedenen Motiven – in der Regel vorübergehend – seine neutrale Position. Daher galt die Gegenübertragung in den Anfängen der Psychoanalyse als störender Einfluss, den der Therapeut sich bewusst machen und beseitigen müsse. Die moderne Psychoanalyse sieht die Gefühle des Therapeuten gegenüber dem Patienten auch als »Resonanzboden«, durch den er Informationen über den Patienten gewinnt.

Fallbeispiel zum Parallelprozess

Der Arzt stellte eine junge Patientin mit einer schweren Anorexia nervosa vor, die ihn zur Verzweiflung treibe und alle Therapievorschläge entwerte. Nachdem die Gruppe sich eine Zeit lang mit der Patientin beschäftigt hat, verschiedene Facetten ihres Verhaltens diskutiert und auch Vorschläge zur Behandlung gemacht hat, wurde der vorstellende Arzt wieder einbezogen: Er könne mit allem Gesagten nichts anfangen. Das würde ihm überhaupt nicht helfen. Er fühle sich überhaupt nicht verstanden.

Dies waren exakt die Worte mit denen er anfangs auch die Patientin selbst vorgestellt hatte. Nun kann er spüren, wie es der Patientin mit ihrer Erkrankung und den verschiedenen Therapieversuchen geht. Er fühlte ihre Schwäche, ihre Unsicherheit und ihre Verzweiflung. Aus der Perspektive der Patientin konnte er nun Wünsche an die Gruppe äußern und die Beziehungsangebote der Gruppe besser annehmen.

Es fand ein Parallelprozess zwischen der Arzt-Patient(en)-Beziehung und der Beziehung zwischen dem Referenten und der Balintgruppe statt. Systemtheoretisch gesprochen handelt es sich um eine Selbstähnlichkeit der Muster. Wenn es also gelingt, dass der Arzt sich mit allen begleitenden Gefühlen in die Person des Patienten hineinversetzt, dann gelingt es ihm aus dieser Perspektive heraus, den Patienten und die Interaktion zwischen ihm und dem Patienten besser zu verstehen.

28.2 Praktischer Teil

28.2.1 Rahmen und Verlauf einer Balintgruppe

Eine Balintgruppe setzt sich aus 8–12 Teilnehmern zusammen. Der Gruppenleiter ist in der Regel ein ärztlicher oder psychologischer Psychotherapeut, mit Gruppenprozessen vertraut, der eine Ausbildung zum Balintgruppenleiter durchlaufen hat. Die Gruppe trifft sich in regelmäßigen Zeitabständen (wöchentlich, 14-tägig, monatlich oder auch jährlich). Eine Sitzung dauert ca. 1½ h.

Der Referent beschreibt die Arzt-Patient-Beziehung aus seiner Erinnerung heraus, ohne dass er Aufzeichnungen oder die Patientenakte benutzt. Der Arzt berichtet über seine Beziehungserfahrung mit dem Patienten und einige Details aus der Lebensgeschichte des Patienten. Die übrigen Gruppenmitglieder hören der Schilderung aufmerksam zu und berichten anschließend über ihre eigenen

Gedanken, Gefühle, Phantasien und Körperreaktionen während der Patientenvorstellung. Aus einer leichten Distanzposition innerhalb des Gruppenprozesses, ohne selbst einzugreifen, hört der Referent den Schilderungen der übrigen Gruppenmitglieder zu. Es entsteht ein komplexes Bild der Arzt-Patient-Beziehung, die für den Arzt viele neue Sichtweisen enthalten und blinde Flecken in seiner Wahrnehmung erleuchten. Er erkennt besser sein eigenes Verhaltensmuster und seinen Anteil an der Arzt-Patient-Beziehung (◘ Abb. 28.1).

28.2.2 Aufgabe des Gruppenleiters

Die Aufgabe des Gruppenleiters ist es, die Grundannahmen der Balintarbeit am Beispiel der vorgestellten Arzt-Patient-Beziehung erlebbar zu machen. Dazu dienen folgende Fragen:

- Was glauben Sie, hat der Patient in diesem Moment gefühlt?
- Was für ein Mensch ist der vorgestellte Patient?
- Welche Gefühle löst dieser Patient bei uns aus?
- Wie bringt der Patient seinen Arzt für seine Bedürfnisse und Möglichkeiten »in Form« und umgekehrt?
- Wo und wie spiegelt sich darin eine grundlegende »Passungsstörung« zwischen dem Patienten und seiner Umwelt.
- Wie glauben Sie, sieht der Patient seinen Arzt und was denkt er über ihn?
- Warum hat der Arzt sich in dieser Situation so verhalten und was möchte er damit erreichen?
- Wie kann man das gemeinsame »Baumsägen« zwischen Arzt und Patient beschreiben?
- Gibt es etwas, was der Patient beim Arzt und vielleicht auch im Leben vermisst?

28.2.3 Aufgaben des vorstellenden Arztes

Für den seinen Fall vorstellenden Arzt ergeben sich folgende Aufgaben:

- Der Gruppendiskussion über meinen vorgestellten Fall zuhören und auf meine Gedanken, Gefühle, Körperwahrnehmungen und Phantasien achten.

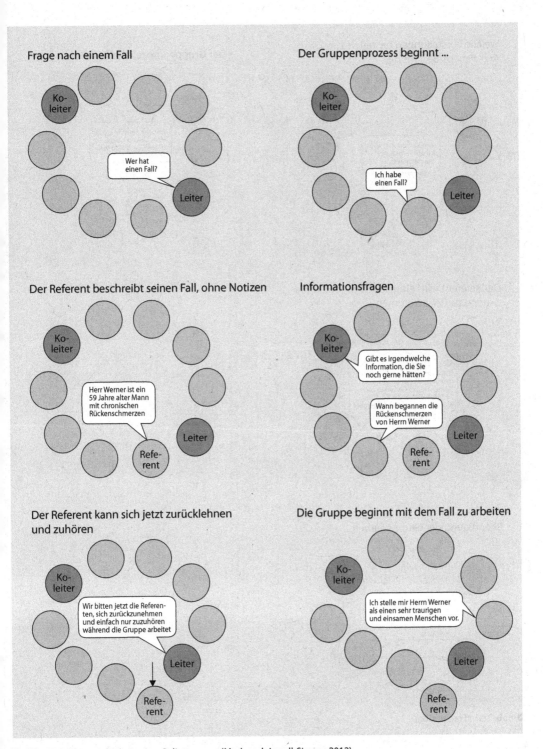

Abb. 28.1 Was geschieht in einer Balintgruppe. (Mod. nach Lovell-Simons 2012)

28

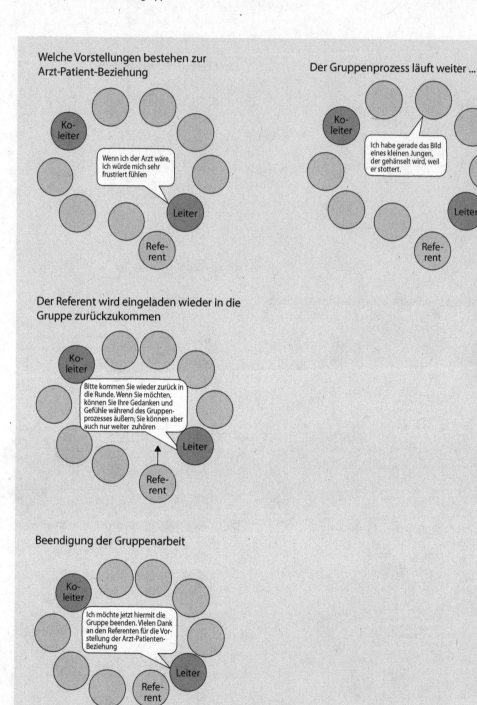

◘ **Abb. 28.1** (Fortsetzung)

- Es kann sein, dass ich mich ärgere, unverstanden fühle, frustriert bin und etwas sagen möchte. Oder ich fühle mich erleichtert, dass ich diesen Fall an die Gruppe abgeben konnte und bin froh, dass sich die Gruppe so viel Zeit für meinen Fall nimmt.
- Es kann auch sein, dass ich sehr intensive Gefühle entwickle, wie die Kollegen mit meinem Fall umgehen: Neben Erleichterung, Neugierde, auch Sorge, Ärger, Angst, Verzweiflung und Verwirrung.
- Wenn ich in den Kreis zurückkomme, wünsche ich mir, meine Gedanken und Gefühle der Gruppe mitzuteilen und vielleicht doch etwas klarzustellen. Es kann auch sein, dass ich nur einfach weiter zuhören möchte.

Fortsetzung Fallbeispiel Herr M.

In der Gruppe wird diskutiert, wie der Ärger der Kollegin über den Patienten zu verstehen sei. Eine Idee war, das Verhalten des Patienten als einen unbewussten Versuch zu verstehen, unangenehme Themen nicht ansprechen zu müssen. Ermutigt durch die freie Aussprache in der Gruppe, teilte die Internistin auch ihre Fantasien über den Patienten mit: Sie erlebe ihn wie einen übervollen Mülleimer auf einer engen Treppe, mit dem sich ein älterer Herr abplagen müsse. Dies stehe jedoch ganz im Widerspruch zu dem munteren und fröhlichen Hereinkommen des Patienten ins Behandlungszimmer.

Beim nächsten Arztbesuch war die Internistin so mutig, dem Patienten diesen Widerspruch aufzuzeigen: »Erstaunlich, Herr M., Sie kommen hier ganz munter herein und lösen andererseits bei mir die Fantasie aus, dass sich ein älterer Herr mit einem Mülleimer abplagt.« Der Patient bekam daraufhin ein ganz gequältes Gesicht und sagte: »Haben wir je über meine Frau gesprochen, wie die mich ständig peinigt mit ihrem Sauberkeitszwang und wie sie mich in ihren Putzfimmel einzuspannen versucht?« Weiterhin teilte er mit, dass er aus Frust häufig Süßigkeiten esse und es sei ihm jetzt peinlich, darüber zu sprechen. Beim nächsten Kontakt mit dem Patienten war von Beginn an eine gute Atmosphäre zwischen Ärztin und Patient. Die Blutzuckerwerte besserten sich in den darauffolgenden Wochen erfreulich.

28.2.4 Skulpturarbeit in der Balintgruppe

Skulpturarbeit ist eine Methode aus der Paar- und Familientherapie. Das System einer Familie, eines Teams in der Arztpraxis oder im Krankenhaus wird in Form einer Skulptur dargestellt. Diese Methode ermöglicht den Zugang zu noch nicht wahrgenommenen positiven und negativen Beziehungen, zu Spannungen und Konflikten innerhalb des Systems. Der Referent wählt zunächst Personen aus dem Kreis der Gruppenmitglieder als Repräsentanten für die nahen Bezugspersonen des Patienten aus und positioniert sie im Raum. Auch er selbst als Arzt und die Krankheit (Krebs, koronare Herzkrankheit, Depression, somatoforme Schmerzen) werden aufgestellt.

Der Gruppenleiter unterstützt den Prozess, indem er die aufgestellten Teilnehmer fragt: »Wen sehen Sie? Wie fühlen Sie sich in der Position?« Der Gruppenleiter kann den Prozess durch weitere Fragen über körperliche und emotionale Erfahrungen intensivieren. Er kann z. B. die Person eine typische Geste machen lassen oder spontan einen Satz sagen lassen, der dem Referenten passend erscheint. Nachdem der Referent alle Stellvertreter seines Falles aufgestellt hat, wird er wieder zum Beobachter und hört zu, was die Stellvertreter sich wünschen. Es ist immer wieder überraschend, wie gut die Stellvertreter Zugang haben zu den Gefühlen und den Beziehungsstrukturen innerhalb der Familie oder anderer Systeme. Das Ziel ist, Beziehungsprobleme zwischen den einzelnen Familienmitgliedern oder in einem Team zu erkennen und Lösungsmöglichkeiten auszuprobieren, bei der jede aufgestellte Person sich wohlfühlt.

Eine neue Perspektive auf die Arzt-Patient-Beziehung und die nähere Umgebung zwischen Arzt und Patient wird möglich. Es zeigt sich, dass die Arzt-Patient-Beziehung nicht einfach nur ein Zweipersonenstück ist. Die soziale Umgebung spielt eine wichtige Rolle auch in der Diagnose und der Behandlung des Patienten. Dieser Einfluss des Umfeldes kann am deutlichsten durch eine Skulpturarbeit demonstriert werden (Otten 2007, 2012; ◘ Abb. 28.2).

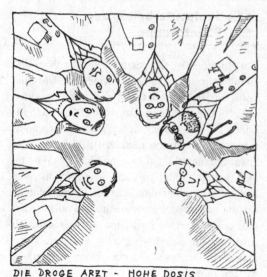

DIE DROGE ARZT - HOHE DOSIS

⬛ Abb. 28.2 Cartoon: Droge Arzt.
(Zeichnung: Gisela Mehren)

28.2.5 Einstellungsänderung des Arztes

Eine Schwierigkeit im Diskussionsprozess besteht in der Neigung, den Kollegen, der berichtet hat, auszufragen: »Jedes Gruppenmitglied sollte die Freiheit haben, über den Arzt, den Patienten und die Krankheit nachzudenken und anstatt anderen Leuten, sich selbst Fragen zu stellen. Es steckt immer eine Versuchung darin, dem Referenten alle Fragen zu stellen, um nachdenken zu vermeiden. Immer ermutigen wir die Teilnehmer, die Leiter eingeschlossen, selbst nachzudenken, selbst wenn ihre Gedanken ihnen selbst ziemlich unsinnig erscheinen. Jeder soll haben, was Michael Balint »den Mut zur eigenen Dummheit« nannte. Alles wird ins Spiel gerufen, die Einbildungskraft, die Beobachtung, die Denkfähigkeit, das professionell erworbene Wissen und Können und alles wird auf die Beziehung zwischen dem Arzt und seinem Patienten und auf die vorgebrachte Krankheit oder Klage fokussiert, aber niemals auf die Entwicklung von Theorien über Krankheiten oder Ärzte (Balint E. 1980).

Die Wahrnehmung der Gefühle hat wesentlichen Anteil an dem Verständnis des Falles. Gefühle in der Gruppe und beim Einzelnen reichen von Müdigkeit und Desinteresse bis hin zu Aggression und offener Feindseligkeit. Die damit einhergehenden Erschütterungen der Gruppe sind Katalysatoren für eine Einstellungsänderung.

Fallbeispiel (Luban-Plozza 2001)

»Ich vergegenwärtige mir eine Begegnung mit einem Patienten, der mich aus der Fassung gebracht hat. Ich wüsste heute noch nicht sicher, warum ich mit ihm in ein Streitgespräch geraten, grundsätzlich und diktatorisch geworden bin, wenn ich die Geschichte nicht in allen Einzelheiten in einer Balintgruppe vorgetragen hätte. Die triumphierende Feststellung des Patienten: ›Nicht wahr, ich gehe Ihnen auf die Nerven‹, war nur zu wahr. Das überraschende Resultat der Gruppe war für mich, dass meine emotional negativ getönte Wahrnehmung des Patienten von der Gruppe keineswegs bestätigt wurde, dass die Teilnehmer im Gegenteil sehr positive Seiten an ihm entdeckten. In seinem Widerspruchsgeist, der mich voll getroffen hatte, lag für ihn eine Überlebenschance; um vor der Umwelt nicht zur Bedeutungslosigkeit verurteilt zu werden. Seinen Widerstand brechen, hieß ihn entmachten und noch mehr krank zu machen. Nach dieser Gruppe fand ich einen neuen Zugang zu dem Patienten. Ich kann im Einzelnen nicht sagen, was ich anders gemacht habe. Meine Einstellung zu ihm war verändert und ich habe erfahren, dass tatsächlich eine begrenzte Veränderung meiner selbst möglich war. Das Interesse an der Vielzahl der personalen Ausprägungen einer Krankheit ist größer geworden, die Aufmerksamkeit wacher und dabei der zeitliche Aufwand geringer. Allerdings brauche ich nach der Arbeit, die intensiver geworden ist, auch ähnlich intensive Erholungsphasen.«

Diese Einstellungsänderung vollzieht sich im Rahmen eines längerfristigen Lernprozesses und nicht ohne Selbsterfahrung. Obwohl die Balintgruppe nicht primär eine Selbsterfahrungsgruppe ist, gewinnt der Balintgruppenteilnehmer durch seine emotionale Beteiligung auch ganz erheblich an Kenntnissen über sich selbst: Warum reagiere ich so in dieser Situation? An was erinnert mich dieses Verhalten in Bezug auf frühere Lebenssituationen? Weshalb berichte ich immer über ähnliche Patienten? An welcher eigenen Lebenserfahrung knüpfen diese Beziehungsmuster bei mir an? Diese Fragen schwingen in der Gruppendiskussion stets mit, ohne explizit in der Gruppe vertieft zu werden. Die Einstellungsänderung führt dazu, dass der Patient mehr als ein Partner gesehen wird, mit dem der Arzt gemeinsam nach Veränderungen und Lösungen seiner Krankheit und seiner Lebensprobleme sucht. Im Laufe der Zeit lernt der Arzt viele schwierige Arzt-Patient-Konstellationen kennen und gewinnt zunehmend Erfahrung und Sicherheit auch mit sehr schwierigen Patienten.

- **Die Teilnahme an einer Balintgruppenarbeit führt zu:**
  - Offenheit sowohl für die Gesprächsinhalte als auch die durch das Gespräch geweckten eigenen Reaktionen in Form von Gefühlen, Phantasien und Körperempfindungen.
  - Besserem Zuhören und Geduld üben und sich nicht sofort zu irgendeinem Eingriff verleiten zu lassen.
  - Mehr Gespür für das Vorliegen einer psychischen Störung oder eines psychosomatischen Problems.
  - Abbau eigener Hemmungen und angstfreiem Umgang mit den psychischen und sozialen Problemen des Patienten.
  - Zu einem besseren Verständnis der Interaktionen zwischen Arzt und Patient.
  - Zur Nutzung dieses Verständnisses für Diagnostik und Therapie.
  - Einer veränderten Einstellung und einem veränderten Verhalten des Arztes gegenüber dem behandelten Patienten.
  - Zu mehr Handlungsspielraum durch Verständnis der zunächst unbewussten Prozesse.
  - Entwicklung von Lösungsmöglichkeiten auch für zunächst sehr schwierige Probleme des Patienten.
  - Emotionaler Entlastung und Förderung von sozialen Ressourcen des Arztes.

Teilnehmer einer 3-tägigen Balint-Studientagung haben ihre Eindrücke am Tagungsende so zusammengefasst:

»Ich weiß jetzt, ich bin nicht allein mit meinen Ängsten und Sorgen. Ich habe erfahren, dass es möglich ist, meine Gefühle in Bezug auf den Patienten auszudrücken, und dass es von meinen Kollegen verstanden wurde.«

»Ich bin jetzt stärker motiviert, meinem Patienten zuzuhören, wenn er über sich sprechen möchte, und bin auch neugierig, mehr über seinen Hintergrund zu erfahren.«

»Meine tägliche Routine wurde infrage gestellt. Ich bekam eine ganze Menge an Anregungen und Ermutigungen, neue Wege zu probieren.«

»Ich sehe jeden Tag sehr viele Patienten. Ich glaube, ich kann meine Arbeit jetzt mit größerer Ruhe und Gelassenheit angehen.«

»Ich hab verstanden, dass es besser ist zuzuhören und zu verstehen was der Patient möchte, als den Patienten von meinen Vorstellungen zu überzeugen.«

»Die Arzt-Patient-Beziehung ist noch viel komplizierter als ich je dachte.«

»Ich bekam eine ganze Menge neuer Anregungen für die Behandlung von bestimmten Patienten.«

28.2.6 Wie werde ich Balintgruppenleiter?

Leiterseminare werden von der Deutschen Balint-Gesellschaft (DBG) angeboten. Um die Anerkennung als Balintgruppenleiter durch die DBG zu bekommen, werden 6 Leiterseminare – davon mindestens 4 auf Studientagungen der DBG (2 Leiterseminare können auf Tagungen wie Lindau, Langeoog, Lübeck und Weimar bei den von der DBG anerkannten Ausbildern erbracht werden) und möglichst bei verschiedenen Ausbildern der DBG – mit insgesamt mindestens 30 Doppelstunden absolviert. Voraussetzung für die Teilnahme ist die Zusatzbezeichnung Psychotherapie/Psychoanalyse oder der Facharzt für Psychotherapeutische Medizin, für Psychiatrie, Kinder- und Jugend-Psychiatrie, sowie Erfahrungen als Mitglied einer Balintgruppe. Bei Diplom-Psychologen sollte die Anerkennung als psychologischer Psychotherapeut vorliegen, dazu ebenfalls ausreichende Erfahrung als Mitglied einer Balintgruppe (siehe Ausbildungsrichtlinien der DBG).

Die Leiterseminare haben sich auch bewährt zum Erfahrungsaustausch der bereits tätigen Balintgruppenleiter.

Im Rahmen der Leiterseminare wird auch eine Supervisionsgruppe angeboten. Dort haben Grup-

penleiter Gelegenheit, eigene Balintgruppen vorzu-
stellen und ihre Arbeit supervidieren zu lassen.

∎ **Adresse der Deutschen Balint-Gesellschaft**

▬ Geschäftsstelle der Deutschen Balint-Gesell-
schaft e. V. (DBG)
Dr. med. Anousheh Kielstein
Jean-Burger-Straße 15
39112 Magdeburg
Tel.: 0391/ 81067873
Fax.: 0391/ 81067874
Internet-Adresse: www.balintgesellschaft.de

Literatur

Zitierte Literatur
Balint E (1980) The doctor-patient relationship in the 1980s.
In: Jappe G, Nedelmann C (Hrsg) Zur Psychoanalyse der
Objektbeziehungen. Frommann-Holzboog, Stuttgart,
S 95–112
Balint M (1957) The doctor, his patient and the illness. 2nd
edition London: Pitman: 1964. 3rd Millenium edition:
Edinburgh: Churchill Livingstone; 2000
Balint M (1973) Therapeutische Aspekte der Regression.
Hamburg
Balint M (2001) Der Arzt, sein Patient und die Krankheit.
Klett-Cotta, Stuttgart, 10. Aufl.
Lovell-Simons L (2012) The method of Balint work (Vortrag an
der 2. Internationalen Balint-Konferenz, in Peking im Juni
2012)
Luban-Plozza B (2001) Beziehungsdiagnostik und Therapie im
Sinne M. Balints. Balint 2: 66–68
Otten H (2007) Balintarbeit mit Skulptur. In: S. Häfner (ed.), Die
Balintgruppe, S 89–94. Deutscher Ärzteverlag, Köln
Otten H (2012) Professionelle Beziehungen – Theorie und
Praxis der Balintgruppenarbeit. Heidelberg, Springer

Weiterführende Literatur
Häfner, S. (Hrsg.) (2007): Die Balintgruppe. Praktische Anlei-
tung für Teilnehmer. Im Auftrag der Deutschen Balint-
Gesellschaft. Köln, Deutscher Ärzte-Verlag.
Nedelmann C, Ferstl H (Hrsg) (1989) Die Methode der Balint-
gruppe. Klett-Cotta, Stuttgart
Otten H (2012) Professionelle Beziehungen – Theorie und
Praxis der Balintgruppenarbeit. Heidelberg, Springer

Entspannung, Körperwahrnehmung und Erholung

Uwe H. Ross, Kurt Fritzsche

K. Fritzsche et al. (Hrsg.), *Psychosomatische Grundversorgung*,
DOI 10.1007/978-3-662-47744-1_29, © Springer-Verlag Berlin Heidelberg 2016

29.1 Entspannung

29.1.1 Entspannen – Wozu?

Der Wechsel von erhöhter und verminderter Aktivität ist ein lebenswichtiges Prinzip aller Organismen und doch ist die Balance von Anspannungs- und Entspannungsphasen in der heutigen Zeit meist einseitig zu Rastlosigkeit mit andauerndem Leistungs- und Termindruck verschoben. Wo das Bedürfnis nach Beruhigung nicht mehr durch Praktiken des Lebensalltags (Ausschlafen, Vor-sich-hin-Dösen, Spielen, Spazierengehen etc.) befriedigt werden kann, müssen heute spezielle Entspannungsverfahren oder Rituale zur Entspannung den Schutz vor Überlastung gewährleisten. Die in ◘ Tab. 29.1 aufgeführten Verfahren zählen heute zum klinischen Standardrepertoire. Das Anwendungsspektrum von Entspannungsverfahren als Zusatzmaßnahme in der Behandlung von psychischen und körperlichen Störungen ist aufgrund der unspezifischen psychophysiologischen Wirkungen zur Stressreduktion groß (Vaitl u. Petermann 2000; Esch et al. 2003). Indikationen sind Erkrankungen, die mit einer anhaltend hohen psychophysiologischen Spannung einhergehen:

- **Psychische Störungen:** Stress-assoziierte Störungen, wie Erschöpfungssyndrom (Burnout), Angst-, Belastungs- und Anpassungsstörungen, depressive Störungen, somatoforme Störungen, Schlafstörungen, Sexualfunktionsstörungen, Stimm- und Sprechstörungen.
- **Körperliche Erkrankungen:** Bluthochdruck, koronare Herzerkrankungen, periphere Durchblutungsstörungen, Asthma bronchiale, gastrointestinale Störungen, akute und chronische Schmerzen, Kopfschmerzen vom Migräne- und Spannungstyp, Schlafstörungen und sexuelle Funktionsstörungen.

29.1.2 Begriffsklärung: Was ist Entspannung?

Entspannung ist ein »spezifischer psychophysiologischer Prozess, der durch Gefühle des Wohlbefindens, der Ruhe und Gelöstheit gekennzeichnet ist und sich auf einem Kontinuum von Aktiviertheit –

Desaktiviertheit zum Pol eines fiktiven Basalwerts hinbewegt« (Vaitl u. Petermann 2000, S. 30).

Entspannung ist kein Sonderzustand, sondern ein natürliches, biologisch determiniertes Reaktionsmuster wie die Stressreaktion auch, das prinzipiell jedem Menschen zur Verfügung steht (Vaitl u. Petermann 2000). Als Gegenpol zur Stressreaktion (»fight-or-flight« nach Canon bzw. »Stress-Adaptation« nach Selye 1953) dient Entspannung dem Schutz des Organismus vor übermäßiger Beanspruchung und Stress bezogenen Krankheitsprozessen (Esch et al. 2003; Derra 2007).

So unterschiedlich die Ansätze zur Induktion von Entspannung auch sind (◘ Tab. 29.1), sie bewirken allesamt eine **Entspannungsreaktion** – ein Begriff, der von dem Internisten Herbert Benson 1974 in den USA geprägt wurde. Diese Reaktion umfasst physiologische Veränderungen, die durch eine **Absenkung des sympathikotonen Aktivierungsniveaus** hervorgerufen werden (Benson 1974).

Das wiederholte Praktizieren von Entspannungsmethoden hat eine konditionierte Entspannungsreaktion zur Folge, d. h., ein Auftreten dieser Reaktion bereits auf einen konditionierten Reiz hin, z. B. Atem-Fokussierung, Körperhaltung, Selbstinstruktion, imaginiertes Bild. Auf diese Weise lassen sich die charakteristischen psychophysiologischen Veränderungen der Entspannungsreaktion sehr rasch und willentlich herbeiführen. Darüber hinaus führt die regelmäßige Anwendung von Entspannungsverfahren zu plastischen Hirnveränderungen (◘ Abb. 29.1).

Grundvoraussetzungen für Entspannung sind (Smith 1988, 2007):

- Fokussierung (Fähigkeit, die Konzentration über längere Zeit auf einfachen Stimuli zu halten)

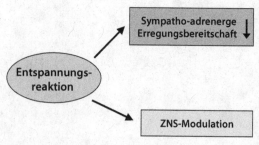

◘ **Abb. 29.1** Effekte von Entspannungsverfahren. (Mod. nach Vaitl 2000)

◘ Tab. 29.1 Synopsis gängiger Entspannungsverfahren (Auswahl)

Verfahren	Beschreibung
Autogenes Training (AT)	Autosuggestive, konzentrative Selbstentspannung, vom Neurologen J. H. Schultz (1884–1970) in den 1930er Jahren aus der Hypnoseforschung entwickelt. Der Übende konzentriert sich auf formelhafte, wiederholte Vorstellungen von Körpersensationen wie »mein rechter Arm ist schwer« oder »Herz schlägt ruhig und gleichmäßig«.
Progressive Muskel-elaxation (PMR)	In den 1920er Jahren vom Arzt und Physiologen E. Jacobson (1885–1976) auf der Basis experimental-psychophysiologischer Beobachtungen entwickeltes Verfahren, das durch sequenzielles, systematisches An- und Entspannen der willkürlichen Körpermuskulatur auf eine vegetative Umstimmung des Organismus abzielt.
Biofeedback	Anfang der 1970er Jahre von Psychologen entwickelte Methode auf lerntheoretischer Konzeption, das auf der Verstärkung normalerweise nicht wahrnehmbarer physiologischer Prozesse (z. B. Herzfrequenz, Blutdruck, Temperatur, Muskelaktionspotenziale, Hirnströme, Schweißsekretion) und Rückmeldung als wahrnehmbare Signale (akustisch, optisch) beruht. Die Rückmeldung von Biosignalen ermöglicht deren willentliche Änderung durch den Probanden über das »Lernen am Erfolg« (operantes Konditionieren).
Imaginative Verfahren	Seit Anfang des 20. Jh. angewandtes Verfahren, das auf der willentlichen Generierung mentaler Vorstellungen beruht, die sensorische oder emotionale Qualitäten beinhalten, und dabei die Fähigkeit zur Visualisierung und das Vorstellungsvermögen nutzt, um Entspannungszustände zu induzieren.
Hypnose	Verfahren (Ursprung im Altertum) zur Induktion eines veränderten Bewusstseinszustands (Trance) über den Prozess der systematischen Fokussierung von Aufmerksamkeit (therapeutisch meist durch verbale Kommunikation). Trance bezeichnet dabei einen natürlichen Bewusstseinszustand, der geprägt ist von unwillkürlichen, automatischen Prozessen (u. a. spontane Muskelzuckungen, lebhaftes bildhaftes, inneres Erleben) und zumeist mit Entspannung einhergeht.
Meditation	Sammelbegriff für verschiedene, ursprünglich spirituelle Praktiken aus christlichen, islamischen, jüdischen und fernöstlichen religiösen Traditionen zur Erlangung einer tiefen Ruhe, Erweiterung des Bewusstseins und Förderung spirituellen Wachstums. Gemeinsames Prinzip ist die absichtslose Aufmerksamkeitsregulation durch eine systematische Ausrichtung der Aufmerksamkeit auf Teilaspekte der inneren oder äußeren Erfahrung. Man unterscheidet aktive und passive, rezeptive und konzentrative Formen. Seit den 1970er Jahren finden durch die Arbeiten von Jon Kabat-Zinn insbesondere (passive) Praktiken der Achtsamkeitsmeditation (Vipassana/Zazen) Einzug in therapeutische Kontexte (achtsamkeitsbasierte Stressreduktion, »mindfulness based stress reduction« MBSR, Verhaltenstherapie).
Achtsamkeits-training	Achtsamkeit (engl. »mindfulness«) als Haltung und Methode zur Minderung von Leiden wurzelt im Buddhismus und kultiviert eine Form der Aufmerksamkeit, die absichtsvoll, auf den gegenwärtigen Moment bezogen und insbesondere nicht wertend ist (Kabat-Zinn 1982). In dieser Art bezieht sie sich auf mentale Inhalte, wie Wahrnehmungen, Empfindungen, Gedanken, Bilder und Affekte. Trainiert werden zwei Aspekte: 1. die aktive Steuerung der Aufmerksamkeit und 2. Die anhaltende und aktiv aufrechterhaltene Haltung beständiger Neugier, Offenheit und Akzeptanz (Bishop et al. 2004).

— Passivität (Fähigkeit, sich zielorientierter und analytischer Aktivitäten zu enthalten)
— Rezeptivität (Fähigkeit, unsichere, ungewöhnliche oder paradoxe Erfahrungen zu tolerieren und zu akzeptieren)

◘ **Abb. 29.2** stellt eine **Atemübung zur Entspannung** vor. Deren Prinzip umfasst folgende Merkmale: Fokussierung auf den Atem, Abstandnehmen von Bewusstseinsinhalten, den inneren Beobachter entwickeln.

Übungen aus Fritzsche et al., Psychosmatische Grundversorgung		
Arbeitsblatt 1	Atemübung zur Entspannung	Seite 1

Durchführung (Dauer: 5–15 min)

1. Nachdem Sie es sich in einer aufrechten Sitzungsposition bequem gemacht haben, in der Ihre Füße auf dem Boden stehen, Ihre Hände auf den Oberschenkeln ruhen, Ihre Wirbelsäule gerade aufgerichtet ist und das Becken leicht nach vörn geneigt ist, kann der Kopf ganz locker mit einer leichten Vorwärtsneigung auf der Halswirbelsäule ruhen. Legen Sie Ihre Hände auf den Unterbauch unterhalb des Nabels und schließen Sie Ihre Augen. Jetzt beobachten Sie bitte mit geschlossenen Augen, wie Ihr Atem hinein- und hinausgeht. … Spüren Sie Ihren Körper während der Atem hinein- und hinausfließt … vielleicht spüren Sie den Atemfluss in der Nase oder in der Luftröhre und, dass sich die Bauchdecke vor- und zurückbewegt. … Und während dies geschieht, können Sie sich auf die Wendepunkte Ihres Atems konzentrieren, … den Übergang von Ein- zum Ausatmen und vom Aus- zum Einatmen.

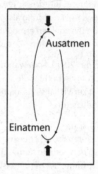

Ist es nicht schön, zu wissen, dass es im Moment nichts weiter für Sie zu tun gibt – außer Ihren Atem zu beobachten? …

2. Wenn Gedanken, Körperempfindungen, innere Bilder, Emotionen oder externe Geräusche in Ihr Bewusstsein treten, ist das in Ordnung. Sie können sich dann einfach fragen: »Worum geht es in diesem Gedanken, dieser Empfindung, diesem Gefühl, diesem Bild oder Geräusch?« Geben Sie ihm dann einen Namen, ohne auf in den Inhalt näher einzugehen, … oder bezeichnen Sie es, gerade so, als ob Sie ein Etikett auf einen Ordner-Rücken kleben (z.B. »Steuererklärung«, »Schwierigkeiten mit den Kindern« oder »Merkwürdige Übung«).

3. Jetzt gehen Sie dann mit Ihrer Aufmerksamkeit wieder zu Ihrem Atem zurück und beobachten Sie ihn. Spüren Sie, wie sich die Bauchdecke bewegt, wenn der Atem ein- und ausgeht … bis wieder etwas Neues ins Bewusstsein tritt. Gehen Sie dann wieder wie oben vor und kehren Sie jedes Mal mit Ihrer Aufmerksamkeit wieder zu Ihrem Atem zurück. …

■ **Abb. 29.2** Atemübung

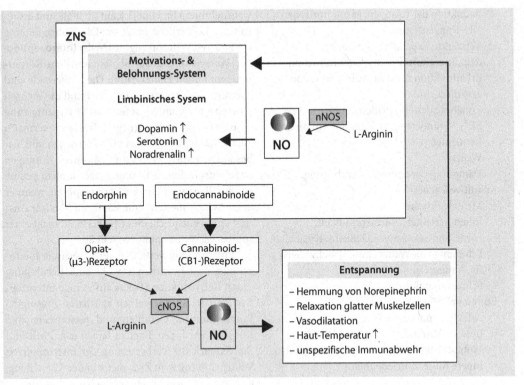

Abb. 29.3 Entspannung: Wirkungsweise von Stickstoffmonoxid (NO). (In Anlehnung an Stefano et al. 2006)

29.1.3 **Kennzeichen der Entspannungsreaktion**

Bei Entspannungsprozessen spielt Stickstoffmonoxid (NO), das auch aus Nitrovasodilatatoren (z. B. Isosorbiddinitrat) freigesetzt wird, eine Schlüsselrolle, da es sympathikotone Reaktionen blockiert: Im Rahmen der Entspannungsreaktion wird NO freigesetzt und antagonisiert Noradrenalin an der glatten Gefäßmuskulatur, was mit einer Vasodilatation und einem subjektivem Wärmeempfinden insbesondere an den Extremitäten verbunden ist. Im ZNS ist NO außerdem als Neurotransmitter wirksam und hemmt die Wiederaufnahme von Dopamin, Noradrenalin und Serotonin in Synapsen des ZNS. Angesichts des Wohlbefindens bei der Ausübung verschiedener Entspannungsverfahren werden funktionelle Verknüpfungen mit dem Motivations- und Belohnungssystem postuliert, wie sie von anderen freudvollen Aktivitäten bekannt sind (z. B. Essen, Sex). Neurochemisch sollen hierbei vor allem die Monoamine Dopamin und Serotonin sowie Opiat-(Endorphin-)Signalwege im mesolimbischen System und Endocannabinoid-Signalwege eine wesentliche Rolle spielen (Esch u. Stefano 2004; Stefano et al. 2006; **Abb. 29.3**).

Weitere, wissenschaftlich gesicherte **Charakteristika der Entspannungsreaktion** auf verschiedenen Ebenen sind (Übersicht in Vaitl u. Petermann 2000; Cahn u. Polich 2006; Salamon et al. 2006; Derra 2007):

— Physiologische Ebene:
  — Blutdrucksenkung und Zunahme der Hauttemperatur durch periphere Vasodilatation,
  — Senkung der Muskelspannung mit Abnahme der Reflextätigkeit, der Zahl motorischer Einheiten und der EMG-Amplituden.
  — Dämpfung von Atemfrequenz und -tiefe, Verlängerung der Inspiration, Verminderung von O_2-Verbrauch und CO_2-Abgabe.
  — Reduktion der Spiegel von Cholesterin, Kortisol, Adrenalin und Noradrenalin sowie

Reduktion der relativen, exspiratorischen NO-Konzentration.
- Verstärkte Expression für Gene, die mit dem Energiestoffwechsel, der Mitochondrienfunktion und der Insulinsekretion assoziiert sind.
- Zunahme des Hautwiderstands.
- EEG-Veränderungen: Zunahme an niederfrequenten α-(8–9 Hz) und θ-(5–7 Hz)-Wellen.
- Dämpfung der Schmerzverarbeitung.
- Kognitive Ebene:
  - Mentale Frische.
  - Innen-gerichtete Aufmerksamkeit.
  - Förderung assoziativen Denkens, Kreativität.
  - Erhöhung von Wahrnehmungsschwellen für Außenreize.
  - Schmerzreduktion.
- Emotionale Ebene:
  - Affektive Indifferenz.
  - Innerer Abstand.
  - Wohlbefinden, Gelöstheit und Geborgenheit.
  - Innere Ruhe, Zufriedenheit.

29.2 Körperwahrnehmung

29.2.1 Körperwahrnehmung – Bedeutung bei Entspannung und Selbstregulation

Die Entwicklung der einseitigen Betonung von Sehen und Hören als Kopf- bzw. Fernsinne und des Denkens zu Ungunsten der Körperwahrnehmung als Nahsinn begann mit Aufkommen des Buchdrucks und der Aufklärung (Classen 1993) und hat in der heutigen Arbeits- und Lebenswelt mit überwiegender **audiovisueller** Kommunikation einen vorläufigen Höhepunkt erreicht. So wundert es nicht, dass bei den häufigsten psychischen Störungen (Ängste, somatoforme Störungen, Depressionen) Entspannungsverfahren nicht nur wegen der Reizreduktion, sondern insbesondere zum der Ausbau der Körperwahrnehmung erfolgreich eingesetzt werden.

Entspannung bringt den Übenden in einen Dialog mit dem eigenen Körper: Sämtliche der in ◘ Tab. 29.1 aufgeführten Entspannungsverfahren führen zur vermehrten Selbstaufmerksamkeit und Selbst-

wahrnehmung im Hinblick auf mentale und insbesondere körperliche Prozesse. Die Wahrnehmung der äußeren Welt tritt zugunsten der **Interozeption**, der Wahrnehmung der Signale aus dem Körperinneren, in den Hintergrund. Die Eingeweide sind allerdings nur schwach innerviert und die meisten Afferenzen »stumm«, sofern keine Organreizung (z. B. Entzündung) vorliegt (Vaitl u. Petermann 2000). Tatsächlich können viele Menschen und insbesondere Patienten mit somatoformen Störungen ohne entsprechende Übung zunächst nicht positiv beschreiben, wie sie ihren Körper spüren, wenn er keine Symptome zeigt (die häufig zu hörende Aussage »gut« entspricht einer Bewertung, nicht einer spürbaren Wahrnehmungsqualität).

Entspannungsverfahren verbessern die Interozeption und bewirken sowohl eine Beruhigung durch Reizreduktion (Fokus auf wenige interozeptive Signale) als auch einen spürbaren Zugang zu Empfindungen, Gefühlen und ressourcereichen Körpererfahrungen. Explizit haben u. a. PMR und Biofeedback die Verbesserung der interozeptiven Wahrnehmung zum Ziel, meist in der Vorstellung, dass gute Selbstwahrnehmer auch gute Selbstregulierer sind. Denn Körperempfindungen und Affekte stellen als »**konzentrierte Erfahrungen**« nach dem **Somatic Marker-Modell** eine wichtige, lange vernachlässigte Informationsquelle für Entscheidungsfindungsprozesse dar (Damasio 2001).

Hirnphysiologische Untersuchungen haben gezeigt, dass die vordere Insula neben dem anterioren Zingulum das neurobiologische Korrelat von Interozeption, Selbstwahrnehmung und Selbstregulation ist. Diese Hirnstrukturen sind durch Entspannungsverfahren, deren Grundelement eine erhöhte Selbstaufmerksamkeit ist, sogar modulierbar (Caria et al. 2007; Critchley et al 2004; Rainville et al. 2002; Faymontville et al. 2003; Craig et al. 2009).

◘ Abb. 29.4 beschreibt die **Übung »Somatische Marker«**. Das Prinzip der Übung liegt im Erforschen der spürbaren körperlichen Reaktionen in unterschiedlichen Situationen und Zuständen (Distress/Entspannung).

◘ Abb. 29.5 stellt eine **Entspannungsübung** vor, welche **auf die Körperwahrnehmung fokussiert**. Deren Prinzip ist: Aufmerksamkeitsfokussierung, Achtsamkeit, »Reise der Aufmerksamkeit« durch den Körper.

Übungen aus Fritzsche et al., Psychosmatische Grundversorgung		
Arbeitsblatt 2	Übung »Somatische Marker«	Seite 1

A. Distress (unangenehmer Stress)

Bitte schließen Sie einmal die Augen und vergegenwärtigen sich eine Situation, die Sie als belastend oder stressend erlebt haben, mit allem, was es da zu sehen, zu hören, ggf. zu riechen und zu schmecken gab. Dann nehmen Sie bitte wahr, welche Körperempfindungen sich einstellen. Wie reagiert Ihr Organismus spürbar auf diese Situation? Zeichnen Sie die Reaktionen in die Skizze ein.

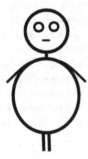

B. Entspannung

Bitte vergegenwärtigen Sie sich nun mit geschlossenen Augen eine Situation, wo Sie ganz entspannt waren, mit allem, was es da zu sehen, zu hören, ggf. zu riechen und zu schmecken gab. Dann nehmen Sie bitte wahr, welche Körperempfindungen sich einstellen. Wie reagiert Ihr Organismus spürbar auf diese Situation? Zeichnen Sie die Reaktionen in die Skizze ein.

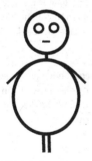

◻ **Abb. 29.4** Übung »Somatische Marker«

Übungen aus Fritzsche et al., Psychosomatische Grundversorgung		
Arbeitsblatt 3	**Übung zur Wahrnehmung**	**Seite 1**

Durchführung (Dauer: 15 min)

Nehmen Sie eine bequeme Sitzposition ein, probieren Sie so lange, bis Sie diese gefunden haben. Wenn es Ihnen möglich ist, schließen Sie nun die Augen, da es so leichter ist sich auf den Körper zu konzentrieren. Dies ist jedoch keine Bedingung. Wenn Ihre Sitzposition unbequem wird, können Sie diese verändern. …

Gehen Sie nun mit Ihrer Aufmerksamkeit zu den Füßen, bemerken Sie wie diese am Boden stehen. … Spüren Sie den festen Untergrund unter den Füßen, wie dieser die Füße hält und trägt. … Wandern Sie nun langsam mit Ihrer Aufmerksamkeit die Unterschenkel hinauf zu den Knien, spüren Sie die Wadenmuskulatur … Bemerken Sie die Länge Ihrer Unterschenkel. … Spüren Sie den Abstand zwischen den Knien. … Wandern Sie langsam weiter mit Ihrer Aufmerksamkeit, an der Unterseite der Oberschenkel entlang zum Becken. … Bemerken Sie die Länge der Oberschenkel. … Bemerken Sie wie diese die Sitzfläche des Stuhles berühren. … Liegen Sie mit einer breiten Fläche auf oder berühren Sie die Sitzfläche nur leicht? … Wie kann sich das Gesäß auf dem Stuhl niederlassen? Wie viel Platz nimmt es auf der Sitzfläche ein? … Wo spüren Sie viel Gewicht, an welchen Stellen des Gesäßes wenig Gewicht? … Wie groß erscheint Ihnen die Sitzfläche des Stuhles? … Handelt es sich um eine gepolsterte oder um eine harte Sitzfläche? … Wandern Sie nun weiter, langsam Ihren Rücken hinauf. Bemerken Sie die Kontaktfläche Ihres Rückens mit der Rückenlehne des Stuhles. Handelt es sich hierbei um einzelne Punkte oder eine große Fläche? Wie viel Gewicht geben Sie an die Rückenlehne ab? Wie hoch und wie breit erscheint Ihnen die Rückenlehne? …

Wandern Sie nun weiter, hinauf zu Ihrem Schultergürtel. Bemerken Sie die Breite Ihres Schultergürtels. … Wandern Sie nun langsam mit Ihrer Aufmerksamkeit von der rechten Schulter den rechten Arm hinab. Spüren Sie Ihren rechten Oberarm, seine Länge, seinen Abstand bzw. seine Nähe zum Rumpf. … Bemerken Sie die Position Ihres Ellenbogens, wie stark dieser gebeugt ist, … bemerken Sie die Lage und Auflage Ihres rechten Unterarmes, … wandern Sie bis in die rechte Hand, erspüren Sie die Position jedes einzelnen Fingers. … Wandern Sie nun mit Ihrer Aufmerksamkeit wieder den Arm hinauf und gehen Sie zu Ihrer linken Schulter. … Wandern Sie auch von dieser langsam Ihren Arm hinab. Spüren Sie zuerst Ihren linken Oberarm, seine Länge, seinen Abstand bzw. seine Nähe zum Rumpf, … bemerken Sie die Position Ihres Ellenbogens, und wandern Sie dann langsam den linken Unterarm hinab, bemerken Sie wie er aufliegt. … Wandern Sie bis in die Hand und erspüren Sie die Lage jedes einzelnen Fingers. … Wandern Sie mit Ihrer Aufmerksamkeit wieder den Arm hinauf und wandern Sie dann langsam Ihren Nacken hinauf. … Bemerken Sie die Position des Nackens und des Kopfes. Ist der Kopf nach vorne, hinten oder zu einer der beiden Seiten geneigt oder gedreht?

Wandern Sie nun zu der Vorderseite, zuerst zu Ihrem Gesicht. Spüren Sie Ihre Augen. Können die Augen ruhen, oder ist noch Unruhe oder Spannung in den Augen zu spüren? Was machen der Kiefer und die Lippen? Kann der Unterkiefer sinken? Liegen die Lippen lose aufeinander oder sind sie fest aufeinander gedrückt? Wo befindet sich Ihre Zunge? Drückt sie nach oben gegen den Gaumen oder kann sie locker in die Mundhöhle sinken? …

Wandern Sie mit Ihrer Aufmerksamkeit langsam weiter, an der Vorderseite Ihres Rumpfes hinab. Bemerken Sie die Bewegung des Brustkorbes oder der Bauchdecke, die evtl. durch den Atem ausgelöst wird, ohne an Ihrem Atem etwas zu verändern. … Spüren Sie noch einmal wie Sie insgesamt auf dem Stuhl sitzen. Bemerken Sie wie der feste Untergrund, die Sitzfläche und Rückenlehne des Stuhles Sie halten und tragen. …

Beenden Sie nun die Übung, indem Sie sich dehnen und räkeln, dabei tief durchatmen und erst, wenn der Körper wieder frischer ist, die Augen wieder öffnen.

◻ **Abb. 29.5** Übung Körperwahrnehmung

29.2.2 Entspannungsübungen mit dem Patienten

Als erster Schritt einer Entspannungstherapie ist es hilfreich, den Patienten in Bezug auf Zustände erhöhter Anspannung und Entspannung zunächst zu sensibilisieren, insbesondere bei skeptischen Patienten und solchen mit somatoformen Störungen. Dies kann im Rahmen eines Gesprächs und/oder auch durch einen Fragebogen erfolgen. Ein Fragebogen hat den Vorteil, dass sich der Patient ohne äußere Einflüsse mit der Frage auseinander setzen kann:

Was bedeutet für mich Spannung und Entspannung, wie erlebe ich diese unterschiedlichen Elemente für mich im Alltag?

> **Fragebogen**
>
> Sehr geehrter Herr/Frau XY
>
> Bitte beantworten Sie die folgenden Fragen stichwortartig, aber so ausführlich wie möglich:
> - In welchen Situationen fühlen Sie sich angespannt?
> - Wie äußert sich Anspannung? Körperlich – mental – emotional – oder anders?
> - Was tun Sie, wenn Sie sich sehr angespannt, »gestresst«, fühlen?
> - Welche Wirkungen haben die Maßnahmen?
> - Benutzen Sie immer die gleichen Maßnahmen zum Entspannen?
> - Wenn Sie unterschiedliche Maßnahmen anwenden: Wonach richtet sich das?
> - Beschreiben Sie typische Situationen, in denen Sie sich entspannt fühlen?
> - Was raten Sie anderen, wie sie sich entspannen sollen?
> - Welche Gedanken und Gefühle treten in entspannten Situationen auf? Empfinden Sie diese Situationen als angenehm?
> - Wenn andere Aspekte bezüglich Spannung und Entspannung für Sie eine Rolle spielen, die hier nicht genannt sind, dann beschreiben Sie sie bitte.
>
> Mit Dank für Ihre Mitarbeit
> Ihr

Als weiteres wird der Patient aufgefordert, sich auf spannungsauslösende Reize und seine Reaktionen hin zu beobachten: Was löst Spannung bei mir aus? (z. B. die Stimme des Chefs, das Bellen des Nachbarhundes, der Anblick einer bestimmten Person). Wie äußert sich diese Spannung geistig, körperlich, emotional und verhaltensmäßig (z. B. durch aggressive oder ängstliche Gedanken, verbale Äußerungen, Herzklopfen, vermehrte Darm- und Blasenentleerungen, Obstipation, hektisches Umherlaufen oder konsumierendes Verhalten wie Fernsehen, Bier trinken)?

Eine Sensibilisierung kann auch durch Fremdbeobachtungen erfolgen, z. B. dass der Patient jemanden aus seinem Umfeld bittet, wahrzunehmen, wie Spannungszustände bei ihm sichtbar werden. Der Patient soll auch andere Personen auf Spannungszustände hin beobachten, z. B. in der Straßenbahn oder in privaten Gesprächsrunden. Eigen- und Fremdbeobachtungen sensibilisieren den Patienten und geben dem Arzt zudem Hinweise für seinen Therapieansatz.

Sie haben nun bei Ihrem Patienten häufige oder andauernde Spannungszustände ggf. mit Schlafstörungen festgestellt und halten ein Entspannungsverfahren für hilfreich. Im Rahmen der Edukation haben Sie ihm die gesundheitlichen Vorteile der Anwendung von Entspannungsverfahren auf körperlicher und seelischer Ebene erläutert. Damit der Patient ein von Ihnen vorgeschlagenes Entspannungsverfahren (z. B. Atemübung, PMR) auch tatsächlich im Alltag durchführt, ist es wichtig, dieses ohne großen Aufwand für den Patienten erfahrbar zu machen. Denn zur Motivation braucht der Patient ein unmittelbares »Evidenz-Erleben«, also die Erfahrung, dass dieses Verfahren tatsächlich im Sinne einer Spannungsreduktion wirkt. Warum also nicht gleich mit dem Patienten hier in Ihrem Sprechzimmer ein Entspannungsverfahren (z. B. die obige Atemübung) anwenden, das beiden guttut – dem Patienten und Ihnen?

Fragen zur Auswertung der Übungen

Die Erfahrungen des Patienten mit der Entspannungsübung sollten im Anschluss besprochen werden. Hier einige hilfreiche Fragen zur Verbalisierung und Konkretisierung des Erlebten:

- Wie fühlen Sie sich nun? Wie erging es Ihnen während der Übung?
- War der Text zu lang? War er zu langsam oder zu schnell gesprochen? Hatten die Pausen die richtige Länge?
- Konnten Sie mit der Aufmerksamkeit dabeibleiben oder waren Sie öfter abgelenkt?
- Was dachten Sie während der Übung, bzw. währenddem Sie wahrnahmen?
- Was war für Sie deutlich spürbar?
- Gab es Bereiche, die Sie nicht oder nur undeutlich spürten, bzw. wo Ihnen das Wahrnehmen schwer fiel?
- Was war es, das Sie als a) unangenehm und b) besonders angenehm empfanden?
- War Ihre Aufmerksamkeit mehr bei den angenehmen oder mehr bei den unangenehmen Empfindungen?
- War es leichter für Sie, einzelne Körperteile zu spüren oder aber den Stuhl wahrzunehmen? (ich habe die Möglichkeit meinen Körper wahrzunehmen und mit meinem Körper meine Umgebung wahrzunehmen)
- Was war die angenehmste Erfahrung?
- Wo können Sie die Übung in Ihrem Alltag einbauen?

Das Üben erleichtern: Entspannungsübungen auf Tonträgern und in Kursen

Neben dem unmittelbaren Praktizieren der Entspannungsübung mit dem Patienten und einer schriftlichen Anleitung (Handout) hat sich insbesondere das Live-Mitschneiden der Entspannungsinstruktion, z. B. mittels digitalen Diktiergeräts, und Mitgabe als Audiofile auf CD oder USB-Stick zum Transfer in den Alltag bewährt. Denn auch für Geübte ist die Entspannung mittels Fremdinstruktion immer noch wesentlich leichter und tiefer als durch eine Selbstinstruktion. Zudem nimmt der Patient »seine persönliche Entspannungssitzung mit dem Doktor« zur Übung mit nach Hause.

Daneben können dem Patienten gängige Entspannungsverfahren (AT, PMR, Achtsamkeitstraining, Hypnose) auch »konfektioniert« auf käuflichen Tonträgern (Audiobooks, CDs) (z. B. Eßwein 2010; Grasberger 2010; Hainbuch 2010; Ross 2014) oder als App empfohlen werden.

Das Üben mit anderen fällt ebenfalls leichter. Viele Krankenkassen, Einrichtungen der Erwachsenenbildung (z. B. Volkshochschulen) und Fitnesscenter bieten heute eine Vielzahl gängiger Entspannungsverfahren in Kursen an.

29.3 Erholung

29.3.1 Begriffsklärung: Was ist Erholung?

Mit zunehmender Bedeutung des Dienstleistungssektors seit den 1970er Jahren verlagerte sich das arbeitsbezogene Anforderungsprofil von körperlicher Beanspruchung (Landwirtschaft, Handwerk) hin zu vermehrt psychisch-mentaler Beanspruchung. Diese Entwicklung macht heute anders als früher, neben gesundem Schlaf entsprechend angepasste, speziellere Strategien zur Erholung erforderlich (◘ Abb. 29.6). Erholung muss heute mehr denn je aktiv geplant und strukturiert werden, um die persönliche Energie und Gesundheit zu erhalten. Hierzu werden im Folgenden einige wichtige, praktische Erkenntnisse aus der Erholungsforschung erläutert.

Um die Regenerationsprozesse zu erleichtern ist es hilfreich zu wissen, was den gewünschten Zustand des Erholtseins überhaupt ausmacht, um dann geeignete Mittel und Wege zu finden. Die folgende Übung hilft Ihnen zunächst, persönliche Erholungszustände konkreter zu beleuchten (◘ Abb. 29.7).

Unter **Erholung** werden heute die Verbesserung des Befindens und die Wiederherstellung der Handlungs- und Leistungsfähigkeit mit dem Wiederaufbau von Ressourcen nach vorangegangener Beanspruchung verstanden. Eine optimale Erholung ist möglich, wenn der Erholungsvorgang der vorangegangenen Beanspruchung angemessen ist (Allmer 1996; Sonnentag 2003).

> **Das Schlüsselprinzip von Erholung lautet: Entlaste die Systeme, die zuvor beansprucht waren.**

Wenn ich also Kopf- oder Wissensarbeiter bin, werden solche Aktivitäten erholsam sein, die insbesondere den Körper einbeziehen. Wenn die wil-

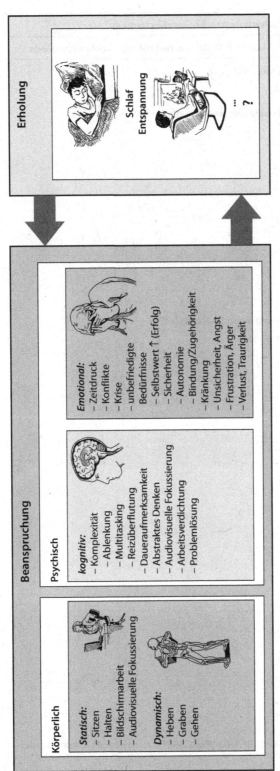

Abb. 29.6 Beanspruchungs-Erholungsbilanz: Der Vielfalt an Beanspruchungsfaktoren steht gewöhnlich eine vergleichsweise geringe Auswahl an Erholungsoptionen gegenüber. (Zeichnungen: Claudia Styrsky)

Übungen aus Fritzsche et al., Psychosmatische Grundversorgung		
Arbeitsblatt 4	Übung zur Evaluation persönlicher Erholungszustände	Seite 1

Wie merken Sie, dass Sie erholt sind?

Körperlich: Wie spüren Sie Ihren Körper, wenn Sie erholt sind?

✎ _____

_____

Geistig: Woran denken Sie, wenn Sie erholt sind?

✎ _____

_____

Emotional: Wie ist Ihre Stimmung, wenn Sie erholt sind?
Welche Gefühle sind damit verbunden?

✎ _____

_____

◻ **Abb. 29.7** Übung Erholung wahrnehmen

lentliche Ich- oder Selbststeuerungsfähigkeit (z. B. durch Unterdrückung von Gedanken, Bedürfnissen, Gefühlen) stark beansprucht wurde, ist es erholsam, die »Ich-Instanz« zu entlasten, indem man Aktivitäten nachgeht, die – ohne viel Aufwand – automatisch-unwillkürlich ablaufen und freudvoll erlebt werden, z. B. Sport, Ballspiele. Als Dienstleister, der mit der Aufmerksamkeit oft außen bei den Bedürfnissen Anderer ist, wirkt die Selbst- oder Fremdzuwendung erholsam, z. B. über Meditation oder Massage.

Eine Grundvoraussetzung für Erholung ist auch eine gewisse Kontrolle über die Freizeit oder ein Gefühl von Selbstbestimmtheit in der Freizeit, insbesondere, wenn das Bedürfnis nach Autonomie bei der Arbeit nicht ausreichend befriedigt wird. Selbstbestimmtheit trägt zur Erholung bei, da man denjenigen Freizeitaktivitäten nachgehen kann, die man am liebsten mag und die am erholsamsten sind. Man fühlt man sich seinen Aufgaben gewachsen und kompetent, wird das Selbstwirksamkeitserleben gestärkt (Sonnentag 2003).

29.3.2 Was wird eigentlich erschöpft?

Den Alltagsbelastungen und hohen Anforderungen in unserer Dienstleistungsgesellschaft angemessen zu begegnen, braucht ein gutes Maß an Ich- bzw. Selbststeuerung (-kontrolle), um die Aufmerksamkeit auszurichten sowie Gedanken, Gefühle und Verhalten in Hinblick auf übergeordnete Ziele zu regulieren (Baumeister u. Vohs 2007). Dies beinhaltet die willentliche Unterdrückung von konkurrierenden Gedanken, Gefühlen und Verhaltensimpulsen, was mentale Energie kostet (Friese et al. 2013).

Besondere Anforderungen, die der Arztberuf an die Ich-Steuerungsfähigkeit mit sich bringt, sind:
- Unterdrückung von aversiven Emotionen, z. B. Ärger, Antipathie, Ekel gegenüber Patienten.
- Unterdrückung von Ängsten, z. B. dem Patienten zu schaden, das Arbeitspensum nicht zu schaffen, Anforderungen nicht gerecht zu werden.
- Unterdrückung von Grundbedürfnissen, z. B. nach Schlaf im Nachtdienst, Essen und Trinken in der Sprechstunde oder im OP.

Die willentliche Ich- bzw. Selbststeuerungsfähigkeit ist allerdings eine erschöpfliche Ressource, die durch aufeinanderfolgende oder konfligierende mentale Aufgabenstellungen, die Willenskraft erfordern, verringert oder gar aufgezehrt wird. Man spricht von **Ego-Depletion** (von lat. deplere: ausleeren) (Baumeister et al. 2007; Friese et al. 2013).

Die Erschöpfung der Ich-Steuerungsfähigkeit beinhaltet die Abnahme von Aufmerksamkeit, Interesse, Motivation, Abgrenzungsfähigkeit gegenüber konkurrierenden Gedanken und äußeren Störfaktoren: Wir können weniger bei einer Sache bleiben und sind durch äußere Einflüsse vermehrt ablenkbar (Baumeister et al. 2007). Erschöpft werden also: Energie (geistig und körperlich), Aufmerksamkeit, Gedächtnis und Selbststeuerungsfähigkeit. Damit sinkt die Leistungsfähigkeit.

Hilfreich zur Wiederherstellung der Ich-Steuerungsfähigkeit sind dagegen ein Wechsel in der Ausrichtung der Aufmerksamkeit, positive Affekte, die Befriedigung seelischer Bedürfnisse nach Autonomie (wahrgenommene Selbstbestimmtheit des eigenen Handelns), Kompetenz (wahrgenommene Wirksamkeit eigener Verhaltensweisen) und menschliche Nähe (soziale Bezogenheit) sowie Meditation (Ryan u. Deci 2008; Friese et al. 2012). Hirnphysiologisch liegt der Erholung der Ich-Steuerungsfähigkeit offenbar eine Aktivierung des Belohnungssystems zugrunde, nachdem schon die Spülung des Mundes mit Glukose dopaminerge Bahnen im Striatum aktiviert und die Selbst-Steuerung nach Erschöpfung verbessert, ebenso wie Belohnungen durch Anerkennung oder Geld (Übersicht in: Inzlicht et al. 2014).

29.3.3 Das 3-Phasen-Modell der Erholung

Der Erholungsprozess kann in 3 aufeinanderfolgende Phasen gegliedert werden, die je nach Funktion unterschiedliche Verhaltensweisen erfordern (Allmer 1996, ◘ Abb. 29.8):
1. **Distanzierungsphase**: Abstand von der vorangegangenen Beanspruchungsphase gewinnen durch Verhaltensweisen und Rituale, die das Abschalten (Detachement) fördern.

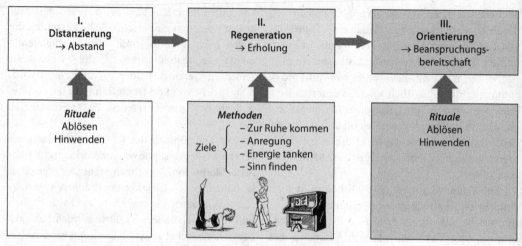

□ Abb. 29.8 Das 3-Phasen-Modell der Erholung. (Zeichnungen: Claudia Styrsky)

2. **Regenerationsphase:** Ausgleich der beanspruchungsbedingten, psychophysischen Funktionsbeeinträchtigungen und Schaffung optimaler Handlungsvoraussetzungen über Methoden, die den aktuellen Bedürfnissen gerecht werden und somit unterschiedliche Erholungsziele haben können.
3. **Orientierungsphase:** Allmähliche Umstellung der psychophysischen Funktionen und Herstellung von Beanspruchungsbereitschaft durch Rituale.

Erholung heißt Handeln

Wichtig zu Beginn (Distanzierungsphase) und unabdingbar für den Erholungsprozess ist das **Abschalten.** Das bedeutet, die Arbeit (oder das Beanspruchende) gedanklich hinter sich zu lassen und sich stattdessen auf anderes einzulassen (Sonnentag u. Bayer 2005).

Aktivitäten, die die Distanzierung von der Arbeit oder von der Beanspruchung fördern sind:
- periodischer Tätigkeitswechsel,
- Beenden der beanspruchenden Tätigkeit mit etwas Positivem,
- räumlicher Abstand,
- Faszination und hohe Bindung von Aufmerksamkeit, z. B. durch Ball-Sportarten, Tanzen, Spielen, Klettern, Jonglieren, soziale Kontakte, Gartenarbeit, kreatives Tun (Musizieren, Malen, Kochen etc.),

- Achtsamkeitsmeditation und
- Selbsthypnose.

Effektive Erholungsaktivitäten (Regenerationsphase) sind insbesondere solche, die die jeweiligen Beanspruchungsfolgen berücksichtigen und den daraus resultierenden, aktuellen Bedürfnissen gerecht werden (nach Allmer 1996; □ Tab. 29.2):

Herausforderungen meistern Mastery-Aktivitäten)

Erholsame Freizeitaktivitäten im Sinne von Mastery-Aktivitäten (»mastery«: etwas meistern oder beherrschen) bieten Lernmöglichkeiten und Herausforderungen in Lebensbereichen außerhalb der Arbeit, wie z. B. ein Sprachkurs, ein neues Hobby oder eine ehrenamtliche Tätigkeit. Mastery-Aktivitäten fördern die Erholung durch Wirksamkeits- und Erfolgserleben mit vergleichsweise geringem Aufwand, ohne zu überfordern. Sie aktivieren neue Ressourcen (Fähigkeiten, Kompetenzen, Selbstvertrauen). Auf diese Weise verbessern Mastery-Erlebnisse die Stimmung und können zu einer höheren Leistungsbereitschaft bei der Arbeit führen (Hahn et al. 2011).

Weitere wirksame Erholungsaktivitäten

- **Kurze Pausen:** Kurze Unterbrechungen (5–10 min) spätestens alle 1–2 h mindern Stress, erhalten die Leistungsfähigkeit und

◘ Tab. 29.2 Erholungsaktivitäten unter Berücksichtigung von Beanspruchung und Bedürfnis

Beanspruchung	Bedürfnis	Erholungsaktivität (Auswahl)
Reizüberflutung, Überforderung	Ruhe	Entspannungsübungen, Meditation
Monotonie, Unterforderung	Anregung	Sport, Tanzen, Spielen
Ermüdung	Energie tanken	Tanzen, Massage, Sex, QiGong
Sättigung, Unterforderung	Sinn finden	Neue Herausforderungen (Mastery-Aktivitäten)

Stimmung, z. B. bei Ärzten während operativer Eingriffe (Engelmann et al. 2012).

- **Power-Nap (»Nickerchen«):** Kurze Naps (< 30 min) am Tage verbessern Gedächtnis- und Lernleistungen sowie die Stimmung. 10-minütige, mittägliche Naps können Erholungsdefizite nach Schlafrestriktion besser kompensieren als 30 min Schlaf (Brooks u. Lack 2006).
- **Naturerleben:** Natürliche Umwelten sind beim Betrachten (10 min) in Bezug auf physiologische, aufmerksamkeitsbezogene und emotionale Erholung wirksamer als urbane (Hartig et al. 2003).
- **Mittagspause zur Erholung nutzen:** 20-minütige progressive Muskelentspannung senkt den Speichel-Kortisolspiegel und sorgt für deutlich mehr Erholung als 20 min Small Talk (Krajewski et al. 2010).
- **Schneller Spaziergang:** Ein schneller Spaziergang über 10 min bringt mehr subjektives Energieempfinden und Spannungsreduktion als ein Schokoriegel (Thayer 1987).
- **Kurzurlaube** von mind. 4 bis zu 10 Tagen sind offenbar ebenso erholsam wie solche von mehr als 10 Tagen (Strauss-Blasche 2000; Etzion 2003). Denn die Stimmung steigt zumeist in den ersten Tagen, bleibt dann zunächst stabil, um gegen Ende des Urlaubs wieder abzufallen.

Allen genannten Erholungsaktivitäten ist gemeinsam, dass sie in einer Weise freudvoll erlebt werden und damit das zentralnervöse Belohnungssystem aktivieren, sei es als Entspannung (z. B. Meditation), sinnlich-konkrete Körpererfahrung (z. B. Essen, Naturerleben), als moderate Herausforderung (z. B. Musizieren, Malen, Kochen) oder Lernerfah-

rung (z. B. neue Sprache lernen), und so ungesunde Stressreaktionen dämpfen und einer Überforderung vorbeugen (Esch u. Stefano 2010).

Grundsätzlich sollten Erholungsaktivitäten aufgenommen werden, **bevor** die Ressourcen völlig erschöpft sind, da es zur Abgrenzung gegenüber konkurrierenden Impulsen und Erwartungen von außen eine gewisse Selbst- bzw. Ich-Steuerung und damit Energie braucht. Hilfreich ist zudem, sogenannte Erholungs- oder Freizeitroutinen aufzubauen, also an festen Tagen und Zeiten Erholungsaktivitäten bewusst einzuplanen, z. B. als »Wellness- oder/und Fitness-Tag«.

Literatur

Zitierte Literatur

Allmer H (1996) Erholung und Gesundheit. Gesundheitspsychologie Band 7. Hogrefe, Göttingen

Baumeister RF, & Vohs KD (2007) Self-regulation, ego depletion, and motivation. Soc Personal Psychol Compass, Vol. 1. http://www.blackwellpublishing.com/pdf/compass/spco_001.pdf

Benson H, Beary JF, Carol MP (1974) The relaxation response. Psychiatry 37: 37–46

Brooks A, Lack L (2006) A brief afternoon nap following nocturnal sleep restriction: which nap duration is most recuperative? SLEEP 29(6): 831–840

Cahn BR, Polich J (2006) Meditation states and traits: EEG, ERP, and neuroimaging Studies. Psychol Bull 132: 180–211

Classen C (1993) Worlds of Sense. Exploring the senses in history and across cultures. Routledge, London

Damasio AR (2001) Fundamental feelings. Nature 413: 781

Derra C (2007) Progressive Relaxation. DÄV, Köln

Engelmann C, Schneider M, Grote G et al. (2012) Work breaks during minimally invasive surgery in children: patient benefits and surgeon's perceptions. Eur J Pediatr Surg 22(6): 439–44

Esch T, Fricchione GL, Stefano GB (2003) The therapeutic use of the relaxation response in stress-related diseases. Med Sci Monit 9: RA23–34

29

Esch T, Stefano GB (2004) The neurobiology of pleasure, reward processes, addiction and their health implications. Neuroendocrinol Lett 25: 235–251

Esch T, Stefano GB (2010) Endogenous reward mechanisms and their importance in stress reduction, exercise and the brain. Arch Med Sci 6, 3: 447–455

Etzion, D (2003) Annual vacation: duration of relief from job stressors and burnout. Anxiety Stress Coping 16: 213–226

Friese M, Messner C, Schaffner Y (2012) Mindfulness meditation counteracts self-control depletion. Conscious Cogn 21(2): 1016–1022

Friese M, Binder J, Luechinger R et al. (2013) Suppressing Emotions Impairs Subsequent Stroop Performance and Reduces Prefrontal Brain Activation. PLoS ONE 8(4): e60385. doi: 10.1371/journal.pone.0060385

Hahn VC, Binnewies C, Sonnentag S, Mojza EJ (2011) Learning how to recover from job stress: Effects of a recovery training program on recovery, recovery-related self-efficacy, and well-being. J Occupational Health Psychol, 16: 202–216

Hartig T, Evans GW, Jamner LD et al. (2003) Tracking restoration in natural and urban field settings. J Environ Psychol 23: 109–123

Inzlicht M, Berkman E, Elkins-Brown N (2014) The neuroscience of »ego depletion« or: How the brain can help us understand why self-control seems limited. In: Harmon-Jones E, Inzlicht M (Eds.), Social Neuroscience: Biological Approaches to Social Psychology. Psychology Press, New York, S 1–44

Krajewski J et al. (2010) Relaxation-induced cortisol changes within lunch breaks – an experimental longitudinal worksite field study. J Occup Org Psychol 00: 1–14

Ryan RM, Deci EL (2008) From ego depletion to vitality: Theory and findings concerning the facilitation of energy available to the self. Soc Personal Psychol Compass 2(2), 702–717

Salamon E, Esch T, Stefano GB (2006) Pain and relaxation (review). Int J Mol Med 18: 465–470

Selye H (1953) Einführung in die Lehre vom Adaptationssyndrom. Thieme, Stuttgart

Smith JC (1988) Steps toward a cognitive-behavioral model of relaxation. Biofeed Self-Regul; 13(4): 307–329

Smith JC (2007) Psychology of relaxation. In: Lehrer PM, Woolfolk RL, Sime WE (eds.) Principles and Practice of Stress Management. 3rd ed., Guilford Press, pp 38–52

Sonnentag S (2003) Recovery, work engagement, and proactive behavior: A new look at the interface between nonwork and work. J Appl Psychol 88: 518–528

Sonnentag S, Bayer UV (2005) Switching Off Mentally: Predictors and Consequences of Psychological Detachment From Work During Off-Job Time. J Occup Health Psychol 10 (4): 393–414

Stefano GB, Fricchione GL, Esch T (2006) Relaxation: Molecular and physiological significance. Med Sci Monit 2006; 12:HY21–31

Strauss-Blasche G, Ekmekcioglu C, Marktl W (2000) Does vacation enable recuperation? Changes in well-being associated with time away from work. Occup Med (Lond) 50: 167–172

Thayer R (1987) Energy, tiredness, and tension effects of a sugar snack versus moderate exercise. J Personality Soc Psychol 52 (1): 119–125

Vaitl D, Petermann F (2000) Handbuch der Entspannungsverfahren Bd. I: Grundlagen und Methoden. 2. Aufl. Beltz PVU, Weinheim

Weiterführende Literatur

Eßwein J (2010) Achtsamkeitstraining (mit CD) Gräfe u. Unzer, 8. Auflage

Grasberger D (2010) Autogenes Training (mit CD) Gräfe u. Unzer, 8. Auflage

Hainbuch F (2010) Progressive Muskelentspannung (mit CD) Gräfe u. Unzer, 8. Auflage

Ross UH (2014) Stress verwandeln in Energie. Schnell wirksame Mentaltechniken. Audiobook mit 2 CD's. Kösel-Verlag

Vaitl D, Petermann F (2000) Handbuch der Entspannungsverfahren Bd. I: Grundlagen und Methoden. 2. Aufl. Beltz PVU, Weinheim

Burnout-Prävention

Uwe H. Ross, Kurt Fritzsche

K. Fritzsche et al. (Hrsg.), *Psychosomatische Grundversorgung*,
DOI 10.1007/978-3-662-47744-1_30, © Springer-Verlag Berlin Heidelberg 2016

Fallbeispiel

Ein erfolgsgewohnter 37-jähriger, ambitionierter Oberarzt einer Unfallchirurgischen Klinik merkt seit längerem, dass etwas nicht stimmt: Termindruck, Ärger über seine unfähigen Mitarbeiter (»Stümper«), zu viel Kaffee, Frühstück in der Klinik am PC waren aber zur Gewohnheit geworden. Das Klima im Team ist gespannt. Abends kommt er spät nach Hause, ist wortkarg zu seiner Frau, auf seine beiden Kinder regiert er nur noch gereizt, sodass sie öfter weinen. Abends zieht er sich vor den Fernseher zurück, da ihm die Energie für andere Aktivitäten fehlt. Beim Einschlafen quälen ihn Gedanken an den Job. Wenn er zur Klinik fährt, bemerkt er des Öfteren schweißnasse Hände, Druck auf der Brust und Übelkeit. Seine Frau bemängelt häufig, dass er für sie und die Familie kaum Zeit habe. Er tröstet sie mit den Worten: »Nur noch bis zum Termin nächsten Monat. Du weißt schon – Kongress!« Zwei Tage vor dem Kongress muss er rechts ranfahren: »Es geht gar nichts mehr« und landet mit einem »Nervenzusammenbruch« im Krankenhaus.

30.1   Theoretischer Teil

Das Thema Arbeit und Gesundheit ist gerade bei Angehörigen der Gesundheitsberufe hochaktuell. Weltweit haben Ärzte ein erhöhtes Burnout-Risiko im Vergleich zu anderen Berufsgruppen. Mindestens 20 % aller Ärzte kämpfen mit den Beschwerden eines voll entwickelten Burnout-Syndroms (Bergner 2004). Junge Ärzte und Ärzte auf onkologischen und Intensivstationen tragen ein besonderes Risiko (Bauer et al. 2003; Voltmer et al. 2008). Dieses geht häufig einher mit geringer Berufszufriedenheit und Lebensqualität, geringer beruflicher Leistungsfähigkeit, einem signifikanten Anstieg von ärztlichen Kunstfehlern sowie mit verminderter Empathiefähigkeit, suboptimaler Patientenversorgung und reduzierter Patientenzufriedenheit (Prins et al. 2009; Shanafelt et al. 2003; Weng et al. 2011).

30.1.1 Begriffsklärung – Was ist Burnout?

Der deutsch-amerikanische klinische Psychologe und Psychoanalytiker Herbert J. Freudenberger beschrieb 1974 in New York erstmals einen arbeitsbezogenen Erschöpfungszustand, den er bei sich und ehrenamtlichen Klinikmitarbeitern beobachtet und als Burnout-Syndrom bezeichnet hat (Bauer et al. 2003). Es kennzeichnet das kritische Stadium einer meist beruflichen Verausgabungskarriere bei bisher leistungsfähigen Personen. Burnout ist als gesundheitsrelevanter Risikozustand ernst zu nehmen sowie als Verbalisierung individuellen und kollektiven Leidens unter den Zwängen der gegenwärtigen Arbeitswelt (Siegrist 2012).

Wesentliche Kennzeichen von Burnout sind (Bauer et al. 2003; Positionspapier DGPPN 2012):

1. **Emotionale Erschöpfung**. Gefühl der Überforderung und des Ausgelaugtseins der eigenen psychischen und körperlichen Reserven, häufig Unfähigkeit, sich in der Freizeit zu entspannen. Psychosomatische Symptome wie Müdigkeit, Niedergeschlagenheit, Anspannungszustände, Schlafstörungen, chronische Schmerzen mit unauffälligem Befund, funktionelle Herz- Kreislaufbeschwerden sowie unspezifische Beschwerden des Magen-Darm-Trakts.

2. **Zynismus/Distanzierung/Depersonalisation**. Aus anfänglich idealisiertem Verhältnis zur Arbeit entwickelt sich Frustration mit anschließender Distanzierung von der Arbeit, verbunden mit Schuldzuweisungen und Verbitterung gegenüber den Arbeitsbedingungen, Abwertung der Arbeit, Zynismus und Gefühllosigkeit (Depersonalisation), die sich gegen Klientel und Arbeitskollegen richtet.

3. **Verminderte subjektive Leistungsbewertung**. Negative Selbsteinschätzung der persönlichen Leistungskompetenz und Arbeitsqualität infolge Minderung der Arbeitsleistung, der Arbeitszufriedenheit und infolge Sinnverlust.

In der Arzt-Patient-Beziehung zeigen sich Burnout-Phänomene in Form von Stereotypisierungen (»Die wollen alle nur krankgeschrieben werden«), Schuldzuweisungen (»Wegen denen muss ich jetzt noch arbeiten«), Zynismus und Entmenschlichung des Patienten (»Das Schilddrüsenkarzinom von Zimmer 14 wird um 8 Uhr operiert«) (Bergner 2004).

Die **Entwicklung des Burnout-Syndroms** wird anhand prototypischer Phasen deutlich (◘ Abb. 30.1). Der Einstieg in die Burnout-Entwicklung ist

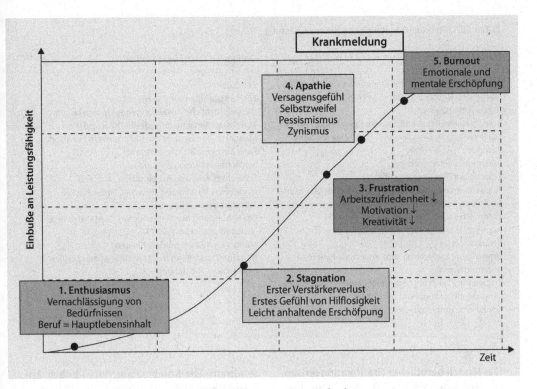

◘ Abb. 30.1 Charakteristische Reaktionen in der Entwicklung eines Burnout-Syndroms

meist ein hoher Enthusiasmus und eine starke Identifikation mit der Arbeit. Dabei werden wichtige Bedürfnisse vernachlässigt, z. B. nach Pausen, Schlaf, Essen, Freizeit, Erholung und sozialen Kontakten. Der Beruf wird zum Hauptlebensinhalt. Die Befriedigung der eigenen Bedürfnisse kommt immer mehr zu kurz, sodass anhaltende Erschöpfungszeichen auftreten (Verstärkerverlust). In der weiteren Entwicklung werden Verhaltensänderungen unübersehbar, wie Motivations- und Leistungsminderung, Abneigung gegen Patienten, emotionaler und sozialer Rückzug, Fehlzeiten, schädliches Konsum- oder Suchtverhalten (z. B. Nikotin-, Alkohol-, Tablettenmissbrauch). Die Folgen davon sind Apathie mit Selbstzweifel, eine innere Leere und ein Wahrnehmungsverlust der eigenen Person. Zunehmende Sinnlosigkeit und Desinteresse prägen die letzte Phase. Den Endpunkt bildet die völlige emotionale und mentale Erschöpfung, die in eine Depression mündet und lebensbedrohlich sein kann. So haben mehr als 50 % der schwer Burnout-Betroffenen tatsächlich eine Depression (Ahola et al. 2005).

30.1.2 Ursachen von Burnout

Das Wechselspiel von belastenden Arbeitsplatzbedingungen und Faktoren der individuellen Persönlichkeit und Psychodynamik ist beim Burnout-Syndrom wesentlich: Bei Ärzten scheint Arbeitsüberladung der erstrangige Kausalfaktor für Burnout zu sein bei gleichzeitig geringem Einfluss auf das therapeutische Geschehen (Bauer et al. 2003).

Zwei theoretische Modelle zum Zusammenhang von Arbeitsbelastungen und Erkrankungsrisiko sind empirisch belegt (Siegrist 2012):

1. Das **Anforderungs-Kontroll-Modell** (Karasek 1979) fokussiert auf Merkmale von Tätigkeitsprofilen/Arbeitsaufgaben. Danach sind diejenigen Personen durch Arbeitsstress gesundheitlich gefährdet, an die permanent hohe Anforderungen gestellt werden, während zugleich die Kontrolle und der Entscheidungsspielraum bei der Ausführung der Aufgaben stark eingeschränkt sind (◘ Tab. 30.1).

◘ Tab. 30.1 Anforderung versus Kontrolle im Arztberuf

Hohe Anforderungen	Geringe Einflussmöglichkeiten
Tägliche Konfrontation mit Krankheit, Leiden und Tod Nacht- und Notdienste, ständige Erreichbarkeit Lange Arbeitszeiten Ständiger, lebensbeeinflussender Entscheidungsdruck, teilweise auf der Basis fehlender/widersprüchlicher Befunde Wachsende Verantwortung Entscheidungen einsam treffen Anpassungsdruck an sich ständig ändernde Umstände bzgl. Abrechnung, Vorschriften, Techniken, Qualitätskontrollen etc. Korrekter Umgang mit Problempatienten und Angehörigen Umgang mit fordernden, »informierten« Patienten (Internetwissen) Erfolgsdruck auch bei geringer Patienten-Compliance Umgang mit unkooperativen Kollegen Konkurrenz unter Kollegen	Zeitdruck Führungsprobleme/hohe Hierarchie Widersprüchliche Anweisungen/Rollenunklarheit Mangelnde Entscheidungsfreiheit/Partizipation Mangel an Wertschätzung und positivem Feedback Fehlende soziale Unterstützung Schlechte Arbeitsorganisation Schlechtes Arbeitsklima bis hin zu Mobbing Mangelnde Ressourcen (Personal, Finanzmittel) Administrative Zwänge Bevormundung durch Ökonomen, Kontrollsysteme (»Qualitätsmanagement«) Mangel an Aufstiegsmöglichkeiten Negative Darstellung des Arztbildes in den Medien (»Abzocker«, »Pfuscher«)

2. Das **Modell beruflicher Gratifikationskrisen** (Siegrist 1996; ◘ Abb. 30.2) weist auf die gesundheitsgefährdende Dysbalance von Anforderungen und Gratifikationen hin. Gratifikationen ergeben sich über
   - finanzielle Belohnung,
   - Wertschätzung und Anerkennung des Geleisteten, z. B. durch Vorgesetzte, Kollegen,
   - Sicherung des sozialen Status durch Aufstiegschancen, Arbeitsplatzsicherheit und ausbildungsadäquate Beschäftigung.

Fortgesetzt hohe Verausgabung ohne angemessene Belohnung führt so zur »Gratifikationskrise«, die mit erhöhten Risiken für psychische Störungen (Depression), Bluthochdruck und koronare Herzkrankheit einhergeht.

In einer neueren Studie fanden sich unter chirurgisch tätigen Krankenhausärzten berufliche Gratifikationskrisen etwa bei jedem Vierten. Kritische Burnout-Werte wurden in dieser Gruppe 5-mal so häufig wie bei den stressfreien Ärzten gemessen (Knesebeck et al. 2010).

Verschiedene Faktoren bestimmen somit das Stresspotenzial und die »Toxizität« des Arbeitsplatzes im Hinblick auf die Entwicklung eines Burnout-

Syndroms: Die Kombination von a) hohen Anforderungen, b) geringem Handlungsspielraum bei der Arbeit (fehlende Kontrolle), c) geringer Belohnung für das Geleistete und d) wenig sozialer Unterstützung durch Vorgesetzte und Mitarbeitende (Siegrist 1996; von Känel 2008).

> Die Faustregeln für Arbeitsbedingungen mit hohem Burnout-Risiko heißen also: hohe Anforderungen bei wenig Einfluss und hohe Belastung bei wenig Belohnung.

30.1.3 Arbeitsbelastung drückt auf Zufriedenheit und Sozialleben

Die immensen Arbeitsbelastungen, mit denen Ärzte heute konfrontiert sind (◘ Tab. 30.2), bleiben nicht ohne Folgen auf das persönliche Befinden, die Arbeitszufriedenheit und Motivation. Eine Umfrage (Gebuhr 2002) kam zu folgenden Ergebnissen: Mehr als die Hälfte aller Vertragsärzte gab an, dass die Arbeit sie auslaugt (59 %). Die gleich hohe Anzahl berichtete, dass sie am Ende eines Arbeitstages »völlig erledigt sei« (58 %). Über ständige Schlafdefizite klagten 59 % der Ärzte. 69 % der

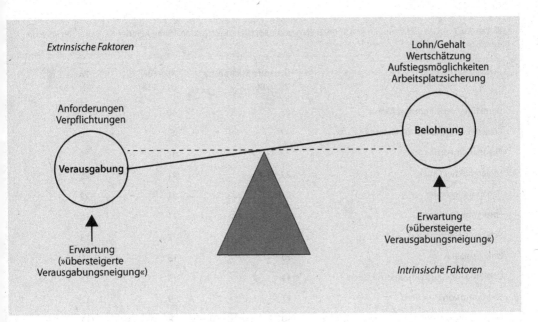

Extrinsische Faktoren

Lohn/Gehalt
Wertschätzung
Aufstiegsmöglichkeiten
Arbeitsplatzsicherung

Anforderungen
Verpflichtungen

Belohnung

Verausgabung

Erwartung
(»übersteigerte
Verausgabungsneigung«)

Erwartung
(»übersteigerte
Verausgabungsneigung«)

Intrinsische Faktoren

◨ **Abb. 30.2** Modell beruflicher Gratifikationskrisen. (Mod. nach Siegrist 1996)

Befragten sahen ihr Privatleben in Mitleidenschaft gezogen. Mit der Rückzugstendenz von Ärzten aus ihren privaten Kontakten bei zunehmender Belastung wird eine entscheidende Ressource für Regeneration und Prävention der Burnout-Gefährdung aufgegeben (Bergner 2004; Voltmer u. Spahn 2009). Verminderte persönliche Befriedigung aus der Arbeit reduziert die Motivation und Leistungsfähigkeit: Bei 43,4 % der Ärzte vom 3. bis 8. Berufsjahr fiel eine reduzierte Arbeitsmotivation auf (Voltmer et al. 2007).

Auch das Krankenhauspersonal in Deutschland ist belastet: 72 % der chirurgisch tätigen Ärzte gaben an, durch den Beruf so stark beansprucht zu sein, dass sie zu müde sind, etwas mit dem Partner oder mit den Kindern zu unternehmen. Knapp 80 % waren durch die berufliche Beanspruchung zu erschöpft, um sich noch persönlichen Interessen zuwenden zu können. Etwa zwei Drittel – insbesondere Frauen und Assistenzärzte – gehen davon aus, dass Zeitdruck die Arbeitsqualität manchmal oder oft vermindert (Knesebeck et al. 2010).

◨ Tab. 30.2 zeigt die Arbeitsbelastungen von angestellten und selbstständigen Ärzten, die die sich in der Selbstbeschreibung als biopsychosozial gesund und zufrieden erleben (nach Zwack et al. 2011).

30.1.4 Persönliche Faktoren: Wer ist gefährdet?

Persönlichkeiten, welche sich bei der Arbeit übermäßig verausgaben, tragen ein erhöhtes Burnout-Risiko, sei es, weil sie sich zu leicht vereinnahmen lassen, unter Zeitdruck geraten und nicht abgrenzen können, oder weil sie zu wenig Bestätigung und Befriedigung neben der Arbeit finden (Siegrist 1996).

Am Beginn ihrer Karriere empfinden viele Ärzte ihren Beruf als Berufung; ihr Wunsch, zu helfen, ihr Leistungswille und Altruismus dominieren. Im Laufe ihrer Weiterbildung steigen das Belastungserleben und Engagement an, der Beruf wird zur zentralen Lebensaufgabe, der Arzt zum Workaholic. Neurobiologisch erklärbar ist dieses Phänomen im Sinne einer »motivationalen Toxizität« von Arbeit (Esch u. Stephano 2010): In Analogie zu den Belastungen beim Marathonlauf werden bei hoher und zunächst motivierender Arbeitsanforderung im ZNS »berauschende«, körpereigene Drogen ausgeschüttet (Adrenalin, Dopamin, Endorphine, Cannabinoide), die dazu führen können, dass man die eigenen Belastungsgrenzen und Bedürfnisse nicht mehr spürt und die körperlichen und mentalen

Tab. 30.2 Arbeitsbelastungen von angestellten und selbstständigen Ärzten. Häufigkeit der Nennung der verschiedenen Stressoren (%)

Stressoren	Gesamte Stichprobe (N = 200)	Männer (N = 136)	Frauen (N = 64)
Bürokratie/Verwaltungsaufwand	57	60	48
Freizeitmangel/lange Arbeitszeiten	42	43	40
Fließbandmedizin	32	33	30
Hierarchischer Druck	22	21	25
Behandlungsfehler	21	21	22
Fordernde Patienten	20	21	18
Schlechte Honorierung	19	22	13
Unkollegialität	18	18	18
Ungenügende Ausbildungsstrukturen	13	13	13
Tod/Suizid von Patienten	11	9	17
Fachliche Komplexität	10	8	12
Überhöhte Ansprüche an die eigene Person	6	7	5
Non-Compliance von Patienten	4	2	10

30

Kräfte auslaugt. So kommt es zu einer psychophysischen Erschöpfung meist bei Menschen, die nicht gelernt – oder verlernt – haben, eigene Bedürfnisse wahrzunehmen (von Känel 2008).

Wichtige individuelle, Burnout-begünstigende Faktoren sind (Kaschka et al. 2011):

- Idealismus,
- hohe Erwartungen an sich selbst,
- starker Ehrgeiz,
- Perfektionismus,
- Altruismus,
- starkes Bedürfnis nach Anerkennung (anderen immer recht machen wollen),
- eigene Bedürfnisse unterdrücken,
- Wunsch, alles selbst machen zu wollen, nicht delegieren können/wollen,
- Gefühl, unersetzbar zu sein,
- Selbstüberschätzung,
- Arbeit als einzig sinngebende Beschäftigung,
- Arbeit als Ersatz für soziales Leben.

30.1.5 Burnout und Depression

Aufgrund ähnlicher und/oder überlappender Symptome ist die differentialdiagnostische Abgrenzung zwischen Burnout und Depressionen, Schlaf- und Angststörungen unscharf. Gemeinsames Merkmal von Depression und Burnout ist die emotionale Erschöpfung. Im Gegensatz zur Depression ist das Selbstwertgefühl beim Burnout meist erhalten. Burnout geht oft mit Einschlafstörungen einher (nicht abschalten können, Gedanken an den Job), während bei der Depression eher das Früherwachen typisch ist (■ Abb. 30.3; s. auch ▶ Kap. 12 »Depression und Suizidalität«).

30.1.6 Therapie des Burnout-Syndroms

Burnout ist zwar keine Krankheit nach ICD oder DSM und dennoch eine medizinisch relevante Gesundheitsstörung im Sinne eines Risikozustandes (Bauer et al. 2003; DPPN 2012). Eine psychosomatisch-psychotherapeutische Therapie sollte einge-

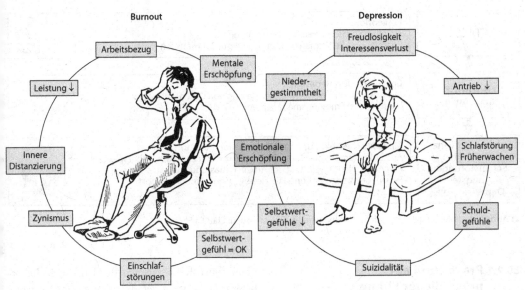

Abb. 30.3 Differenzierung Burnout und Depression. (Zeichnungen: Claudia Styrsky)

leitet werden, wenn klinisch relevante Burnout-Symptome vorliegen, z. B. bei anhaltenden Schlafstörungen (Frühindikator für ungesunden Stress) sowie bei Burnout-Begleit- oder -Folgeerkrankungen, wie Depression, Angststörungen oder Abhängigkeitserkrankungen. Ziel ist es, die Arbeitsfähigkeit zu erhalten oder wiederherzustellen und eine vorzeitige Dienst- oder Berufsunfähigkeit abzuwenden (Bauer et al. 2003). Dabei ist auch bei Ärzten mit Vorurteilen und Befürchtungen eines Stigmas – »Ich bin doch nicht verrückt!« – zu rechnen. Denn der Wechsel von der ärztlichen Expertenrolle in die Patientenrolle fällt den Betroffenen verständlicherweise schwer (Zwack et al. 2012). In einem Informationsgespräch werden ärztliche Burnout-Betroffene über die körperlichen Effekte von Stress und die Möglichkeit unterrichtet, über eine psychosomatische Behandlung positiv auf das seelische Befinden sowie auf die Lebens- und Arbeitsfreude Einfluss zu nehmen. Wirkfaktoren der Therapie sind: Achtsame Selbstwahrnehmung, Selbstfürsorge durch Abgrenzung («Nein sagen»), verbesserter Umgang mit eigenen Gefühlen (besonders die Akzeptanz negativer Gefühle), Zunahme der Entspannungs- und Genussfähigkeit sowie die lebensgeschichtliche Verortung eigener Denk- und Handlungsmuster und deren Weiterentwicklung. Der Erfolg zeigt sich dann im Alltag als gestärkte Selbstfürsorgekompe-

tenz mit stärkerer Priorisierung von Grundbedürfnissen, als achtsame Lebensführung, stärkere zeitliche Selbstbegrenzung, selbstbestimmtere Handlungsregulation und durch Aufbau von außerberuflichen Belohnungs- und Ressourcenerfahrungen (Zwack et al. 2012).

30.2 Praktischer Teil – Burnout wirksam vorbeugen

Burnout-Prävention hat zum Ziel, persönliche Haltungen sowie Reaktions- und Verarbeitungsmuster aufzubauen, die bei Belastungen die persönliche Gesundheit schützen. Aus den oben genannten Modellen zum Zusammenhang von Arbeitsbelastungen und Erkrankungsrisiko (Anforderung vs. Kontrolle, Verausgabung und Belohnung) ergeben sich Ansätze zur Prävention von Gesundheitseinschränkungen durch Überforderung auf persönlicher und organisationaler Ebene i. S. von professionellem Stressfolgen-Management (▪ Abb. 30.4).

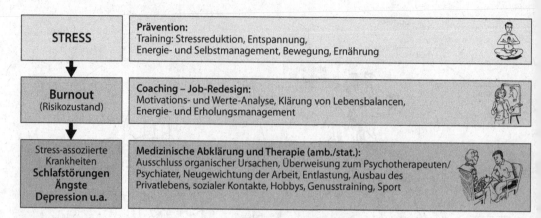

STRESS	**Prävention:** Training: Stressreduktion, Entspannung, Energie- und Selbstmanagement, Bewegung, Ernährung
Burnout (Risikozustand)	**Coaching – Job-Redesign:** Motivations- und Werte-Analyse, Klärung von Lebensbalancen, Energie- und Erholungsmanagement
Stress-assoziierte Krankheiten **Schlafstörungen Ängste Depression u.a.**	**Medizinische Abklärung und Therapie (amb./stat.):** Ausschluss organischer Ursachen, Überweisung zum Psychotherapeuten/ Psychiater, Neugewichtung der Arbeit, Entlastung, Ausbau des Privatlebens, sozialer Kontakte, Hobbys, Genusstraining, Sport

◘ **Abb. 30.4** Professionelles Stressfolgen-Management. (Zeichnungen: Claudia Styrsky)

30.2.1 Prävention auf persönlicher Ebene

Was Sie selbst für sich tun können

Der beste Schutz vor Burnout ist Zufriedenheit im Beruf und Privatleben. Dies setzt aber Selbstachtsamkeit und Selbstsorge voraus – Haltungen, die auch heute noch unter Ärzten im Medizinbetrieb von Praxis und Klinik in der Prioritätenliste ganz unten stehen. Für die Entwicklung gesunder Arbeitsumwelten in Praxis und Klinik braucht es Ärzte, die sich sowohl ihrer Stärken, aber auch ihrer Bedürfnisse und Grenzen bewusst sind und diese achten. Essenziell dabei ist zu verstehen, dass Selbstsorge nicht Selbstsucht, sondern Selbsterhalt bedeutet (»self-preservation«, Gundersen 2001).

- **Grundbedürfnisse achten**

»I've done too much for too many for too long with too little regard for myself« (Sotile u. Sotile 2003).

Als Medizinstudent ist man den eigenen Bedürfnissen noch gut nachgekommen (z. B. Schlaf, Essen, Hobbys, Freunde, Feiern), doch verliert sich dieser eigentlich gesunde »Egoismus« spätestens mit Eintritt in den Klinikalltag. Zumal Ärzte in deutschen Kliniken oft noch nach militärischen Grundsätzen sozialisiert werden (Bergner 2004): Unter hierarchischem Druck und mit herem Berufsethos, die Bedürfnisse der Patienten und Erfordernisse des Dienstes im Blick, lernt man sehr schnell, eigene Bedürfnisse zu unterdrücken, bis man sie gewohnheitsmäßig kaum oder gar nicht

mehr spürt. Keine eigenen Bedürfnisse zu haben oder zu äußern, ist gerade als Berufsanfänger opportun und daher mit erhöhtem Burnout-Risiko verbunden (Voltmer et al. 2008). Mangelnde Befriedigung von psychosozialen Bedürfnissen ist allerdings die Hauptursache von seelischen Störungen.

Zufriedenheit ist unabdingbar mit der Befriedigung menschlicher Grundbedürfnisse verknüpft – neben den physiologischen Bedürfnissen wie Essen, Trinken, Schlafen etc. Dabei werden ressourcenreiche, emotionale Zustände aktiviert. Als essenziell für den Erhalt seelischer Gesundheit werden die nachfolgend genannten psychosozialen Grundbedürfnisse erachtet (z. B. Grawe 2004; Lichtenberg et al. 2000; Rudolf 2007; ◘ Tab. 30.3).

In der folgenden Übung können Sie für sich explorieren, auf welche Weise zunächst die ersten 5 dieser Grundbedürfnisse in Ihrem Leben befriedigt werden (◘ Abb. 30.5).

- **Werte wiederbeleben: Was ist Ihnen wichtig im Leben?**

Werte sind wie Leuchttürme im Leben: Sie richten unsere Aufmerksamkeit aus, motivieren und mobilisieren Energie für neue Ziele.

Also, was ist Ihnen wirklich wichtig im Leben? In welcher Reihenfolge? Die folgende Übung hilft Ihnen dabei, Ihre Werte zu klären (◘ Abb. 30.6).

- **Identität**

Zu wissen oder auch ein Gefühl dafür zu haben, wer man ist, gibt uns ein Gefühl der Stärke und Stabili-

◻ Tab. 30.3 Befriedigung persönlicher Grundbedürfnisse zur Aktivierung von Ressourcen

Menschliches Grundbedürfnis	Aktivierte emotionale Ressource durch Bedürfnisbefriedigung
Orientierung/Kontrolle/Autonomie	→ Gefühl der Sicherheit
Bindung/Beziehung	→ Gefühl der Zugehörigkeit
Selbstwerterhöhung/Anerkennung	→ Gefühl der Wertschätzung, Akzeptanz
Lust/Unlustvermeidung	→ Gefühl von Wohlbefinden, Freude
Körperliche Nähe	→ Gefühl von Geborgenheit, Offenheit, Freude
Identität	→ Gefühl von Sicherheit, Präsenz
Sinn/Spiritualität	→ Gefühl der Integration in etwas Größeres

tät. Aus systemischer Sicht geht man davon aus, dass wir unterschiedliche Seiten oder Persönlichkeitsanteile haben, die in verschiedenen Kontexten (Partnerschaft, Familie, Arbeit, Hobby etc.) zum Ausdruck kommen und bestimmte Rollen mit Haltungen, Erlebnis- und Handlungsmustern bestimmen (Stierlin 1995; Schultz von Thun 1998). Diese sind z. B. als Vater oder Mutter einem Kind gegenüber anderer Natur, als in der Rolle des Arztes in der professionellen Begegnung mit dem Patienten.

Bleiben wir bei Ihrer professionellen Identität, Ihrem Selbst- oder Rollenverständnis als Ärztin oder Arzt: Mit der folgenden Übung können Sie einmal Ihre berufliche Identität beleuchten (◻ Abb. 30.7).

- **Sinn finden**

Eine weitere, starke Energiequelle, die über die Identität hinausgeht, ist die Beantwortung der übergeordneten Sinnfrage im Leben oder auch im Beruf. Tatsächlich zeigen Studien, dass die Fähigkeit von Ärzten auf besonders sinnhafte Aspekte der Arbeit zu fokussieren (z. B. Patientenversorgung, Forschung, Lehre), die erlebte Sinnhaftigkeit und die Zufriedenheit bei der Arbeit steigert und das Burnout-Risiko reduziert (Überblick in Shanafelt 2009).

Mit der folgenden Übung können Sie Sinnaspekte im Leben und bei Ihrer Arbeit einmal näher beleuchten (◻ Abb. 30.8).

- **Innere Antreiber entmachten**

»Eigentlich bin ich ganz anders, nur komme ich so selten dazu« (Ödön von Horváth, österreichisch-ungarischer Schriftsteller 1901–1938).

Menschen, die für Burnout anfällig sind, haben meist besonders starke innere Antreiber, die sie über lange Zeit zu mehr Leistung bis zur Überforderung anpeitschen, sodass die genannten Grundbedürfnisse missachtet werden.

Bei dem Modell der inneren Antreiber der Transaktionsanalyse (Kahler 1977) handelt es sich um stereotype, nicht hinterfragte Selbstanforderungen, die ursprünglich aus der Kindheit stammen und Anforderungen der Eltern an das Kind entsprachen, die es zur eigenen Sache gemacht hat (Introjekt), um die Eltern zufriedenzustellen und Konflikte und Spannungen zu vermeiden. Im Erwachsenenalter werden diese Antreiber bei Mehrbelastungen getriggert. Sie entwickeln je nach Stressempfinden eine unterschiedlich starke Dynamik, da sie eng mit dem Selbstwertgefühl verbunden sind: »Ich bin nur OK, wenn ich … (z. B. stark) bin.« In Stress- und Belastungssituationen fühlen sich viele Menschen insuffizient, nicht vollwertig, nicht geschätzt, nicht liebenswert. Die automatische Aktivierung innerer Antreiber hilft dann vermeintlich, diesen Gefühlen zu entrinnen, denn sie folgen der illusionären Strategie »Ich bin wieder OK, wenn ich … (z. B. stark) bin.« Ganz automatisch aktivieren innere Antreiber so Energien, Fähigkeiten, steuern unser Verhalten, lassen uns aber auch berufliche Anforderungen meistern und Höchstleistungen vollbringen. Denn jeder Antreiber steht auch für eine Tugend und hat einen positiven Kern (◻ Tab. 30.4): Eine Person mit dem inneren Antreiber »Sei perfekt!« ist beispielsweise bei der Flugsicherung oder im Operationssaal durchaus wünschenswert.

Übungen aus Fritzsche et al., Psychosmatische Grundversorgung		
Arbeitsblatt 5	Übung Grundbedürfnisse 📎	Seite 2

Befriedigung der Grundbedürfnisse – Basis für Gesundheit

Wie sorgen Sie dafür, dass Ihre menschlichen Bedürfnisse befriedigt werden?

1. Orientierung/Kontrolle/Autonomie:

Wie erhalten Sie sich Gestaltungsräume, Freiräume, Spielräume ?

a) bei der Arbeit? _____

b) In der Freizeit? _____

2. Bindung/Beziehung:

Wie pflegen Sie Ihre sozialen Kontakte? Im Kreis der

a) Familie _____

b) Freunde _____

c) Kollegen _____

d) Praxisteam _____

3. Selbstwerterhöhung/Anerkennung:

a) Woran sieht man, dass Sie sich selbst wertschätzen/mögen? An:

   Ihrem Aussehen: _____

   (gepflegt?)

   Ihrem Körper: _____

   (in Schuss?)

   Ihrer Nahrung: _____

   (ausgewählt / sorgsam angerichtet?)

   Wohnung / Haus: _____

   (aufgeräumt, sauber, liebevoll gestaltet?)

b) Wie erleben Sie Wertschätzung / Anerkennung?

- bei der Arbeit? _____

- in der Freizeit? _____

4. Lust/Unlustvermeidung:

Wie fördern Sie Ihr Wohlbefinden?

a) Sehen (visuell): Es geht mir besser, wenn ich … sehe.

_____

b) Hören (auditiv): Ich fühle mich gut, wenn ich … höre/lausche.

_____

c) Spüren/bewegen (kinästetisch): Es tut mir gut, wenn ich … spüre/mache.

_____

d) Riechen (olfaktorisch): Ich tanke auf, wenn ich … rieche.

_____

e) Schmecken (gustatorisch): Ich finde es herrlich, wenn ich … schmecke.

_____

5. Körperliche Nähe:

Wie befriedigen Sie Ihr Bedürfnis nach körperlicher Nähe/Berührung?

_____

© 2015, Springer-Verlag Berlin, Heidelberg. Aus: Fritzsche et al.: Psychosomatische Grundversorgung

🔲 **Abb. 30.5** Übung zur Befriedigung der Grundbedürfnisse

Übungen aus Fritzsche et al., Psychosmatische Grundversorgung		
Arbeitsblatt 6	**Übung Lebensbalancen** ✎	**Seite 1**

Diese Übung dient der persönlichen Standortbestimmung in Bezug auf wichtige Lebensfelder.
Sie hilft, Zielsetzungen zur Neuausrichtung von Lebensbalancen abzuleiten.

Vorgehen:

Definieren Sie zuerst die wichtigen Bereiche Ihres Lebens, wobei die folgenden 5 Bereiche vertreten sein müssen:

1. Partnerschaft

2. Familie & Freunde

3. Beruf & Karriere

4. Soziale Kontakte (Hobbys, Vereine)

5. Persönlicher Freiraum (Zeit für sich selbst)

Sie haben 2 zusätzliche Felder zur Verfügung, z. B.: Gesundheit & Fitness, Finanzen oder persönliche Weiterentwicklung, Spiritualität. Legen Sie bitte auch die aktuelle Priorität des jeweiligen Bereiches in Ihrem Leben fest.

Stellen Sie sich dann zu jedem Bereich die Frage:

Wie zufrieden bin ich in dem Bereich?

(1 = total unzufrieden, 10 = total zufrieden)

Wenn Sie im Bereich Partnerschaft beispielsweise zu 50% zufrieden sind, so füllen Sie bitte das entsprechende Kreissegment mit einem Stift bis 5 aus. Verfahren Sie entsprechend mit den Bereichen.

Auswertung:

Entspricht der Grad der Zufriedenheit Ihrem Wunsch?

Wenn nicht: Was wollen Sie verbessern? Wie viel Energie will ich künftig für diesen Bereich aufwenden? Was wären die nächsten Schritte, um diese Veränderung konsequent umzusetzen?

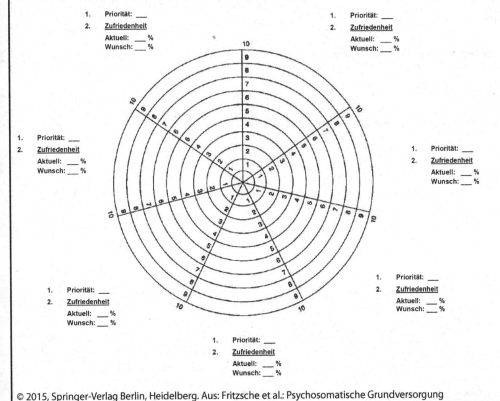

◘ Abb. 30.6 Übung zu Lebensbalancen

Übungen aus Fritzsche et al., Psychosmatische Grundversorgung		
Arbeitsblatt 7	Übung Berufliche Identität ✎	Seite 2

Bitte beantworten Sie folgende Fragen möglichst intuitiv und spontan:

1. *Von wo her komme ich (in meiner beruflichen Entwicklung)?*

   _____

2. *Was verkörpere ich in meiner Rolle als Arzt?*

   _____

3. *Beantworten Sie die folgende Frage bitte sowohl wörtlich als auch bildhaft-metaphorisch:*
   Wer bin ich bei meiner Arbeit, wenn meine Seele ganz dabei ist?
   Wie komme ich mir da vor?

   Wörtlich: _____

   Sinnbild: _____

4. *Was leitet mich in meiner Arbeit als Arzt?*

   _____

5. *Wohin bin ich unterwegs? Was steht für mich an in meiner Entwicklung?*

   _____

■ **Abb. 30.7** Übung zur beruflichen Identität

Übungen aus Fritzsche et al., Psychosmatische Grundversorgung		
Arbeitsblatt 8	Übung Sinn finden ✎	Seite 1

Bitte beantworten Sie folgende Fragen möglichst intuitiv und spontan:

1. Was sind Ihre ureigenen Gaben und Talente?

Was können Sie besonders gut und macht Ihnen Freude?

Welches Thema wird durch Sie lebendig?

_____

2. Angenommen, Sie wären im Gefängnis und hätten nur sehr begrenzte Möglichkeiten, sich und den anderen das Leben so angenehm wie möglich zu machen: Was wäre Ihr Beitrag?

_____

3. Was macht Ihnen Sinn im Leben?

Zu welch' einer Welt leisten Sie einen Beitrag? Wovon ist sie geprägt?

_____

4. Welche Aspekte Ihrer Arbeit machen Ihnen ganz besonders Sinn?

_____

5. Wann ist Ihre Seele ganz dabei?

_____

◘ **Abb. 30.8** Übung zur Sinnfindung

Tab. 30.4 Antreiberarten mit ihren Botschaften und positivem Kern

Antreiber	Äußere und innere Botschaften	Positiver Kern
Sei perfekt!	Wenn ich eine Arbeit mache, dann richtig – keine halben Sachen. Ich darf keine Fehler machen! Ich bin noch nicht gut genug!	Sinn für Qualität Vollkommenheit Ehrgeiz
Mach schnell!	Ich bin ständig in Bewegung und immer auf Trab. Ich mache oft mehrere Dinge gleichzeitig. Ich muss mich beeilen, sonst werde ich nicht fertig. Ich darf keine Zeit verschwenden!	Hohe Auffassungsgabe Effektivität Zielorientierung
Streng dich an!	Ohne Fleiß keinen Preis. Erfolge muss man sich hart erarbeiten – das Leben ist hart. Nur Schweres ist wertvoll. Reiß dich zusammen! Ich muss es schaffen!	Beharrlichkeit Durchhaltevermögen Ausdauer, Fleiß
Mach es allen recht!	Es fällt mir schwer, Nein zu sagen. Akzeptiert zu werden ist wichtiger als eigene Interessen durchzusetzen. Positive Rückmeldungen sind mir sehr wichtig. Bloß kein Streit! Sei freundlich zu allen!	Soziale Wahrnehmung Vermittlungsfähigkeit
Sei stark!	Ich komme alleine zurecht. Wie es drinnen aussieht, geht keinen was an. Mich erschüttert nichts so leicht. Indianerherz kennt keinen Schmerz. Zähne zusammenbeißen und durch! Haltung bewahren!	Selbstständigkeit Engagement Leistungskraft

In Tab. 30.4 finden Sie 5 grundlegende Antreiberarten, die in unterschiedlicher Ausprägung in uns wirken: Was treibt Sie an? Welche Antreiber sind bei Ihnen besonders stark ausgeprägt?

Problematisch werden diese Antreiber, wenn sie unreflektiert und unausgewogen ausgelebt und in ihrer Absolutheit übertrieben werden: Man treibt sich selbst immer stärker an, um mehr Erfolg und Anerkennung zu bekommen, erzeugt aber eher mehr Stress – bei sich und anderen. Die Folgen sind schlechte Stimmung, Einengung des Verhaltens, Emotionen von Angst und Ärger erzeugen Widerstand, die folgende vermehrte Anstrengung endet schließlich in der Erschöpfung.

Wer seine persönlichen inneren Antreiber kennt, kann ihren Einfluss abmildern und einem Burnout vorbeugen. Dazu bedarf es einer fürsorglichen Haltung zu sich selbst und der selbsterteilten Erlaubnis, in Belastungssituationen auch einmal etwas anderes zu tun. Nachfolgend sind einige solcher »Erlauber« genannt (Tab. 30.5):

Tab. 30.5 Innere Antreiber entmachten

Antreiber	»Erlauber« (Erlösende Selbstinstruktionen)
Sei perfekt!	Ich darf auch Fehler machen und daraus lernen. Es können auch mal 90 % genügen.
Mach schnell!	Ich darf mir Zeit nehmen und auch Pausen machen. Ich kann entscheiden, ob und wann ich mich beeile.
Streng dich an!	Ich darf es mir angenehm und leicht machen. Es darf auch leicht gehen.
Mach es allen recht!	Ich darf meine eigenen Bedürfnisse achten und äußern. Ich darf es mir recht machen. Ich bin auch OK, wenn ich eigene Konturen zeige und das für andere unbequem ist.
Sei stark!	Ich darf auch Schwäche zeigen. Ich darf mir Unterstützung und Hilfe holen.

- **Stressmanagement – »Don't work hard – work smart!«**

Voraussetzung für den gesunden Umgang mit Stress ist zunächst überhaupt die Wahrnehmung einer erhöhten körperlichen Anspannung und gedanklichen Einengung. In einem nächsten Schritt kommen dann Techniken zur Stressbewältigung zur Anwendung (s. auch ▶ Kap. 29).

Grundsätzlich lassen sich 3 Arten von Stressmanagement unterscheiden:

3. **Instrumentelles Stressmanagement**: Zeit- und Störungsmanagement, Priorisierung der Aufgaben, Strukturierung und Verteilung über den Tag gemäß individueller Leistungskurve (Biorhythmus!).

4. **Kognitives Stressmanagement**: Veränderung stressfördernder Gedanken (z. B. innere Antreiber), Erwartungen, Haltungen, Emotionen durch Neubewertung. Beispiel: Statt sich über den Stau auf der Autobahn aufzuregen, kann man ihn als Pause nutzen, um ausgiebig seine Lieblingsmusik zu hören.

5. **Regeneratives Stressmanagement**: Hierunter fallen Methoden und Aktivitäten, die geeignet sind, gesundheitsgefährdende Anspannungszustände und Stressfolgen zu reduzieren, um sich zu erholen (▶ Kap. 29).

Wie sehen Ihre Ansätze zum Stressmanagement aus? Tragen Sie diese in das folgende Übungsblatt ein (◘ Abb. 30.9).

- **Soziale Kontakte**

Das soziale Netzwerk ist ein wichtiger Faktor in der Burnout-Prävention. Ärztinnen scheinen in stärkerem Maße soziale Unterstützung zu suchen und davon zu profitieren (Voltmer u. Spahn 2009). Der Kontakt mit nahestehenden Menschen, Partner, Freunden und Familie bietet Ausgleich für Belastungen bei der Arbeit.

Achten Sie dabei insbesondere auf Kontakte mit Menschen, die Ihnen guttun, bzw. die nähren. Vielleicht vergegenwärtigen Sie sich einmal Ihre 5 wichtigsten und emotional positiv besetzten Personen in den Bereichen Familie, Freunde, Hobby und Kollegen. Was tun Sie, um diese Kontakte zu pflegen?

- **Gesunde Lebensweise**

Auch mit einer gesunden Lebensweise können Sie einem Burnout vorbeugen. Dazu gehört außer einer ausgewogenen Ernährung, insbesondere regelmäßig Sport und Bewegung. Hier sollte jedoch nicht wieder der Leistungsgedanke (»Sei perfekt!«) im Vordergrund stehen, sondern eher Genussaspekte und damit die Aktivierung des Belohnungssystems. Sofern Sie nicht gänzlich auf sie verzichten können, schränken Sie den Konsum von Aufputschmitteln (z. B. Kaffee, Nikotin) oder Genussmitteln (z. B. Alkohol, zuckerhaltige Lebensmittel) ein. Dadurch fühlen Sie sich fitter und gehen ohne die chemischen Neuroenhancer weniger über Ihre Grenzen hinaus.

- **Professionelle Hilfe nutzen**

Falls Sie über einen längeren Zeitraum einen erhöhten Stresslevel oder typische Symptome von Burnout bei sich bemerken, sollten Sie Verantwortung für Ihre Gesundheit übernehmen und sich an einen professionellen Coach, Arzt oder Psychotherapeuten wenden. Coaching als zeitlich begrenzter Beratungsprozess hilft, Hintergründe einer Burnout-Entwicklung transparent zu machen, Lösungen zu entwickeln, den Zugang zu eigenen Bedürfnissen und Ressourcen zu finden und diese im Rahmen eines »Job-Redesign« zur Entwicklung salutogener, wesensgemäßer Arbeitsbedingungen zu nutzen. Idealerweise erfolgt dies auch in vertrauensvoller Zusammenarbeit mit dem Vorgesetzten und/oder der Personalentwicklung. Grundvoraussetzung für ein Coaching – in Abgrenzung zur Therapie – ist, dass die Selbstregulationsfähigkeit erhalten ist. Es sind zwar erste Stressfolgestörungen vorhanden (z. B. Schlafstörungen, Tinnitus), diese können aber noch ausreichend kompensiert werden. Liegen dagegen Krankheitszeichen mit Hilflosigkeit vor, wie andauernde Schlafstörungen, depressive Symptome, Ängste, schädlicher oder abhängiger Substanzgebrauch, ist eine psychotherapeutisch-psychosomatische Therapie dringend zu empfehlen.

Was Sie bei der Arbeit für sich tun können

Prävention von Burnout ist das kontinuierliche Herstellen einer gelungenen Passung von professioneller Identität und Arbeitsfeld. Die Arbeitsanforderungen müssen den individuellen Ressourcen entsprechen und persönlichen Bedürfnissen ge-

Übungen aus Fritzsche et al., Psychosmatische Grundversorgung		
Arbeitsblatt 9	Übung Stressmanagement ✎ '	Seite 1

Wie machen Sie es?

Tragen Sie bitte Ihre Ansätze zur jeweiligen Rubrik ein

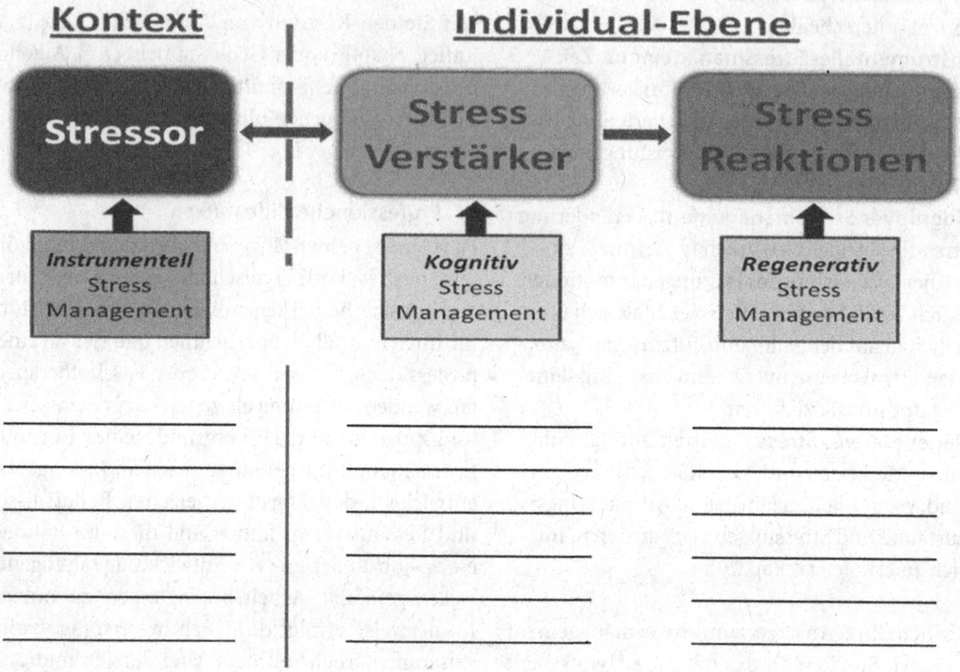

Kontext

Individual-Ebene

Stressor ←→ **Stress Verstärker** → **Stress Reaktionen**

Instrumentell Stress Management

Kognitiv Stress Management

Regenerativ Stress Management

_____   _____   _____
_____   _____   _____
_____   _____   _____
_____   _____   _____

▪ **Abb. 30.9** Übung zum Stressmanagement

recht werden, damit sich Arbeitszufriedenheit einstellt. Nachfolgend finden Sie einige Anregungen, die sich zur nachhaltigen Entlastung und Motivation bewährt haben.

- **Arbeitsplatzgestaltung**

Bei der Arbeitsgestaltung in Klinik und Praxis gibt es meist noch Spielraum, um Burnout-Prophylaxe zu betreiben. Hier einige Beispiele:

- **Zeit- und Energiemanagement:** Aufgabenverteilung unter Beachtung des persönlichen Leistungs- und Biorhythmus (z. B. schwere Aufgaben morgens, leichte abends). Sorgen Sie für Zeitpuffer für Unvorhergesehenes im Arbeitsablauf.
- **Aufgabenvielfalt:** Sorgen Sie für Abwechslung Ihrer Tätigkeiten, das schützt vor Eintönigkeit und motiviert.
- **Prioritäten setzen:** Ihre persönliche Gesundheit und Zufriedenheit gehören an erste Stelle. Nur, wenn Sie in einem guten Zustand sind, sind Sie wirklich hilfreich. Daher sind Aktivitäten, die Ihren persönlichen Motiven und Bedürfnissen entsprechen, vorrangig.
- **Freiräume:** Jeder Arzt braucht gewisse Freiräume zur individuellen Gestaltung seiner Arbeit und um kreativ zu sein. Schützen Sie Ihre Freiräume durch respektvolles Neinsagen zu Ablenkungen und Störungen durch andere.
- **Störungsmanagement:** Erreichbarkeit über Anrufbeantworter und Einführung einer festen Telefonsprechstunde (Zeitkorridor) helfen gegen ständige Störungen.
- **Delegation:** Tätigkeiten, die nicht Ihren Kernaufgaben/-kompetenzen entsprechen (z. B. Verwaltungstätigkeiten), nach Möglichkeit an untergeordnetes Personal delegieren.
- **Entlastung durch Kooperation:** Durch Mitarbeit in einer Gemeinschaftspraxis kann man relativ feste Arbeitszeiten einhalten. Ohne eine externe Vertretung organisieren zu müssen, kann man zu Fortbildungen gehen oder in Urlaub fahren, anfallende Kosten werden aufgeteilt.
- **Setzten Sie der Arbeit Grenzen:** Vergeben Sie, bevor Sie beginnen, feste Zeitkontingente für bestimmte Tätigkeiten, um auch noch Zeit für andere Interessen zu haben.

- **Schließen Sie die Arbeit mit etwas Positivem ab.**
- **Arbeit und Leben im Gleichgewicht:** Ihre Lebenszufriedenheit und Gesundheit sollten auf mehreren Beinen stehen (s. Übung zu Lebensbalancen, ◘ Abb. 30.6). Dazu ist es wichtig mehrere außerberufliche Quellen der Freude (Gratifikationsquellen) zu haben: Soziale Kontakte (Freunde, Familie, Partnerschaft), Hobbys, Sport, Kultur etc.

- **Fortbildungen**

Die eigene Professionalität z. B. durch Fortbildungen zu pflegen, befriedigt das menschliche Grundbedürfnis nach Selbstwerterhöhung und Sinn. Darüber hinaus werden von Ärztekammern und -verbänden, Volkhochschulen und Privatanbietern Seminare zur Verbesserung der Arbeitsorganisation und zur Erreichung eines ausgeglichenen Verhältnisses zwischen Arbeit und Freizeit angeboten. Zu diesem Thema existieren auch einige gute Ratgeber und Sachbücher von Steiner (2014), Seiwert (2014), Csiksentmihalyi (2010), Covey et al. (2007) und Schnabel (2010).

- **Supervision**

Einzelgängerische und überehrgeizige Ärzte, die sich bis zur Grenze verausgeben, sollten dahingehend gestärkt werden, die Kommunikation mit Kollegen zu suchen. Studien zeigen, dass Supervisionsgruppen, die von externen, psychotherapeutischen Moderatoren begleitet werden, sowohl bei Ärzten als auch bei Pflegekräften signifikant präventive, teilweise kurative Effekte gegenüber Burnout-Symptomen haben.

- **Balintgruppen**

Diese Arbeit ist im Sinne einer emotional entlastenden, kollegialen Beratung inzwischen auch in Feldern außerhalb der Medizin, z. B. in Schulen und Unternehmen, verbreitet. In der Balintarbeit geht es darum, schwierige Patienten-Beziehungen im Kreise der ärztlichen Kollegen zu thematisieren, um sich selbst zu entlasten, seine Gedanken, Gefühle und Verhaltensmuster tiefer zu verstehen und über Multiperspektivität eine Haltungsänderung anzuregen, die Stress reduziert und neue, stimmige Verhaltensweisen ermöglicht (► Kap. 28).

30.2.2 Prävention auf organisationaler Ebene

Einem Burnout lässt sich nicht nur auf persönlicher Ebene, sondern auch von betrieblicher Seite vorbeugen. Leider wird die seit 1996 im deutschen Arbeitsschutzgesetz geforderte Gefährdungsbeurteilung für psychische Belastungen am Arbeitsplatz bisher noch bei der Minderheit der Betriebe praktiziert (Beck et al. 2012). Die kontinuierlichen Veränderungsprozesse in der freien Wirtschaft und im öffentlichen Dienst und die sich permanent verändernden Aufgabenprofile von Einzelnen und Teams machen eine regelhafte psychosoziale Gefährdungsbeurteilung zum Zweck der Burnout-Prävention allerdings notwendig (Positionspapier DGPPN 2012). Darüber hinaus sind Kenntnisse zur Frage, wie gesunde Arbeit gestaltet werden kann, damit Leistungsfähigkeit, Motivation und Zufriedenheit erhalten bleiben, für jeden Arzt persönlich, aber auch als Vorgesetzter und Führungskraft seiner Mitarbeiter in Praxis und Klinik von großem Interesse.

- **Wann ist Arbeit gesund?**

Aus den oben dargestellten Erkenntnissen zur Burnout-Entstehung leiten sich folgende gesundheitsfördernde Arbeitsbedingungen ab (Siegrist 2012):

- Angemessene Arbeitslast: Ein anspruchsvolles, aber nicht überforderndes Arbeitsaufgabenprofil ermöglicht das Gefühl der Kontrolle und Handhabbarkeit. Die Tätigkeiten gewähren nicht nur Autonomie, sondern auch reichhaltige Lern- und Entwicklungschancen.
- Erbrachte Leistungen gehen mit angemessenen Erfahrungen von Erfolg und sozialer Anerkennung einher, sowohl über materielle als auch nichtmaterielle Gratifikationen (Anerkennungs- und Wertschätzungskultur).
- Die Zusammenarbeit ist von einem vertrauensvollen Klima, Fairness und transparenten, gerechten Umgang gekennzeichnet.
- Der berufliche Einsatz und die Leistungserbringung erfolgen mit gesicherter und sinnerfüllter Perspektive.

Die Effekte solcher Arbeitsbedingungen zeigen sich nachweislich in erhöhter Produktivität, Motivation, Engagement, Kreativität, kollegialer Wertschätzung sowie in einer Abnahme der Fehlzeiten von Mitarbeitern.

- **Gesunde Führung**

Neben den genannten Präventivmaßnahmen sind in medizinischen Bereichen von Praxis und Klinik insbesondere auch Programme zur Verbesserung des Führungsverhaltens und zur Entwicklung einer betrieblichen Anerkennungskultur bedeutsam. Denn die Prinzipien guter Führung sind inzwischen weitgehend bekannt und deren stressmindernde Effekte auf Mitarbeiter gut belegt, z. B. die Senkung des Kortisolspiegels (Thorell et al. 2001). Neben Führungstrainings geht es insbesondere um eine bessere Vereinbarung von Arbeitszeiten und familiären Verpflichtungen. Hilfreich im Sinne der Burnout-Prävention wäre zudem, riskante Arbeitsbedingungen und riskante Bewältigungsformen bei Kollegen und Mitarbeitern frühzeitig zu erfassen (Siegrist 2012). In diesem Sinne sollten ärztliche Vorgesetzte ihre Fürsorgepflicht bei (über-)engagierten Mitarbeitern wahrnehmen, die für berufliche Ziele oft private Interessen zurückstellen, und erste Anzeichen einer Überforderung im Blick haben: Leistungsabfall, schlechte Stimmung, Anstieg der Fehlerquote und Verhaltensänderungen.

- **Betriebliches Gesundheitsmanagement**

Eine betrieblich realisierte Burnout-Prophylaxe, die an Organisationsstrukturen ansetzt, kann nur gelingen, wenn die Institution sich dem Thema »Arbeit und Gesundheit« stellt und bereit ist, gesunde Arbeitsbedingungen zu schaffen. Obwohl die Wirklichkeit in vielen medizinischen Institutionen oft unerträglich weit von dieser idealen Vorstellung abweicht, gibt es die berechtigte Erwartung, dass betriebliche Gesundheitsförderung bzw. betriebliches Gesundheitsmanagement (BGM) in Zukunft auch in medizinischen Arbeitsbereichen mehr Gewicht bekommt.

- **Präventionsprogramme – Wohlbefinden und Gesundheit für Ärzte**

Vor allem in den USA und Kanada haben sich in den letzten Jahren Präventionsprogramme zum Ausbau von Wohlbefinden und Gesundheit bei

◨ **Tab. 30.6** Resilienzstrategien bei Allgemeinärzten und Häufigkeit ihrer Nennung (%). (Nach Zwack et al. 2011)

Allgemeine Kraft- und Sinn- und Freudequellen	Gratifikation aus der Arzt-Patient-Beziehung	65,9
	Gratifikation aus dem behandlungsbezogenenen Vorher-Nachher-Vergleich	59,5
Resilienzstrategien I: Konkrete Handlungen und Praktiken	Freizeitaktivität zum Stressabbau	79,2
	Kollegialität bewusst suchen und pflegen	53,2
	Investition in und Gratifikation durch die Familie/Freundschaften	47,4
	Proaktiv-offene Kommunikation gegen Kollegen/Vorgesetzten	43,9
	Proaktiv-offene Kommunikation gegen Patienten	41,6
	Ziel- und Standortbestimmung	38,7
	Privater Austausch über arbeitsplatzbezogene Belastungen	37,0
	Abgrenzung/Selbstschutz gegen Patienten	36,4
	Abgrenzung/Selbstschutz gegen Kollegen und Vorgesetzten	34,1
	Pflege der Professionalität	34,1
	Selbstorganisation	33,5
	Arbeitsbegrenzung	27,1
	Auszeiten und strategisches Urlauben	26,0
	Fehlermanagement	23,7
	Institutionalisierter kollegialer Austausch	19,1
	Zweites Standbein (langjährige außerberufliche Interessenfelder)	14,5
	Einzelsupervision und therapeutische Unterstützung	13,3
	Selbstdisziplinierung im Arzt-Patient-Kontakt	11,6
	Priorisieren der Basisversorgung	10,4
	Spiritualität	9,2
Resilienzstrategien II: Nützliche Einstellungen und Grundhaltungen	Akzeptanz und Realismus	53,8
	Selbstbewusstheit und Reflexivität	49,7
	Handlungsorientierung	48,0
	Eigene Begrenzungen anerkennen	43,4
	»Gehen können«	30,1
	Schätzen was ist	23,7
	Innere Distanzierung	20,8
	Sinngebung durch Kontextorientierung	16,2

Ärzten erfolgreich etabliert (Überblick in Albuquerque u. Deshauer 2014). Diese umfassten Trainings zur Erhöhung der Achtsamkeit im Hinblick auf eigene emotionale Reaktionen in schwierigen klinischen Situationen und zur Verbesserung von Teamdynamiken, Selbstsorge, proaktives Stress- und Risikomanagement am Arbeitsplatz, achtsamkeitsbasierte Kommunikation, Wertschätzung am Arbeitsplatz, als auch Führungstrainings. Beobachtete Effekte waren: ein vertieftes Verständnis für die Patienten-Belange, effektivere Patientenversorgung, erhöhte Sinnhaftigkeit und Wohlbefinden bei der Arbeit, Entwicklung von Gemeinschaftssinn sowie Anpassungsreserven. Die Programme reduzierten nachweislich das Risiko von Behandlungsfehlern und erhöhten die Behandlungssicherheit beim Patienten (Beckman et al. 2012; Shanafelt et al. 2009, 2014; West et al. 2014).

30.2.3 Resilienzfaktoren: Was hält Ärzte unter Stress gesund?

Bislang haben wir uns mit Maßnahmen zur Vorbeugung von gesundheitsgefährdenden Stressfolgen befasst. Nun kommen wir zu den Faktoren, die die Widerstandskraft nähren. Eine neuere deutsche Interviewstudie mit 200 gesunden Ärzten (Zwack et al. 2011) ist u. a. der Frage nachgegangen, wie sich Gesundheit, Sinnerleben, Freude und Wirksamkeitserfahrung im Arztberuf auch unter widrigen Arbeitsbedingungen erhalten lassen. Die gefundenen **Resilienzstrategien** nach Häufigkeit ihrer Nennung gibt ◘ Tab. 30.6 wieder. Danach speist sich die Befriedigung menschlicher Grundbedürfnisse aus verschiedenen gesundheitsfördernden Strategien und Aktivitäten (Zwack et al. 2011).

- **Bedürfnis nach Orientierung/Kontrolle/ Autonomie:**
  - bewusste Schaffung äußerer Freiheitsgrade, z. B. durch Reduktion von Störfaktoren, Setzen von Standards und Grenzen,
  - kognitive Strategien und Haltungen (innere Distanzierung, Akzeptanz und Realismus, Sinngebung, Schätzen was ist, Handlungsorientierung),
  - innere Freiheitsgrade durch die Absenkung von Standards bzw. des Anspruchsniveaus,

- Sinnfindung (»Wer das warum kennt, kann das wie leichter ertragen«).
- **Bedürfnis nach Bindung/Beziehung:**
  - Investitionen in die Arzt-Patient-Beziehung sind grundsätzlich günstig,
  - bewusste Suche und Pflege von Kollegialität,
  - Investition in und Gratifikation durch die Familie und Freundschaften,
  - privater und kollegialer Austausch,
  - institutionalisierter Austausch, z. B. durch Balintgruppen oder Supervision.
- **Bedürfnis nach Selbstwerterhöhung/ Anerkennung (Selbstwertschutz):**
  - selbstreflexive Haltung,
  - Pflege der eigenen Professionalität,
  - Gratifikationen aus dem behandlungsbezogenen Vorher-Nachher-Vergleich,
  - regelhafte, langjährige außerberufliche Investitionen (»ein Leben neben dem Beruf«).
- **Bedürfnis nach Lust/Unlustvermeidung:**
  - Auszeiten und Freizeitaktivitäten zum Stressabbau, wirken kurzfristig palliativ-regenerativ, steigern das Wohlbefinden,
  - basale Selbstfürsorge durch gesundes Schlaf-, Ess- und Trinkverhalten.

Wichtigste Ansatzpunkte einer wirksamen Resilienz-Förderung sind deshalb nicht nur die akute Stressbewältigung, sondern vor allem eine langfristige Verbesserung der »Bedürfnis-Bilanz« (Zwack et al. 2012; ◘ Tab. 30.6).

Literatur

Zitierte Literatur

Ahola K, Honkonen T, Isometsä E et al. (2005) The relationship between job-related burnout and depressive disorders – results from the Finnish Health 2000 Study. J Affect Disord 88: 55–62

Albuquerque J, Deshauer D (2014) Physician health: beyond work-life balance. CMAJ 186(13)

Bauer J , Häfner S , Kächele H et al. (2003) Burn-out und Wiedergewinnung seelischer Gesundheit am Arbeitsplatz. Psychother Psych Med 53(5): 213–222

Beck D, Richter G, Ertel M, Morschhäuser M (2012) Gefährdungsbeurteilung bei psychischen Belastungen in Deutschland. Präv Gesundheitsf 7: 115–119

Beckman HB, Wendland M, Mooney C et al. (2012) »The impact of a program in mindful communication on primary care physicians.« Acad Med 87: 815–819

Bergner T (2004) Lebensaufgabe statt Lebens-Aufgabe. Dtsch Ärztebl 101: A2232–4

Deutsche Gesellschaft für Psychiatrie, Psychotherapie und Nervenheilkunde (DGPPN) (2010) Positionspapier zum Thema Burnout. 03/2012

Esch T, Stefano GB (2010) The neurobiology of stress management. Neuroendocrinol Lett 31(1): 19–39

Freudenberger H (1974) Staff burn-out. J Soc Issues 30: 159–165

Gebuhr K (2002) Die vertragsärztliche Gegenwart im Lichte des Burn-out-Syndroms. Die wirtschaftliche Entwicklung und die ärztliche Selbstverwaltung in der vertragsärztlichen Meinung, Brendan-Schmittmann-Stiftung des NAV-Virchow-Bundes (Verband der niedergelassenen Ärzte Deutschlands, Berlin)

Grawe K (2004) Neuropsychotherapie. Hogrefe, Göttingen

Gundersen L (2001) Physician burnout. Ann Intern Med 135: 145–148

von Känel R (2008) Das Burnout-Syndrom: eine medizinische Perspektive. Praxis 97: 477–487

Kahler T (1977) Das Miniskript. In: Barnes G et al. Transaktionsanalyse seit Eric Berne, Bd 2, S 91–132

Karasek, RA (1979) Job demands, job decision latitude, and mental strain: implications for job redesign. Admin Sci Quart 24: 285–308

Kaschka WP, Korczak D, Broich K (2011) Modediagnose Burnout. Dtsch Ärztebl Int 108(46): 781–787

Knesebeck O, Klein J, Grosse Frie K et al. (2010) Psychosoziale Arbeitsbelastungen bei chirurgisch tätigen Krankenhausärzten. Ergebnisse einer bundesweiten Befragung. Dtsch Arztebl Int 107(14): 248–253

Lichtenberg JD, Lachmann M, Fosshage JL (2000) Das Selbst und die motivationalen Systeme. Zu einer Theorie psychoanalytischer Technik. Brandes & Apsel, Frankfurt

Prins JT, van der Heijden FM, Hoekstra-Weebers JE et al. (2009) Burnout, engagement and resident physicians' self-reported errors. Psychol Health Med 14(6): 654–666

Rudolf G (2007) Psychotherapeutische Medizin und Psychosomatik. 6. Aufl., Thieme, Stuttgart

Schultz von Thun F (1998) Miteinander reden 3 – Das »innere Team« und situationsgerechte Kommunikation. Rowohlt, Reinbek

Shanafelt TD, Sloan JA, Habermann TM (2003) The well-being of physicians. Am J Med 114(6): 513–519

Shanafelt TD (2009) Enhancing meaning in work a prescription for preventing physician burnout and promoting patient-centered care. JAMA 302(12): 1338–1340

Shanafelt, TD, Kaups KL, Nelson H et al. (2014) An interactive individualized intervention to promote behavioral change to increase personal well-being in US surgeons. Ann surg 259: 82–88

Siegrist J (1996) Adverse health effects of high-effort/low-reward conditions. J Occup Health Psychol 1: 27–41

Siegrist J (2012) »Burnout und Arbeitswelt« Vortrag im Rahmen der 62. Lindauer Psychotherapiewochen

Sotile WM, Sotile MO (2003) Beyond physician burnout: keys to effective emotional management. J Med Pract Manage 18: 314–316

Stierlin H (1995) Das Ich und die Anderen. Klett-Cotta, Stuttgart

Theorell T, Emdad R, Arnetz B, Weingarten AM (2001) Employee effects of an educational program for managers at an insurance company. Psychosom Med, 63(5), 724–733

Voltmer E, Kieschke U, Spahn C (2007) Arbeitsbezogenes Verhalten und Erleben bei Ärzten im dritten bis achten Berufsjahr. Z Psychosom Med Psyc 53, 244–257

Voltmer E, Kieschke U, Schwappach DL et al. (2008) Psychosocial health risk factors and resources of medical students and physicians: a cross-sectional study. BMC Med Educ 8: 46

Voltmer E, Spahn C (2009) Soziale Unterstützung und Gesundheit von Ärzten. Z Psychosom Med Psyc 55: 51–69

Weng HC, Hung CM, Liu YT et al. (2011) Associations between emotional intelligence and doctor burnout, job satisfaction and patient satisfaction. Med Educ 45(8): 835–42

West CP, Dyrbye LN, Rabatin JT et al. (2014) Intervention to promote physician well-being, job satisfaction, and professionalism: a randomized clinical trial. JAMA intern med 174: 527–533

Zwack J, Abel C, Schweitzer J (2011) Resilienz im Arztberuf. Salutogenetische Praktiken und Einstellungsmuster erfahrener Ärzte. Psychother Psychosom Med Psychol 12: 495–502

Zwack J, Bodenstein U, Mundl, Schweitzer J (2012) Pathogenetische und salutogenetische Aspekte der Ärztegesundheit – eine qualitative Katamnese betroffener Ärzte. Psychiatr Prax, 39: 181–188

Weiterführende Literatur

Antonovsky A (1997) Salutogenese. Zur Entmystifizierung der Gesundheit. dgvt-Verlag, Tübingen

Covey SR et al. (2007) Der Weg zum Wesentlichen. Campus, Frankfurt

Csiksentmihalyi M (2010) Das Flow-Erlebnis. Jenseits von Angst und Langeweile: im Tun aufgehen. Klett-Cotta, Stuttgart

Rudolf G, Henningsen P (2013) Psychotherapeutische Medizin und Psychosomatik, 7. Aufl. Thieme, Stuttgart

Schnabel U (2010) Muße. Vom Glück des Nichtstuns. Pantheon, München

Seiwert L (2014) Das 1x1 des Zeitmanagement: Zeiteinteilung, Selbstbestimmung, Lebensbalance. GU, München

Steiner V (2014) Energie-Kompetenz. Produktiver denken. Wirkungsvoller arbeiten. Entspannter leben. Pendo, Zürich

Wie weiter? Fort- und Weiter- bildungsmöglichkeiten in psychosomatischer Medizin und Psychotherapie

Kurt Fritzsche, Peter Schröder

K. Fritzsche et al. (Hrsg.), *Psychosomatische Grundversorgung*,
DOI 10.1007/978-3-662-47744-1_31, © Springer-Verlag Berlin Heidelberg 2016

31.1 Psychosomatische Grundversorgung als Teil der psychosomatischen und psychotherapeutischen Medizin

Die Versorgungssituation in Deutschland lässt sich am besten in einem 3-stufigen Modell beschreiben.
1. Die psychosomatische Grundversorgung für alle in Praxis und Klinik tätigen Ärzte.
2. Zusatzbezeichnung Psychotherapie fachgebunden für Ärzte, die in ihrem somatischen Fachgebiet Patienten intensiv und längerfristig psychotherapeutisch behandeln möchten.
3. Den ärztlichen und psychologischen Fachpsychotherapeuten, der tiefenpsychologisch, analytisch oder verhaltenstherapeutisch intensiv über Jahre weitergebildet ist.

Übersicht über die Fort- und Weiterbildung in psychosomatischer und psychotherapeutischer Medizin
1. Psychosomatische Grundversorgung
   - Basisdiagnostik
   - Basistherapie
   - Kooperation im Versorgungssystem
   - Weiterbildung obligatorisch bisher für Allgemeinmedizin und Gynäkologie.
2. Zusatzweiterbildung Psychotherapie-fachgebunden
   - Fakultative integrierte psychosomatische Psychotherapie als Ergänzung zu allen Facharztgebieten, z. B. Allgemeinmedizin, Innere Medizin, Gynäkologie, Dermatologie, Urologie, Anästhesie, Orthopädie
3. Ärztliche oder psychologische Fachpsychotherapie
   - Facharzt für Psychiatrie und Psychotherapie
     - Obligatorisch integrierte Psychotherapie
   - Facharzt für Psychosomatische Medizin und Psychotherapie
     - Ärztlicher psychotherapeutischer Spezialist
   - Psychologischer Psychotherapeut
     - Psychologischer psychotherapeutischer Spezialist ohne medizinische Kompetenz

---

◨ Abb. 31.1 zeigt die Gemeinsamkeiten und Überschneidungen der psychosomatischen Grundversorgung mit anderen Fachgebieten.

Dieses Modell wurde durch einen Beschluss des Deutschen Ärztetages (Deutsches Ärzteblatt 2006; Neitscher et al. 2006) zur Stärkung und Förderung der psychiatrisch-psychosomatisch-psychotherapeutischen Kompetenz im ärztlichen Handeln bestätigt. Wörtlich heißt es dort: »Psychosoziale Kompetenz des Arztes und der Ärztin ist in allen medizinischen Bereichen mit direktem Patientenkontakt erforderlich und verdient systematisch reflektiert und erlernt zu werden. ... Auf der anderen Seite legen Patientinnen und Patienten größten Wert darauf, dass sich ihr Arzt und ihre Ärztin viel Zeit für das Gespräch nimmt, was erwiesenermaßen auch zu einer höheren Sicherheit bei der Diagnosestellung somatischer, psychischer und psychosomatischer Erkrankungen und damit zu einer höheren klinischen Effektivität führt. Eine gute Arzt-Patienten-Beziehung und damit einhergehend therapeutische Gespräche haben bei Patientinnen und Patienten einen hohen Stellenwert. ... Ziel muss es sein, abgestuft auf allen Behandlungsebenen, z. B. neben der psychosomatischen Grundversorgung weiterhin den Bereich Psychotherapie bzw. die fachgebundene Psychotherapie bedarfsgerecht in allgemein- und fachärztliche Konzepte einzubeziehen.«

31.2 Zusatzweiterbildung Psychotherapie-fachgebunden

Die Zusatzweiterbildung fachgebundene Psychotherapie umfasst in Ergänzung zu einer Facharztkompetenz die Vorbeugung, Erkennungen und psychotherapeutische indikationsbezogene Behandlung von Erkrankungen des jeweiligen Gebietes, die im Zusammenhang mit psychosozialen Faktoren und Belastungsreaktionen stehen. Z. B. werden Urologen eher Patienten mit erektiler Dysfunktion behandeln, Orthopäden eher Schmerzpatienten, während für Allgemeinärzte keinerlei Einschränkungen besteht.

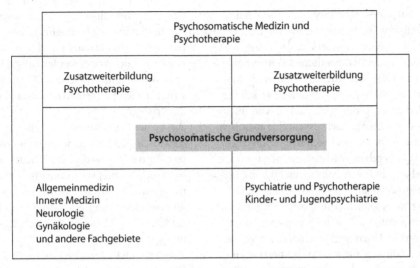

Abb. 31.1 Gemeinsamkeiten und Überschneidungen der psychosomatischen Grundversorgung mit den Gebieten: psychosomatische Medizin und Psychotherapie, Psychiatrie und Psychotherapie, innere Medizin und anderen Fachgebieten

31.2.1 Ausbildungsziel und Lernziele

Ausgehend von langjährigen Erfahrungen mit der Weiterbildung in psychosomatischer Grundversorgung, der bisherigen Zusatzbezeichnung Psychotherapie und der Weiterbildung von Fachärzten für Psychosomatische Medizin und Psychotherapie sowie der Ausbildung Psychologischer Psychotherapeuten wurde an der Abteilung für Psychosomatische Medizin und Psychotherapie des Universitätsklinikums Freiburg in Zusammenarbeit mit dem Arbeitskreis Psychosomatische Medizin und Psychotherapie Südbaden e. V. das neue Curriculum erarbeitet. Es schließt unmittelbar an die Psychosomatische Grundversorgung im Sinne eines »Aufbaukurses« an. Das Ausbildungsziel, die Lernziele, die Leitlinien und die praktische Umsetzung werden im Anschluss dargestellt.

Ausbildungsziel ist der psychosomatisch und psychotherapeutisch kompetente Arzt, der

- in den unterschiedlichen Konstellationen flexibel eine patientenorientierte Medizin (partnerschaftliche Arzt-Patient-Beziehung [»shared decision making«], patientenzentrierte Gesprächsführung) praktizieren kann und
- psychische und psychosomatische Probleme und Störungen in seinem Fachgebiet frühzeitig erkennt, selbst behandelt oder Patienten für eine

ambulante oder stationäre Fachpsychotherapie motiviert und weitervermittelt.

Als übergeordnete **Lernziele** wurden festgelegt:
1. Biopsychosoziales Krankheits- und Gesundheitsverständnis, Kenntnisse über die psychische Entwicklung und die Entstehung psychischer und psychosomatischer Störungen.
2. Kommunikative Kompetenz.
3. Die Gestaltung einer hilfreichen, empathischen Arzt-Patient-Beziehung mit Nutzung von Übertragung und Gegenübertragung für Diagnostik und Therapie und Erkennen einer dysfunktionalen Beziehungsgestaltung.
4. Therapieplanung und spezifische psychotherapeutische Intervention bei häufigen psychosomatischen Störungen und Problemen, jeweils auch unter systemischer Perspektive.
5. Salutogenetische Denkweise als Basis einer lösungsorientierten Therapie.

Die Zusatzweiterbildung Psychotherapie soll in berufsbegleitender Form die Kompetenz in einem tiefenpsychologischen oder verhaltenstherapeutischen Behandlungsverfahren vermitteln, welches dann im Rahmen einer gebietsärztlichen Tätigkeit (z. B. Allgemeinmedizin, Innere Medizin, Gynäkologie) zur Anwendung kommt. Das heißt, im Vordergrund steht eine integrierte psycho-somatische Behandlung. Der Allgemeinarzt, der Internist oder der Gynäkologe bleibt weiterhin in seinem Fach tätig, setzt jedoch einen psychotherapeutischen Schwerpunkt. Vor allem Patienten, denen der Schritt in eine ambulante oder stationäre Fachpsychotherapie schwerfällt, werden davon profitieren, dass sie von ihrem Hausarzt oder Facharzt auch psychotherapeutisch betreut werden. Die Schwelle sich in eine »Psycho«-Behandlung zu begeben, wird dadurch herabgesetzt, dass der behandelnde z. B. Allgemeinarzt selbst diese Therapien anbietet. Die psychotherapeutische Kompetenz bleibt jedoch (außer beim Facharzt für Allgemeinmedizin) auf das Fach begrenzt, ebenso die damit verbundenen Interventionen. Im Vordergrund stehen die begleitende Psychotherapie eines chronisch Kranken, Fokalbehandlungen und Krisenhilfen. Krankheitsbilder wie Persönlichkeitsstörungen, posttraumatische Belastungsstörungen, Sucht oder andere Erkrankungen, die eine weitergehende spezifische Kompetenz erfordern, werden zum Facharzt für Psychosomatische Medizin und Psychotherapie oder zum Facharzt für Psychiatrie und Psychotherapie überwiesen.

Für die Zukunft wäre zu überlegen, ob für Fächer wie die Allgemeinmedizin, wo in großem Umfang regelmäßig psychotherapeutische Aufgaben anfallen, eine Integration der Zusatzbezeichnung in die Gebietsweiterbildung sinnvoll ist. Damit könnte sehr niederschwellig ein für die Patienten sehr wichtiges Angebot einer psychotherapeutischen Behandlung beim ohnehin behandelnden Arzt gemacht werden.

31.2.2 Leitlinien

Leitlinien bei der Umsetzung des neuen Curriculums sind:
1. Ausgewogenes Verhältnis von Wissensvermittlung, praktischen Übungen und Selbsterfahrung.
2. Patienten-Live-Gespräche dienen den Teilnehmern als Modell für Gesprächsführung und Interventionen.
3. Die Fertigkeiten der therapeutischen Gesprächsführung und Beziehungsgestaltung ziehen sich als roter Faden durch die gesamte Weiterbildung.
4. Die Grundorientierung ist psychodynamisch. Kognitiv-behaviorale Techniken und die thera-

peutische Grundhaltung aus der Gesprächspsychotherapie wie bedingungsfreies Akzeptieren und Wertschätzen, Empathie und Echtheit der Person des Arztes werden integriert. Die systemische und familienorientierte Sichtweise wird bei allen Problemen und Krankheitsbildern reflektiert.

5. Ziel ist der Erwerb einer eigenen psycho-somatisch-psychotherapeutischen Kompetenz für die im jeweiligen Fach auftretenden psychischen und psychosomatischen Störungen und Probleme. Die Interventionen unterscheiden sich jedoch deutlich in Bezug auf Inhalt und Umfang von der Fachpsychotherapie.
6. Theoretische Kenntnisse, praktische Übungen, Übungen zur Gesprächsführung und die Selbsterfahrung erfolgen themenbezogen in einem Block.
7. Besonderer Wert wird auf die Selbsterfahrung und die damit verbundene Sensibilisierung der Arztpersönlichkeit für Übertragungs- und Gegenübertragungsprozesse im ärztlichen Alltag gelegt.
8. 4-tägige Kurse in Hypnotherapie (oder Entspannungsverfahren) erweitern die Kompetenz der Fachärzte auch in diese für den Patienten oft hilfreiche Richtungen.
9. 1–2 Gruppenleiter begleiten die Teilnehmer über die gesamte Weiterbildung kontinuierlich und sind Ansprechpartner für alle im Rahmen des Curriculums auftretenden Fragen und Probleme.

31.2.3 Inhalte

Inhalte der Zusatzweiterbildung, wie sie von der Muster-Weiterbildungsordnung vorgegeben werden, sind:
- 120 h theoretische Weiterbildung,
- 15 h Fallseminar,
- 100 h Gruppenselbsterfahrung oder 75 h Einzelselbsterfahrung,
- 10 dokumentierte und supervidierte Erstuntersuchungen,
- 32 h medizinische Hypnotherapie oder Entspannungsverfahren,

— 30 h Balintgruppenarbeit,
— 120 h psychodynamische-tiefenpsychologische supervidierte Psychotherapie, davon 3 abgeschlossene Fälle (in Baden-Württemberg 240 h).

Die Inhalte der vom AK Psychosomatische Medizin und Psychotherapie in Freiburg als tiefenpsychologische Weiterbildung anerkannt, werden zurzeit in 3 Varianten angeboten:
— Als 2-Tages-Wochenendkurs (20 h) über insgesamt 12 Termine,
— als 4-Tagesblock (40 h) über 6 Termine und als
— 7-Tagesblock (70 h) über 4 Termine, jeweils innerhalb von 2 Jahren.

Alle diese Blockveranstaltungen enthalten 120 h Theorie, 100 h Gruppenselbsterfahrung, 30 h Fallseminar. Die 10 h supervidierte Erstuntersuchungen, Hypnotherapie (bzw. Entspannungsverfahren) sowie die Balintgruppenarbeit sind bei den 2- und 4-Tagesblöcken ausgelagert, bei dem 7-Tagesblock teilweise integriert. Für die Supervision der von den Teilnehmern selbst durchzuführenden Behandlungsstunden gibt es von der Landesärztekammer keine Vorgaben. Im Rahmen unseres Arbeitskreises Psychosomatische Medizin und Psychotherapie Südbaden e. V. gibt es die Regelung, dass maximal zwei Drittel der Supervisionsstunden in Form von Gruppensupervision und mindestens ein Drittel als Einzelsupervision erfolgen soll.

Das nötige Hintergrundwissen wird in Form von Kurzvorträgen und Materialien vermittelt. In dem Patienten-Live-Gespräch erleben die Teilnehmer ein Modell für Gesprächsführung und Interventionen. Die Fertigkeiten der therapeutischen Gesprächsführung und Beziehungsgestaltung ziehen sich als roter Faden durch die gesamte Weiterbildung. Jedes Thema wird durch Übungen belebt.

Die Inhalte umfassen die häufigsten Krankheitsbilder und mögliche psychotherapeutische Interventionen im Rahmen der Facharzttätigkeit. Folgende Themenbereiche werden behandelt: Angststörungen, Depressionen, Somatisierung, posttraumatische Belastungsstörungen, Anpassungsstörungen bei lebensbedrohlichen körperlichen Erkrankungen, strukturelle Beeinträchtigungen am Beispiel von Sucht und Essstörungen.

Die Integration von Theorie, Interventionsübungen und Selbsterfahrung wird exemplarisch am Thema somatoforme Störungen (◻ Abb. 31.2) vorgestellt.

31.2.4 Fallbeispiele

Mehrere Beispiele aus Supervisionen sollen demonstrieren, welche Interventionen typisch für die fachgebundene Psychotherapie sind.

Fallbeispiel 1
36-jährige Patientin mit rezidivierenden progredienten Panikattacken im Beruf bei angespannter, beruflich anspruchsvoller Managerposition.
Verhaltenstherapeutische Interventionen mit Erklärung des Teufelskreises der Angst, Stressmodell, Angst auslösenden und aufrechterhaltenden Bedingungen und Erlernen von kognitiven Techniken zur Angstbewältigung. Tiefenpsychologische Bearbeitung des Konfliktes zwischen starker Verausgabung und nicht ausreichender Würdigung und Gratifikation. Dauer: 15 Sitzungen.

Fallbeispiel 2
28-jährige Patientin mit chronisch rezidivierenden Sinusitiden, der vom HNO-Arzt zur Septumbegradigung und Fensterung geraten wurde.
Eine kurze Intervention über die Formulierung »verschnupft sein« als umgangssprachlicher Begriff führte zum Bewusstmachen von Konflikten mit dem Ehemann. Schon nach dem ersten Gespräch deutliche Entlastung. Einbeziehung des Ehemannes, Besserung der Beziehung und der Sinusitis nach 2 Paargesprächen und 6 Einzelgesprächen.

Fallbeispiel 3
54-jähriger Patient mit fluktuierenden Darmbeschwerden (Meteorismus, chronische Diarrhoe) und Entwicklung einer Krebsphobie. Konflikt mit der Tochter.
Zwei 30-minütige Interventionen zur Erfassung des subjektiven Krankheitsverständnisses und der inneren Landkarte. Überweisung zur gastroenterologischen Abklärung inklusive Koloskopie: Normalbefund. Fortsetzung der wöchentlichen Gespräche über 3 Monate. Nach Besserung der Beschwerden Weiterbehandlung mit einer Frequenz von 1-mal pro Monat à 30 min.

Zeiten (Uhr)	Mittwoch	Donnerstag	Freitag	Samstag
9.00–10.45	Einstiegsrunde mit Rück- und Ausblick Vorstellung der Inhalte und des Ablaufs in Diskussion mit den Teilnehmern	Einstiegsrunde Bearbeitung der Referate in Untergruppen Erstellen von Wandzeitungen	Einstiegsrunde Fortsetzung der **Referate** 2. und 3. Behandlungsstufe: »Gemeinsames Krankheits- und Behandlungsverständnis«	Selbsterfahrung in der Gruppe – Einzelarbeit – Familienaufstellung
10.45–11.00	Pause	Pause	Pause	Pause
11.00–13.00	**Impulsreferat Dozent:** zum Thema Somatisierung (Definition, Häufigkeit, gesundheitspolitische Bedeutung) **Übungen in 2er Gruppen:** eigene Erfahrungen mit Somatisierung und »Was erwarte ich vom Arzt?«	**Referat** zur ersten Behandlungsstufe »Verstanden fühlen« **Übungen** zur ersten Behandlungsstufe in 3er Gruppen (Arzt, Patient, Beobachter)	Übungen zur Gesprächsführung 2. u. 3. Behandlungsstufe in 3er Gruppen (Arzt, Patiente, Beobachter)	Selbsterfahrung
13.00–14.00	Mittag	Mittag	Mittag	Mittag
14.00–16.00	**Patienten-Live-Gespräch** alternativ mit Schauspielpatienten	**Patienten-Live-Gespräch** alternativ mit Schauspielpatienten	Übungen zur Gesprächsführung in zwei Untergruppen mit Schauspielpatient mit Videofeedback	Selbsterfahrung
16.00–16.15	Pause	Pause	Pause	Pause
16.15–18.00	Übungen zu Körperwahrnehmung	Übungen zu Körperwahrnehmung	Übungen zu Körperwahrnehmung	Abschlussrunde

◼ **Abb. 31.2** Die Integration von Theorie, Interventionsübungen und Selbsterfahrung am Thema somatoforme Störungen

Fallbeispiel 4

42-jährige Borderline-Patientin, vorbehandelt mit analytischer Psychotherapie über 11 Jahre und medikamentös Anxiolytika und Tanquilizern. Einleitung einer stationären kognitiv-verhaltenstherapeutischen Behandlung, danach Ausbildung und Anstellung als Gärtnerin. Nachsorge beim Hausarzt 1-mal pro Monat für 30 min. Ziele: Alltagsstrukturierung und Auffangen von stressbedingten Alltagsereignissen.

Fallbeispiel 5

70-jährige Patientin mit progredienter chronischer Übelkeit, nach einer Sigmaresektion wegen Subileus. Eine ausführliche durch den Hausarzt initiierte internistische Abklärung stellte die Diagnose einer somatoformen Störung. Der Patientin und ihrem sehr drängenden Ehemann wurde ein entsprechendes Krankheitsmodell in einem Paargespräch angeboten, welches sie gut annehmen konnte. Die Patientin konnte daraufhin die Beschwerden einer akut aufgetretenen Gastroenteritis und akuten Gallenkolik mit folgender Cholezystektomie von den anderen Dauerbeschwerden differenzieren. Auf eine erneute internistische Abklärung, welche von der Uniklinik postoperativ angeregt wurde, verzichtete die Patientin nach Rücksprache mit dem Hausarzt. Hierbei half auch das angebotene Krankheitsmodell. In der Folge konnte sich die Patientin wieder mehr auf entspannende Dinge wie Spazierengehen und Lesen einlassen. Insgesamt wurde die Patientin über 1¼ Jahre in Abständen von 2–3 Wochen mit jeweils ca. 30-minütigen Gesprächen vom Hausarzt begleitet. Eine Psychotherapie wurde von ihr abgelehnt.

Fallbeispiel 6

Eine Patientin im 4. Schwangerschaftsmonat klagt über anhaltende diffuse Bauchschmerzen. Alle Untersuchungen ergeben einen regelrechten Befund. Im Gespräch stellt sich heraus, dass sie vor 5 Jahren eine Interruptio durchführen ließ und seither Schuldgefühle hat. Sie glaubt, dass sie das Kind nicht verdient und dass sie jetzt mit einer Fehlgeburt bestraft würde. In 12 Gesprächen gelang es, die Patientin von ihren Schuldgefühlen zu befreien und die Bauchschmerzen verschwanden.

31.3 Weiterbildung in systemischer Therapie

- **Freiburger Familientherapeutischer Arbeitskreis e. V. (FFAK)**

Der Freiburger Familientherapeutische Arbeitskreis wurde 1992 als gemeinnützig anerkannter Verein gegründet mit dem Aspekt der Förderung der systemischen Paar- und Familientherapie. Das Dozententeam besteht aus ca. 20 Psychologischen Psychotherapeuten, Ärzten für Psychosomatische Medizin und Psychotherapie, Diplom-Pädagogen und Lehrern, die in unterschiedlichen Institutionen und Kontexten tätig sind: in psychosomatischen und psychiatrischen Kliniken, in Beratungsstellen, psychotherapeutischen Praxen und Paar- und Familientherapeutischen Praxen sowie im Kinder- und Jugendhilfebereich.

Der Arbeitskreis bietet u. a. folgende Weiterbildung an:

- Kompaktcurriculum »Systemische Familienmedizin – Beratung von Paaren und Familien mit kranken Angehörigen«.

Ziel dieses Einführungskurses ist die Vermittlung systemischer Sichtweisen und Interventionsmöglichkeiten für das systematische Einbeziehen von Angehörigen in die medizinische und psychologisch-psychotherapeutische Praxis.

Themen und Kursinhalte sind:
- Familienmedizinische Perspektiven und das biopsychosoziale Krankheitsmodell.
- Familie als belastetes System und als Ressource.
- Diagnostische Zugänge: u. a. Genogramm, Lebenszyklus, Familienstruktur-Modelle, familiäre Krankheitstheorien und familiäre Wertvorstellungen, Familiengeschichte und Familienmythen.
- Kinder kranker Eltern.
- Kranke Kinder und ihre Familien.
- Auswirkungen schwerer oder chronischer Erkrankungen auf die Partnerschaft.

Folgende Behandlungstechniken werden vermittelt:
- Grundregeln und Grundhaltungen der Gesprächsführung,
- Stufen der Integration von Familien,
- unterschiedliche Gesprächskontexte,
- partielles Einbeziehen von Partnern und Familienangehörigen in Behandlungsprozesse,
- Arbeit mit Familien mit kranken Kindern,
- systematische Arbeit mit Familienangehörigen von chronisch Kranken,
- Einbeziehen von Partnern und Angehörigen bei Krankheiten mit hoher interaktioneller Dynamik (z. B. Paargespräche bei Patienten mit somatoformen Störungen),
- Kooperationsmodelle im Helfersystem.

Die o. g. Inhalte werden in Kurzvorträgen, Übungen, Rollenspielen, Skulpturarbeit, Selbsterfahrung, Falldemonstration und anhand von Fallbeispielen aus dem eigenen Arbeitskontext der Teilnehmer weitergegeben.

Struktur und Umfang des Curriculums »Systemische Familienmedizin – Therapie und Beratung von Paaren und Familien mit kranken Angehörigen«:
- 3 Samstage jeweils von 9–18 Uhr in einer Gruppe von ca. 15 Teilnehmern
- Leitung: Werner Geigges, Co-Leitung: Anette Wenger, Christian Schleier
- Abschluss: Teilnehmerbescheinigung über Umfang und Inhalt
- Weiterbildungspunkte der Landesärzte- bzw. Psychotherapeutenkammer

Weitere Informationen zu Fort- und Weiterbildung in Paar- und Familientherapie/Systemische Therapie finden sich unter www.ffak.org.

31.4 Weitere Fort- und Weiterbildungen in psychosomatischer Medizin und Psychotherapie

■ Psychotherapietage in Lindau

Die Lindauer Psychotherapiewochen (LP) sind als Fachtagung in erster Linie für die psychotherapeutische Fort- und Weiterbildung von Ärztinnen und Ärzten, Diplom-Psychologinnen und Psychologen sowie Kinder- und Jugendlichenpsychotherapeuten aller Psychotherapierichtungen gedacht.

Die LP verstehen sich schulenübergreifend einem psychodynamischen Ansatz verpflichtet, im Austausch mit anderen psychotherapeutischen Grundorientierungen. Sie wollen auch den Raum bieten, unkonventionelle Therapieansätze kennenzulernen. Bei dieser traditionsreichen Veranstaltung, mit einer Geschichte seit 1950, wird Altbewährtes gepflegt, in neue Wissenskontexte hineingestellt und respektvoll diskutiert.

Die LP verstehen sich als ein Scharnier zwischen Wissenschaft und Praxis: Aus der Wissenschaft kommen Anregungen für die Praxis, aus der Praxis werden neue Fragen an die Forschung gestellt. Angestrebt ist die Vermittlung eines breitgefächerten Wissens im Gebiet der Psychotherapie, eine Sensibilisierung für anstehende Probleme im Fach und auch das Erlangen von neuen Kompetenzen für die Vertreter der Profession.

Weitere Informationen unter www.lptw.de.

■ Weiterbildungsangebote der Deutschen Gesellschaft für Psychosomatische Medizin (DGPM)

Die Deutsche Gesellschaft für Psychosomatische Medizin und Ärztliche Psychotherapie (DGPM) ist mit etwa 1.500 Mitgliedern die größte Fachgesellschaft für psychosomatisch und psychotherapeutisch tätige Ärzte in Deutschland. Sie entstand aus der Verschmelzung von Deutscher Gesellschaft für Psychosomatische Medizin und Psychotherapie (DGPM) mit der Allgemeinen Ärztlichen Gesellschaft für Psychotherapie (AÄGP) im März 2006.

Weitere Informationen unter www.dgpm.de.

■ Fortbildungsakademie Psychosomatische Medizin der DGPM

Seit über fünf Jahren bietet die Fortbildungsakademie Psychosomatische Medizin der DGPM ein umfangreiches Programm mit Seminaren und Curricula zu Themen der speziellen psychosomatischen Medizin an. Wir wollen mit den Veranstaltungen Fachärztinnen und Fachärzte für Psychosomatische Medizin und Psychotherapie aber auch psychotherapeutisch tätige Ärztinnen und Ärzte anderer Fachgebiete erreichen, wie beispielsweise der Allgemeinmedizin, Gynäkologie, Orthopädie, Dermatologie oder der Inneren Medizin. Das Angebot ist darüber hinaus auch für Ärzte der psychosomatischen Grundversorgung gedacht und natürlich für alle Ärzte, die sich in der Weiterbildung zum Facharzt für Psychosomatische Medizin oder der Zusatzbezeichnung Psychotherapie (Weiterbildungsassistent/in bzw. WBA) befinden.

Weitere Informationen unter www.dgpm.de/fortbildungsangebote.

■ Jahreskongress des Deutschen Kollegiums für Psychosomatische Medizin (DKPM) und der DGPM in Berlin

Weitere Informationen unter www.deutscher-psychosomatik-kongress.de.

■ Akademie für Integrierte Medizin (AIM)

Die Thure von Uexküll-Akademie für Integrierte Medizin (AIM) wurde im Sommer 1992 gegründet und im Frühjahr 1993 als gemeinnütziger Verein registriert. Sie entstand aus dem Anliegen, eine Medizin zu entwickeln, die den Menschen in ihren vielfältigen Bezügen gerecht wird, und den in unserem Gesundheitssystem praktizierten Dualismus einer »Medizin für Körper ohne Seelen« auf der einen Seite und einer »Medizin für Seelen ohne Körper« auf der anderen überwindet.

Da es das Ziel der AIM ist, die verlorengegangene oder unterrepräsentierte biopsychosoziale Dimension in die Spezialgebiete der Medizin zurückzubringen, wurde bei der Namensgebung bewusst auf das Attribut »psychosomatisch« verzichtet. Integrierte Medizin ist immer und ausdrücklich auch psychosomatisch.

Mittlerweile hat die AIM ihr 20-jähriges Bestehen gefeiert. Die Organisationsstrukturen haben sich weiterentwickelt, Theorie und Praxis sind eng miteinander verwoben, ein enger Bezug zwischen täglicher praktischer Tätigkeit, wissenschaftstheoretischen Grundfragen und der Lehre wurde von Anfang an gefordert und gepflegt. Daher gehören zu den inzwischen fast 200 Mitgliedern der Akademie Ärzte aus allen Fachgebieten und Versorgungsbereichen, Psychologen, Pflegekräfte, Linguisten, Körpertherapeuten und andere. Die Spannbreite der Erfahrungsfelder reicht vom Studenten über Psychotherapeuten, Haus- und Fachärzten in eigener Praxis, Ärzten und Psychologen in der Rehabilitation bis zum Chefarzt und Hochschullehrer.

Weitere Informationen, auch über Veranstaltungen, unter www.uexkuell-akademie.de. Kontakt: sekretaer@uexkuell-akademie.de

— **Lübecker Psychotherapietage**

Fort- und Weiterbildungsveranstaltung für Ärzte, Diplom- und Master-Psychologen, Kinder- und Jugendlichen-Psychotherapeuten, Pflegepersonal aus psychotherapeutisch-psychosomatischen Einrichtungen, Musiktherapeuten, Gestaltungstherapeuten und Körpertherapeuten.

Weitere Informationen unter www.luebecker-psychotherapietage.de.

— **Norderneyer (früher Langeoog) Psychotherapiewochen**

Weitere Informationen unter www.aekn.de/fortbildung/fortbildungswochen-der-aerzte-kammer-niedersachsen.

Weiterführende Literatur

Fritzsche K, Wirsching M (2005) Psychosomatische Medizin und Psychotherapie. Springer, Heidelberg

Hohage R (2011) Analytisch orientierte Psychotherapie in der Praxis. 5. Überarbeitete Auflage, Schattauer, Stuttgart.

Wöller W, Kruse J (2014) Tiefenpsychologisch fundierte Psychotherapie. 4. Auflage, Schattauer, Stuttgart

Literatur

Zitierte Literatur

Deutsches Ärzteblatt (2006) Behandlung von Menschen mit psychischen und psychosomatischen Erkrankungen: gegen Stigmatisierung für Stärkung der ärztlichen Psychotherapie 2006; 103: 22–30

Neitscher F, Loew TH, Bodenstein D (2006): Schwerpunkt Psychosomatik auf dem Deutschen Ärztetag 2006. Wachsendes Bewusstsein der Ärzte. Z Psychosom Med Psychother 52, 434–436

Serviceteil

K. Fritzsche et al. (Hrsg.), *Psychosomatische Grundversorgung,*
DOI 10.1007/978-3-662-47744-1, © Springer-Verlag Berlin Heidelberg 2016

Glossar

Abwehrmechanismen Vorgänge, mit denen Unlustgefühle wie z. B. Angst gemildert oder vermieden werden. Diese Vorgänge laufen unbewusst ab. Beispiele sind: Verdrängung, Hinausverlegen eigener Vorstellungen und Wünsche in die Außenwelt (Projektion), logische Erklärung einer Handlung oder eines Gefühls, damit das eigene Motiv nicht erkannt wird (Rationalisierung), Ersetzen einer Vorstellung durch eine andere (Verschiebung), Ungeschehenmachen, Verleugnung.

Affekte Kurz andauernde, stark ausgeprägte Emotionen, meist von psychovegetativen Körperreaktionen begleitet.

Affektive Störung Depressive Episode mit Niedergeschlagenheit, Freudlosigkeit, emotionaler Leere, Interesselosigkeit und Antriebsverlust oder manische Episode mit Stimmungs- und Antriebssteigerung.

Agoraphobie »Platzangst«. Angst vor Situationen, in denen sich die Person außerhalb der gewohnten Umgebung befindet, z. B. Angst vor Menschenmengen, Angst vor Reisen, Angst vor öffentlichen großen Plätzen.

Ambivalenz Gleichzeitige Anwesenheit einander entgegengesetzter Bestrebungen, Haltungen und Gefühle.

Anxiolytika Angstlösende Arzneimittel, auch als Tranquilizer und Beruhigungsmittel bekannt.

Attribution Häufig im Zusammenhang mit dem Begriff Kausalattribution verwendet. Damit ist eine Ursachenzuschreibung gemeint, also die Frage, welche subjektiven Theorien der Patient hinsichtlich seiner Krankheitsentstehung und -aufrechterhaltung hat. Zum Beispiel hat ein somatisierender Patient mit Oberbauchschmerzen trotz offensichtlicher psychosozialer Konflikte die Überzeugung, dass seine Beschwerden durch eine noch nicht erkannte Durchblutungsstörung verursacht sind.

Autogenes Training Von J. H. Schultz entwickelte Methode der »konzentrativen Selbstentspannung«. Es handelt sich um eine Form der Autosuggestion, d. h. eine Selbstbeeinflussung unwillkürlicher Körperfunktionen.

Autopoiesis Autopoiesis bezeichnet die Autonomie eines Lebenswesens in seiner Interaktion mit der Umwelt. Das bedeutet, dass das Lebewesen sich andauernd selbst erzeugen kann. Der Mensch als kognitives Wesen ist befähigt, rekursiv an Eigenzustände anzuknüpfen und sie zum Ausgangspunkt weiterer Gedankengänge zu machen (Maturana 1982).

Bezogene Individuation Unter familiendynamischen Gesichtspunkten bezieht sich der Begriff Individuation in erster Linie auf die Ausbildung einer individuellen Identität und psychischer Grenzen. Bezogene Individuation ist nach Stierlin (Stierlin et al. 1975) ein allgemeines Prinzip, demzufolge ein höheres Niveau an Individuation auch ein jeweils höheres Niveau an familiärer Bezogenheit sowohl verlangt als auch ermöglicht. Damit soll verhindert werden, dass die Abgrenzung gegen andere zu starr und zu dicht wird und Unabhängigkeit sich in Isolation, Getrenntheit in ausweglose Einsamkeit verwandelt, sodass der Austausch mit anderen erstirbt. Bei der Entwicklung einer bezogenen Individuation in der Beziehung des Kindes zu seinen Eltern, lässt sich zwischen einer Individuation mit den Eltern und gegen die Eltern oder kurz »Individuation mit« und »Individuation gegen« unterscheiden, die einander in einem dialektischen Prozess bedingen und gegenseitig hervorbringen.

Biofeedback Apparative Rückmeldung von Körperfunktionen, die normalerweise nicht der bewussten Wahrnehmung oder Kontrolle zugänglich sind, z. B. Herzfrequenz, Blutdruck, Hauttemperatur, Atemfrequenz, Gehirnstromwellen. Dadurch ist z. B. im Rahmen von Entspannungsübungen eine bewusste Wahrnehmung und Änderung möglich.

Biopsychosoziales Modell Biopsychosoziale Modelle sind Ordnungsschemata für das hochkomplexe Wechselspiel zwischen Zellen, Geweben, Organen, Organsystemen und dem Organismus sowie den ständigen psychischen und sozialen Einflüssen und Gefahren, denen der Organismus ausgesetzt ist. Ausgehend von den Konzepten der Systemtheorie wird ein hierarchisch gegliedertes Schema des Gesamtorganismus postuliert, das aus unterschiedlichen Subsystemebenen besteht, also verschiedener Integrationsebenen, zwischen denen ständige Aufwärts- und Abwärtseffekte i. S. eines komplexen Zeichenaustausches erfolgt. Jede Subsystemebene bzw. Integrationsebene besitzt ihre eigenen Zeichensysteme, so dass die Verbindungen zwischen den Ebenen als Übersetzungsprozesse i. S. von Bedeutungskopplungen bzw. Konditionierungen erfolgen, die sich nur aufgrund der individuellen Biografie verstehen lassen.

Burnout-Syndrom Bezeichnet einen Zustand des Ausgebranntseins, v. a. bei Menschen in sozialen Berufen. Die Betroffenen reagieren resigniert, hoffnungslos, hilflos, zeigen keine Begeisterung mehr für die Arbeit und keine Lebensfreude. Sie neigen zu einer Reihe von psychosomatischen Beschwerden wie Kopf- und Rückenschmerzen, Magen-Darm-Beschwerden und chronische Müdigkeit.

Coping Unter Coping versteht man einen aktiven Prozess der Auseinandersetzung des Patienten mit seiner Krankheit. Er umfasst alle kognitiven Aktivitäten und Verhaltensmaßnahmen, um die körperliche und psychische Integrität zu wahren, geschädigte Funktionen wiederherzustellen und möglichst weitgehend jede irreversible Behinderung zu kompensieren. Es ist ein Selbstschutz, um Gefühle der Bedrohung und der Selbstwertbeeinträchtigung unter Kontrolle und in akzeptablen Grenzen zu halten. Der Ausgang einer Erkrankung oder einer Lebenskrise wird mitbestimmt durch die Bewältigungsmöglichkeiten (Copingmechanismen), die einem Menschen in einer bestimmten Situation zur Verfügung stehen. Es gibt empirische Hinweise, dass bestimmte Copingmechanismen positive oder negative Einflüsse auf den Krankheitsverlauf haben.

Depersonalisation Entfremdungserleben. Veränderung der Wahrnehmung der eigenen Person oder des eigenen Körpers.

Derealisation Veränderung der Wahrnehmung der Umgebung. Die Umgebung wird als fremd oder unwirklich empfunden.

Dissoziation Teilweise oder vollständige Entkopplung von seelischen und körperlichen Funktionen. Kernsymptom dissoziativer Störungen.

DSM-IV (Diagnostic and Statistical Manual of Mental Disorder) International anerkanntes Handbuch zur Beschreibung und Diagnose psychischer Störungen. Herausgegeben von der American Psychiatric Association.

Dysthymia Chronische depressive Verstimmung, früher als neurotische Depression bezeichnet.

Empathie Erkennen und Verstehen der Gedanken und Gefühle anderer. Die Fähigkeit, sich zumindest partiell in den anderen Menschen hineinzuversetzen oder einzufühlen.

Empowerment Strategien und Maßnahmen, die geeignet sind, den Grad an Autonomie und Selbstbestimmung von Patienten zu erhöhen und es ihnen zu ermöglichen, ihre Interessen selbstverantwortlich und selbstbestimmt zu vertreten.

Feedback Rückmeldung über Verhalten oder sprachliche Äußerungen in beschreibender, nicht wertender Art und Weise, die dem Patienten oder Teilnehmer einer Gruppe die Möglichkeit einer Verhaltenskorrektur offen lässt.

Gegenübertragung Das Verhalten des Patienten erzeugt beim Arzt eine Gegenreaktion. Es handelt sich dabei um dem Arzt zunächst nicht verständliche Gefühle, Gedanken und Verhaltensweisen auf das Übertragungsangebot des Patienten, z. B. für ihn zu sorgen, ihn zu bewundern oder ihn zurückzuweisen. Diese Reaktionen haben wiederum ihre Wurzeln in unbewussten Konflikten des Arztes.

Genogramm Die grafische Darstellung einer über mehrere Generationen reichenden Familienkonstellation. Sie zeigt die Position in der Geschwisterreihe, welche die Eltern in ihren eigenen Herkunftsfamilien hatten, sowie die, welche der Indexpatient in seiner Familie einnimmt. Todesfälle, Krankheiten, Symptome aber auch soziale Daten wie Beruf usw., lassen sich jeweils übersichtlich einordnen und ermöglichen insgesamt einen guten Überblick über das familiäre System als Voraussetzung für die Bildung familiendynamischer Hypothesen.

Hypnose Durch Suggestion herbeigeführter, schlafähnlicher Zustand erhöhter Suggestibilität (Beeinflussbarkeit).

ICD-10 (International Classification of Diseases) Internationales Klassifikationssystem von Krankheiten und verwandter Gesundheitsprobleme, herausgegeben von der Weltgesundheitsorganisation (WHO).

Informed Consent Zustimmung des Patienten nach ausführlicher Aufklärung über die Therapie und die zu erwartenden Nebenwirkungen.

Interaktion Im interpersonellen Kontext Bezeichnung für ein gemeinsames oder gegenseitig beeinflussendes Verhalten im Sinne einer Wechselwirkung.

Kognition Alle mentalen Prozesse, die mit Wahrnehmen, Vorstellen, Gedächtnis, Lernen, Denken und Urteilen zusammenhängen.

Dysfunktionale Kognitionen Kognitionen, die die psychische und körperliche Gesundheit bzw. das Wohlbefinden beeinträchtigen. Denkstörungen finden sich vor allem bei Depressionen, Schizophrenien und hirnorganischen Erkrankungen.

Konflikt In einem Menschen stehen sich grundsätzlich nicht miteinander verträgliche Forderungen gegenüber. Grund für die Ausbildung neurotischer Verhaltensweisen ist ein Konflikt zwischen starkem Wunsch libidinöser oder aggressiver Art und der Abwehr des Wunsches wegen Angst vor Bestrafung oder Unvereinbarkeit mit dem eigenen Wertesystem.

Konstruktivismus Wir können die Welt nur insoweit »erkennen«, wie wir sie in Form von praktikablen Modellen selbst konstruieren. Kommunikation findet in einem Prozess der Interaktion zwischen autonom operierenden kognitiven Systemen statt. Jedes dieser kommunizierenden Systeme ist selbstreferentiell und autopoietisch. Die Bedeutungen kommen nicht von außen, sondern werden im Inneren des erkennenden Subjektes von diesem selbst konstruiert. Dort sind alle Bedingungen und Möglichkeiten einer Zeichen- bzw. Codebildung sowie deren Anwendung in den sprechenden Interaktionen bereits angelegt (Nöth 2000).

Konversion Ein psychischer Konflikt wird in ein körperliches Symptom »umgewandelt«. Das Symptom hat dabei symbolischen Charakter und stellt auf unbewusste Weise einen Teil des inneren Konfliktes dar.

Kybernetik erster und zweiter Ordnung Ursprüngliches Anliegen der Kybernetik war es, objektive Aussagen über Systeme und ihre Verhaltensmöglichkeiten zu machen. Der Kybernetik liegt die Annahme zu Grunde, dass Funktionen wie Steuerung, Kontrolle, Informationsaustausch und -verarbeitung bei Maschinen, Organismen und sozialen Strukturen denselben Prinzipien folgen. Während die Kybernetik erster Ordnung von objektiven Merkmalen und Prozessen eines von außen beobachteten Systems ausgeht, dass Beobachten unabhängig beschreibbar ist, gibt die Kybernetik zweiter Ordnung diese Objektivitätsvorstellung auf. Sie thematisiert vielmehr die Unterscheidungen und Bezeichnungen, die vom Beobachter gemacht werden. Alle Beschreibungen von Systemen sind danach Ausdruck der Interaktion zwischen Beobachter und beobachtetem System und somit Konstrukte. Im Hinblick auf Diagnostik und Therapie relativiert die Kybernetik zweiter Ordnung radikal die objektivistische diagnostische Idee, Therapeuten könnten Probleme oder Konflikte quasi objektiv identifizieren und durch zielgenaue Interventionen berechenbar therapieren.

Libido Alle mit dem Sexualtrieb verbundenen psychischen Erscheinungen.

Multiperspektivität Ausgehend vom Konstruktivismus und der Kybernetik zweiter Ordnung, liegt Wirklichkeit nicht quasi objektiv vor, sondern wird von jedem Subjekt im Sinne einer individuellen Wirklichkeit und individuellen Perspektive und Sicht der Dinge konstruiert. Familientherapeutische Interventionen zielen daher westlich darauf ab, die unterschiedlichen Perspektiven der einzelnen Familienmitglieder zu erfragen, um i. S. der Multiperspektivität den dialogischen Verhandlungsprozess über unterschiedliche Wirklichkeits- und Problembeschreibungen anzuregen und dadurch für das einzelne Familienmitglied und die Gesamtfamilie neue Handlungsoptionen zu erschließen.

Narrativ Geschichten sind notwendig, wenn die erklärungsbedürftigen Tatbestände nicht durch eine Theorie erklärt werden können. Daher unterscheidet man zwischen narrativen und theoretischen Texten. »Geschichten sind das, was erzählt werden muss, um zu wissen, wer einer ist« (Ritter et al. 1974).

Offene und geschlossene Systeme Lebende Systeme sind für den Beobachter geschlossene Systeme. Der Aspekt, der dem Beobachten oder Erleben des Menschen entspricht, bildet die Basis für eine »teilnehmende Beobachtung«. Nach Maturana (1982) sind lebende Systeme aufgrund ihrer »Autopoiese« geschlossene Systeme. Offene Systeme tauschen Energie und Materie mit ihrer Umwelt aus. Der Austausch dient der Selbststabilisierung und Selbstorganisation (Nöth 2000). Offene Systeme sind »Fließgleichgewichte«. Alle fundamentalen Eigenschaften eines lebendigen Organismus

wie Metabolismus, Entwicklung, Selbstregulation, Antwort auf Umweltreize oder spontane Aktivität können als Fließgleichgewichteigenschaften offener Systeme verstanden werden.

Passung Der Mensch konstruiert sich aus seiner Umgebung die zu seinen Bedürfnissen und Verhaltensmöglichkeiten passende Umwelt. Diese Konstruktion einer passenden subjektiven Umwelt ist die Voraussetzung für körperliche, seelische und soziale Gesundheit und Wohlbefinden.

Passungsstörung und Passungsverlust Durch Veränderung des menschlichen Organismus, z. B. durch Krankheit, oder Veränderung oder Zerstörung der Umwelt geht die Passung verloren. Es entstehen körperliche und/oder seelische Symptome als Folge einer ungenügenden Befriedigung emotionaler Grundbedürfnisse. Ziel der ärztlichen Behandlung ist die Wiederherstellung einer Passung zwischen dem Patienten mit seinen widersprüchlichen inneren Konflikten und zwischen ihm und der Umwelt. Beispielhaft geschieht dies in einer verständnisvollen empathischen Arzt-Patient-Beziehung.

Progressive Muskelrelaxation Von Jacobson entwickelte Methode der Entspannung.

Psychoedukation Strukturierte Informationsvermittlung zum Abbau problematischen Verhaltens, Besserung der Compliance und der Symptomreduktion. Zum Beispiel sollten alle Patienten mit der Diagnose einer Tumorerkrankung über psychosoziale Belastungen und entsprechende Behandlungsangebote informiert werden. Erklärung von Zusammenhängen zwischen psychischen Belastungen und körperlichen Reaktionen erhöhen die Psychotherapiemotivation von somatisierenden Patienten. Patienten mit einem Herzinfarkt profitieren von Information und Beratung über Abbau von somatischen und psychosozialen Risikofaktoren.

Psychophysiologie Zusammenhänge zwischen physiologischen Prozessen und dem Verhalten, Befinden, der Wahrnehmung und den Emotionen, z. B. bewirkt Angst eine erhöhte Sympathikusaktivität und einen Blutdruckanstieg, damit verbunden tritt subjektiv Herzrasen, Druck in der Brust, Schwindel und Atemnot auf, was wiederum die Angst verstärkt.

Reattribution Die subjektive Sicht eines Patienten über die Entstehung seiner Beschwerden kann förderlich oder hemmend für den Behandlungsprozess sein. Es ist sinnvoll, eine langsame und vorsichtige Modifikation von subjektiven Krankheitsvorstellungen, z. B. von einer somatischen Attribution zu einer mehr psychosozialen Attribution anzubieten.

Ressourcenaktivierung Ressourcenaktivierung wird als primäres Wirkprinzip der Psychotherapie verstanden. Sowohl theoretisch als auch empirisch finden sich gute

Begründungen dafür, dass der Erfolg einer Psychotherapie v. a. davon abhängt, inwieweit es gelingt, die vom Patient mitgebrachten Ressourcen für die therapeutischen Zwecke zu aktivieren. Die Passung zwischen Patient und therapeutischem Vorgehen sollte sich mehr an den Ressourcen als an den Problemen eines Patienten orientieren. Ressourcenaktivierung bedeutet auch, die vom Patienten mitgebrachten Eigenarten eher als Ressourcen denn als Probleme für die Therapie zu betrachten (Grawe 1999).

Salutogenese Im Gegensatz zur Pathogenese (Krankheitsentstehung) bezieht sich die Salutogenese (Gesunderhaltung) auf jene Bedingungen, die dazu führen, dass Menschen trotz vielfacher Schädigungs-/ und Störfaktoren, denen sie ausgesetzt sind, gesund bleiben können (Antonovsky 1988). Zentral für das Salutogenesekonzept ist ein »sense of coherence«, d. h. das Verstehen eines sinnvollen Zusammenhanges der Lebens- und Erlebniswelt. Dieser »sense of coherence« ist seinerseits von der Fähigkeit bzw. Überzeugung abhängig, dass äußere und innere Reize strukturiert vorhersagbar und erklärbar sind (»comprehensibility«), Ressourcen für die Bewältigung der hierfür gestellten Anforderungen verfügbar sind (»manageability«) und diese Anforderungen eine sinnvolle Herausforderung (»meaningfullness«) darstellen. Unter der Voraussetzung, dass ein Betroffener trotz enormer Belastungen und Schädigungen einen sinnvollen Zusammenhang in seinem Leben durch Vorhersagbarkeit der Einwirkungen, durch Mobilisierung von Bewältigungsstrategien und durch das Erleben einer sinnvollen Herausforderung herstellen kann, hat er große Chancen, schwere und schwerste Schädigungen physikalisch-chemischer, biologischer, psychischer und sozialer Art einigermaßen gesund zu überstehen.

Schemata, Schematheorie Die Interaktion eines Individuums mit seiner Umwelt wird durch bestimmte neuronale Erregungsmuster und damit verbundene psychische Prozesse aufgrund bestimmter Vorerfahrungen als neurobiologisch verankert angesehen. Schemata können eine Wahrnehmungsbereitschaft zu bestimmten Denk- und Handlungsmustern oder eine Bereitschaft zu einem bestimmten emotionalen Verhalten beinhalten. Nach der Schematheorie ist das Verhalten eines Menschen durch ein komplexes Netzwerk von seelischen, verbalen, emotionalen und motorischen Komponenten gesteuert.

Sekundärer Krankheitsgewinn Äußerer Vorteil, der nachträglich aus bereits bestehenden psychischen und psychosomatischen Symptomen gezogen werden kann.

Selbstmanagement Der Patient lernt sein Verhalten i. S. eigener Ziele selbst zu steuern. Wut, Ärger, Aggressionen werden zunächst wahrgenommen und durch Übungen in zwischenmenschlichen Beziehungen nicht kränkender und destruktiver Weise ausgedrückt. Menschen, die sich in Konfliktsituationen zurückziehen, lernen Spannungen auszuhalten und sich zu behaupten.

Semiotik oder Zeichenlehre Theorie der nichtsprachlichen Zeichensysteme. Der Zeichenprozess ist ein 3-gliedriger Vorgang, der die Verbindung zwischen den Zeichen und einer bezeichneten Sache herstellt. Er besteht aus 3 Komponenten: 1. das Zeichen, 2. der Interpretant des Zeichens und 3. das repräsentierte Objekt. Ein Zeichen ist etwas, das für etwas anderes steht. Es ist etwas Wahrgenommenes, aus welchem man die Existenz eines Nicht-Wahrgenommen schließen kann (z. B. lässt sich aus einer Rauchfahne auf ein vorhandenes Feuer schließen). Der Interpretant des Zeichens ist eine bestimmte Bedeutung i. S. eines elementaren Bedürfnisses eines Lebewesens, das im Prozess der Bedeutungserteilung, aus der neutralen Umgebung die Vorgänge auswählt, die für die Befriedung des Bedürfnisses »passen«. Auf diese Weise erhalten Objekte der Umgebung den Charakter eines Merkmales bzw. Zeichens. Wenn z. B. eine sehr hungrige Person durch eine Einkaufsmeile einer Großstadt geht, erfolgt bei dieser Person eine ganz andere Aufmerksamkeitsfokussierung (Bedeutungserteilung), als wenn die gleiche Person von einem opulenten Mahl zurückkehrt.

Soziale Phobie Anhaltende Angst vor Situationen, in denen die Person im Mittelpunkt der Aufmerksamkeit anderer steht.

Supervision Unterstützung und Hilfestellung in der Diagnostik und Therapie durch einen unabhängigen Fachmann.

Systemische Perspektive Gegenstände und Vorgänge werden als Teil eines Ganzen verstanden und sind aufeinander bezogen. Der Beobachter entscheidet, was er als System betrachten und wo er dessen Grenzen sehen will. Die Systemtheorie beschreibt Beziehungen zwischen den an einer Handlung beteiligten Protagonisten oder Phänomene. Systeme sind keine statischen Gebilde, sondern Erzeugnisse eines Beobachters, die sich mit seiner Blickrichtung ändern.

Übertragung Die Projektion alter früherer Erfahrungen auf eine Person, der man in der Gegenwart begegnet. Dabei kommt es zu falschen Verknüpfungen zwischen den Erfahrungen der Vergangenheit mit den Erlebnissen im Hier und Jetzt.

Vaginismus Verkrampfung des äußeren Drittels der vaginalen Muskulatur.

Verdrängung Mechanismus, durch den nicht akzeptable Wünsche und Impulse in das Unbewusste abgedrängt werden.

Verhaltenstherapie Auf den Grundlagen der Lerntheorie entwickelte Psychotherapieform. Das gestörte Verhalten wird direkt durch verschiedene Techniken im Sinne eines »Verlernens« behandelt.

Vulnerabilität Individuell unterschiedliche Verletzbarkeit und Bereitschaft für das Auftreten psychischer Störungen.

Widerstand Das Erkennen von verdrängten Gedanken, Gefühlen und Erlebnissen erregt oft Ängste, Schuld- und Schamgefühle, die mit den Ursprungserfahrungen eines Menschen zusammenhängen. Der Aufdeckung dieser Erfahrungen wird eine unbewusste Abwehrhaltung, der Widerstand, entgegengesetzt.

Unbewusste, das Alle psychischen Inhalte, die zunächst nicht dem Bewusstsein zugänglich sind. Zum Beispiel werden verdrängte Gedanken, Gefühle und Handlungen im Traum oder in Fehlleistungen sichtbar und können dadurch für den therapeutischen Prozess genutzt werden.

Zyklothymia Andauernde Instabilität der Stimmung mit zahlreichen Perioden leichter Depression und leicht gehobener Stimmung.

Stichwortverzeichnis